Gernot Stocker

Zyankali zum Frühstück

Wenn eine männliche Krankenschwester
aus dem Nähkästchen plaudert

Weishaupt Verlag

Cover-Foto: Sebastian Friedl
Illustrationen: Dorith Posch
Lesezeichen-Fotos: Sebastian Hiebaum, Gernot Stocker
Lektorat: Isabell Gindl

ISBN 978-3-7059-0531-3
1. Auflage 2021
© Copyright beim Verfasser
Herstellung / Verlag: Weishaupt Verlag, A-8342 Gnas
T +43 3151 8487, F +43 3151 84874
e-mail: verlag@weishaupt.at
e-bookshop: www.weishaupt.at
Sämtliche Rechte der Verbreitung – in jeglicher Form und Technik – sind vorbehalten
Printed in Austria

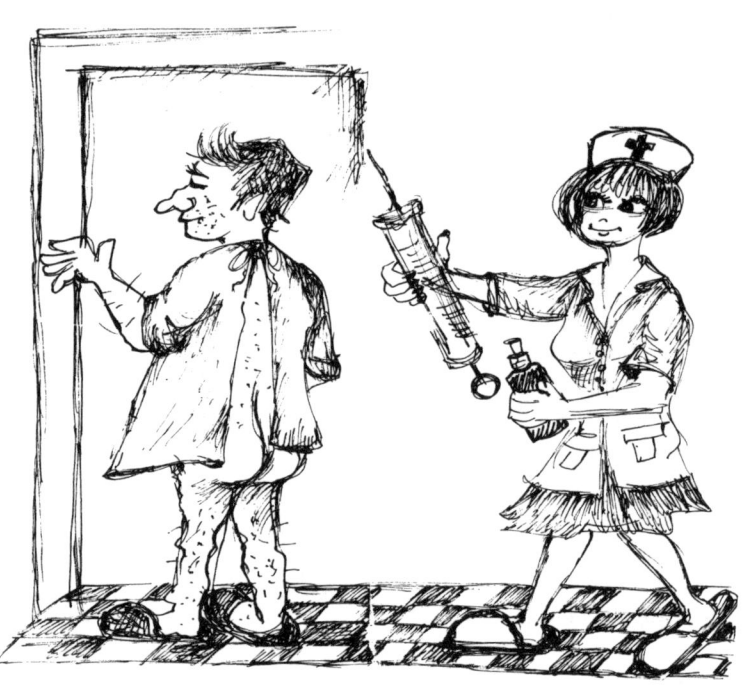

Was es ist – Vorwort

Es ist keine husch-pfusch Rumsti-Bumsti-Arbeit, unsere Schwestern-arbeit! Wir sind keine hopp-hopp, ruck-zuck Tabletten- und Zäpfchen-Verteiler, keine Rückenkratzer oder Speichelwischer.

Pflege ist mehr als „Gesicht, Hals und Füße" waschen; Popo, Klo und Zähne putzen! Liest man in Fachbüchern, Broschüren oder im Internet nach, so erfährt man, dass fachlich kompetente Pflege das gesamte Individuum Mensch umfasst. Von Kopf bis Fuß, mit allem, was dran ist und dazu gehört. Und nicht nur einzelne ausscheidende Körperteile oder Regionen. Das große Ganze, mit seinen Grundbedürfnissen, Eigenschaften und speziellen Eigenheiten, die sich bis zu Spinnereien – Spleens – auswachsen können und von denen jeder Mensch mehr als genug hat.

Es geht um das Verständnis für das Leben, aber auch um die Akzeptanz für den Tod! Retten, helfen, behandeln und therapieren, wo es noch etwas zu retten, helfen, behandeln und zu therapieren gibt. Aber im Gegensatz dazu auch das Sterben und den Tod annehmen und akzeptieren können. Unser Beruf beinhaltet den Umgang mit Extremsituationen aller Art. Geburten, notfallmedizinische Hilfe, Tumor- und Krebserkrankungen, Infektionen und andere Vorkommnisse. Lebensmomente, die zu Ausnahmesituationen werden und mutieren. Menschliche Grenzgänge.

Wir sind ja von Grund auf, vom kleinsten gemeinsamen Baustein her gesehen, nämlich der Zelle, alle gleich. Hätte da nicht die Natur in ihrer einzigartigen Eigenheit auch ein Wörtchen mitzureden. Um all diese einzigartigen Zellhäufchen muss sich eine Krankenschwester schlussendlich kümmern. Sie umsorgt und betreut, Tag und Nacht, zur Wiederherstellung und zur Aufrechterhaltung der Gesundheit. Dieses gewisse Maß an humanitärer notwendiger Hilfe ist unsere fachlich kompetente Pflege.

Das, was wir unser tägliches Brot nennen, ist zugleich das tägliche Brot der Polizei, der Feuerwehr, der Sanitäter, der Ärzteschaft und (...). Nur dass bei uns nicht allein die akute Situation als Problematik eine Rolle spielt, sondern das gesamte menschliche Leid. Unsere Patienten, unsere Klienten, bringen ihre Vorgeschichte mit und legen sich mit ihr ins Krankenbett. Unser Auftrag ist es, sie aus diesem herauszuholen und ihnen ein selbstgewolltes, relativ gesundes Nachher aufzuzeigen und mit Hilfe der staatlichen Sozialleistungen zu ermöglichen.

Wir Schwestern lernen Menschen kennen, ...

... die gerade ihre eigenen Kinder verloren haben, weil sie an einem Plastikspielzeug erstickt sind; weil sie vom gelösten Schuss aus dem unerlaubt entwendeten Gewehr getötet wurden; weil sie brav an der Hand der Mutter am Gehweg entlanggegangen sind und von einer Radfahrerin so unglücklich umgestoßen wurden, dass sie sich dabei das Genick brachen.

... die, nach dreimaliger Schwangerschaft mit Sternen-Kindern, ihre ganze positive Energie sammeln, um doch noch ein gesundes Kind zur Welt zu bringen.

... die nach einem Sportunfall querschnitts- oder gar am ganzen Körper gelähmt sind, nicht mehr sprechen und nur noch mithilfe einer Pusteglocke auf sich aufmerksam machen können, eine Metallkanüle im Hals stecken und ständig davor Angst haben, am eigenen Speichel, am Schleim, zu ersticken.

... denen die gesamte Hautoberfläche brennt und schmerzt.

... die nur noch kurze Zeit zu leben haben.

... die hingegen – wegen einer lebensverlängernden medizinischen Maßnahme – als Pflegefall längere Zeit nicht sterben können.

... die nicht mehr selbst entscheiden können, wann sie essen und trinken oder wann sie auf die Toilette gehen, sich waschen und kleiden, oder sich die Nase putzen. Geschweige denn sich dort kratzen können, wo es ihnen juckt.

Wir haben Dienst, ...

... wenn hunderte Flüchtlinge schiffbrüchig werden, in Seenot geraten und ertrinken. Menschen, um die sich weder im Leben noch im Tode jemand kümmert oder sich für sie verantwortlich fühlt.

... wenn die Kirche *Notre Dame* in Paris brennt.

... wenn die Menschen zu Hause Weihnachten, Silvester, Ostern oder Pfingsten feiern.

... wenn die anderen in ihr wohlverdientes Wochenende gehen und ihren Feierabend genießen.

Wir fallen nach einem Nachtdienst müde ins Bett und versuchen bei sommerlichen Außentemperaturen von über 30°C tagsüber so gut als möglich zu schlafen, während sich alle anderen im öffentlichen Bad oder im eigenen Pool abkühlen und vergnügen.

Ich hatte Dienst, als ...

... unser erster gemeinsamer Sohn zur Welt kam.

... die englische Prinzessin Diana verunglückte.

... uns ein psychisch Kranker mit geladener Pistole im Nachtdienst besuchte, die Cobra ausrückte und die Beamten in unserem Beisein mit schusssicherer Weste, Helm und einem Maschinengewehr im Anschlag alle Zimmer durchsuchten.

... ein Patient in meinem Nachtdienst, dem seine Krebsdiagnose am Vorabend gestellt wurde, vom 4. Stock ins Parterre in den Tod sprang.

... eine psychisch labile Frau mich als Mörder beschimpfte und dafür sorgen wollte, dass ich, als frisch verheirateter Familienvater, meine Existenz verliere.

... ein eifersüchtiger Mann mit geladener Pistole über den Balkon des Nachbarhauses unserer Abteilung kletterte und seine Ex-Freundin samt deren Liebhaber im Bett erschoss.

... Terroristen mit Flugzeugen und hunderten Geiseln in den USA in Hochhäuser flogen.

... krebskranke Kinder und Erwachsene gestorben sind und jungen lebenslustigen Menschen Diagnosen von unheilbaren Erkrankungen mitgeteilt wurden.

... ein Amokfahrer in unserer Landeshauptstadt Menschen verletzt und getötet hat.

Und ich werde Dienst haben, wenn (...)!

Pflege kennt die Verzweiflung, die Hoffnung,
kennt das Unglück der Gescheiterten und ihr Leid!

Trotzdem pfeife ich sonntags den Südtiroler Bergsteigermarsch oder einen Regimentsmarsch über den Gang auf unserer Station. Es ist ja schließlich Sonntag und wir alle haben auch ein Recht auf gute Laune und den Tag des Herrn. Ich spiele trotzdem immer noch selbst den Wurlitzer zur Unterhaltung und singe Wunschlieder, wenn ich bei der Morgenpflege oder den anderen Tätigkeiten am Bett der Menschen stehe.

Selbst schwere Arbeiten gehen dann leicht von der Hand. Und so mancher Pflegefall, der keine Abwechslung und Überraschungen mehr im Alltag zu erwarten hat, singt die alten Liedertexte mit mir mit.

Ich habe erlebt, wie sich aus dem einfachen *Guten Abend, gute Nacht*-Lied von Brahms ein zweistimmiger Vortrag ergeben hat, der die Menschen im Zimmer, die Liegenden, Sitzenden und die vor dem Bett Stehenden, bis tief ins Herz hinein berührte.

„Pflege kennt die Menschen – ihre Sehnsüchte, ihre Erwartungen und Wünsche. Die kleinen und die großen."

Pflege ist meiner Meinung nach nicht die Anordnung zur größtmöglichen Erreichbarkeit, sondern die Erlaubnis zur kleinen gefühlvollen Individualität, die den gewissen Unterschied ausmachen kann! Es ist all das, was Leitsätze zwar versprechen, aber nur der kleine einzelne ehrliche und achtsame Geist einer Schwester umsetzen kann. Es ist das, was einem begegnet und im inneren Wesen trifft. Etwas, was der Mensch zwar verspürt, aber mit Worten nur schwer beschreiben kann. Menschliche Annäherung, gegenseitig geschenktes Vertrauen, gepaart mit den Möglichkeiten der Wissenschaft und der ärztlichen Kunst. Und auch wenn ich wegen des Wechseldienstes im Krankenhaus seit meinem 38. Lebensjahr bereits selbst Schlaftabletten nehme, um die Unregelmäßigkeiten in meinem Körper ausgleichen zu können, so ist Pflege doch ein mir liebgewordenes Handwerk, das, wenn wir Schwestern es richtig ausüben, kranke und verletzte Seelen mit Balsam berühren kann, Hoffnung gibt, wo sogar gesunde Gedanken tabu sind und Kräfte mobilisiert, an die man nicht mehr glaubt. Und wenn wir unsere Arbeit gut machen, erreichen wir, dass die Liebe zum Leben nicht erlischt, weil es sich lohnt, füreinander da zu sein.

Das ist es!

Gernot Stocker

Marmeladenprobleme

Es war ein Wunschpraktikum, das wir Schwesternschüler uns frei und ohne gezielte Lenkung der Schulverwaltung aussuchen durften. Leid war mir vertraut, so leicht konnte mich nichts erschüttern, dachte ich mir. Deshalb meldete ich mich für die Kinderonkologie an. Doch mein naiver Mut und sein Halbbruder, der grenzenlose jugendliche Übermut, die beiden wussten damals noch nicht, was auf sie zukommen wird! Es war ihnen ebenfalls nicht bewusst, dass es für die Erlebnisse im Rettungs- und Feuerwehrwesen noch eine schockierende Steigerung geben würde. Diese Kinderkrebsstation befand sich mitten im großen Klinikum-Gelände, oberhalb des Strahlentherapiezentrums, wo auch Erwachsene mit Krebserkrankungen behandelt wurden.

Wie sich schnell herausstellte, waren hier in erster Linie nicht das erworbene Fachwissen oder körperliche Anstrengung vonnöten, sondern der Mensch selbst. Seine Verbundenheit und Nähe. Die alleinige Anwesenheit war wichtig. Das Dasein für jemanden. Verständnis für Sarkasmus und eine eigene Art von Humor. Ein gesunder Magen für die verschiedenen Reaktionen des Körpers auf die verabreichten Medikamente. Das Aushalten der Stimmungsschwankungen und ihre Direktheit und bedrückende Ehrlichkeit in Form von harten, auch verletzenden Aussagen.

Es war wichtig zuzuhören, wenn jemand sprach und erzählte, und selbst zu erzählen, wenn jemand zuhören wollte. Zu unterstützen und dass es einem nichts ausmachte, einem schwer kranken Kind oder Jugendlichen die Hand zu halten! Dort gab es allerdings nicht nur eine, sondern viele Hände zu halten und das war schon die erste Lehreinheit für mich:

„Du kannst dich nicht um alle kümmern! Kümmere dich nur um die,
denen du zugeteilt wirst."

Sie, die Schwestern der Kinderonkologie, sollten damit Recht behalten. Denn mit seinen Kräften haushalten und für jene da zu sein, denen man dann schlussendlich zugeteilt worden war, war nicht nur eine große Aufgabe. Es war ein schwerer Job. Ein schwerer Job, der Körper, Geist und Seele gleichermaßen forderte und belastete.

In den ersten Tagen wurde ich einem kleinen Buben zugeteilt, dreieinhalb Jahre alt. Er hatte eine bösartige Geschwulst im Gesicht, genauer gesagt einen Tumor am Jochbein. Seine leiblichen Eltern besuchten ihn nur selten. Sie hatten immer wieder verschiedene Gründe angegeben, warum sie nur alle vierzehn Tage für zwei bis drei Stunden vorbeikamen, um sich mit ihrem Sohn zu beschäftigen. Selbst dann fuhren sie mit ihm, sofern es die Blutwerte zuließen, durch das Spitalsgelände und brachten ihn danach wieder zurück. Mir fiel die emotionale Belastung der Eltern auf. Weniger Berührungspunkte bedeuteten für sie scheinbar weniger Traurigkeit!

Jeder kennt Wege, um Dinge zu umgehen,
aber die wenigsten können miteinander umgehen!

Solche Kinder suchten ihre Ersatzeltern in den weiblichen und männlichen Angestellten. Schwestern waren zumeist *Mama-Personen* und der behandelnde Arzt oder der Herr Professor die jeweilige *Papa-Person*. Wir Krankenschwesternschüler spielten mit ihnen, brachten ihnen das Essen und unterstützten sie dabei. Auch wenn es postwendend im Schwall wieder aus ihnen herauskam. Es war unsere Aufgabe, ihnen beizustehen. Schwierig, aber machbar. Mit gut gemeinten abgedroschenen Wortfloskeln war da nichts zu machen, wenn sie die Kontrolle über ihre Körperflüssigkeiten verloren. Nur helfen und sauber machen lautete die Devise. Die Funktionstüchtigkeit der Schmerzpumpen musste überwacht, gegebenenfalls der Arzt, die zuständige Schwester geholt werden. Unsere Aufgabe war die Betreuung und Beschäftigung der zu behandelnden Kinder und Jugendlichen mit samt ihren vielen Infusomaten, Perfusoren, Ernährungspumpen und anderen medizintechnische Geräten, an denen sie angeschlossen waren. Das Tagesgeschehen und die gute Grundstimmung von draußen, außerhalb des Krankenhauses mithereinzubringen, sorgte für eine willkommene Abwechslung und war genauso wichtig. Alles andere wurde zur Nebensache. Eine unwichtige Nebensache, die für Gesunde so sehr wichtig ist. Wie zum Beispiel die vielen kleinen Kleinigkeiten, die Problemchen, mit denen sich die meisten Menschen auf der Welt herumschlagen. Sie sehen ein Problem darin, wenn sie am Würstelstand keinen scharfen Senf zur Frankfurter bekommen. Oder die halbkranken internistischen Fälle, die ein Problem damit haben, wenn Honig anstelle von Marmelade am Frühstückstablett liegt. Diese elegant übertrieben unzufriedenen Menschen wären nach einem einzigen Besuch von ihren Mätzchen geheilt gewesen: Einen Besuch auf der Kinderonkologie, bei jungen Menschen, denen der Hals brennt, wenn sie einen leicht eingekochten Kamillentee trinken, geschweige denn Marmelade oder ein Frankfurter Würstel essen können!

Sie kotzten sich die Seele aus dem Leib und verloren ihre Haare. Wie sollten sie die Suppe essen, wenn sie sie nicht einmal riechen konnten? Wie sollte man die Wirkung der Therapie erklären, wenn die Nebenwirkungen überwogen? Wie sollten sie Energie speichern, die der Therapie förderlich sein würde? Wie sollte ich mit ihnen die Hausaufgabe von der letzten Lernstunde machen, wenn ihr Körper im Ausnahmezustand war? Es fiel mir in dieser Zeit sogar schwer, meinen Glauben zu bewahren, weil ich sah, wie junges Leben, kurz nach der Entstehung, durch eine so heimtückische Krankheit bedroht wurde. Wie sollte man sich da eine positive Einstellung bewahren?

Fragen über Fragen, die mich während des gesamten Praktikums beschäftigten. Tag und Nacht. Fragen, auf die ich keine Antworten wusste. Wie sollte ich mich verhalten, wenn der Krankheitsverlauf eine Form annehmen würde, die niemand prognostizieren wollte? Was war dann richtig? Was falsch? Wie sollte man sich dann verhalten? Einen Fragenkatalog ohne Antwortmöglichkeiten hatte ich im Kopf. Lediglich die Anleitung zu möglichen Versuchen, wie man etwas machen könnte, bekamen wir Schüler von den dort fix angestellten Schwestern. Und selbst sie taten sich damit oft schwer.

Vieles funktionierte nur durch die Liebe, die Hoffnung, den Glauben an sich selbst, den lieben Gott, die Kunst der Wissenschaft und der Ärzte. Genau das lehrten mich meine mir zugeteilten Kinder dort, sowie den gesunden Gedanken an die Genesung und Heilung zu hegen.

Nun kamen die Eltern des dreieinhalbjährigen Niklas nur ab und zu kurz vorbei, gingen mit ihrem Sohn eine Kinderwagenrunde ums Gelände spazieren, brachten ihn zurück und fort waren sie wieder. Der kleine Bub im Gitterbett saß dann da, so wie zuvor und spielte mit seinem neuen Spielzeug. An dem fehlte es ihm nämlich nicht! Denn alle, die mit ihm irgendwie verwandt waren, Opa, Oma, Onkel, Tante und eben andere Anverwandte, schickten ihm haufenweise Spielzeug mit ins Krankenhaus. Zum Teil verteilten wir es bereits unter den anderen Kindern, weil der kleine Bub mit all den vielen Sachen überfordert gewesen wäre. Schließlich kann sich ein Kind unmöglich mit vierzig verschiedenen Kuscheltieren zugleich beschäftigen oder damit kuscheln.

Der kleine Bub konnte auch noch nicht gut sprechen. Er war, seinem Entwicklungsstand entsprechend, etwas zurückgeblieben, aber das spielte für unser gemeinsames Miteinander keine große Rolle. Wir wussten, seine kleine Windelhose war, wenn sie voll war, für ihn *Gaga,* und von den Schwestern bekam oder besser gesagt verlangte er eine *Schoko.* Die einfachen Worte seines Sprachschatzes hatten eben nur zwei Selbstlaute und waren kurz. Das „*k*" wurde von ihm wie ein „*g*" gesprochen und die Schoko deshalb auch zu einer *Schogo*. Unserem kleinen Buben reichte dieser Wortschatz vollkommen aus und stellte ihn sichtlich zufrieden.

Ich spielte mit ihm an jedem Tag in meiner ersten Woche und es war für mich so, als wäre er ein kleiner Bruder von mir, der mich einige Male, auch aus Gewohnheit, als *Papa* bezeichnete. Von ihm in den näheren Kreis an vertrauten Personen aufgenommen worden zu sein, machte mich damals natürlich stolz und froh. Die Mahlzeiten und Getränke musste man ihm eingeben und seine Windelhosen wechseln. Nur die *Schogo*, die konnte er, warum auch immer, selber halten und selber naschen. Ein teilen in Stücke lehnte er stets vehement und energisch ab. Entweder alles oder alles, sonst konnte die Heulsirene losgehen! Aber wie!

Zehn Tage war ich nun schon im Praktikumseinsatz bei ihm, und solange dauerte unsere *Schogo-, Gaga- und Papa*-Beziehung, ehe sie des Lebens Schicksal trennte. Am Abend zuvor brachten wir ihn, die zuständige Zimmerschwester und ich, zu Bett, sangen wie üblich ein Lied und beteten gemeinsam ein Kinder-Abendgebet. Mein Dienst endete um 19:00 Uhr und ich ging zurück ins Internat. Als ich am nächsten Tag wiederkam, stand sein Gitterbettchen am Gang. Abgezogen und leer. Kein mit Kinderbettwäsche bezogener Polster, auf dem Flugzeuge und Hubschrauber, kreuz und quer, herumflogen. Keine bunte Decke mehr mit Bären, Giraffen, Zebras und Löwen. Dabei lernten wir ihm in den letzten Tagen gerade die braunen kleinen Bären auf dieser, auf seiner Decke zu benennen; ––– „Bäa" –––. Leer war das Bett. Aber nicht, weil er gerade beim Waschen im Stationsbad oder bei einer Untersuchung war. Nein, er war in den ersten frühen Morgenstunden zum lieben Gott in den Kinderhimmel hochgehoben worden. (...) (...) (...)

Die Schwestern weinten im Stützpunkt! Die Eltern höchstwahrscheinlich zu Hause! Nur ich, ich konnte es dort, an Ort und Stelle, nicht. Warum? Das weiß ich nicht! Vielleicht wollte ich der Starke, der nicht Weinende sein. Heutzutage kann ich weinen, wenn ich daran denke. Wenn ich diese Zeilen lese!!!

Ich habe das Bett geputzt und neu bezogen, denn es kam noch am selben Tag wieder ein Kind in dieses Kinderbett.

Die meisten Schwestern blieben nur für wenige Jahre fix auf dieser Station. Solange sie selbst noch keine Kinder hatten. Zwei Schwestern waren allerdings schon seit Langem und durchgehend hier. Die Stationsschwester und ihre Stellvertreterin. Mit ihnen konnte man gut reden und von ihnen wiederum viel lernen. Sie sagten uns zum Beispiel, *„dass Kinder keine Angst vor dem Sterben haben* würden. *Sie klammern sich nicht ans Leben und halten sich auch nicht vehement daran fest, wie wir Erwachsenen dies täten. Des-*

halb wäre ihre Vorstellung, in den Himmel zu kommen und frei von Schmerz und Leid zu sein, für sie eine befreiende und zufriedenstellende." Schwer haben es allerdings die Eltern und Angehörigen, die ein Fortgehen des Kindes nicht verkraften können. Sie suchen nach dem Sinn, den Sinn dieses traurigen Schicksals und hadern mit dem Glauben, mit Gott und der Welt. Wenn sie überhaupt noch einen solchen haben. Einen Gott. Sie fluchen und schreien, sie weinen und rufen. Wer kann es ihnen verdenken oder verübeln. Niemand würde freiwillig mit ihnen tauschen wollen. Zur Qual und zum persönlichen Kreuzweg wird ihnen die Begleitung ihrer eigenen Kinder, die sie (gesund) zur Welt gebracht haben und in denen ihr Lebenssinn steckt. Für das sie ihr eigenes Leben opfern würden, um es nicht an den scheinbar erlösenden Himmel zu verlieren. Durch das krampfhafte Zurückhalten wird das Loslassen auch für die Kinder zur Qual. Ich sah, wie Kinder ihre Eltern getröstet haben, damit sie sie loslassen und sie selbst leichter sterben konnten!

In diesen Momenten bildete sich in meinem wachsenden, reifenden Körper, der zuvor nur auf das Erlangen von Gesundheit programmiert war, das Verständnis, dass es im Leben auch so etwas wie eine Sehnsucht nach dem Tod gibt. So paradox und unglaublich es sich auch anhören mag, aber es gibt einen Zustand im Krankheitsverlauf, wo der Weg in Richtung Vitalität und heile Welt ausgeblendet wird. So, als wäre nur mehr ein Weg der Richtige; dann bleibt der Weg des Lösens, Loslösens, des Erlösens als Ziel in allen Gedankengängen gespeichert.

Ein kleines Mädchen, damals an die neun Jahre alt, spielte an einem der Nachmittage im Praktikum Cowboy und Indianer mit den anderen Kindern. Wir bastelten den Indianern einen Federschmuck für den Kopf und setzten den Cowboys einen Hut auf. Mit Dreirädern und kleinen Plastikfahrzeugen kurvten sie dann wild und johlend um uns herum. Es war ein wilder Westen mit Mundschutz. Die Indianer, mit einer Hand vor dem Mund und *„Wuwu-wuwu wu"* und die anderen mit einem *„Yeha"*. So, wie die Cowboys es eben im Fernsehen und im Kino machen. Einmal linksherum und einmal rechtsherum. Sie waren in ihr kindliches Spiel vertieft, glücklich und beim Abendessen relativ hungrig! Ja, so ein Ritt durch die Prärie macht eben Appetit und müde!

Am nächsten Tag waren wir, nebst der Pflegetätigkeit, mit den Vorbereitungen zum Martinsfest, auch bekannt als Laternenfest, beschäftigt. Es regnete, weshalb wir uns auf eine Indoor-Veranstaltung einstellten. Wir, die Schwestern und Praktikanten, sowie die Ärzteschaft hatten selbstgebackene Mehlspeisen mitgebracht. Den teilweise unfertigen Laternen verliehen wir ihren letzten Schliff und machten sie gebrauchsfertig.

Das Mädchen hatte, wie es bei Krebskranken oft der Fall ist, gerade an diesem langersehnten Sankt-Martins-Tag einen schlechten Tag, einen so richtig schlechten Tag. Die Mutter saß am Krankenbett und legte ihm immer wieder einen kühlen, nassen Waschlappen auf die Stirn. Das Mädchen hatte Fieber, und vom Aufstehen, Essen, Trinken oder gar zum Laternenfest gehen, war gar keine Rede. Die Medikamente, die helfen sollten, das Fieber, die Übelkeit und das Erbrechen zu lindern, brachten auch keinen erwünschten Erfolg und die Therapie wurde aus diesen Gründen pausiert. Ein Gespräch mit dem Herrn Professor war dann ausschlaggebend, dass die Mutter einen erbärmlichen und herzzerreißenden Schreikrampf bekam und sich zu Boden warf. Ein schrecklicher Moment, wenn die Realität dich von diesem kleinen Hügel der Sehnsucht herunterholt. Wenn kein Happy End mehr in Aussicht ist und nicht ein Hauch von Hoffnung mehr existiert. Wenn alles rings um dich wie ein Kartenhaus zusammenstürzt. Noch steht es, aber ein schwaches Lüftchen genügt, eine Prise, und es stürzt ein.

Für alle anderen fand das Laternenfest statt. Sogar die Chemo-Kinder konnten mit ihren Rollis und Infusomaten mitfahren. Nur unser kleines Mädchen musste im Bett bleiben, sie hatte nicht die Kraft dazu.

Die Dienstmannschaft war mit ihrer Pflegearbeit fertig und wir, die keinen Dienst mehr hatten, waren selbstverständlich privat gekommen, um zu helfen und dabei zu sein. Rupert, ein 15-jähriger Leukämie kranker Jugendlicher, der im Wachstum um einige Jahre zurückgeblieben war, hatte für jeden von uns eine mit bunten Wichteln bemalte Einladung selbst per Hand geschrieben und gezeichnet. Er war überhaupt im Schönschreiben und in der Mathematik überaus genau und legte großen Wert auf Sauberkeit auf dem Papier. Ich habe diese Einladung viele Jahre in Ehren gehalten und zu meinen persönlichen Sachen gelegt. Leider habe ich sie bei meinem oftmaligen umsiedeln, von Wohnung zu Wohnung, verloren! Leider!

Es hatte aufgehört zu regnen, sodass an ein Hinausgehen auf die Dachterrasse doch noch gedacht werden konnte. Das kleine Mädchen mit der Sauerstoffbrille an ihrer Nase, dem haarlosen kahlen Kopf und ihrem buntgeblümten Pyjama ließ sich den Ablauf des Laternenfestes in ihrem Zimmer genauestens erklären. Außerdem sollten wir ihr den Indianer-Federschmuck aufsetzen und ihre gebastelte Laterne mit hinausnehmen. *Ihr Licht ins Freie tragen.*" Und das taten wir auch. Ich weiß nicht mehr, wer sie getragen hat, aber ich weiß noch gut, dass wir gemeinsam dieses Lied sangen: „*Ich geh mit meiner Laterne und meine Laterne mit mir, da oben da leuchten die Sterne, herunten da leuchten wir.*"

Selbst die älteren Therapiekinder und Jugendlichen sangen mit und spürten die Begeisterung. Sie spürten aber auch die fortdauernde intravenöse Therapie, die sie durch die auf Infusionsständer gehängten Infusionen ständig verabreicht bekamen. Und deshalb war ihnen auch ständig kotzübel. Nur in diesem Moment, in diesem einen besonderen Moment der Freude hatten sie darauf vergessen können. Die einen gingen selbst, die anderen wurden mit Rollstühlen und Rollsesseln hinausgeschoben.

Mein Licht ist schön, wer kann es sehen,
rabimmel, rabammel, rabumm, bum bum.
Ein Lichtermeer zu Martins Ehr,
rabimmel, rabammel, rabumm, bum bum."
Er zieht voran, der Martinsmann, rabimmel, rabammel, rabumm.
Wie schön das klingt, wenn jeder singt, rabimmel, rabammel, rabumm.

Ich sehe sie heute noch, die vielen Tränen der Freude, der Liebe und der Hoffnung. Die Tränen von den Angehörigen, unsere eigenen und die Tränen der Kinder. Sie spiegelten die vielen, vielen Lichter der Laternen und der Sterne am Himmel wider. Die Tränen der Angehörigen, sie sandten die Botschaft der Hoffnung und der Liebe in den Abendhimmel, die Tränen der Kinder waren vielmehr Freudentränen. Freude über das gemeinsam gefeierte Fest, den guten Ausgang der vorgetragenen Martinsgeschichte und die vielen schönen bunten Lichter.

Wir kamen zurück auf die Station. Die einen bewirteten jene Kinder, die die Mehlspeise essen konnten, und die anderen kümmerten sich um jene, denen es dafür zu schlecht ging. Ich war mit einer Schwester, die ebenfalls privat gekommen war, zu unserem Indianer-Mädchen zurückgegangen. Wir brachten ihr die Laterne ans Bett. Ihre Mama saß daneben. Der Papa war mit uns mitgegangen und mittlerweile auch wieder zurückgekommen. Wir erzählten ihr von den vielen Lichtern in den Laternen und den tausenden Sternen am Himmel, die wir nach dem Regenschauer doch noch zu sehen bekamen. Als ob sie unsere Rückkehr und die Erzählungen abwarten und ihre mitgezogene Laterne, ihr Licht, noch einmal in Empfang nehmen wollte, so verfiel sie in diesem Moment in einen ganz tiefen und ruhigen Schlaf. Die anderen Kinder, ihres Martinsfestes nicht beraubt, spürten noch nichts vom nahenden Lebensende unserer Squaw, doch beim letzten Aufschrei der Mutter wussten dann alle, was geschehen war. (...)

Und plötzlich war Stille. Kein Ton. Kein Laut. Angenehme Stille. Dann der

Aufschrei, ein Schluchzen und Weinen. Danach wieder Stille. Totenstille. Eine unangenehme Stille.

Unser kleines Mädchen lag in seinem Bett, mit dem Federschmuck am Kopf, die brennende Laterne stand daneben.

Das Licht geht aus, wir geh'n nach Haus,
rabimmel, rabammel, rabumm bum bum.
Mein Licht geht aus, ich geh nach Haus,
rabimmel, rabammel, rabumm, bum bum.

Es war mir auch an diesem Abend nicht möglich, vor den anderen zu weinen. Ich versuchte „stark" zu sein und die anderen zu trösten.

Ich hatte mir einige Wochen zuvor von meinem ersparten Taschengeld ein Fahrrad gekauft. Damit fuhr ich nach Dienstende und vor dem Abendessen, sonst hätte ich sowieso keinen Bissen hinuntergebracht, eine große Runde durch den Lechwald, bis hin zur Basilika von Mariatrost, um dort eine kleine Kerze am Seitenaltar anzuzünden. Dort konnte ich endlich in aller Stille und Einsamkeit weinen. Weinen, wie es mein Herz und Gemütszustand verlangte. Weinen, wie ein Mensch, der etwas sehr Liebgewonnenes verloren hatte. Das anstrengende Radfahren über Stock und Stein war notwendig, um mich physisch und psychisch abreagieren zu können, mich frei zu strampeln. Erst danach fuhr ich nach Hause ins Internat und konnte etwas essen.

An dieser Stelle möchte ich ein Zitat anbringen, das mir eine 87-jährige Patientin einmal im Nachtdienst, im Gespräch über unser beider Leben, für mein Leben mitgab:

„Wer ohne Kinder lebt,
der kennt kein Leid.
Wer ohne Kinder stirbt,
der kennt keine Freud!"

Wie recht sie doch hatte!

***

Ein drittes Erlebnis betraf einen Jugendlichen, dessen Namen ich heute nicht mehr weiß. Er war an einer besonderen Form von Leukämie erkrankt und sein Blutbild war so schlecht, dass man ihn in einem Isolierzimmer untergebracht hatte. Das bedeutete damals aber auch keinerlei Zufuhr von frischer Luft, ein Schleusensystem im Zugangsbereich, nur künstliches Licht, keine normalen Besuche, dampfsterilisierte Bettwäsche, sterile Bekleidung der Pflege und vieles mehr, das das bereits schwer kranke Leben nicht nur noch schwerer machte, sondern alles rundherum fast unmenschlich erscheinen ließ. Eine neue Schmerzpumpe, an welcher der junge Mann und auch die Pflege/Ärzte Einzeldosen an Schmerzmedikamenten verabreichen konnten, wurde angeschlossen. Mit einem Zeitintervallmechanismus, der zur Sicherheit automatisch eingebaut war, um eine Überdosierung zu verhindern.

Die anfänglich noch recht schmackhafte und verpackte Isolierkost wurde später zu hochkalorischer Trinkkost umgestellt, da sich die Blutwerte immer wieder rapide verschlechterten. Am Ende, das nach dem Schrecken ohne Ende doch kommen musste und auch kam, durfte unser junger Mann nur noch sechs Fläschchen destilliertes Wasser trinken. Das in einer mit einem Aluminiumdeckel verschweißten und noch einmal sterilisierten Säuglingstrinkflasche extra angeliefert wurde.

Ich weiß nicht, ob sich jemand schon einmal selbstquälend dazu gezwungen hat, sterilisiertes Wasser, also Aqua destillata, zu trinken. Sollte es jemand schaffen, dann Prost! Und dann stelle man sich vor, man bekommt sonst nichts mehr zu trinken, als sechs solcher kleinen Fläschchen grausigen Wassers pro Tag.

Unsere Dienste wurden stundenweise eingeteilt, da es fast unzumutbar war, für längere Zeit steril gekleidet in einem nicht klimatisierten Raum zu arbeiten. So schleusten wir uns abwechselnd ein und aus. Unser junger Mann war natürlich in erster Linie daran interessiert, zu trinken und sich ständig die höchstmögliche Dosis an Schmerzmittel zu verabreichen. Später, als er ins Koma fiel, übernahmen wir die Schmerzmittelapplikation und mussten darauf achten, die Zeitabstände nicht zu übersehen. Außerdem hat man in der Isolation viel Zeit nachzudenken und zu sinnieren.

Als ich da so neben ihm stand, kam ich zu dem Schluss, dass ich zu einem Teil von seinem Ich und zugleich eine Gefahrenquelle für ihn geworden war.

Zu allem Übel kam noch eine Schleimhautreizung oder Entzündung und die damit verbundene Rötung und Schmerzhaftigkeit dazu. Im Mund, in der Nase, in beiden Ohren, im Genital- und Analbereich. Auch die Achselhöhlen und Leisten waren wund. Es war ein unzumutbarer Zustand und unsere Stimmung pendelte zwischen Verzweiflung und Wut. Verzweiflung, weil man nichts tun konnte, was Heilung brachte, und Wut, da das erlösende Ende, das Sterben, ausblieb.

Tagelang und nächtelang kämpften wir gemeinsam gegen die Zeit an. Minute um Minute, Stunde um Stunde, Tag für Tag und beteten heimlich doch dafür, dass er zwar gehen könne, aber „bitte nicht bei uns, in unseren Dienststunden".

Dann kam der Tag und die Stunde, die wir Menschen nicht kennen und von der wir nicht wissen, wann und wo sie uns widerfährt. Sie kam an einem Nachmittag. Seine Eltern waren noch da und wir, die Tagdienst hatten, gerade beim Umziehen in der Schleuse, als dieser, sein letzter Atemzug erlosch und er ihn beenden konnte, seinen irdischen Leidensweg. Ruhig und friedlich lag er da, als ob es nie Schmerzen und Leid für ihn gegeben hätte.

In steril gehaltenen Räumen, wie einem Operationssaal oder eben diesem Isolierzimmer, ist alles, was sich unterhalb der Gürtellinie befindet, nicht mehr verwendbar. Nicht nur etwas, das zu Boden fällt, nein. Alles was sich unterhalb der Gürtellinie befindet, gilt als nicht mehr steril. Deshalb hielten wir unsere Hände immer im 90 Grad Winkel von uns gestreckt. Nun aber hängten sie an uns herab. Soweit hinunter, wie sie hängen wollten. Niemand musste sich mehr einschleusen, verkleiden und vermummen. Wir konnten die doppelte Schleusentür öffnen. Symbolisch für die Verbindung nach draußen, zur Gottes freien Natur und zum Himmel, öffneten wir sogar die kleine Luke, die so eine Art Fenster in die Freiheit, Fenster zum Licht, in dieser Isoliereinheit war. Ich stieg im Auftrag der Zimmerschwester auf einen Sessel und stemmte mich mit meinem Oberkörper Richtung Luke. Ein Hebel war zu betätigen und schon ging sie auf. Der Luftstrom, der durch dieses kleine Fenster wehte, war angenehm. Angenehm, friedlich und befreiend, wie der Tod, der ihn heimholte, in eine Welt ohne Schmerzen und ohne Leid.

Frei wie ein Vogel konnte die Seele nun fliegen, und sie flog auch. Einige Male um uns herum und berührte uns dabei. Alle, die wir da waren, zuvor und eben auch jetzt, in seiner Sterbe- und Befreiungsstunde. Wir standen einfach nur da, hielten uns an den Händen und fühlten uns traurig und glücklich zugleich. Wir spürten, wie seine Seele abhob und uns allen, wie wir Hand in Hand dastanden, Tränen über unsere Wangen kullerten. Tränen der Trauer, aber auch Tränen, die uns ein kleines Lächeln ins Gesicht zauberten. Und sie, die Seele, flog selbst mit einem Lächeln durch die Luke hinaus ins Licht.

Die anfänglichen Berührungsängste verschwanden, wenn man erst einmal spürte, wie wichtig die bloße Anwesenheit sein konnte. Wenn man sich zum Bett setzte, Nierentasse um Nierentasse mit Erbrochenem entsorgte, den Kindern mit einem weichen Tuch den Mund abwischte und ihre kleinen Hände nach deinen größeren griffen, dann warst du kein Fremder mehr. Dann gehörtest du dazu, warst in ihrer Mitte. Im Vertrauenskreis von denen, die keine Haare mehr hatten, denen die Freude am Wienerschnitzel vergangen war, weil ihnen die panierte Kost im wunden Mund wie Feuer brannte und Fruchtsäfte denselben Effekt erzielten. Einer von denen, die nicht an die frische Luft gehen konnten, weil es ihr scheiß schlechtes Blutbild, ihr Immunstatus nicht zulieẞ. Einer von denen, die am Anfang des Lebens, ohne es zu wollen, diese beschissene Arschkarte mit der dementsprechenden Diagnose gezogen hatten.

Ich glaube mit jeder meiner Körperfaser, sogar jede Zelle in mir glaubt an Gott, doch seit ich diese Kinder und zugleich Geschöpfe Gottes fortgehen sah, schäme ich mich für Menschen, die altgewordene Erdenbewohner vor dem Sterben bewahren wollen.

Wenn ich seither die Begriffe Krebserkrankung und Grenzerfahrung höre, so denke ich sofort an diese emotionalste und berührende Praktikumszeit während meiner Schwesternausbildung zurück, die zugleich ein Wendepunkt in meinem Leben war. Alles zuvor Erlebte wurde im Vergleich dazu regelrecht in den Schatten gestellt. Alles danach Erlebte bezeichnete ich fortan gerne als *Marmeladenproblem*, was die Alltagssorgen betraf. Wer so ein spezielles Praktikum miterleben darf oder muss, der findet sein „Ich" hinterher etwas verändert wieder. Interessen verlagern sich, Prioritäten reihen sich neu, die Lebenseinstellung wird über den Haufen geschmissen, selbst deine Menschenseele verändert ihre Empfindungen. Was nicht heißt, dass ich mich jetzt, viele Jahre danach, nicht auch über Kleinigkeiten aufregen kann und will – als cholerische männliche Krankenschwester. Aber ich sehe seit damals vieles aus einer anderen Perspektive!

Prinzipiell:

Wer weiß sie schon, die Antwort auf die Frage nach dem „Warum" und „Wieso"? Warum man dieses oder jenes im Leben macht, erlebt oder auferlegt bekommt. Ständig sind wir mit dieser Frage konfrontiert. „Warum hab' ich Halsschmerzen?" „Warum muss gerade ich in diesen Unfall verwickelt sein?" „Wieso bekomm' ich jetzt Zahnweh, wo ich mir doch mindestens zweimal am Tag die Zähne putze?" „Warum trifft diese Diagnose gerade mich?" „Warum erkranke ich an Krebs?" „Wieso hab' ich kein Glück in meinen Beziehungen?" „Warum?" Warum schreibt er überhaupt dieses Buch, das tiefe Einblicke gibt, in Abgründe, Intimitäten, seelisches und körperliches Leid oder von menschlichem Fehlverhalten erzählt. Gehört sich das? Darf das sein?

Warum nicht!

Es gehört sich ja schließlich auch nicht, nach einem ausgiebigen Alkoholgenuss im öffentlichen Lokal schwallartig zu erbrechen oder jemanden ins

(...) zu kotzen! Und trotzdem geschieht es. Vieles passiert ständig. Rund um die Uhr. In Lokalitäten, im Straßenverkehr, am Arbeitsplatz, in der Land- und Forstwirtschaft, im Haushalt. Überall passiert etwas und innerhalb kürzester Zeit wird man zum Patienten.

Es gehört sich auch nicht ins Krankenbett zu scheißen und danach mit den Exkrementen auf der Wand ein Bild zu malen, aber wenn psychische oder nervliche Umstände unsere Sinne durcheinanderbringen, fehlt leider das Bewusstsein für ein „darf ich" oder „darf ich nicht". Die vielen sozialen, umwelt- und ernährungsbedingten Einflüsse, die täglich auf uns einwirken, leisten ihren Beitrag und können Gesundes plötzlich krank machen.

Es gehört sich nicht, ein Sonderklassezimmer zu belegen und das Krankenhausgeschirr beziehungsweise die Handtücher und Waschlappen in den eigenen Koffer einzupacken, um sie am Entlassungstag mit nach Hause zu nehmen. Es gehört sich nicht, über die servierten Mahlzeiten zu schimpfen, obwohl man selbst von der Hand im Mund oder von Wurstsemmeln lebt. Es gehört sich auch nicht, dass dich ein guter Bekannter im Heimatort während eines Einkaufs belächelt und zu dir sagt: „Was macht ihr Krankenschwestern schon Großartiges? Den andern Menschen den A(...), den Allerwertesten, auswischen, mehr nicht." All das gehört sich prinzipiell nicht und trägt sich dennoch genauso zu.

Eine theologische Antwort auf das „Warum" steht im Buch Kohelet:
„Alles im Leben hat seine Zeit, seine Stunde."
Die medizinische Antwort auf das „Warum"
findet man in tausenden Fachbüchern.
Aber das menschlich ausgesprochene „Warum"
bleibt sich meist die Antwort schuldig.

Aller Anfang ist schwer

Am Anfang war alles, ... ja, was war am Anfang eigentlich? Wer weiß das später noch, wenn bereits eine gewisse Zeit verstrichen ist und dieser Anfang schon Jahre zurückliegt? An was oder wieviel können wir uns eigentlich noch erinnern? Den Beginn einer Krankheit, den Schulanfang, oder können wir noch weiter zurückdenken in Richtung Beginn unseres Lebens? Was ist das Erste, an das wir uns bewusst erinnern können? Wie waren eigentlich die ersten Wochen, Tage und Stunden, mein erstes Mal – als männliche Schwester auf der Station? Warum bin ich Schwester geworden und wie war der Dienstantritt am ersten Tag?

Eines weiß ich ganz genau, am Anfang war bei mir das große Schweigen oder eben die Unwissenheit und Unentschlossenheit. Die ach so erwachsene, philosophische Betrachtung, dass es „für alles im Leben eine gewisse Zeit gibt", war mir damals ziemlich egal. Auch die Politik, der Glaube, die Kirche und erst recht das berühmte *Lernen fürs Leben* konnten mich zu dieser Zeit nicht so recht begeistern. Denn ich wusste weder was, noch wohin ich wollte. Weder die Richtung noch den Platz. Das Einzige, was so ziemlich sicher und fix war, war das Wissen, es nicht zu wissen. Nur wenige können im jugendlichen Alter von fünfzehn Jahren sagen, welchen Beruf sie die nächsten vierzig Jahre lang ausüben wollen und was ihnen Jahrzehnte lang Freude bereiten wird.

Gibt es das überhaupt? Freude und Spaß am Beruf, an der Arbeit? Ich ertappe mich in meiner heutigen Vaterrolle selbst dabei, wenn ich meinen Kindern bei ihrer Berufswahl rate, das zu machen oder zu erlernen, was ihnen Spaß macht. „Super Papa, hast du schon vergessen, wie es dir damals gegangen ist?" Scheinbar ist diese Frage mit einem eindeutigen *Ja* zu beantworten! Voll und ganz vergessen! Wenn ich so nachdenke, ob mir mein Beruf die letzten zwanzig Jahre immer Spaß gemacht hat, oder ich mich stets darauf gefreut habe den nächsten Dienst anzutreten, dann muss ich diese Frage schlicht, einfach und ehrlich mit *Nein* beantworten. Ein Krankenpflegedienst, mein Krankenpflegedienst, hat mir nicht immer Spaß gemacht! Aber andererseits hat ein Pathologe, ein Angestellter eines Bestattungsinstitutes oder ein Totengräber immer Freude an seiner Arbeit? Oder sogar Spaß daran?

Ich denke, die Sache mit dem, was einem Spaß macht, hat seine natürlichen Grenzen. Unsere Väter und Großväter gingen zur Arbeit, um ihre Familie zu ernähren, und nicht um Spaß zu haben. Na und? War der Gedanke, die Einstellung, ihre Ideologie etwa verwerflich?

Da fällt mir, passend zum Thema, ein vorwurfsvoll gesagter und ernst gemeinter Satz eines Vorgesetzten ein, der da lautete: „Mir kommt vor, du gehst nur wegen des Geldes arbeiten." Na, was wird die wortgewandt freche, ungute männliche Krankenschwester wohl Verwerfliches geantwortet haben? „Ja, wenn du mich so fragst. Unentgeltlich würde ich die einhundertzehn Kilometer Tagesdienstfahrt hin und retour und die anstrengende, fordernde Arbeit hier sicherlich nicht machen."

Aber zurück zum Anfang.

Die Entscheidung, was aus mir wird, war mir glaub ich deshalb ziemlich egal, weil ich zu Hause einen enormen Welpenschutz genoss. Ich wurde liebevoll umsorgt und mit den besten Zutaten eingekocht. Ich hatte alles, was man(n) so braucht, warum also die Eile zum Entschluss? Was mein Vater, und ich denke da heute als dreifacher Patchwork-Vater ganz gleich, aus einem anderen, etwas weniger verklärten, ernsteren Blickwinkel sah. Väter sind eben die gestrengen Herren, die ihre, von den Müttern und Großmüttern weich gekochten Söhne in die härtere Selbstständigkeit hinausführen sollen, wollen und naturgemäß auch müssen. Sie haben die ehrenvolle Aufgabe, ihre Sprösslinge von der Mutterbrust zu lösen, um selbst wieder (…). Na klar, sonst sitzt dieser Nutznießer namens *Burli* oder *Burschi* mit vierzig auch noch im Hotel Mama und genießt das Leben auf Kosten der erwerbstätigen Eltern!!!

Dieses Loslösen und in die große Stadt ziehen bedeutete in meinem Fall natürlich mehr Freiheit, wobei das mit der Freiheit im vierjährigen Schulinternat auch ein eindeutiger Trugschluss war. Auf der einen Seite musste ich nun Dinge lernen, von denen ich als Landei keinen blassen Schimmer hatte, und andererseits war mir die Freizeit in der Fremde *null Komma Josef* wert, weil ich sie gegen Tränen vor Heimweh aufwiegen musste. Eine nicht gerade besonders große Verbesserung meines Lebens, wie ich es von zu Hause kannte. Nichtsdestotrotz sollten die kleinen, aber feinen Utensilien, die ich ins Internat mitgebracht hatte, reichen, um diese kommenden vier Jahre zu meistern. Nämlich mein aufnahmefähiges Hirn, eine große Portion Herzlichkeit von meiner Großmutter, die nötige Härte in Form von Selbstdisziplin von meinem Vater und den Humor meiner Mutter, die mich geboren hatte und für die moderne Welt zu formen versuchte.

Bis heute sind diese vier „H"-Wörter, die mir persönlich, im privaten wie im beruflichen Leben vieles erleichterten und in schwierigen Situationen weitergeholfen haben, in mir fest verankert. Mit „Hirn, Herz, Härte und Humor" geht eben vieles leichter im Leben! Auch das Erlernen einer toten Sprache wie das medizinische Latein!

Natürlich fühlte ich mich groß und erhaben, als das Ende der Schwesternschule nahte und wir Jungschwestern unsere Diplome verliehen bekamen. Dann kam die Einberufung in den Staatsdienst und meine Braut wurde mir in Form eines StG77-Gewehres überreicht. Nun war die stolze Vaterbrust genährt und meine Mutter bekochte mich an den Wochenenden wie einen Kriegsheimkehrer. So vergingen diese acht Monate Wehrdienst relativ flott. Außerdem taten sie der zukünftigen männlichen Krankenschwester sehr gut, denn sie füllten die inneren Speicher mit Testosteron bis oben hin voll! Kunststück, bei täglichem Drill, Kameradschaft, Alkohol, Zigaretten und Sport. Am Ende ist man fast ein Mann!

Dieser Mann hatte sonntags als Soldat beim Heer abgerüstet und montags darauf als kleiner Zivilist wieder einen Anfang, einen Beginn, einen Neustart hingelegt. Dort, wo dieser Neustart begann, hatten allerdings plötzlich die Frauen die Hosen an. Obwohl, nebenbei erwähnt, damals noch alle Kolleginnen die sehr weibliche Tracht, also Schwesternkleider, trugen. Aber der vorherrschende Ton der obersten Stationsschwester kam mir sehr bekannt vor. Er war dem, verglichen mit meiner alten Kaserne, sehr ähnlich. Gut, es hieß nicht „Still gestanden" oder „präsentiert", aber „rührt euch" und „hopphopp" waren im übertragenen Sinne des Wortes schon angesagt. Wir durften damals zwar wie unsere Frau Feldwebel, Pardon Chefin, noch in der Teeküche rauchen, aber in der übrigen Zeit wurde uns Dampf unter dem Hintern gemacht.

Abermals vermisste ich mein vorhergehendes Leben.

Von wegen Goethe oder Hesse. Keiner von beiden sollte Recht behalten, dass „jedem Anfang ein gewisser Zauber inne liegt oder wohnt!" Die beiden mögen ja ein kunstvolles, sich stets erneuerndes Leben geführt haben, vielleicht kannten sie sogar den Drill im Soldatenleben, aber unsere Chefin, die kannten sie mit Sicherheit nicht!

Auch wenn ich zu dieser Zeit meine Selbstständigkeit und das unbetreute Wohnen kurzfristig als cool empfunden hatte, so konnte dieses Alleinsein plötzlich zur monotonen Langeweile, ja sogar zur trübseligen Einsamkeit kippen. Eingepfercht in einem Dienstzimmer, das sich sehr schnell zur Depressionskammer wandelte. Allein zu sein, auf weiter Flur, war nun doch nicht *das* Gelbe vom Ei oder gar der Spaß, den ich mir erhofft hatte. Niemand war zu Hause, wenn ich heimkam. Niemand da, von dem ich fortging, wenn ich zur Arbeit musste.

Privat war eben alles eher im grauen als im grünen Bereich. Kurzfristige Bekanntschaften konnten diese neue private Situation längerfristig nicht entschärfen. Für eine Liebelei war mein Aktionsradius zu klein und die Freizeit zu kurz. Abwechslung und Ablenkung boten sich für mich nur in beruflicher Hinsicht. Das dankbare Patientengut, die netten Kolleginnen im Schwesternkleid und ein überaus guter und gütiger, aber auch spitzbübischer Oberarzt konnten über vieles hinwegtrösten. Ja sogar vom reschen Umgangston der Oberschwester ablenken, die ja beim Thema Spaß bei der Arbeit eine relative Allradbremse war. Aber was solls, der Pathologe, der Bestatter und der Totengräber (…).

So begann dieser Anfang im letzten Jahrzehnt des vorigen Jahrtausends. In den blassfarbigen 90er-Jahren, in denen sich die emporstrebende Menschheit viele Gedanken darüber machte, was wohl zu Beginn des Jahres 2000 passieren würde, wenn dann drei Nullen am Ende der Jahreszahl stehen würden und die erst aufstrebende, immer moderner werdende EDV-Computerwelt im Chaos versinken oder gar zusammenbrechen könnte. Man hatte vorgesorgt, um zumindest theoretisch im Falle des Falles bereit zu sein. Techniker, Wachdienste mit Hunden und Taschenlampen, viele andere sehr gescheite Menschen … und eben auch ich, wir hatten in dieser vom Schicksal geführten Probe-Silvesternacht Dienst. Dann kam, was kommen musste, der Countdown bis Mitternacht. 23 Uhr, 59 Minuten und … Sekunden, … dann 0.00 Uhr, das fiktive Jahr 2000 und sonst nichts! Auch in das echte Jahr 2000 kamen wir problemlos und ohne Weltuntergang, den so manche damals interessanterweise nur allzu gerne erlebt hätten. Ein neues Jahrtausend begann, an dessen Anfang noch sehr vieles so einfach war wie im letzten Jahrtausend.

Die Bildschirme waren zu dieser Zeit noch monströse Apparate und füllten den ganzen Arbeitsplatz aus. Das Bild selbst hatte einen schwarzen Hintergrund, auch wenn wir bereits online waren. Und ein circa 15 Millimeter langer, senkrecht stehender, rötlich/weiß blinkender Strich wartete auf unsere Tastatur drückenden Finger. Aus ihm, den senkrechten Strich, entstanden Buchstaben, Zahlen und Zeichen, die sich zu Worten, Sätzen und Texten zusammenfügten. Toll und spannend!? – Damals! Unvorstellbar und fast lächerlich, wenn man sich im modernen „Heute" wiederfindet.

Über 90% aller geschriebenen Arbeiten (z.B. Pflegedokumentationen) wurden noch von Hand angefertigt. Unsere metallenen Waschschüsseln waren noch aus einem Material, das die jungen Leute heute gar nicht mehr kennen, nämlich aus Emaille, die mit ATA-Pulver gerieben und mit Wasser nachgespült wurden. Die Riege der Akademiker, vom Turnusarzt über den Oberarzt bis hin zum Primar, sie waren noch diese Art *Herrgott in Weiß* für die, die vor ihnen im Bett lagen, die braven, dankbaren Patienten, von denen zwar keiner ein Handy hatte, aber dafür eine gut sichtbar angebrachte Fiebertafel/-kurve am Bettende, die von Angehörigen anderer Patienten im Zimmer immer wieder gut durchstudiert wurde. Da konnte schon so manchem ohne Fieber heiß werden, wenn fremde Personen kopfschüttelnd zwischen Patienten und Fiebertafeln ihren traurig sentimentalen Blick hin und her schwenkten und dann noch eine dementsprechende Laiendiagnose stellten und damit ihr Mitleid bekundeten.

Wir waren fernab und noch weit weg von Multimedia, Handy, *Facebook*, Tablet, *iPhone* und www.Datenschutzwelt.at. Damals wurde noch niemand von *Doktor Google oder über WhatsApp* kuriert. Keiner machte sich Gedanken über *Fast-Fehler-Meldungen,* worüber ich später noch erzählen werde. Wir hatten noch ein Festnetz-Telefon mit einer Wählscheibe und Kabel im Apothekenzimmer. Jeder wusste zig dieser vierstelligen Telefonnummern auswendig. Am Gang hing ein öffentlicher Telefonapparat und neben der Haustür ein Briefkasten. Für Briefe aus echtem Papier, das man in jeder Trafik kaufen konnte. Eine Trafik, das war damals ein kleines Geschäft, das sein Geschäft mit Artikeln machte, die heute in Hinterzimmern und versperrten Kästen aufbewahrt werden: die Tschick. In der Nacht, in der der Opernball übertragen wurde, schaltete meine Kollegin den kleinen Fernseher lauter. Wir hatten uns die Glacéhandschuhe vom Speisewagen übergezogen und tanzten einen Linkswalzer den Gang hinunter. Die Patienten klatschten uns zu und riefen: *„Alles Walzer und viel Vergnügen!"* *„Bravo!"* Wir haben vor dem Sonntagsfrühstück ein Vaterunser gebetet und den Nicht-Katholiken ist trotzdem nicht schlecht geworden. Wir haben bei der Morgenpflege gesungen und Patienten wurden von der guten Laune angesteckt. Wir haben sonntags beim Mittagessen ein kleines Gläschen Wein oder Bier ausgeschenkt und kein Patient erlitt einen Leberschaden. Wir haben mit Geburtstagskindern angestoßen und niemand hat sich über den Alkoholgenuss im Dienst beschwert. Wir haben mit den Patienten Karten gespielt und trotzdem unsere Arbeit gemacht.

Leider hat man später viel Alteingesessenes bewusst beendet, dafür Neues erfunden und eingeführt. Praktisches wurde beseitigt und Gutes verbessert, bis es eines Tages nicht mehr funktionierte. Mancherlei Wichtiges wurde nebensächlich und zuvor noch Unwichtiges plötzlich zur Chefsache.

Aber wer war ich damals schon, um solcherlei Dinge bewerten und einschätzen zu können? Der Beherrscher der Grundkenntnisse aller neun

Pflichtschuljahre sowie ein Schwesternschulabsolvent, der Brocken von Latein, Englisch und auch richtigem Deutsch sprechen konnte. Ich war mir sicher, jetzt endlich jemand zu sein, und ich war auch jemand: ein Anfänger am Ende einer laaangen Schulzeit.

Das genetische Erbe einer männlichen Krankenschwester

Wenn Eltern über ihre Sprösslinge reden, so werden in erster Linie die großartigen Leistungen und Erfolge hervorgehoben und so ganz nebenbei auch die damit verbundenen Entbehrungen der lieben Eltern. „Unser Sohn ist ein gefragter Handwerker und hat im Eilzugstempo den Meisterbrief gemacht." „Jetzt ist er sein eigener Chef!" „Ein Ausgezeichneter!" „Bravo!"

In höheren Kreisen prostet man sich mit einem Glas Sekt zu und erzählt von der Tochter, die in nur (...) Semestern ihr Studium beendet und trotz aufsässigem Professor mit „summa cum laude" abgeschlossen hat. Berge von Unterlagen, Skripten und Bücher müssen nun von der Studentenwohnung im Uniiertel in die Penthouse-Wohnung im ersten Bezirk übersiedeln. Man spürt in jedem gesprochenen Wort, wie aufwendig, umfangreich und schwer so ein Studium für alle sein kann. Obwohl es die Kinder ja einmal besser haben sollen als die Eltern, man seine Kinder ja nicht so sehr belasten möchte, ist man nun schlussendlich überaus stolz, dass man es doch schweren Herzens getan hat. Es wird nicht nur der Einsatz der Tochter aufgewogen, sondern auch das investierte Geld der Eltern. Aber was soll's. Jetzt ist sie Frau Magister, Frau Doktor, Frau (...) Professor noch nicht, aber das ist auch nur alles eine Frage der Zeit. Und hinter vorgehaltener Hand, „Verdienen wird sie, (...)!" Dass sie sich dann all das leisten kann, was sich die lieben Eltern nicht vergönnen konnten oder wollten. So hoffen die mentalen und materiellen Unterstützer. Die zuhörenden Gäste, die zum Erfolg gratulieren, sind gut beraten, wenn sie erstaunt nicken, lächeln und sich beeindruckt zum Buffet begeben. Hinter ebenso vorgehaltener Hand wird dann noch leise über kleine förderliche Beziehungen in die „oberste" Chefetage gesprochen, spekuliert und getuschelt, „aber bitte, kein Wort zu niemanden. Es ist noch nicht offiziell...!" „Aber meine Liebe, das ist doch Ehrensache, versteht sich!"

Nun zeig mir einer zum Vergleich die Eltern, die lieber sagen würden: „Mein Sohn ist eine männliche Krankenschwester. Er arbeitet inmitten von tausenden Bakterien, Viren, krankmachenden Keimen und Parasiten. In seinem Leben dreht sich alles um Speichel, Blut, Stuhl und Harn, welche er aus allen Körperöffnungen von Menschen entnimmt, um sie dann feinsäuberlich in jegliche Art von Röhrchen und Kärtchen zu füllen, welche er an andere weiterschickt, die sich auch noch mit dieser Scheiße beschäftigen müssen. Er pflegt und versorgt Menschen jeglicher Hautfarbe und Kultur. Mit und ohne politischer oder religiöser Gesinnung. Homo-, Bi-, Trans- und Heterosexuelle, HIV- und Hepatitis-Positive. Infektiöse, Arme, sozial Minderbemittelte. Menschen, die kein zu Hause haben, die sich die Tramfahrt am Entlassungstag von der Schwester schnorren müssen. Reiche, die vor Geld stinken und trotzdem das Wort Danke nicht kennen, geschweige denn (...). Überbesorgte, hygienische Menschen, die für alles Desinfektionstücher eingesteckt haben, und solche, die auf ihre eigene Körperhygiene pfeifen. Ungustiöse Zeitgenossen, denen die Finger- und Zehennägel schon wie Klauen nach unten wachsen und dann von ihm/den Schwestern entfernt werden müssen. Ungepflegte, verwahrloste alte Menschen, mit offenen Wunden, in denen sich bereits ein Madenbefall angesetzt hat. Er kümmert sich um ihre Ausscheidungen und Grundbedürfnisse. Für sie alle ist er verantwortlich, sie alle fallen in seinen Zuständigkeitsbereich. Wer glaubt, dass das schon die „Highlights" der Krankenpflege, seinem Brotberuf waren, der sollte einmal eine Woche zu ihm auf Station kommen und (...) Es handelt sich dabei auch um keine Ausnahmepersönlichkeiten, sondern nur um Menschen wie dich und mich, mit all ihren Beschwerden, Leiden, Verletzungen und Erkrankungen. Sein Arbeitsumfeld ist also nicht ganz sauber und rein! Seine Arbeit selbst kann sogar gefährlich und ansteckend sein."

So etwas könnten meine Eltern von mir erzählen.

Ich habe mir diesen Beruf allerdings selbst ausgesucht und musste nicht in die Fußstapfen meiner genetischen Vorgänger treten. Nicht das machen, was mein Erzeuger tat. Keinen vorgegebenen Betrieb übernehmen.

Allerdings musste ich, und das müssen alle Anfänger und Neulinge, die Nachfolge meines Vorgängers auf Station antreten. Eine Tätigkeit fortführen, die eine gewisse Voraussetzung mit sich brachte. Ein Platz war einzunehmen, der bereits mit gewissen Vorgaben meines beliebten Vorgängers behaftet war. Das konnte, wie in meinem Fall, unter anderem zu einem echten Spießrutenlauf mit hohen Hürden werden.

Sobald du dort erscheinst, also nachfolgst, beginnt man zwischen dir und deinem (in meinem Fall männlichen) Vorgänger zu vergleichen, was ein sehr schweres Erbe sein kann. Er war ein ausgewachsener, einen Meter achtzig großer Mann. Schlank, mit buschig bewachsenem Brusthaar, das interessanterweise auch am Rücken austrieb und ihm schon ohne seinen Dreitagesbart im Gesicht eine enorm rassige und automatisch männliche Erscheinung bot. Für die Jugend von heute kaum vorstellbar, aber Mann und Frau trugen damals noch die von Gott geschaffenen Körperhaare überall am Körper, zum Zeichen dafür, als reif und erwachsen wahrgenommen zu werden. Ihm, also meinem Vorgänger, quollen sie überall hervor. An Unterschenkeln, Oberarmen, Unterarmen, Hals, Nacken, Achseln, Brust (...). Mir wuchsen sie damals gerade einmal dort, wo sie mein Dienstgewand sittlich bedeckte und von buschig gekraustem Brusthaar war weit und breit nichts zu sehen. Deshalb betrachteten mich die Damen auf der Station auch nicht als männlichen Kollegen, sondern höchstens als Testosteron gesteuerten Anfänger. Sogar der erste Oberarzt sagte nicht „Herr Pfleger" zu mir, sondern „wo ist der Bub?"

Es war dies also die Nachfolge eines bereits sehr erfahrenen, männlichen und von den Damen lieb gewonnenen Pflegers, der ins Gefangenenhaus (Zuchthaus) wechselte. Nicht aus Gründen, wie man sie sonst aus den Zeitungen liest und kennt, sondern der besseren und geregelteren Dienstzeiten wegen. So war mein Vorgänger ein bereits Eingesessener und den Schwestern wohlgesonnener, extrem ruhiger, langsam und bedächtig handelnder männlicher, weil eben überall am Körper behaarter Pfleger und Mann. Ein vom Alter und Aussehen her richtiger Mann. Der Einzige, der Wahre, der Hahn im Korb. Nicht so ein junger Hupfer, mit diesem jugendlichen Gesichtsausdruck wie ein Pubertierender. Diese Art Schnupperlehrling mit Aussicht. Mein Vorgänger vererbte mir seine Schlüsselgewalt. Den großen Schlüsselbund als Zutrittskarte in seinen, nun meinen Bereich. Den doppelten Suchtgiftkastenschlüssel, den Hauptschlüssel für alle Ein- und Ausgänge und den Liftschlüssel. (Ja damals durften nur bestimmte Menschen mit dem Aufzug fahren.) Alles auf Probe, versteht sich!

Von da an war ich der neue Hahn im Korb. Der Mann! Na zumindest das männliche Küken im Team, und wir wissen ja alle, was man mit den männlichen Küken in der Nahrungsmittelindustrie so macht! Nun, mich haben sie Gott sei Dank nicht aussortiert und geschreddert mit meinen knappen 20 Lebensjahren. Aber krähen, nein krähen durfte ich damals auch noch nicht. Nur still, emsig und fleißig arbeiten, mich unter die Hühner mischen und wenn geht, nicht auffallen, nicht hervortun oder gar den Gockel heraushängen lassen, wenn sie verstehen, was ich meine! Auch wenn ich heute behaupten kann, dass sich im damaligen Hühnerhaufen so manche Henne befand, die keine Eier mehr legte, so waren dafür andere da, die mir umso größere in meinen persönlichen Weg legten. Alles in allem bin ich aber doch stolz darauf, dass ich trotz vieler ausgerissener Federn nie ganz nackt dagestanden bin, zumindest nicht vor meinen Kolleginnen und außerhalb der Umkleidekabine. Wie auch immer, der junge Hahn im Korb, der neue Mann im Team, war von da an – ich. Ein paar Jahre später gründete ich dann meinen eigenen Hühnerhof, mit meiner Frau und dem genetischen Erbe einer männlichen Krankenschwester.

Der Cito-Block

In der Zeit der Zettelwirtschaft gab es ihn noch, den guten alten Cito-Block, den Papierblock für eilige, also Cito-Bestellungen. Ein für außerhalb der Regelzeit geltender Besorgungsbehelf, der für dringend benötigte Arzneien oder medizinische Artikel verwendet wurde. Es war ein, zum Teil vorgedruckter, Block im Querformat, mit doppelt einseitigen hintereinander zusammengehörenden durchnummerierten Belegen. Also immer zwei gleichnummerierte Belege. Der zweite galt jeweils als Durchschlagsbeleg. Klingt kompliziert, war es aber nicht. Hinter diese zweite Seite musste man stets ein Stück Pappe legen, um die Verordnung nicht auch auf die dahinter liegenden Bestellscheine zu übertragen. Gott behüte, wäre uns das passiert! Eine heikle Angelegenheit! Bei auf diese Weise bestellten Artikeln handelte es sich meist um kostenintensive, außergewöhnliche Medikamente, die nur in der Hauptapotheke lagerten und nur im Ausnahme- oder Akutfall bestellt wurden. Man merkt schon, eine Cito-Block-Bestellung war etwas nicht Alltägliches. Das Ausfüllen eines solchen Scheines war nur der Elite der Station erlaubt. Dem zuständigen Oberarzt, der Stationsleitung oder ihrer offiziellen Vertretung. Die jeweilige halbgeheime Kostenstellennummer und die Stationstelefonnummer waren einzutragen, das Datum, der Artikel in abgepackter Größe, Bündelpackung und Einzeldosis in Milliliter oder Milligramm, der Vor- und Nachname des Patienten, der dieses Medikament verabreicht bekommt und die Zahlen in Worte ausgeschrieben, wegen der Verwechslungsgefahr. Schlussendlich musste das Ganze noch vom diensthabenden Oberarzt unterschrieben werden. Klingt einfach, war es aber nicht! Der jeweilige vordere Schein wurde abgestempelt, aus dem Block gerissen und zur richtigen Anforderungsstelle gebracht. In meinem Fall mit dem dafür zur Verfügung stehenden und vor der Station abgestellten, unversperrten Dienstfahrrad ohne Gangschaltung. Ein Damenrad, kein Wunder bei der hohen Anzahl an weiblichen Beschäftigten, an dem bei der niedrigen Mittelstange ein Schild mit der Aufschrift: *„Med.Abt."* angebracht war, das es als Dienstfahrzeug deklarierte. Mit einem solchen Cito-Schein und diesem Dienstfahrrad wurde ich bei meinem ersten Sonntagsdienst vom Oberarzt losgeschickt. Eine dringende Bestellung, ein wichtiger Auftrag, eine besondere Ehre also – für mich!? Eine Ehre und außerdem eine willkommene Gelegenheit, um den damals penetranten Formalin- und Krankenhausgeruch der Station wenigsten für kurze Zeit loszuwerden und an die frische Luft zu kommen.

Frische Luft schnappen konnten wir sonst nur vor den obligaten geteilten Diensten, um 06.00 Uhr Früh, in der überlangen Mittagspause, die wir meist im Sozialraum verbrachten, oder am Abend auf dem Heimweg. Wir waren sozusagen den ganzen Tag im Krankenhaus, aber nur acht bis neun Stunden im Dienst. Eine relativ lästige, doch damals sehr übliche Dienstplan-Variante, der nur sehr wenig Angestellte etwas Positives abgewinnen konnten. Wenn man in der Früh im Finstern außer Haus ging und abends eben im Finstern wieder heimkam. Dazwischen, künstliche Beleuchtung und (...)

So eine Dienstfahrt war schon deshalb eine besondere Sache für mich, weil eine diplomierte Krankenschwester ihre Station eigentlich nicht verlassen darf. Doch da noch eine zweite ältere Kollegin im Dienst war und die sonst für diese Wochenendbotendienste eingesetzte Schwesternhelferin (SHD = Sanitätshilfsdienst) scheinbar nicht sehr gut Radfahren konnte, so haben sie mich ausgewählt. Von den anderen Machenschaften im Hintergrund wusste ich zu diesem Zeitpunkt noch nichts. Gott sei Dank nicht! Außerdem fiel meine Anfangszeit noch unter jene, in der sich so junge Bedienstete wie ich den älteren Kolleginnen nicht zurückzureden trauten. Auch dem, eigentlich der Schwester unterstellten, Schwesternhilfsdienst nicht. Diese lieblichen Damen hatten das Sagen, sobald die Chefin in ihren privaten Rock schlüpfte. Da gab es kein Selbstbestimmen der jungen männlichen Schwester. Sie hatten die jahrelange Erfahrung, die Routine und das Wissen, das mir noch fehlte. Was in manchen Situationen natürlich auch ein Vorteil sein konnte. Denn so mancher Arzt und auch der Herr Primarius erkundigte sich nachmittags eher bei den alteingesessenen SHD's über das Befinden eines Patienten, als bei uns Jung-Schwestern. Und natürlich war mit deren Anwesenheit eine gewisse Sicherheit im Arbeitsablauf gegeben.

Vor den Älteren hatten wir großen Respekt. Wir sprachen uns stets noch per *Sie* an. Ein cooles, laisser-faires Miteinander, wie heute, gab es damals nicht. Es gab befreundete Gruppen von Gleichgesinnten, wie die Raucher oder die gleichaltrigen Jahrgänge, aber zu den älteren Bediensteten bestand eine gewisse ehrwürdige Distanz.

Die Alteingesessenen hatten selbstverständlich auch ihre Verbindungen und die damit verbundenen Freiheiten, ihre Freunde und Insider-Beziehungen auf anderen Stationen und Abteilungen. So war es keine Seltenheit, dass eine mit dir eingeteilte Nachtdienst-SHD plötzlich für mehrere Stunden eine *„Von"* war. Nämlich auf und *davon*. Sie verdiente sich als Nachtdienst-Friseurin ein paar Schillinge dazu, im Dienst. Waschen, Schneiden und Föhnen konnte bei drei bis vier guten Freunden schon etwas dauern. Und du, als junge männliche Schwester (...)? Natürlich Schweigepflicht, sonst (...)! Denn: *„Die Nacht ist dunkel und der Tag ist hell, der Wasserdampf heiß und die Finger verbrennst du dir schnell!"* Loyalität und Solidarität wurden durch solche Aktionen natürlich in ein sehr trübes Wässerchen getaucht.

Eine ebenso gern gepflogene Unsitte war die „Einweihung" von jungen oder neuen Angestellten. Eine Art lustiges Ärgern der Neulinge. Wie das Angsteinjagen auf Kosten von gutgläubigen Jungärzten und zum Gelächter der Betreiber und Mitwisser, versteht sich. Den neuen Turnusarzt zur Totenbeschau holen, um zwei Uhr früh, wenn er gerade erst nach einer stundenlangen Aufnahmearbeit in der Ambulanz, in seinem Dienstzimmer, eingeschlafen war. Er wurde aufgeweckt und alleine ins dunkle Untersuchungszimmer geschickt. Das Licht wurde gedimmt, indem man die Glühbirne aus der Lampe entfernte und eine Kerze zum Schein aufstellte. Der vermeintlich Verstorbene lag zugedeckt etwas weiter hinten im Raum. Eine nicht gerade angenehme Situation, auch im Normalfall nicht! Unter dem Leintuch im Bett lag dann allerdings eine bereits wartende lebende Kollegin der Nachbarstation, die sich in diesem Moment das Lachen verhalten und den Atem anhalten musste.

Sie hatte den Auftrag, beim Abdecken des Gesichtes aufzustehen und mit dem Leintuch *bekleidet* aus dem Zimmer zu laufen. Manche Kolleginnen machten mit einem kleinen „Wuhhh" ihre Aufwartung und brachten so manchen Neuling, egal ob weiblich oder männlich, zum Erblassen, die oft unverzüglich schreiend und mit erhöhtem Puls die Flucht ergriffen.

Meine für mich ausgedachte Einweihung wurde von einem ergrauten Akademiker, meinem Lieblingsoberarzt, in Zusammenarbeit mit der mir zur Seite stehenden „SHD" ausgeklügelt. Dieser mir sehr väterlich anmutende Oberarzt unserer Spezialabteilung, der durch besonderen Wortwitz und Charme auffiel, verbreitete immer den Eindruck, er könne *„keiner Fliege etwas zu Leide tun".* Der Schelm – der grau(s)liche! Stets freundlich zu Alt und Jung, eine Koryphäe in seinem Spezialgebiet, schon weit über fünfzig, aber ein alter Spitzbube der besonderen Klasse!

Es konnte schon vorkommen, dass er anstelle von rechts einmal links auf einen Zettel schrieb, um die Genauigkeit der Schwester zu überprüfen. Von dieser Überprüfungsangelegenheit hatte ich damals noch keinen Schimmer. In meinem Fall war es die Unwissenheit, das blinde Vertrauen und die Begeisterung, endlich einmal hinauszukommen aus unserer *Bude,* wie wir unseren Arbeitsplatz oft scherzhaft nannten. Doch zurück zur sonntäglichen Dienstfahrt mit dem Fahrrad.

Dieser Herr Oberarzt schrieb, mit dem über seine Brille hinweggleitenden

Blick, auf einen Cito-Bestellschein im nummerierten Cito-Block einige Worte. Dieser besondere Bestellschein war, wie schon zuvor erklärt, für die außer der Normalzeit dringend benötigten Medikamente gedacht und wurde, im Normalfall, auch als solcher genutzt. Zwei dünne, grüne Seiten, mit der jeweils selben Nummerierung. Eine Seite zum Einbringen der Ware wurde aus dem Block herausgerissen und der zweite verblieb für die Verrechnung und das „Controlling" immer im Block.

Dieser Schein war ausgefüllt und mir vom Oberarzt mit der ausdrücklichen Anordnung, dass diese angeforderten Medikamente nur von mir persönlich und „cito!" sofort per Dienstrad aus der Anstaltsapotheke geholt werden sollten, übergeben worden. Nicht zu viel fragen, nur recht rasch aufsitzen und losradeln, hieß es für mich. Eine gesunde, unerwartete, dienstliche Abwechslung. Dem Schein selbst, geschweige denn die Worte darauf, würdigte ich keines Blickes. Wobei ich zu meiner Verteidigung schon dazusagen muss, dass ich zu dieser Anfangszeit, aus Respekt gegenüber der älteren Generation und zu höher gestellten Persönlichkeiten, niemals die Richtigkeit der Anordnung angezweifelt hätte. Rufzeichen und Punkt!

Mit Elan und von der frischen Luft beflügelt, radelte ich also los. Es war das erste Mal, dass die vielen Menschen, die im Krankenhausgelände unterwegs waren, mich in meiner Dienstkleidung sahen. Als Angestellter des Landes, ein echter Landesbediensteter, kein Schüler mehr! Zwar noch einer ohne Fixvertrag, auf Probe sozusagen, aber doch mit guter Anstellung.

Die Luft war gut, die Menschen erstaunt von meinem: „Grüß Gott", „Guten Tag" und „Hallo" vom Dienstrad aus. Schon nach wenigen Minuten Fahrzeit in gottesfreier Natur, in der die Alleebäume so guten Sauerstoff und kühlen Schatten spendeten, war ich angekommen an meinem Zielort, vor der Anstaltsapotheke. Rad abstellen und hinein durch die große schwere grüne Holztür mit Messingknauf. Über einige hohe und breite Stiegen hinauf und durch die, ebenfalls bis zur Decke reichenden, imposanten Innendoppeltür rechts in die Apotheke hinein, ins Zentrum der hochverehrten Alchemisten. Ein Ort, an dem ein eindrucksvoller Geruch die Nase erfüllt. Eine Mischung aus Kräutern, Extrakten, pulverisierten und flüssigen Medikamenten, Trägerstoffen, alkoholhaltigen basischen und säurehaltigen Lösungen, Salben, Tinkturen, Mixturen und anderen Arzneimittel, die sich zusammentun und einen einzigartigen, wundersamen Duft abgeben. Ein Duft, der sich im Gegensatz zum Geruch auf einer internen Bettenstation als ein Wohlgeruch herausstellte. Große und hohe Holzkästen waren an den Wänden verbaut, die fast bis zur Decke reichten, mit Leitern begehbar, dunkel lasiert und mit hunderten Laden versehen. Sie gaben diesem Raum ein einmaliges Ambiente und den ehrwürdig-funktionellen Rahmen. In den Nischen standen Mörser aus Metall, eine mannigfaltige Anzahl an Gefäßen und Flaschen aus Glas und Porzellan. Sie trugen die botanischen Namen von Pflanzen, die lateinischen Bezeichnungen der einzelnen Ingredienzien, die man zur Herstellung von Arzneien benötigt. Kräuter, Mischsubstanzen, Pulver, Salben, Cremen, Tinkturen und Öle soweit das Auge reicht. In der Mitte des Raumes trennte ein langer hochgebauter Ladentisch den Kunden- und den Apothekerbereich. Ein eindrucksvoller breiter Ladentisch aus dunkel poliertem Holz.

Aus dem Hinterzimmer erschien eine recht hagere, magere kleine Frau. Etwas blass im Gesicht, aber dafür mit einem sehr resoluten Auftreten und bestimmenden Ton. Die Frau Apothekerin, Magister Doktor so und so, schaute mich mit einem, über ihre schmale Brille hinweggleitenden, ernsten Blick an und stellte die für mich gleichermaßen peinlich und verhängnisvolle Frage: „Und, was hätten Sie gerne?" Ich grüßte vorab einmal freundlich und übergab ihr meinen Cito-Schein. Sie nahm ihn an sich, las das von Hand Geschriebene, nahm ihre Brille vom Gesicht und ließ sie am silbernen zarten Brillen-Ketterl baumeln. Sie schaute mich nun ohne Brille verwundert an und fixierte mich mit einem stechenden Blick. Dann setzte sie ihre Gleitsichtbrille wieder auf und las erneut, um mich gleich darauf mit ernster Miene zu fixieren. Sie schien keine Sanftmut, keine Wärme, keine Liebe für das bestellte Medikament, oder für mich, in sich zu tragen. Vielmehr schien sie mich durchdringen, durchbohren, ja förmlich auffressen zu wollen. Diese hagere, schmale und extrem blasse Frau Magister Doktor so und so.

Durch ihren bösen Blick, dieses nicht einschätzbare ernste Schauen, zauberte sie mir ein ziemlich ungutes Gefühl in die Magen-Darmgegend. Alchemistin eben! Noch einmal prüfte sie die Richtigkeit des Papiers und die Nummer vom Cito-Schein und las zugleich meinen Dienstnamen, der ja im Namensschild an meiner rechten Brust der Landesdienstkleidung, die ich bis dahin mit großem Stolz getragen hatte, eingenäht war. Sie fragte vorsichtshalber noch einmal nach, „Von wo bitte kommen Sie her?", was ich als immer noch unwissende junge männliche Krankenschwester etwas zögerlicher beantwortete. Sehr rechtschaffend sagte ich noch den Namen des Oberarztes dazu, der mich in dieser dringenden Angelegenheit persönlich hergeschickt hatte.

Die Apothekerin verschwand hinter den hunderten Laden und Fächern in ihr Hinterzimmer und begann zu telefonieren. Ich stand einfach nur da (...). Wie bestellt und nicht abgeholt und dachte ich mir so nebenbei, muss wohl ein außergewöhnlich wichtiges Präparat für eine ernsthafte Erkrankung sein, wenn sie gar so einen Aufwand betreibt und derart ernst und doppelt nach-fragt. Oder vielleicht hat sie es gar nicht lagernd und es ist ihr einfach nur peinlich? Deshalb hätte sie dann aber doch nicht so ein argwöhnisches Gesicht aufsetzen müssen. Das hätten wir uns auch ohne diesen Misston ausreden können! Na ja, wie auch immer.

Ich stand da. Lange, sehr lange für mein Gefühl und sinnierte so dahin. Der Angerufene war wohl nicht erreichbar oder schwer beschäftigt, da man die anrufende Apothekerin immer und immer wieder vertröstete, so viel bekam ich akustisch mit. Dann wieder Stille. Noch ein Telefonat. Wieder nicht zufriedenstellend. Danach kam sie zurück und wie sie kam, die Frau Magister ... Sie lehnte sich an den Ladentisch, stützte sich mit beiden Händen ab und holte tief Luft.

Und es sollte in dieser so zarten Erscheinung überraschenderweise sehr viel Luft Platz haben. Was dann kam, war weder ihrem Körperbau noch ihrem Berufsstand angemessen. Sie putzte mich auf circa zwei Zentimeter (mit Hut!) zusammen und schrie, was für ein Idiot und Lausbub ich eigentlich sei, dass ich mich mit so einer Bestellung hier bei ihr, am Sonntag und überhaupt, aufzukreuzen traue und sie diesen geschmacklosen Scherz nicht dulden werde. Verschwinden soll' ich auf der Stelle, bevor dies ein Nachspiel habe! Sie verwies mich der ehrwürdigen und heiligen Hallen der Apotheke.

Gott und die Welt nicht mehr verstehend stieg ich auf mein Dienstrad und fuhr wieder denselben Weg zurück, den ich zuvor noch so stolz per Rad gekommen war. Nicht weit von der Eingangstür meiner Abteilung stand schon der erste Vorposten für die großartig gelungene Aktion des Oberarztes parat. Die neugierig umherschauende ältere Schwesternhelferin drehte sich schnell weg und verständigte alle Mitwisser. Ein vielfach leise ausgerufenes „Er kommt", war zu vernehmen. Ich erkannte zwar, dass irgendetwas im Busch war, wusste aber natürlich nicht was. Es fühlte sich so an, als hätte ich etwas besonders unerhört außergewöhnlich Blödes angestellt. Was immer es auch war, ich würde es höchstwahrscheinlich bald in Erfahrung bringen. „Nur gut", dachte ich mir, „dass die alte Chefin heute nicht Dienst hat!" Was wiederum meiner damaligen Naivität entsprach, denn auch der Montag war ihr noch früh und recht genug, mich in meiner unschätzbar großen Blödheit zu unterweisen und mir klar zu machen, welch folgenschwere Auswirkungen so ein Fehlverhalten für mich und die gesamte Abteilung haben könnte! Na toll!

Am Eingang unseres Hauses angekommen, versorgte ich das Rad vorschriftsmäßig und ordentlich und ging zurück auf die Station. Die Luft war nun etwas aufgeladen, aber nicht stickig und ein verzwicktes, hämisches Lachen war so manchem Gesicht zu entnehmen. Das Unerhörte bekam so auch noch einen depperten Touch! – Na sehr super für einen frisch *„Diplomierten".* Aber was soll's.

Der Oberarzt saß geduldig wartend im Untersuchungszimmer am Schreibtisch und fragte seinen ratlosen Buben, wo denn die angeforderten Medikamente geblieben wären. Daraufhin folgte meinerseits eine kurze Schilderung der mir ungewöhnlich erscheinenden Situation in der Apotheke, mit einer fast entschuldigenden Erklärung für das fehlende Medikament und das soeben erlebte Beschimpfungsverfahren mit anschließendem Rauswurf. So stand ich da, ohne eine mir einleuchtende Erklärung dafür und noch dazu ohne das Präparat. Er stand von seinem Schreibtisch auf, ging an mir vorbei und sagte: „Eine Frechheit!" und verließ den Raum. Draußen am Gang hörte man die Kollegin vom Schwesternhilfsdienst laut und deutlich, aber langsam sprechend fragen: „Und, wo sind die Kapseln?" Daraufhin er, mindestens so lakonisch wie sie: „Sie hat's ihm nicht gegeben, er hat sie nicht gekriegt." Ein leises Lachen beider folgte. Der Grund für diese Gaudi war offensichtlich meine Wenigkeit, nur das „Warum" und „Wieso" waren mir noch immer nicht bewusst. Schließlich erbarmte sich dann doch noch einer der Hauswirtschaftsmänner. Der Herr Josef in blauer Montur, der für unser großes Aluminium-Geschirr zuständig war. „Jessas, Jessas!", gab er von sich, „Hat er dich um fünf Packerln Zyankali-Kapseln g'schickt, der Depp. Sowas, sowas, und du Dummerl bist sie auch noch extra holen gegangen. Na sowas, meiner Seel'. Da g'hört eine Portion Blödheit dazu, Bub!"

Den Humor der Apothekerin schienen sie dabei allerdings weniger getroffen zu haben, denn schon am darauffolgenden Montag bekam unser Herr Oberarzt den Zorn der Oberschwester zu spüren, die die Beschwerde zu bearbeiten hatte. Und was ist passiert? – Nichts ist passiert! „Sie haben Recht, Schwester Oberin", wird er zu ihr gesagt, sich umgedreht und gelacht haben. Kein Kunststück, bei seiner Position! Mir hat dieser Streich jedenfalls die Probezeit verlängert. Der Grund dafür: „Nichtdurchführung der Kontrolle und Weiterleitung eines offiziellen Bestellscheines mit giftigen Substanzen." Weil diese unnötige G'schicht uns jetzt auf jeden Fall ins falsche Licht rücken und sowieso die ganze Station dadurch blöd dastehen würde, meinte sie, wisse sie noch nicht, ob ich hier eine Zukunft haben würde.

Ich hatte öfter das Gefühl,
die wollen mich hier wieder loswerden!

Dass ich aus ihrer Sicht auf diese Predigt weder eine Stellungnahme noch eine Antwort abzugeben hatte, schien mir damals verständlich und für mein Seelenheil gesünder. Das obligate Amen auf diese Predigt war natürlich der Satz: „Ja, Sie haben recht Schwester." Meine Antwort endete allerdings nicht mit einem innerlichen Lachen, wie bei unserem Oberarzt, sondern mit einem Gefühl von Unverständnis gegenüber diesen beiden humorlosen Menschen: der Apothekerin und meiner Vorgesetzten. Na ja, wie auch immer, es war nicht das einzige Mal, dass sie mir meine Probezeit verlängert hat. Sie nutze auch andere Gelegenheiten, um mich eventuell wieder loswerden zu können. (...)

Beim Herrn Oberarzt hab ich mich mit Schützenhilfe revanchiert. In einem nachfolgenden Nachtdienst hatte ich mit Hilfe einer anderen Kollegin seine frisch gewaschene Diensthose aus dem Ärztezimmer geholt, eines der beiden Enden gut mit weißem Zwirn vernäht, wieder zurückgelegt und um 1.00 Uhr morgens einen Notfall ausgerufen, (...)! Da war zuerst ein Rumoren im Dienstzimmer zu vernehmen, dann ein lautes „Himmelfix Luadern" zu hören, und dann, (...), dann kam ein Herr mit zerzausten Haaren, weißem T-Shirt, hellen Socken und karierter Unterhose in die Teeküche. In seiner rechten Hand hielt er die „Himmelfix-Luadern-Hose" und legte sie uns mit folgenden Worten auf den Tisch: „Bitte auftrennen und sama wieder gut!"

Und wie wir wieder gut waren. Wir lachten alle drei, denn schließlich und endlich fehlte es uns ja nicht an Humor!

Der harte Schlag vom weichen „B"

Dass Lehrjahre keine Herrenjahre sind, hat mir mein Vater nicht nur einmal im Laufe meiner Ausbildung gesagt. Es war sein Standard-Antwortsatz, wenn es darum ging, dass ich ihm von meinen Sorgen und meinem Kummer erzählte. Davon, was ich in der großen Stadt oder im Dienst so erlebe. Wenn ich mich wieder einmal ungerecht behandelt, herabgesetzt und gedemütigt fühlte. Gerade dann hört man ihn natürlich nicht besonders gerne, diesen Satz! Dieser Satz, der Verständnis und Unterstützung vollkommen ausschließt. Er klingt sogar ein wenig überheblich, wenn er von jenen ausgesprochen wird, die ja schon breit und schwer im „Herrnsessel" sitzen und diese „Herrnjahre" genießen. Diejenigen, die weder verbale noch physische Schläge ihr tägliches Brot nennen. Gut, ich bin nicht täglich geschlagen oder misshandelt worden, das wäre übertrieben, aber verbal angegriffen sicherlich mehrmals die Woche. Anfängerpech!

In meinem speziellen Fall ging es allerdings doch um einen Übergriff, der wegen eines Missverständnisses zwischen mir und meiner mich verachtenden b(w)armherzigen Mutter Oberin, die sich in ihrer allseits beliebten Autorität untergraben fühlte, etwas außer Kontrolle geriet. Diesem lag ein kleiner Rechtschreibfehler, ein einziger falscher Buchstabe, geschrieben von einer jungen, unerfahrenen, unverschämten männlichen Krankenschwester und deren Verständnis von Gerechtigkeit zugrunde.

Besagter Tag begann recht angenehm für einen jungen alleinstehenden, nur für sich selbst Sorge tragenden Pfleger. Nach einem längeren Dienst am Vortag, der heiß ersehnten Dusche und dem obligatorisch anschließenden Fernsehabend in der Depressionskammer, konnte ich an diesem Tag etwas ausschlafen; ungefähr bis 09.00 Uhr, da ich erst gegen 09.45 Uhr auf Station sein musste und ich nur wenige Minuten Fußmarsch vom Arbeitsplatz entfernt wohnte, wobei mein Schlafplatz sicherlich nicht mit der heutigen Standardvorstellung vom schönen Wohnen vergleichbar ist. Mein Dienstzimmer war ein zweimal vier Meter großer Raum mit Waschbecken, Bett, Kasten und Schreibtisch. Der Einrichtungsstil war ehrlich gesagt stillos, aber nutzbar. Duschen konnten wir uns, wenn wir das wollten, täglich. In einer Dusche am Gang, deren Eingangstür circa zwanzig Zentimeter über dem Boden abgeschnitten war, oder aus einem kleineren Türrahmen stammte (?). Der Boiler in der Dusche lehrte uns Bewohner entweder flott oder eben geduldig zu sein. Die Toilette war ebenfalls am Gang und ständig in Betrieb. Die gemeinsame Küchenecke mit Kochgelegenheit blieb aus sozialer Unterforderung stets kalt. Allgemein wurde sehr wenig gesprochen in diesem Haus. Bewohner derselben Etage grüßten sich zwar, bildeten aber in ihrer Kommunikation untereinander keine ganzen Sätze. In der Früh hieß es „Morgen", zu Mittag „Mahlzeit", egal ob man etwas zu sich nahm oder auch nicht. Am Abend sagte man dann zueinander: „n'Abend".

Billrothgasse 18a. Theodor Billroth, der Mediziner aus dem 19. Jahrhundert, hätte diese Art zu wohnen sicherlich abgelehnt. Er hätte wahrscheinlich nicht einmal diese Gegend dafür in Betracht gezogen. Es war nämlich eine Adresse, die der Männerwelt in der Landeshauptstadt einschlägig bekannt war. Sicherlich gab es da auch noch berüchtigtere Adressen im Bezirk Lend und Gries, aber unser Haus bürgte eben für Qualität. Es war kein Haus der Tugenden, der Sittsamkeit und des Anstandes, aber auf jeden Fall eines, das für Lebendigkeit und Abwechslung stand. Eines mit regem Parteienverkehr. Und ich kann mit ruhigem Gewissen behaupten, dass in diesem Hause mehr Menschen gekommen, als wieder gegangen sind. Dafür sorgten die Bewohner, die zu einem sehr hohen Prozentsatz aus bereitwilligen Schwestern und Hilfsschwestern mit ausgeprägten sozialen Adern bestanden.

Das nächtliche Unterhaltungsprogramm hielt sich an keine fixen Sendezeiten, wurde aber vermehrt während der Ruhezeiten, zwischen 22.00 Uhr und dem frühen Morgen, produziert beziehungsweise praktiziert und ausgestrahlt.

Manche mochten es heiß und ungezwungen, andere romantisch verspielt. Begeisterten sich fürs Fetisch-Obszöne und reizten das Hemmungslose aus. Suchten das Herrische und schlüpften in so manche animalische Rolle.

Die dünnen Zwischenwände der Zimmern aber brachte die neutrale Schicht der Bewohner, also die Alleinstehenden, entweder um ihren notwendigen Schlaf und damit in Rage, oder auf extravagante Ideen. So kam es immer wieder zu Szenen, wo sich animierte Mitbewohner dazu veranlasst fühlten, das nächtliche Treiben verbal zu unterstützen. Nicht selten rief einer: „Schneller, schneller." „Tiefer, tiefer" und „Hopp, hopp, hopp". Ein Miauen, ein rössisches Pferdewiehern, ein schnalzendes oder klatschendes Geräusch oder überhaupt ein Aufschrei auf der einen Wandseite wurde mit einem „Bravo" oder lautem Applaus von der anderen Seite her erwidert. Und viele Pärchen spornte das polternde Geklopfe von schlaftrunkenen Nachbarn an der Mauer erst so richtig an. Da konnte schon einmal ein kleines Erinnerungsbild von der Wand fallen.

War es einem der Nachbarn dann doch einmal zu viel, so klopfte er an die Tür jenes Zimmers, aus der die unsittlichen Geräusche kamen, und ging auf die Toilette. Nach Beendigung der miktionsbedingten Notwenigkeit klopfte er dann noch einmal und löste damit nicht nur eine willkürliche Puls- und Blutdruckerhöhung aller in nächster Nähe wohnenden Schwestern und Brüder aus, sondern auch eine eskalierende Gangstreitigkeit.

Abhilfe und Linderung versprachen da nur die wichtigsten Utensilien der damaligen Hausapotheke, nämlich der Vier-Stern-Cognac und die mehrfach gebrauchten Ohrenstoppeln.

Nach einigen Wochen wurde allerdings auch ich zum Ruhestörer, an dessen Wände man klopfte und polterte, was davon zeugte, dass ich mich mittlerweile ganz gut eingelebt hatte.

Ein gut besuchtes und überlaufenes Haus war es auf jeden Fall, dieses Billroth-Haus. Mitten hinein gebaut in eine Art spießbürgerliche Vorstadt, mit ihren kleinen Häuschen und Gärten. Ein Zweckbau, den Gott und die Menschen rundherum sicherlich nicht haben wollten, der aber auf Anordnung von oben hierhin gebaut wurde. Hier, wo sich die Menschen nicht um einen Quadratmeter Fläche streiten, sondern um jeden einzelnen Zentimeter. Eine wunderbare Wohngegend!

Dafür war der Mietzins zwar erschwinglich und die Nähe zur Arbeitsstelle, meiner Spezialabteilung im Landeskrankenhaus, bequem. Diesen Dienstweg beschritt ich auch an jenem Vormittag. Noch im Gedanken versunken, was sich gestern so abgespielt hatte auf meiner Station, ging ich frohgemut dahin. Die Charaktere und Gesichter der anwesenden Patienten spulte ich in meinem Hinterkopf wie auf einer Filmrolle ab. Nebenbei achtete ich auf den Straßenverkehr und die Menschen. Da stritt gerade wieder ein einparkender Autofahrer mit einem Hausbesitzer. Der eine behauptet, der andere stünde mit seiner bescheidenen Autoschüssel einen halben Meter in seine Einfahrt hinein. Der gestresste Autofahrer wieder sagt dem Haus- und Einfahrtbesitzer, dass er, „der Depperte", sich nicht anscheißen solle. Er könne auch so noch mit seinem vergoldeten Arsch ohne Probleme auf seinem, von der Tante weitervererbten Grund aus- und einfahren. Und so weiter und so fort.

Die Luft war also schon ohne Feinstaubalarm vorbelastet in unserer Vorstadt.

Ich kam auf unsere Station, in die wir einige Monate zuvor gesiedelt waren. Sie war zwar im selben Gebäudekomplex wie die alte Station, nur das Stockwerk unterschied sich. Vom Erdgeschoss im Nebenhaus zogen wir in den ersten Stock des angebauten Haupthauses. Wir nannten auch einen neuen Lift unser Eigen, den ab diesem Zeitpunkt jeder, auch ohne Liftschlüssel, benutzen konnte. Toll!

Auf unserer Station durchquerte man das Schwesternzimmer, auch Apothekenzimmer genannt, um in die Umkleide, die Garderobe und zu den darin befindlichen Spinden zu gelangen. Wir, das waren meine Schwesternkolleginnen, die weiblichen Schwesternhilfsdienste und ich. Erraten. Ich war der einzige Mann in dieser gemischten Umkleide. Aber was soll's. Geht es nach dem Klischee, so verlieren wir Schwestern sowieso nach kürzester (Dienst) Zeit jegliches Schamgefühl, oder?

Bereits beim Durchqueren des Apothekenzimmers grüßte ich freundlich die darin befindlichen Personen, die sich wiederum wenig um meinen Gruß, als vielmehr um ihre Befindlichkeiten kümmerten. Allen voran die oberste Schwester in ihrer Ausführung als Vorgesetzte bemühte sich gerade, den nötigen Respekt von ihren um sie stehenden Schwesternschülerinnen einzufordern. Autoritär, versteht sich! Um was es ging, konnte ich akustisch nur schwer verstehen. Wie man allerdings leicht an ihren Gesichtszügen und der Wangenfarbe erkennen konnte, war sie voll des Zornes.

Sie grüßte nicht. Mit dem Gedanken „Grüßen ist Höflichkeit, Danken ist Pflicht" bewegte ich mich weiter in den Umkleideraum. Da dieser nur durch eine schlecht schließende Schiebetür vom Schwesternzimmer getrennt war, konnte ich im Zuge der Ankleidung meines Dienstgewandes gut hören, um was es sich draußen im Vortrag handelte. Zu jener Zeit wurde jegliche Dokumentation unsere Patienten betreffend, deren Diagnosen, deren Probleme, die sie betreffenden Arbeitstätigkeiten, also die Pflegeplanung, die Vorfälle, die Untersuchungen und die Krankheitsverläufe, noch per Hand schriftlich zu Papier gebracht. Einheitlich zwar, aber auf Papier. Es wurden Patientenakten geführt. Alle Diplomierten hatten zu dokumentieren und alle Schüler unter Aufsicht der Diplomierten auch. Sonst keiner! Die Ärzte hatten ihre eigenen Unterlagen. – Fiebertafeln, Fieberkurven, Befunde, Arztbriefe etc. Das falsch Eintragen oder falsche Schreiben war der Ehre des Berufsstandes unwürdig. Eine lästige gesetzliche Vorschrift, die Theorie und Praxis trennte und dadurch bei Alt und Jung auch äußerst unbeliebt war. Sogar bei unserer Ärzteschaft, egal ob Internist oder Facharzt einer anderen Abteilung. Dokumentation war lästig, aber zum Nachweis der Tätigkeiten eben notwendig. Deshalb wurde oft auch nur das Notwendigste dokumentiert. Auf die Genesungsstatistik hat sich diese Dokumentation sowieso niemals ausgewirkt. Aber bitte! Ihr Inhalt stand unter dem Datenschutzgesetz, darüber verhängt war die Schweigepflicht, und fehlte ein wichtiger Teil, so konnte das gegen dich verwendet werden.

Um dieses Schriftstück, die handgeschriebene Pflegedokumentation, ging es auch an diesem Morgen. Irgend so ein Jemand, höchstwahrscheinlich eine der Schwesternschülerinnen, unwissend und ständig bereit Fehler zu machen, hatte auf dem Blatt der Pflegedokumentation, genauer gesagt in der Spalte „Diagnose", einen scheinbar unverzeihbaren unerhörten Rechtschreibfehler begangen. Es stand zu lesen: Diagnose: „Malaria Trobica" anstelle von „Malaria Tropica". Nun handelte es sich also um eine Malaria-Erkrankung, eine mit einem weichen „b" in der Mitte. Wobei dieses weiche b dem betroffenen Patienten sicherlich nicht geschadet hätte! In keiner Weise, aber ...

Nun war der autoritäre Charakter in seinem Ausbildungsauftrag gefordert und die temperamentvolle Mutter Oberin somit in ihrem Element. Noch immer sehr erbost vom besagten Schreibfehler, erging der eindringliche Befehl an die gesamte Gruppe der Lernenden, solche Einträge in Zukunft zu unterlassen. Bei allem „was einem heilig sei", oder so ähnlich! Weil ihre Stimme immer lauter wurde, die Schülerinnen im Unwissen des Tatherganges immer beschämter, so musste ich meiner naiven Ehrlichkeit freien Lauf lassen und ihr erwidern, dass diesen Schreibfehler eigentlich nicht die jungen Damen, sondern ich selbst in meinem gestrigen Dienst gemacht haben muss. Ich, ein 20 Jahre alter/junger Mann in Schwesterntracht, 170 cm groß und 66 kg schwer (damals), im Besitz eines Führerscheines der Klassen A, B und C, mit gepflegtem Erscheinungsbild, der glaubte, erwachsen und eine, von seinen Kolleginnen vollständig anerkannte und geschätzte männliche Krankenschwester zu sein. Da hatte ich mich in diesem Moment aber ganz und gar schön getäuscht! Was mir in weiterer Folge widerfuhr, war weder von Respekt, noch von Anerkennung und schon gar nicht von einer gewissen Wertschätzung begleitet. Ich war mit ehrlicher, frühlingshaft-warm und gut belüfteter, stolzer Brust und erhobenen Hauptes vor sie hingetreten. Weder mit dem Gedanken beladen, ihren autoritären Charakter zu untergraben, noch ihre Lehr- und Führungsposition lächerlich zu machen. Einfach nur aus dem Grund der gerechten Richtigstellung, der zu Unrecht vorverurteilten Schülerinnen im Falle „Malaria Trobica". Doch damit nahm das Unheil seinen Lauf.

Aus der Sicht meiner mir vorgesetzten Vorgesetzten hatte ich scheinbar am Watschenbaum gerüttelt, ein autoritäres No-Go erreicht. Ich hatte in den Gatsch gegriffen, war in die sprichwörtliche Scheiße getreten.

Ich stand an ihrer ausgeprägten starken rechten Seite, in ihrer unmittelbaren Nähe. Ein Nachteil, wie sich gleich darauf herausstellen sollte. Mein in Worte gefasstes Schuldeingeständnis war akustisch noch nicht im Raum verklungen, da erhob sich der stärkere rechte Arm, der in ihren Grundfesten erschütterten Oberin und begann sich ausschlagend in meine Richtung zu bewegen. So schnell und unvorhersehbar, dass sich weder mein Bewusstsein, noch mein Unterbewusstsein auf irgendetwas hätte einstellen können. Ihr knöcherner Handrücken der sonst so molligen Hand erwischte mich an der rechten Backe und der Stirn und verließ diese ebenso schwunghaft, wie sie eingefahren war, in Richtung leeren Raum hinter mir. Alles von rechts ausgeführt, aber nicht so ganz rechtens! (...) So und jetzt? Zurückschlagen? Ich dürfte zurückschlagen! Im Affekt, in den ersten drei Sekunden! Aber das ist nicht mein Ding. Nicht meine Art, jemanden hin- oder zurückzuschlagen! Nein, ein eindeutiges Nein! Alles, nur das nicht! Kein „Aug' um Aug' oder Zahn um Zahn". Allerdings auch kein hinhalten der zweiten Backe! Das Recht in der Gerechtigkeit suchen. Entgegen der maßlosen Ungerechtigkeit, die einem widerfahren kann.

Leeren Raum hinterließen auch die zuvor anwesenden, zu Unrecht verurteilten Schülerinnen, die sich angsterfüllt und unwissend darüber, was denn nun geschehen würde, in alle Richtungen verflüchtigten. Samt einer im Gesicht blassweißen Turnusärztin flohen sie noch in der Akutphase vom Ort des Geschehens und stärkten mir wahrscheinlich von draußen aus den Rücken! Sie waren mir keine große Hilfe!

Nun waren wir allein. Seit dem ausgeführten harten Schlag waren gerade einmal einige Sekunden vergangen. Wir standen beide noch am selben Fleck. Ich war vielleicht um einen Schlag nach hinten gerückt, aber sonst noch am selben Fleck meiner Chefin gegenübergestanden. Wir atmeten dieselbe schwergewordene dicke Luft, wobei meine Atmung gleich nach dem Schlag einmal kurz anhielt und die ihre etwas emotionaler, schneller und tiefer war. Dieser Zustand veränderte sich, sobald wir beide uns darüber klar wurden, was denn nun eigentlich geschehen war. Wir schauten uns gegenseitig an. Die erstarrten und verbitterten Blicke trafen sich circa in der Mitte des visuellen Weges. Ihr Aufeinandertreffen war hart und irgendwie schwer ertragbar. Aber ich wusste, jetzt gibt es kein Zurückweichen. Noch waren beide Blicke stark und aufeinander fokussiert. Fast in Siegeslaune. Eine Situation, die wahrscheinlich tausende Lehrlinge und Anfänger in einem Betrieb schon vor mir erlebt haben. Aber in einem Krankenhaus, einer sozialen Einrichtung, im Landesdienst?

Unsere Blicke begannen sich langsam, aber doch zu lösen und schweiften im leeren Raum umher. Ihre suchten nach lästigen Zeugen, meine unterstützende Stimmen.

In Bruchteilen von Sekunden bildete mein Körper eine enorme Menge an Adrenalin, welches ihn in Wallung brachte und mein Gesicht rot färbte. Trotz der Erregung meines Körpers, oder gerade deshalb konnte ich in diesem Moment nicht klar denken. Von einer schneidigen, passenden Antwort auf diesen Schlag war ich zu diesem Zeitpunkt also meilenweit entfernt. Ich stand einfach nur da und verstand die Welt nicht mehr. Und das alles drei Minuten vor Dienstbeginn. Dieser zeitliche Umstand raubte mir später die Überzeugung, dass es sich damals um eine rein dienstliche Watsch'n gehandelt haben konnte.

Das Reizleitungssystem zwischen meiner rechten Gesichtshälfte und dem Stammhirn funktionierte zwar, doch musste dazwischen irgendetwas, das sich Schockzustand, Wut oder Männlichkeit nannte, den sicherlich schmerzhaften Aufprall der rechten Hand der Mutter Oberin geschluckt haben. Denn es tat mir, in diesem Moment, nicht sonderlich weh. Die eine Gesichtshälfte hatte zwar ihre Farbe gewechselt, aber Schmerzen hatte ich interessanterweise keine!

Mein Engelchen und mein Teufelchen, sie saßen ganz bestimmt auf meinen Schultern und äußerten ihre Meinung. „Schlag zurück, schnell, schlag zurück!" – „Nein, sei gescheit, du musst jetzt Ruhe bewahren." – „Los, trau dich. Hau die Alte!" – „Aber nicht doch. Der Klügere weiß, was er tut. Besinn dich, bleib gewaltfrei!" – „Na gut, dann zeig sie an, die blöde Kuh!" – „Lass es gut sein, schweige still und warte ab."

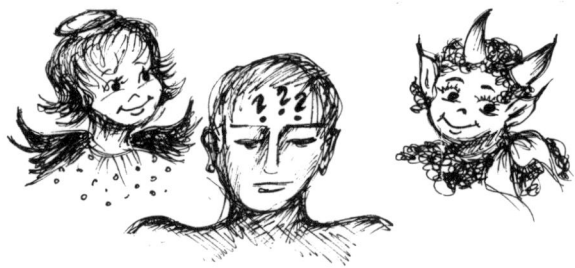

E.&T. können nie etwas ausführen. Sie können nur etwas bewirken."

Schlussendlich gewann das Engelchen das Duell und ich blieb ruhig. Ich wartete ab. Sie allerdings, mein sich mittlerweile wieder bewegendes Vis-à-vis, war auch erfüllt. Erfüllt von allem, nur nicht von Ruhe und Besonnenheit. Und sie wusste es, sie wusste es sofort, dass sie der Verlierer in dieser Fehde war, doch man merkte es ihr vorerst einmal nicht an. Nach einem instinktiven kurzen Kopfschütteln meinerseits ging der Kampf der Augen-Blicke zu Ende. Ich wandte mich von ihr ab und ging meiner normalen Tagesarbeit nach. Sie, sie verschwand in ihrem Büro. Bestimmt haben wir an diesem Tag beide etwas mehr Tabak verbraucht, aber ich war mir sicher, dass mein affektloses Handeln um einiges effektvoller und ehrlicher war als ihr überreizt ausgeführter und fehlgeleiteter Handschlag. Ihre Autorität mag sie damit ja wiedergewonnen haben, aber ihre Ehre lag regungslos am unterkühlten Boden des Apothekenzimmers.

„Gewalt ist nie eine Lösung!" – „Gewalt und lautes Geschrei, so sagt man, sind stets ein Zeichen von Schwäche!" Und das spürt jeder Geschlagene. Nur sagen, offen sagen, kann er es nicht immer.

Einige geschlagene Stunden später ergab sich für mich dann doch eine Gelegenheit, etwas in Worte zu fassen, was meine geschlagene Persönlichkeit anging. Sie arbeitete, bei angelehnter Tür, in ihrem Büro. Ich nach der Mittagspflege im Apothekenzimmer. Warum auch immer, aber meine geöffneten Laden ließen sich an diesem Nachmittag nicht leise schließen. Und diese Geräusche waren es schließlich auch, die sie aus persönlichen Gründen ihres Autoritätsverhältnisses mir gegenüber aus ihrem Büro lockten. Sie stellte sich knapp neben mich und meinen ungeschützten Arbeitsplatz hin. Indem sie stand und ich saß, blieb die bestehende Hierarchie beibehalten, und sie fragte mich in einem Tonfall, in dem Schwiegermütter ihre Schwiegertöchter fragen, ob denn ihre Hilfe nicht benötigt würde, mit folgendem Satz: „Na, sind Sie jetzt beleidigt?" In diesem Moment fiel mir ein gescheiter Antwortsatz meiner kleinen alten Großmutter ein, den sie ihrem Fast-Schwiegervater einmal gegenüber ausgesprochen hatte, weil sie den Kindesvater ihrer Tochter nicht heiraten durfte. „Ich bin nicht beleidigt, und verzeihen, verzeihen kann ich auch, aber vergessen werde ich es mein Leben lang nicht!"

So lernt die junge männliche Krankenschwester:

Der Mensch,
egal in welcher Position er sich befindet,
sollte seine Emotionen im Griff haben.

oder

Auch wenn die Ehrlichkeit eine Tugend zu sein scheint,
so muss die Wahrheit noch lange nicht jedem gut verträglich sein.

und

Nicht jeder ehrliche Mensch
rechnet mit den Folgen der Wahrheit.

Es stand für sie scheinbar außer Zweifel, dass ich diesen einen Schlag, den Schlag vom weichen *B* verdient hatte. Nur aus meiner Sicht war er vollkommen überflüssig. Er war vielleicht prägend und lehrreich für mich und eventuell als Beweis ihrer Autorität eine Genugtuung für sie, aber auf keinen Fall gerechtfertigt. Im Gegenteil, er schürte wahrscheinlich sogar noch meinen revolutionären, männlichen und (kranken)schwesterlichen Widerstand und minderte ihre Handschlagqualität!

Aktenvermerk oder alles, was Recht ist!

Mit der Behauptung, dass Krankenschwestern gerne oder immer Recht haben wollen, möge jegliche Oppositionsseite zu 99,9 Prozent richtig liegen. Die allgemeine Regel, dass sich ein Kranker viel leichter tut, wenn er der für ihn zuständigen Schwester in den meisten Belangen beipflichtet, sicherlich auch.

Zu meiner Anfangszeit zierte die Patienten noch die Tugend der Dankbarkeit. Sie waren einsichtig, was Alkohol, Nikotin und Kalorienmissbrauch anging, denn 80 Prozent aller internen medizinischen Krankheitsbilder ließen sich auf den übermäßigen Gebrauch dieser drei zurückführen. Es war die Zeit der „Herrgötter in Weiß". Der Doktor med. als Heiler und der Chirurg als Reparateur des menschlichen Körpers waren hoch angesehen. Fachärzte, aus welcher Abteilung auch immer, galten noch als Menschen, die körperliches Leid lindern oder dramatische Lebenssituationen, in die Menschen geraten waren, in den Griff bekamen und Patienten wieder ins normale Leben zurück verhalfen. Hebammen hatten das Glück, frohe Ereignisse herbeizuführen. Die Schwester war immer die jeweilige Ansprechperson für beide Seiten, ein fürsorgliches Verbindungsglied zwischen ihnen allen. Diese ehrliche tiefe Dankbarkeit der Patienten war so etwas wie unser Trinkgeld. Ein Zubrot, das den Beruf zwar nicht in eine Art Berufung umwandelte, aber uns allen eine Portion Schwung, Elan, Freude und Begeisterung in die Arbeit zauberte. Ja, ich weiß, es klingt schmalzig, aber auch in unserer Arbeit kann Begeisterung anstecken. Es kommt nur drauf an, ob und wie beide Seiten miteinander umgehen.

Natürlich mischte sich ab und zu eine kleine Prise Überlegenheit in unser Gemüt und machte sich als Gefühl, über alles Erhaben zu sein, im Patientenvolk breit. Wer aber eben der lateinischen Sprache und ihrem Vokabular mächtig ist, wirkt gleich einmal gescheit und abgehoben. Allerdings macht auch der *Lateiner* Fehler und das nicht zu knapp! Eine nur allzu menschliche Eigenschaft! Selbstverständlich nahmen die Damen und Herrn Doktoren, Professoren, Dozenten und Primarärzte die höchste Stelle in der Hierarchie ein und hatten somit auch eine gewisse Unantastbarkeit inne. Heiler eben! Und ja, sie haben mit dem Patienten oft nur über die Schwester kommuniziert und noch dazu meistens in ebensolchen Sätzen, die mit lateinischen Fachausdrücken gespickt waren, aber es wurde allen geholfen. Im Normalfall wurden wir

Schwestern sowieso nach der Visite über alles befragt, was denn „der Doktor über mich gesagt hat"! Die heute übliche und praktizierte Klage-Maschinerie macht das Zusammenleben und Wirken im Krankenhaus, das Heilen oder Reparieren nicht einfacher. Im Gegenteil. Durch die vielen Beschwerden und Klagen wird so manches, das der Gesundheit förderlich war, nicht mehr praktiziert.

Die Menschen wissen zwar genau,
wohin sie gehen müssen,
um eine Beschwerde einreichen zu können,
aber sie wissen andererseits nicht mehr,
wie weit sie gehen können!

Es wird dem Klagenden angeboten, ja fast aufgezwungen, sich über alles und jeden zu äußern und gegebenenfalls Beschwerde einzulegen. Was in den Hotels und Pensionen und an allen Urlaubsorten funktioniert, das funktioniert eben auch im Krankenhaus. Es gibt dafür einen eigenen Arbeitskreis, der von Menschen gebildet wird, die sich nur mit solchen Rückmeldungen der Kunden befassen. Das sogenannte Qualitätsmanagement, eine Gruppe von Angestellten sammelt diese, von den Patienten und Angehörigen formulierten Missetaten und Fehler der Ärzte und Schwestern ein und bearbeitet sie. Schließlich ist der Kunde König und der König bekommt sein Recht. Immer!

Na gut. Diese „Sagen sie uns Ihre Meinung"-Formulare hängen an den Ausgängen, wo jeder tageslaunige Patient oder Angehörige vorbeikommt. Damit sie nur ja keiner übersieht, diese Beschwerdeformulare. Wie im Supermarkt an der Kassa auf Augenhöhe die Süßigkeiten liegen, wo jeder in der Warteschlange Stehende noch einmal schnell und gerne hin greift. Bei jedem Lift hängt so ein Kasten, denn wer geht heutzutage schon den gesünderen Weg übers Stiegenhaus? Dort würden diese unangetastet verstauben. Dabei wäre eine anständige Kommunikation unter den Menschen oft mehr wert als so eine einseitige Klageschrift.

Aber andererseits fühlt sich der kritische und modern denkende Homo sapiens heutzutage seiner oktroyierenden Meinung nach verpflichtet, etwas zur Weltverbesserung beizutragen, auch wenn's schon gut genug ist. Er fühlt sich verpflichtet, diesen einen übermüdeten Oberarzt und die grantige Schwester schriftlich zu melden, „... auf dass sie sich bekehren und wandeln sollten, Buse tun und (...)".

Jederzeit kann dir dein ausgesprochenes Wort verdreht und auf die berühmte Waagschale gelegt werden, wie uns die erste Aktengeschichte verraten wird. Wer wird in Zukunft noch mit den klagenden Patienten und Angehörigen reden? Klärende und einfühlsame Gespräche führen, wenn das nächste ausgefüllte Formular schon wieder unterwegs ist? Was ist dem Patienten zumutbar? Wie weit kann man, trotz selbstkritischer und übervorsichtiger Haltung, noch gehen? Was lässt sich situationsbezogen vermeiden? Was kann man empfehlen, ohne zu bevormunden? Wie unterstützen und zugleich ressourcenerhaltend arbeiten? Wieviel Wahrheit verträgt der Mensch, wieviel die Angehörigen? Fragen, deren Antworten immer noch vom Geschick der Krankenschwestern abhängen und es auch in Zukunft werden.

Ich habe die weinende Patientin beruhigt, welche der ungehobelte Chirurg nach der ersten Kontrolluntersuchung ihrer Brustoperation gesagt hatte, sie könne nun schon wieder ihre *Hopperl-Krax'n* (Büstenhalter) ummachen. Durch viele solcher verbalen Blödheiten in meinem Umfeld hatte ich gelernt, was man sagen kann und was eben nicht. Zumindest glaubte ich dies bis zu meinem ersten Akteneintrag.

Maßlosigkeit füllt den Akt

Um ein halbwegs gerechtes Miteinander zu praktizieren, braucht es Regeln, Gesetze, ein gewisses Maß an Rechten, Pflichten und dadurch vorherrschende Ordnung. Ohne geht es nicht, zu viel davon macht trübsinnig und unterdrückt die Kreativität.

Solange wir noch in die Schwesternschule gingen, noch keine „richtigen" Schwestern waren, getrauten wir uns ja eh nur als Halbwüchsige kleinlaut aufzubegehren. Normen, Formate und Vorschriften beziehungsweise Anweisungen waren und sind für die große Anzahl an Schwesternschülern auch dringend notwendig. Dienen sie doch im Grunde dazu, um etwas zu vereinfachen. Eine einheitliche Grund- und Ausgangslage, die zur größtmöglichen Fehlervermeidung beitragen soll. Dass aber diese Anordnungen oft nur gut gemeint und nicht immer tatsächlich gut sein müssen, diese Erfahrung macht man dann als echte Schwester.

Als echte Schwester hört man dann so manche Weisheiten der alt eingesessenen Kolleginnen. „Wenn du nicht zu viel auffällst, führst du ein leichteres Leben" oder „Ausbildung beenden, Diplom in den Händen, um eine Stelle im Landeskrankenhaus bewerben, sie festhalten und glückselig sterben!" Mit anderen Worten, wer das Glück hat, *diese heilige Kuh*, also eine Landesanstellung zu erhaschen, der sollte still und leise und vor allem dankbar sein.

Ganz so still und mit Scheuklappen ging ich damals zwar nicht ans Werk, aber das mit dieser *heiligen Kuh* sollte sich bewahrheiten. Unsere Mutter

Oberin konnte, wenn ihr etwas nicht passte, recht eindrucksvoll vermitteln, wie schnell wir diese Anstellung mit scheinbarer Garantie und Sicherheit im Gepäck wieder loswerden konnten. Sie und unsere Direktion waren so etwas wie das Maß aller Dinge. Zumindest was die großen und wirksamen Entscheidungen betraf. Außerdem schienen diese beiden Ebenen über ihre Autorität miteinander verwandt zu sein, zumindest dienstlich. Sie hatten denselben unguten reschen Ton drauf und ein Auftreten, das dir unverblümt vermitteln konnte, wie klein du eigentlich bist.

Nicht auffallen, lautete die dementsprechende Devise der alten Schwestern. Nicht auffallen oder gar etwas hinterfragen, wofür sich die Damen und Herren – oder uns – hätten rechtfertigen müssen. Noch dazu vor einer so hierarchisch niedrig eingestuften, betriebsunwichtigen, einfachen, einfältig kleinen männlichen Krankenschwester, und sie sollten damit recht behalten!

Aber da hatten die Frau Chefin und der Herr Direktor sich ein offensichtliches Problem mit mir eingehandelt. Ich war nämlich weder still noch unauffällig. Ganz im Gegenteil. Ich habe von Anfang an gerne und viel hinterfragt, auf gute Laune im Dienst wertgelegt und mich mit solchen Menschen gut verstanden, die der Chefetage nicht unbedingt als Analakrobaten in den Allerwertesten krochen und auch mit denen, die schon vor mir gedemütigt, beschimpft und ausgenutzt wurden.

Man hatte mir schon am ersten Tag meine Rechte und die noch viel wichtigeren Pflichten erklärt. Zwischen Tür und Angel wurde ich angelobt und unterschrieb meinen damals blütenweißen Personalakt auf der Vorderseite, ganz unten. „Ich gelobe, (…)! Zwischen Tür und Angel deshalb, weil man sich gerade in einer Umbruch-, Umsiedelungs-, Ernennungs- und Einarbeitungsphase befand, sodass das mit der neuen männlichen Schwester nicht so wichtig war. Auf der letzten Seite im Personalakt befand sich ein freier weißer Platz. Genug Platz für viele, viele Eintragungen und Punkte der Ungnade.

Solche Eintragungen, die dann erfolgten, wenn man eine Anordnung nicht befolgte, man Fehler machte und sich jemand per Formular oder persönlich bei der Chefin über dich beschwerte. Wie man richtig vermutet, war mein Akt aus Maßlosigkeit nicht lange leer! Man versuchte mir meine interessanten Ecken und Kanten rund zu schleifen, indem mir diese Eintragungen von Mal zu Mal vorgeworfen wurden und man mir mit Versetzung drohte. Doch irgendwie übernahm in solch prekären und zugleich brisanten Situationen stets mein Teufelchen auf der rechten Schulter die Führung und ließ meine beiden Schultern ziemlich breit werden.

Was die Fehlerhäufigkeit anging, so kann ich nicht mit Sicherheit behaupten, dass ich damals den ersten Platz belegt habe, aber meine Fehler wurden stets sofort und penibel weitergemeldet. Meist von solchen Menschen, die sich Schritt für Schritt selbst einen Weg in eine gehobene Position bahnen wollten.

Vom ersten Tag meines Dienstantrittes an versuchte man mir meine Ecken und Kanten rund zu schleifen! Geschliffen hatte man mich, aber es entstanden keine Rundungen, sondern wieder neue Kanten und Ecken. Ich wollte und wollte ihnen nicht so richtig gelingen, nicht so wirklich glatt und rund werden, wie man das gerne gehabt hätte. Rundlicher wurden über die Jahre nur meine Hemden, aber daran war wirklich nur ich ganz alleine schuld!

Wunderbar

Wir Schwestern wurden auf den medizinischen Stationen internistisch unterwiesen, dass man nicht wegen jedem Darmwind gleich den Doktor von seiner eingeteilten Arbeit wegholen muss und soll. Viele kleine Probleme konnte auch die Schwester selbst in den Griff bekommen, wie zum Beispiel nach Anstieg der Körpertemperatur bis 38,5°C nur eine darauffolgende Temperaturkontrolle der Schwester zu erfolgen hatte. Bis zu diesem Wert wurde, und wird auch heute noch, keine medikamentöse Therapie angewandt, da der Fieberanstieg als Symptom erkannt und erst ab einer gewissen Höhe therapiert werden soll. Bis zu diesem Wert geben wir Schwestern unseren Patienten öfter etwas zu trinken, machen kalte Umschläge und kochen einen Kräutertee. Das Fieber selbst, wie man uns lehrte, ist ja keine Krankheit, sondern nur ein Symptom dafür, dass der Körper selbst auf eine Krankheit reagiert. Über 38,5° C allerdings schadet die hohe Körpertemperatur dem Menschen mehr als sie nutzt. Eine klare, verständliche und wahrscheinlich sogar wissenschaftliche Erkenntnis, die den Patienten und den fürsorglichen Angehörigen auch stets so erklärt wird.

In meinem Fall war mein jugendliches Aussehen und das Wort „wunderbar" in Kombination keine kompetent wirkende Maßnahme für einen überaus besorgten Sohn, dessen Mutter bei uns in stationärer Behandlung war. Bestens versorgt, betreut und gepflegt, hatte sie in den ersten beiden Tagen dennoch eine erhöhte Körpertemperatur. 37,5°C, 37,3°C, 37,7°C und ihr, am Krankenbett sitzender und verharrender Sohn befand sich in einer Art Ausnahmezustand. Seine ganze Sorge galt der bereits im Pflegeheim versorgten Mutter, die wegen eines viralen Infektes bei uns lag und therapiert wurde. Therapiert, allerdings nicht mit schnell und hochwirksamem intravenösem Antibiotikum, weil, wie man weiß, ein solches gegen bakterielle Erkrankungen eingesetzt wird, aber bei viralen Infekten nicht hilft. Ohne Geduld und Vertrauen in unsere Pflege übernahm der Sohn in seinen grenzenlosen Besuchszeiten die Rolle einer fürsorglichen Krankenschwester und umsorgte sie mit allem, was aus seiner Sicht gut und gut gemeint war. So steckte er ihr zum Beispiel alle 15 bis 20 Minuten das Fieberthermometer unter die Achsel, legte ihr einen kalten, sehr nassen Waschlappen auf die Stirn, bis das Wasser in die Augen rann und in Form von unechten Tränen über die Wangen kullerte. Er gab ihr zu trinken, obwohl sie es selbst noch konnte, und weckte sie mit seinem Gerede, sobald sie müde eingeschlafen war, wieder auf. Eine gut gemeinte Pflege! „Aber immer noch besser als die unsere und die, welche die Mutter im Pflegeheim genoss", wie er öfters betonte. „Denn die im Pflegeheim ist ja unterm Hund. Eine Frechheit, dass man dafür noch etwas zahlen muss." Ein pragmatisierter Nörgler, der im Kreis seiner Berufskollegen wahrscheinlich nicht sonderlich beliebt war.

Natürlich wird durch die ständige Temperaturmessung nichts verbessert. Im Gegenteil, je öfter man misst, umso schlechter werden die Nerven, und die Gesamtsituation bleibt trotz alledem unbefriedigend. Ungeduld ist in den meisten Fällen der einzig wahre Grund für Überreaktionen und hilft weder den Angehörigen noch den Patienten und erst recht nicht den eh schon gestressten hypertonen Schwestern. Von der therapeutischen Seite macht es ebenso auch keinen Unterschied, ob jemand 37,8° C oder 37,3° C Körpertemperatur hat.

Bei 38.0°C war es wieder einmal so weit. Die Notrufglocke erklang zum x-ten Mal und die aktuelle Körpertemperatur der Mutter wurde bekannt gegeben. Ohne böse Absicht und ohne unguten Ton gebrauchte ich, mit dem Willen beruhigenden Zuspruch zu geben, folgende Worte: „Wunderbar, danke. Wir messen in einer halben Stunde wieder nach. Steigt die Temperatur weiterhin an und über 38.5°C, dann werden wir ihrer Mutter etwas Fiebersenkendes geben."

Na, mehr hast du nicht gebraucht! Mein guter Zuspruch hatte ihn sichtlich aus der eh schon wackelnden Fassung gebracht. Seine Gesichtsfarbe zeigte an, dass ihm plötzlich der Geduldsfaden gerissen war. Er wurde laut, wütend und ungut. Er artikulierte sich dementsprechend, gestikulierte mit den Händen und zeigte mir mit allen Facetten der Mimik, was er von mir und meiner überzeugten Lehrmeinung hielt. Nämlich weniger als nichts. Gar nichts. Ich sollte jemanden holen, der kompetent und alt genug wäre, um diese Situation richtig einschätzen zu können. Nun, meiner Meinung nach hatte er sich etwas danebenbenommen und die Situation total überbewertet. Mich sogar, mit dem

Ausruf „Hinaus!", aus dem Patientenzimmer geworfen, in dem ich für alle Patienten zuständig und er eigentlich nur Besucher war. Einer, der seine Mutter zwar von fremden Händen betreuen ließ, dem aber nichts und niemand gut genug für diese Aufgabe war. In diesem Moment der innerbetrieblichen Neuordnung, nachdem der Gast den Hausherrn rausgeschmissen hatte, fand ich einfach keine Worte mehr! Obwohl ich sonst nicht auf den Mund gefallen bin, war ich vorerst einfach nur baff!

Doch das dicke Ende sollte erst noch kommen, denn der Herr verließ die Abteilung und eilte zu seiner nicht weit entfernten Dienststelle, von wo aus er sich mit unserem Dienstarzt verbinden ließ. Klingt kompliziert und war es vom Aufwand her gesehen auch. Zumindest umständlich, denn er hätte ihn ja auch gleich persönlich sprechen können. Dann hätte er seinen kleinen österreichischen Amtstitel am Beginn des Telefongespräches allerdings nicht laut und deutlich bekannt geben können. Wer meint, er hätte ja vom Handy aus (...). Leider nein. Es gab sie zwar bereits, aber bei uns hatte gerade einmal das Schnurlostelefon Einzug gehalten und selbst das war damals noch neu und ungewohnt besitzergreifend für uns.

Der diensthabende und im Rückgrat etwas biegsame Assistenzarzt wurde nun vom Herren Amtsrat über das rücksichtslose Fehlverhalten des jungen Pflegers informiert und dieser (selbst schon mit Einträgen in seinem Akt vertraut) unterstützte zwar einerseits meine fachliche Aussage, wollte aber andererseits auch keine neuerlichen persönlichen Probleme haben. So einigten sich die beiden höheren Herren, dass das Wort „wunderbar" vollkommen inkompetent klang, nicht zur Situation passte und deshalb ausgesprochen unangebracht war. Er, der Herr Amtsrat, mutmaßte sogar, ich hätte die Tatsache als solches, nämlich das Fieber der Patientin, als wunderbar bezeichnet. Wie auch immer, es musste ein Bauernopfer für diese untragbare Situation gesucht und gefunden werden und da hatten sie bei mir, dem Burschen vom Land, natürlich ein relativ leichtes Spiel. Das Ergebnis: Mein unakzeptables Verhalten wurde an eine höhere Stelle weitergemeldet und dort hatte man sich meiner angenommen. Aber wie! Vielleicht hatte dieses Wort „wunderbar" wirklich keine Berechtigung im gesprochenen Satz. Es verhalf dem Satz zu keinerlei Sinn oder Richtigkeit. Ich hatte ihm auch keinerlei Bedeutung zugemessen, und so blöd war ich damals in meinen Anfangsjahren auch nicht, dass ich den Zustand einer fiebernden Patientin als wunderbar bezeichnet hätte. Aber egal, es war einmal gesagt, einfach so dazu gerutscht. Ohne Hintergedanken, die Situation damit abzuwerten, die Lage zu unterschätzen oder etwas nicht tun zu wollen. Erst recht nicht, um jemanden damit zu verletzen.

Trotzdem: Aktenvermerk Nummer eins. Belehrung, Abmahnung und Punkt. – Na „wunderbar". Dieses Wort wurde daraufhin, auf Anordnung meiner Chefin und dem Instinkt meiner inneren Stimme, in diesem Fall wahrscheinlich vom Engel auf der rechten Schulter aus dem Dienstvokabular gestrichen. Privat finde ich weiterhin viele, viele Lebenssituationen *wunderbar!*

Wasser

Anordnungen, von wo und von wem sie auch immer kommen, sind einzuhalten, auch wenn sie noch so „*bist du deppert"* sind. Punkt und aus! Eine solche kam circa drei Jahre nach Einführung der gemeinsamen europäischen Währung heraus. Sie lautete wie folgt: „Jeder Patient, egal welcher Sozialversicherungsklasse, bekommt pro Tag eine 1,25-Liter-Flasche stilles oder prickelndes Mineralwasser. Tee und Brunnenwasser in Kannen und Krügen sind ohne Beschränkung auszuteilen." So lautete die neue Trinkwasserverordnung! Es war eine typisch gut gemeinte Aktion. Jeder bekommt 1,25 Liter in Plastikflaschen gefülltes Mineralwasser. Jeder! Und schon war ein neues, für die Pflege nicht in den Griff zu bekommendes Problem entstanden. Nicht nur, dass Patienten ab diesem Zeitpunkt kein normales Brunnentrinkwasser mehr von der Leitung nahmen und akzeptierten, nein, auch die Präpotenz gegenüber der Pflege stieg gewaltig an. Neid, Gier und Falschheit waren plötzlich an der Tagesordnung. Die einen tranken ihr Mineralwasser in kürzester Zeit aus und behaupteten, an diesem Tag noch keines erhalten zu haben. Sie forderten vom nächsten Spät- oder Nachtdienst eine neue Flasche. Andere schimpften und machten uns persönlich dafür verantwortlich, weil sie, wie sie meinten, zu wenig zu trinken hätten und der Arzt ihnen ausdrücklich mehr verordnet hatte. Den Tee und das Brunnenwasser lehnten sie allerdings ab. Wenn dann Krebspatienten oder Angehörige eines Sterbenden eine zusätzliche Flasche Wasser erhielten, war der Neid unüberhörbar und wurde zur wichtigsten Nebensache der Welt. Selbst in den eigenen Reihen machte sich über kurz oder lang der Unmut breit. Denn, „von ihren Kolleginnen bekomm' ich immer eine zweite Flasche!" Na bitte! Gegen die Anordnung? So ein Nestbeschmutzer! Das führte dazu, dass die ausgeteilten Flaschen ein handschriftliches Datum aufgedruckt bekamen. Eigentlich eine Methode, die die Kindergartenreife bestanden hat, aber nicht mehr! Ein Dokumentieren und beschriften der Wasserflaschen, weil die bösen Kinder die Tante belügen?

Die Methode vor dieser Anordnung lautete lediglich Wasser in Glasflaschen und Tee in Thermoskannen stehen auf dem gemeinsamen Esstisch im

Patientenzimmer. Wenn sie leer sind, werden sie ausgetauscht. Den Bettlägerigen wurden die Becher von der Pflege befüllt und bei Bedarf verabreicht. Nun hatte aber gerade diese eine, neu verordnete Gratisplastikflasche ihren berühmten Siegeszug angetreten. Einerseits wird der Mensch, wenn es um Gratisaktionen geht, ganz automatisch zum Jäger und Sammler, und andererseits wurden, ab der Einführung von Flaschenwasser, der heilkräftige Tee und das Brunnenwasser in diesen Plastikwunderjahren so etwas wie ein minderwertiges Produkt. Alle wollten nur das eine und das war eine Flasche stilles oder prickelndes Mineralwasser, das begast und mit Lastwägen hunderte Kilometer durch die Gegend kutschiert wird. Dass sich bei einem Temperaturanstieg kleinste Schadstoffe (Phthalate) aus dem Plastik lösen und ins Wasser gelangen, darüber wissen Fachleute zwar Bescheid, aber die Konsumenten verdrängen diese Kleinigkeit, wenn es gratis ist. Sie lieben es sogar und bleiben dabei. Der allgemeinen Gesundheit zwar wenig förderlich, aber (...)!

Der gesundheitsbewusste Patient erfährt aus den vielen Medienberichten und Gesundheitszeitschriften, dass er laut neuesten wissenschaftlichen Erkenntnissen mindestens zwei bis drei Liter Flüssigkeit pro Tag trinken soll. Somit war die neue Weisung, jedem nur eine Flasche pro Tag zu geben, zum Problem geworden! Tee und Brunnenwasser waren wie gesagt plötzlich kein Thema mehr! Besonders Patienten mit Migrationshintergrund war unser Trinkwasser aus der Hausleitung nicht einzureden, weil es in ihrer Kultur in ihrem Heimatland kein trinkbares Wasser aus der Leitung gab. Zeitweise gelang es uns/mir eine leere Flasche in der Schwesternküche wieder zu befüllen. Natürlich mit frischem Leitungswasser. Beim Hinstellen auf den Nachttisch schnell noch aufschrauben, als wäre es eine neue Flasche, und gleich ein Glas einschenken. *„Danke, Schwester!"* Niemandem ist es aufgefallen, keiner hat sich beschwert! Ein kleiner Trick, aber es funktionierte. Allerdings nur beim stillen Wasser.

Wir versuchten die Anordnung zu befolgen und brav auszuführen. Gut gelungen ist uns das bei den genügsamen Patienten, doch ein Drama war und ist es bei den übertrieben fordernden Patienten.

Auf Unverständnis und Ablehnung stieß ich in diesem Zusammenhang bei einer jungen Dame mit einem solchen Migrationshintergrund. Sie wollte am Abend gegen 21.00 Uhr noch eine neue Flasche stilles Wasser haben. Die alte, leere Flasche lag zusammengedrückt am Tisch. „Na gut", habe ich mir gedacht, ich füll' sie ihr wieder auf, und mir schien, als wäre sie damit auch einverstanden. Natürlich verstand sie unsere Sprache nicht so perfekt, aber die Sache mit dem Wasser hatte ich ihr schon mehrmals ausführlich, langsam und gut erklärt, wie ich glaubte. Als ich die wieder befüllte Flasche auf den Nachttisch stellte und sie diese als ihre eigene alte Flasche erkannte, gingen die Emotionen hoch und die lautstarke Diskussion los. Unter keinen Umständen wollte sie diese, mit kühlem, frischem Wasser wieder befüllte Flasche annehmen. Die Situation begann zu eskalieren, als sie schreiend und mit den Händen wild gestikulierend um sich schlug, sodass es notwendig wurde, eine Kollegin beizuziehen. Wir versuchten beide wirklich eindringlich und guten Willens ihr zu vermitteln, dass sie dieses Wasser bedenkenlos und mit Genuss trinken könnte, aber es wollte uns einfach nicht gelingen. Mit jedem unserer Worte wurde sie noch hysterischer und lauter. Von *„schmutzig"*, *„nicht gut"* und sogar *„giftig"* war ihre Rede. Sie nahm ein Kleingeld aus dem Nachttisch und ging zur Telefonzelle, wo sie ebenso lautstark und in ihrer Landessprache ihrem Gegenüber an der Leitung ihre Seite der Wahrnehmung schilderte. Wir ignorierten unsererseits die strenge Wasserverordnung und versuchten die 1,25-Liter-Affäre zu entschärfen, indem wir ihr eine neue Flasche Wasser und eine Kanne Tee auf den Nachttisch stellten. Was wir zu diesem Zeitpunkt nicht wussten war, dass wir uns einerseits in sehr seichtem Fahrwasser befanden und uns trotz dieser Ebbe das Wasser bis zum Hals stand. Denn dieses Telefongespräch blieb nicht ohne Folgen. Aus *„wir"* wurde *„ich"* und ich hatte diese Anordnung schließlich nicht sachgemäß befolgt. Erstens, und das war sicherlich mein Fehler, hätte ich diese eingedrückte Flasche nicht noch einmal verwenden und stattdessen ihr gleich einen Krug anbieten sollen, und zweitens machte ich aus der Not keine Tugend, sondern eine Art verschärfte „water-bottle"-Affäre daraus, die Himmel und Hölle in Bewegung setzten. Ihr Mann und ein sich für ausländische Gäste verantwortlich fühlende Mitarbeiter unseres Hauses mischten sich ein und in der Anstaltsleitung einmal auf und brachten die Wassergeschichte ins Rollen. Mir brachte es die Beschwerde Nummer zwei und wieder einen eigenen Aktenvermerk ein. Nach wie vor bin ich davon überzeugt, dass es mehr braucht als Wasser, um Menschen zufrieden zu stellen. Nämlich die Möglichkeit, selbstständig handeln und entscheiden zu können.

Eine andere Nachtdienst-Gluck-Gluck-Geschichte

Es gibt Menschen, die trinken zu wenig und wieder andere, die trinken viel zu viel. Ein altes, bekanntes Problem, mit dem wir alle einmal in unserem Leben konfrontiert waren oder sind. Laut Wissenschaft macht es Sinn, dem Körper täglich zwischen 1,5 und 2,5 Liter Flüssigkeit zuzuführen. Vorausgesetzt, es handelt sich dabei um einen relativ gesunden Körper und Geist! Anders verhält es sich bei bestimmten Krankheiten. Herzkranke sollen weniger, Nierenkranke mehr trinken; Bauchspeicheldrüsenkranke nur über die Vene Flüssigkeit aufnehmen; Fiebernde und an Durchfall Erkrankte wiederum so viel sie können. Genauso wie die Trinkmenge, ist die Tageszeit zur Aufnahme der Flüssigkeit ein entscheidender, oder besser gesagt ein ausscheidender Faktor. Im Normalfall schlafen wir nachts, sind tagsüber munter und unser Körper samt Organen relativ aktiv. Gut! Wer trinkt, scheidet aus. Gut! Im Normalfall trinken wir tagsüber und scheiden auch tagsüber aus. Immer noch gut! Es gehört auch zu unserem Job, Patienten zum Trinken zu animieren und aufzufordern und wird sogar als eine Pflegemaßnahme beschrieben und umgesetzt. Auch noch gut! Aber manche trinken vermehrt und vorwiegend nachts!? Und das ist, nach der Meinung der männlichen Krankenschwester, nicht so gut! Warum nicht?

Kurzfassung: Patient trinkt am Abend relativ viel. Sein Körper muss die Flüssigkeit verarbeiten. Während dieser arbeitet, kann der Mensch nicht gut schlafen. Liegt wach. Bekommt Langeweile. Erneutes Trinken. Die Organe arbeiten. Plötzlich wird der Blasendruck höher. Patient läutet an. Schüssel/Harnflasche holen, Licht machen, kommunizieren. Mitpatienten wachen auf. Beginnen auch zu trinken oder zu urinieren. Alle sind fertig. Halt, noch einmal trinken. Schüssel/Harnflasche austragen. Licht aus. (...) Noch ein kleiner Schluck im Dunkeln. Die Organe arbeiten, die Blase füllt sich (...) Es läutet. (...) Ein Kreislauf, der nicht endet und ein Patient, der zu wenig schläft. Und weil sich der Mensch vor allem im Schlaf erholt, gelingt diesen Patienten das eben nicht. Die Organe arbeiten auf Hochtouren und die Patienten und Schwestern sind misslaunig.

Und schon sind wir nun mitten in der Geschichte vom problematischen Gluck-Gluck-Nachtdienst.

Abendrundgang. Alle Patienten werden versorgt. Pflegebedürftige zur guten Nacht gebettet, gewickelt (nach neueren Erkenntnissen heißt das jetzt „mit frischen Inkontinenzprodukten versorgt"), gelagert (heißt jetzt „positioniert"), gecremt und beim „noch einmal Trinken" vor dem Schlafen unterstützt. Eine etwas betagte, pflegebedürftige Frau wurde wie beschrieben von uns gepflegt. Sie konnte bereitgestellte Getränke selbst vom Nachttisch nehmen und trank an diesem Abend einen Viertelliter-Becher mit Wasser auf einen Zug aus. Der geleerte Becher wurde ihr noch einmal befüllt. In der angebrauchten Flasche war mindestens noch ein ganzer Becher voll. Genug Wasser für eine Nacht. Auch ein gesunder Körper bräuchte nicht mehr! Trotzdem verlangte sie, auf Vorrat, noch eine weitere Flasche! Die zuständige männliche Schwester, also ich, rechnete die zur Verfügung stehende Menge nach und kam mit ihrer eigenen fachlichen Meinung in Konflikt und für die relativ trinkfreudige Patientin zum Schluss: „Eigentlich genügt diese Menge Wasser für die Nacht!" Obwohl man als Schwester weiß, dass man in dieser Situation so etwas ähnliches wie „Recht" hat, muss man sich wiederum rechtfertigen. Man muss erklären, warum sich diese nächtliche Trink- oder Gluck-Gluck-Orgie negativ auswirken könnte. In meinem Fall hat weder das Recht noch das Rechtfertigen geholfen. Einerseits musste ich nach einigen, gegen mich gerichteten Wortattacken die geforderte Flasche bringen, und andererseits zeigten die gnädige Frau und die gegenüberliegende Patientin in Teamarbeit diese nächtliche Verweigerung vom Grundnahrungsmittel Nummer eins an. Eine Anzeige per Formular, versteht sich. Die Nacht gestaltete sich, wie vorprogrammiert, als besonders aufwendig und schwierig. Kräftezehrend für das Personal und schlafraubend für alle im Zimmer liegenden Patientinnen. Es war eine typische „Wasser – Schüssel, Wasser – Schüssel"-Nacht, wie sie jede Schwester kennt!

Gute zwei Wochen später kam eine Einladung mit der Aufforderung zur Unterschrift unterhalb der dritten Beschwerde in meinem Akt. Die Bettnachbarin war übrigens auch wegen eines Gluck-Gluck-Problems bei uns stationär, nur war ihr Nahrungsmittel eines, das einen bestimmten Gärungsprozess durchmachen muss, bevor es als Genussmittel getrunken werden kann. Prozess hatte ich keinen zu befürchten, aber es sollte nicht die letzte Begegnung mit dieser Gluck-Gluck-Patientin gewesen sein.

Licht

Die gegenüberliegende Bettnachbarin aus der vorigen Geschichte war zur damaligen Zeit, als ich zur Untermiete im ersten Stock einer 89-jährigen Haubesitzerin wohnte, Grund für einen weiteren Aktenvermerk. Eine ältere, aber noch recht orientierte und mobile Dame wurde wegen eines Nierenleidens bei uns vorstellig und aufgenommen. Ihre entwässernde Therapie war Anlass und Grund, etwas öfter die Toilette aufsuchen zu müssen. Auch nachts. Und eben auch in einer meiner Nachtdienste. Nun, ich war mit ihr zur mitternächtlichen Stunde wieder öfter unterwegs gewesen, vom Bett zum WC und teilweise auch zurück. Teilweise deshalb, weil sie es mit dem Anläuten (Glockenruf) nicht so genau nahm. Manchmal wollte sie die männliche Begleitung und dann wieder nicht. Sie ging dann alleine zurück zu ihrem Bett. Überhaupt, wenn die Pflegeperson gerade in einem anderen Zimmer beschäftigt war und das Warten ihr zu lange dauerte. Die Sache mit dem Licht regelte sie allerdings nicht. Dieses schaltete sie weder im WC noch am Patientenbett aus. Was sparsame Mitmenschen ihres Alters sonst überaus akribisch durchführten. So kam es zwischen 3.00 Uhr und 5.00 Uhr früh zu einem solchen Alleingang, ohne meine Hilfe und ohne danach die Lichter zu löschen. Die Frau gegenüber hat diese Beleuchtung des Zimmers zwar als extrem störend empfunden, doch anstelle sich per Rufglocke zu melden oder das Licht selbst auszuschalten, wurde dieses Beleuchtungsvergehen wiederum per Formular, wie sie es schon einmal getan hatte, an die Beschwerdestelle von wegen „Qualität im Hause" weitergeleitet.

Mein Vergehen: „Er hätte sich in kurzen zeitlichen Abständen davon überzeugen müssen, dass im Zimmer die Lichter gelöscht sind, damit alle Patienten im Zimmer schlafen können." Nun ja, das tun wir auch, und zwar bei jeder Pflegetätigkeit und dreimal bei den Routinerundgängen durch alle Zimmer. „Diese grundlos öfter zu betreten, ist zu unterlassen, da es die Nachtruhe und den gesundheitsfördernden Schlaf zu sehr stört", so lautet wiederum eine andere Vorschrift für den Nachtdienst! Anordnungen und Vorschriften, die sich gegenseitig aufheben oder einfach nicht durchführbar sind. Zu unterschiedlich sind eben die persönlichen Wünsche und Bedürfnisse. Was dem einen gefällt, kann einen anderen stören. *„Allen Menschen recht getan, ist bekanntlich eine Kunst, die niemand kann!"*

Sei es wie es sei, die Frau *Gegenüber*, mit einer diagnostizierten Promilleerkrankung, war wieder einmal mit dem Schreiben einer Beschwerde beschäftigt. Mit dem berühmten Formular neben dem Lift, denn zu Fuß war sie nie unterwegs, ... in die Kantine.

Akteneintrag Nummer 4
Die Frau *Gegenüber* war zu dieser Zeit, als ich zur Untermiete wohnte, ebenfalls Bewohnerin meiner Siedlung. Man sprach in der Nachbarschaft über sie. Vor allem im Kreis der älteren Damen, die ein Herz für Kinder hatten. Denn die Frau *Gegenüber* war die Gattin eines ebenso hochprozentigen Mannes. Gemeinsam hatten sie eine kleine vierjährige Tochter. Ich traf alle drei einmal bei der Greißlerei ums Eck, als ich mir meine Wochenfassung holte und sie sich einen Doppler Wein kaufte. Sie durften – mit ihrem einen Artikel – selbstverständlich vor mir zur Kassa gehen. Dabei sah sie mich nicht nur an, sondern erkannte mich auch ohne Schwesternkleidung. In einer Hand hielt sie den Doppler, in der anderen Hand das kleine Mädchen! Und er bezahlte. Ein „Danke fürs Vorlassen" oder ein Gruß kam ihnen nicht über die Lippen,

aber dem kleinen Mädchen dafür ein Lächeln, welches die beiden, durch die Bosheit ihrer Mutter verursachten Aktenvermerke aufwog. Im Übrigen ist ein Akt auch nur Papier. Papier wird aus Holz gemacht und das Holz stammt von den Bäumen in der Natur. Und mit der Natur bin ich im Reinen. Dort habe ich einen blütenweißen Akt!

Beamtenschweiß

Von einer Diversion spricht der fachkundige Staatsbeamte, wenn bei hinreichend geklärtem Sachverhalt der Beschuldigte einer verschärften Maßnahme unterzogen und auf ein Strafverfahren verzichtet wird. Zumindest steht es so geschrieben! Der Beschuldigte war, wie könnte es anders sein, wieder einmal ich. Der Kläger, ein sterntragender Offizier des Bundesheeres und seines Zeichens Staatsbeamter, und das hohe Gericht wie immer unsere liebenswerte Oberschwester.

Der Sachverhalt: Ein mittelgradiger Herr vom Heer kam nach einem privaten Auslandsaufenthalt mit Fieber um die 39°C zu uns ins Spital. In unserer Spezialabteilung wurde er fachgerecht therapiert und durfte sich seine Krankheit, im wahrsten Sinne des Wortes, aus den Poren schwitzen. Sein Aufenthalt stimmte genau mit meinen, vom Dienstplan vorgeschriebenen beiden Nachtdiensten überein, und so waren wir zwei schwitzende Nächte miteinander verbunden. Wenn bei ihm das Fieber stieg, hatte er einen Schüttelfrost und ihm war kalt. Wenn er durch die fiebersenkenden Mittel abfieberte, schwitzte er stark. Deshalb wurden Leib- und Bettwäsche regelmäßig gewechselt. Bei so stark schwitzenden Patienten, wie er einer war, legten wir noch ein Handtuch auf den obersten Polster oder ein Badetuch quer übers Bett. Je nach Bedarf. Etwas, das Herr und Frau Österreicher auch zu Hause so praktizieren.

In meinem Fall war das Auf- und Abfiebern bereits mehrmals therapiert und der Wäschewechsel durchgeführt worden. Er wechselte sein privates T-Shirt und ich den mittleren Bettenbezug. Morgens, gegen 03.00 Uhr Früh war es wieder so weit. Dieses Mal ersuchte er mich allerdings, das gesamte Bett frisch zu machen. Auch die Bettdecke, das untere Leintuch und alles andere. Weil das für eine einzige Pflegeperson nicht so einfach in der Durchführung ist und weil ich um diese Zeit, wegen so einer verschwitzten Situation, keine Kollegin von der Nachbarstation zur Hilfe bitten wollte, machte ich es so, wie vorhin beschrieben. Polster frisch, Durchzug frisch, Bettdecke umdrehen, Handtuch, Badetuch, fertig. Mein Vorgehen schien, dem Befehle äußernden Herrn, allerdings nicht so ganz zu behagen. Plötzlich bestand er darauf, dass ich seine Leibwäsche, ja gar seinen schwitzenden Rücken angreifen sollte, um zu spüren, wie stark er geschwitzt hatte. Allen Ernstes verlangte er von mir, diese Teilkörper-Leibesvisitation mitten in der Nacht durchzuführen. Er gab sich auch nicht zufrieden, als ich ihm zusicherte, es ja zu sehen, dass er geschwitzt hatte! Nein, angreifen sollte ich seinen Rücken und sein verschwitztes Nachtgewand.

Diesen Befehl verweigerte ich ihm, gab ihm ein frisches Nachthemd und ging aus dem Zimmer, um keine Staatsaffäre daraus zu machen. Elitäre Menschen und solche, die glauben es zu sein, halten es allerdings nicht aus, wenn sie in ihrer Unzufriedenheit einfach wortlos stehen gelassen werden, ohne zu ihrem verdammten Recht zu kommen!

Der diensthabende Oberarzt musste her. Das forderte er, nachdem ich ihn so mutwillig verlassen und hilflos in seinem, vom Staat bezahlten Zimmer zurückließ. „Ich bezahle schließlich Steuern und die Krankenkassengebühr", meinte er. „Und außerdem kann man sich als Sonderklassepatient schon ein bisschen mehr erwarten", schimpfte er mir nach. Na da hatte er bei einer Krankenschwester, die geloben musste, ihre Pflege ohne einen Unterschied von Parteien, Glauben, Rasse und Klasse zu machen, keine Chance. Bei mir waren und sind alle Menschen gleich, aus falscher Toleranz und Ehrgefühl unserer Chefin und dem damals diensthabenden Oberarzt gerne einmal übersehen werden konnte. Wurscht! Der diensthabende Oberarzt musste her, auch wenn es drei Uhr morgens war! Diesen freute das natürlich nicht besonders, noch dazu wegen einer solchen Lappalie. Aber bitte! Er kam, hörte mir nur mit dem Ohr zu, auf dem er vorhin noch geschlafen hatte, also gar nicht, ging zum Herrn Offizier ins verschwitzte Zimmer, kam nach einigen Minuten wieder heraus und sagte zu mir: „Gehen Sie, um Himmels Willen, zum Herrn (…) und entschuldigen Sie sich für Ihr Verhalten. Der ist ja völlig aufgelöst und fühlt sich schlecht behandelt." Ich konnte nicht glauben, was ich da hörte. Hatte dieser verschlafene akademische Nachtdienst denn gar kein Rückgrat oder überhaupt nicht zugehört, als ich ihm vom Beamtenschweiß erzählte? Nun, meine Entschuldigung kam dem Herrn vom Heer selbstverständlich wie ein Schuldeingeständnis vor. Na klar! Zudem musste er am nächsten Tag auch noch persönlich eine Beschwerde bei meiner Chefin einreichen, denn alles was Recht ist, soll schließlich Recht bleiben. „Habt Acht!"

Deshalb, und weil ein entfernter Verwandter unserer Chefin auch militärakademisches Vitamin B benötigte, wurde sanktioniert. Der kleine Mann, der Rekrut mit einem lächerlichen weißen Stern auf den Schultern und zugleich männliche Krankenschwester, wurde degradiert und unter dem Beschluss der Diversion mit einem Nachtdienstverbot belegt, das für drei Monate ausgesprochen und durchgesetzt wurde. Ob das dienstrechtlich okay war, davon hatte ich, als unter Druck gesetzter junger Landesangestellter keine Ahnung. Menschlich und moralisch gesehen war die Beamtenschweiß-Affäre auf jeden Fall (…). Da bin ich mir sicher.

Chefetage mit Führungsqualität
Eigentlich liegt der Voraussetzung für die Besetzung einer Führungsposition stets eine moralische Unterwerfung und eine charakteristische Biegsamkeit zugrunde, was vom Standpunkt der Leistungsanforderung gesehen natürlich eine gewisse Produktivität und Betriebsamkeit steigert. Dem Betrieb also förderlich erscheint. Um bei dieser Form von Betriebswirtschaft das oberste Ziel, nämlich die ständige Hochkonjunktur, stets zu erreichen, benötigt man viele, viele kleine Arbeiter. Arbeiter, die wie beim perfekt ausgeklügelten System des Waldameisenhaufens immer nur eines erreichen wollen, und das wäre die größtmögliche Effektivität und der Ausbau des Gesamtwerkes.

Wir folgen viel zu oft den verführerisch falschen Tönen des Rattenfängers und hinterfragen weder den Sinn noch die Richtung, in welche die Masse läuft.

Was die Führungsqualität und die Eigenschaften von Vorgesetzten angeht (ich habe übrigens selbst eine kleine Weiterbildung zum mittleren Management gemacht), halte ich es so, wie meine 1917 geborene und leicht gehbehinderte Großmutter. Sie war am Ende des Zweiten Weltkrieges als Postbedienstete, genauer gesagt als Telefonistin, in einem Postamt der näherrückenden Front verblieben. Beim Rückzug der Wehrmacht hatten sich bereits alle Dorfbewohner und Menschen der Umgebung in Sicherheit gebracht. Sie waren geflüchtet! Ein älterer Kaufmann, bei dem sie einquartiert war, hatte sie aufgrund von Platzmangel, Angst und Gewissenlosigkeit nicht mitgenommen und schlicht und einfach zurückgelassen. Ihr Vorgesetzter, der Postchef der weit entfernten, in Sicherheit liegenden Stadt, hatte sie außerdem dazu verpflichtet, die Stellung und damit die Telefonverbindung zu halten. Einem der letzten zurückbeorderten Offiziere fiel dann die junge Frau am Fenster eines Hauses im leeren Dörfchen auf und er stieg aus seinem Wagen. Auf seine Frage hin, ob sie denn die Kanoneneinschläge nicht höre und sehe, dass die Ostfront und die gegnerischen Soldaten immer näherrückten und die Dörfer in Sichtweite bereits lichterloh brannten, erzählte sie ihm, dem etwas in Eile scheinenden Offizier, vom Kaufmann, der sie vergessen hatte mitzunehmen, und von der Anordnung ihres Chefs. Der Offizier ließ sich eiligst zum vorgesetzten Postchef verbinden und fragte diesen, von der Dienstpflicht besessenen älteren Oberoffizial, ob er denn wahnsinnig sei und nicht wisse, dass die Russen aus zehn Kilometer Entfernung aus vollen Kanonen schießen? Worauf der Chef durchs Telefon sehr stotternd antwortete: „Was, … so weit. So – weit – sind – sie – schon?" Der Offizier hängte seinen Hörer hin, nahm meine Großmutter mit ihren damals knackigen achtundzwanzig Lebensjahren an der Hand und nahm sie mit. Mit in eine sichere Zone und verpflegte sie mit militärischem Dosenfutter. Hier endete ihre Erzählung zwar immer, und auf meine Fragen, wie es ihr und ihrem Offizier weiter ergangen ist, bekam ich nie eine Antwort, aber irgendetwas musste da noch gewesen sein. Liebesgeschichte hin, Romanze her, geheiratet hat sie einen anderen guten Menschen, meinen Großvater.

Und über diesen Herrn Oberoffizial, der mit seinem bescheidenen Führungsstil fast dafür verantwortlich war, dass unser Stammbaum vertrocknet und nicht mehr weitergewachsen wäre, über den hatte sie sich ihre eigene Meinung gebildet. Sie sagte so lehrreiche Sätze wie, „dass der Fisch immer am Kopf zu stinken beginnt", „Vorgesetzte im Rückgrat sehr biegsam seien" und um es fein auszudrücken, „die Herren zwar oft große Reden schwingen würden, aber was das Kaudale betrifft, sie gut und gerne ihre anatomische Kleinigkeit einziehen, diese (…)!" Sie konnte so gut versinnbildlichen. Es steht mir selbstverständlich nicht zu, mich mit ihr zu vergleichen. Ich habe Gott sei Dank weder diese sinnlosen Kriege noch Vergleichbares mitgemacht, aber das mit dem Fischkopf, der Biegsamkeit und dem eingezogenen Schwanz (Entschuldigung!), ist auch mir als männliche Krankenschwester mehr als bekannt!

Nichts für schwache Nerven

Das kann der ruhigsten und ausgeglichenen Schwester passieren. Und es ist auch sicherlich schon jeden einzelnen von uns, auf die eine oder andere Weise, untergekommen: Ein tätlicher oder verbaler Übergriff auf das Krankenhauspersonal. Eine Art Schamgefühl gebietet es uns allerdings nicht, diese Vorkommnisse groß und breit zu erzählen, und so decken wir oft, nach Dienstschluss, den Mantel der Verschwiegenheit darüber.

Ich möchte fast behaupten, sie gehören schon zum täglichen Berufsalltag dazu, diese speziellen, einzigartigen Situationen, wo einfache Reaktionen zu Affekthandlungen mutieren. Über die Jahre gesehen sind es bestimmt Hunderte kleine, vielleicht sogar Tausende Übergriffe auf unsere Schwesternseele, die ohne Konsequenzen bleiben. Dafür kann allerdings eine einzige banale Kleinigkeit der Auslöser für eine Eskalation sein. Nicht wenige Schwestern können ohne fremde Hilfe nicht mehr in den normalen Dienstalltag zurückkehren, so tief verletzt und getroffen waren sie. Hierbei spreche ich gar nicht vom Hineingreifen und Herunterreisen der Säckel an der Dienstwäsche. Das passiert schon mal. Das in den Ausschnitt oder auf den Popo greifen ist erstmalig ebenfalls eine Art Kavaliersdelikt. Bei einem Nachschlag ins Gesicht sollte dann aber schon ein Nachdenken über eventuelle Maßnahmen einsetzen.

Es gibt Gesetze. Sie gelten für alle Menschen.
Und es muss sich niemand, wirklich niemand schlagen,
anschreien oder bedrohen lassen. Niemand.

Erst unlängst habe ich, mit Hilfe einer Pflegeassistentin (mittlerweile dritte Umbenennung der Pflegehilfe, ohne praktische Veränderung des Kompetenzbereiches, also keine wirkliche Aufwertung), im Nachtdienst, bei einem pflegebedürftigen, dementen, älteren Herrn die Inkontinenzhose gewechselt. Ich stand an der Seite, an der man mit Einmalhandschuhen arbeitet, nämlich auf der unreinen Seite. Sie, eine schon länger dienende, sehr zierliche Pflegeperson mit Wirbelsäulenbeschwerden an der Seite, an der man mit dem Patienten während der Pflegetätigkeit kommuniziert, um ihn abzulenken. Abzulenken, damit er in der gewünschten Seitenposition liegen bleibt und gerade das, dieses ruhig Liegenbleiben, wollte er unter keinen Umständen tun, weshalb ihn meine Kollegin schließlich nicht mehr halten konnte. Weil Gefahr im Verzug war, tauschten wir die Seiten. Ich sprach ihn an, nahm seine wild gestikulierenden Hände, führte sie in meine Richtung zum Bettseitenteil (früher hieß das Steck- oder Bettgitter), damit meine Kollegin auf der anderen Seite mit der Arbeit fortfahren konnte. Da winkelte unser Patient in Sekundenschnelle sein, in der Seitenlage oben liegendes Bein ab und attackierte mich damit, indem er es blitzschnell wieder ausstreckte. Fast so, wie in einer Karate-Kampfszene. Er traf mich mit voller Wucht im Gesicht. Im Bereich Oberkiefer, Unterkiefer und Nase. Wer jemals Rocky 1 gesehen hat, der weiß, wie ich danach ausgesehen habe. Da war erstmal stopp mit der Pflegehandlung. Wir traten beide vom Pflegebett zurück, um nicht erneut der persönliche Crashtest-Dummy dieses Herrn zu werden. Ich hatte zum Glück keinen Nasenbeinbruch und auch keinen ausgeschlagenen Zahn zu beklagen, aber immerhin einen Tritt ins Gesicht abbekommen. Die einzige Konsequenz aus diesem Übergriff war der Pflegeberichteintrag und die Information an meine Kolleginnen, diesem Patienten mit Vorsicht zu begegnen.

Verbale und körperliche Attacken, psychische Gewalt, Drohungen, Klagen,
untergriffige Bemerkungen von Angehörigen, persönliche Beleidigungen,
Diskriminierung, Mobbing, Ignoranz, Desinteresse, Ausschluss,
fehlende Akzeptanz, Beschimpfungen, Intoleranz, Seitenhiebe,
Ausgrenzung, Eskalation, Verunglimpfungen, Lügen, Streitigkeiten,
Fehlverhalten, Kompetenzüberschreitungen, autoritäre Unterwerfung,
Vertrauensentzug, Degradierung, Bestrafung, Sanktionierung,
Gemeinheiten, ständige Kontrolle, Fehlersuche, sich lustig machen,
schlechtreden, fehlende Unterstützung bei Ungerechtigkeiten,
bewusste Boshaftigkeit, Verleumdungen, ...

Mit all diesen Arten von Übergriffen auf die Persönlichkeit hatte ich bereits in den ersten Jahren meiner beruflichen Laufbahn Bekanntschaft gemacht. Knöpfe werden ausgerissen und Nähte brechen auf. Das kann wieder vernäht werden, aber psychische und physische Wunden, die durch Menschenhand entstehen, brauchen mehr als einen dünnen resorbierbaren Faden. Unschöne Narben, egal welches Mittelchen man auch verwendet hat, bleiben in allen Fällen zurück. Nach über zwanzig Jahren kann ich mich noch sehr genau an in etwa 90 Prozent aller Übergriffe auf mich erinnern. Hätte ich mich danach nicht im interdisziplinären Bereich darüber mit Kolleginnen meines Vertrauens ausgetauscht, wäre ich, psychisch zugemüllt, wahrscheinlich mit beiden

Beinen mitten im Burn-out gelandet. Leider ist für diese Art Supervision, mit einem Zigaretterl oder einem Häferl Kaffee, heutzutage kaum noch Zeit vorhanden.

Morbus Alzheimer, Demenz, Elektrolytentgleisungen, eine maligne (bösartige) Tumorerkrankung mit Metastasenbildung im Gehirn, die Alkoholsucht mit ihrem verhängnisvollen Delirium oder einfach nur ein sehr hohes Fieber, all diese Symptome und Erkrankungen führen zur Vernebelung der Sinne. Die Gedanken und Reaktionen der Menschen geraten in ein heilloses Durcheinander und sie sind nicht mehr sie selbst. In diesem Zustand können sie sogar Unheil anrichten. Solange wir nur davon hören, dass die Großmutter im Nachbarhaus in nächtlicher mühevoller Kleinarbeit die Kühltruhe vollständig ausgeräumt hat und tags darauf das reichhaltige Buffet angerichtet beziehungsweise aufgetaut war, zeigen wir uns zwar berührt, aber dennoch ein wenig belustigt. Führt das exzessive Suchtverhalten eines Bekannten zu Gewalthandlungen, entwickeln wir eine distanzierte Empörung, bei vom Schicksal hart getroffenen Menschen in unserer Umgebung wahrlich ernsthaftes Mitleid. Wenn es allerdings uns selbst betrifft, die eigene zarte, empfindsame Haut oder Menschen im selben Haushalt, dann (...) *„ist die Kacke am dampfen"*. Angehörige und Laien werden mit dieser Problematik oft nicht fertig, weshalb diese Menschen dann professionelle Hilfe benötigen. Hilfe, die sie von der 24-Stunden-Pflege im Krankenhaus oder bestimmten Langzeiteinrichtungen erhalten.

Wenn Blicke töten könnten!

Sie sind uns nicht fremd, die stechend ernsten Blicke unserer Patienten, denen die Aufnahme, die Untersuchung, das Warten auf die Entlassungspapiere zu lange dauert. Das Diätessen nicht passt. Der Blick der Angehörigen, wenn sie ihre Augen verdrehen oder dich messerscharf fixieren, weil es in der Realität ganz anders zugeht als in den Krankenhausserien im Fernsehen. Sie können distanzlos aufdringlich werden, überschreiten alle Stopp-Schilder und befinden sich plötzlich mitten im Datenschutz, Intim- oder Gefahrenbereich. Angehörige wurden schon in den für Zivilpersonen verbotensten Räumen eines Krankenhauses angetroffen. Im Isolierbereich, Strahlenbereich, auf Intensivstationen, in der Totenkammer, ja sogar kurz vor Operationssälen hat man sie schon gestoppt und ihre Präpotenz als Reaktion zu spüren bekommen. Hierbei haben wir es aber nicht nur mit Irrwegen laufender Kundschaft zu tun. Nein, wie die Erfahrung zeigt, eben auch mit Händen und Füßen, die plötzlich und ohne Vorwarnung in unserem Gesicht oder anderswo spürbar werden. Durch ein Zwicken, Kratzen, Boxen und (...), ja sogar Bissverletzungen hat es schon gegeben! Auch ich habe bereits die eine oder andere Watschen erhalten, Tritte abbekommen, die Fäuste gespürt und mir so manchen Tiernamen geben lassen müssen.

Die „Hure" und die „Drecksau" wurde schon so mancher Kollegin als Titel umgehängt, während sie die mit Fäkalien beschmierte Körperoberfläche waschen und reinigen musste und ich den Patienten halten durfte. Als „Hexen" sollten wir „auf dem Scheiterhaufen verbrannt", ein anderes Mal „im Gaskeller" von einem gewissen „A. Hitler vernichtet" werden. Mit einem „Maschinengewehr erschossen", obwohl wir „alle miteinander sowieso keinen Schuss wert sind". Man wollte uns „die Augen ausstechen, die Zunge ausreißen und die Hände abhacken", „erdrosseln, vergiften, erstechen, niederhauen, martern und dann erst umbringen" und das mehrmals hintereinander! Für eine, den Drogen nicht abgeneigte junge Frau, die auf ihren Arztbrief länger warten musste, waren meine Kollegin und ich „der Impotenzler mit seinem verfickten Luder". – Absolut kein Beruf also für Menschen mit schwachen Nerven, dieser Schwesternberuf.

Nächtliche Ergüsse: Teil 1

Eine sehr lange Tradition in den Nachtdiensten hatte die frühmorgendliche Unart, Pflegepatienten um 04.00 Uhr zu waschen. Jahrzehntelang wurde dieser Brauch als Arbeitsersparnis für den immer eher knapp besetzten Frühdienst geleistet und emsig durchgeführt. Oft war es wie ein kleiner interner Wettbewerb. „Wer schafft es, die meisten pflegebedürftigen Patienten innerhalb kürzester Zeit zu waschen?" (Die Qualität, die Menschenwürde und die Ethik lassen herzlich grüßen!) Ausgenommen waren natürlich die Sonderklasse und die „Aufsteher", also (mobile) Patienten. Sprich diese, die ihre Morgentoilette noch relativ selbstständig durchführen konnten und damit dem Waschlappen der Schwestern entkamen.

Pflegebedürftige Menschen, kurz und emotionslos „Pflegefälle" genannt, waren jene, dieser längst überholten Tradition.

Mit hundertprozentiger Sicherheit kann ich behaupten, dass diese Tätigkeit weder das Personal noch die dementsprechenden Patienten schätzen und lieben gelernt hatten. Ebenso, wie wir Schwestern um diese unheilige Zeit nie und nimmer einen Funken an Freude daran hatten, diese Menschen aufzuwecken und zu waschen, damit sie sich, laut Ziel der Pflegetheorie „sauber und gepflegt" fühlen konnten. Kein Vergnügen also für beide Seiten. Zwar gab es für diese Pflegetätigkeit keine schriftliche Anordnung, war es dennoch so etwas wie ein ungeschriebenes Gesetz, eine mündliche Überlieferung und wurde stets mit Nachdruck empfohlen. Zu dieser frühen Stunde schliefen alle meist noch sehr gut. Sogar jene, die die erste Nachthälfte wach gelegen waren. Auch wenn wir die Betreffenden vorher über diese tolle Körperpflege aufklärten, das Wasser so angenehm wie möglich temperierten und die Patienten einfühlsam vorbereiteten, sah man es den Menschen an, dass es niemand von ihnen ein Wohlbefinden bereitete, wenn die kuschelweiche warme Decke heruntergezogen wurde und der nasse Waschlappen ins Gesicht platschte.

Was damals noch nicht beachtet und in keinem Pflegeprozess beschrieben wurde, war die Tatsache, dass sich nicht jeder Mensch gerne und überhaupt täglich wäscht. Ältere und alte Menschen waren es überhaupt von zu Hause gewohnt, nur einmal wöchentlich den gesamten Körper zu waschen. Die tägliche „Katzenwäsche" betraf nur Gesicht-Hände-Hals und Füße. Was wir also im Krankenhaus für normal und vorschriftsmäßig hielten, kam den meisten Patienten somit ungewohnt fremd und heillos übertrieben vor. Im Argen lag die Sache dann, wenn Patienten mit psychischen Erkrankungen diese Waschung nicht so recht tolerieren wollten, denn dann hatten zwei Pflegepersonen mit einem Patienten über längere Zeit voll und ganz zu tun und der sportliche Gedanke des internen Wettbewerbs war automatisch erledigt.

In einer Nacht, die mir noch gut in Erinnerung ist, waren ebenso zwei Pflegepersonen notwendig, um einen Patienten dementsprechend zu versorgen: die diplomierte Krankenschwester und die Schwesternhelferin. Unter diesen beiden Berufsgruppen gab es zusätzliche ungeschriebene Gesetze, zum Beispiel das „einmal der Giegl und einmal der Gogl"-Prinzip, das von den älteren und resoluteren SHDs recht streng eingehalten und praktiziert wurde. Dieses Prinzip beinhaltete eigentlich nichts Aufregendes, außer dass prinzipiell einmal der eine an der Poposeite arbeitete und der andere an der Bauchseite und beim Nächsten wieder umgekehrt. Es sollte dadurch eine gerechte und gleichmäßige Verteilung der unterschiedlichen Pflegetätigkeiten zustande kommen, was aus Gründen der Individualität der Menschen im Pflegebett nicht immer möglich war.

Eine Kollegin vom Schwesternhilfsdienst, die sich nicht gerne im Nachteil sah und deshalb an diesem Giegl-Gogl-Prinzip eisern festhielt, war in jener Nacht mit mir im Dienst. Die beiden betagten Damen, die wir bereits gewaschen hatten, waren sehr ruhige, höchstwahrscheinlich auch leidgeprüfte Menschen, denen diese Ganzwaschung im Bett nicht neu war. Da ich bei der Patientin zuvor das Abtrocknen und Halten übernommen hatte und dies meiner lieben Kollegin erst mitten in der Waschung des nächsten Patienten wieder einfiel, wechselten wir auf ihren Wunsch hin mitten im Geschehen die Seiten. Dem Patienten war das, und davon bin ich überzeugt, ziemlich egal. Die Windel (Inkontinenzhose) war für die Pflege geöffnet und die Rückseite des Patienten, also der Rücken und das Gesäß, mir zugewandt. Wer etwas von der Pflege versteht (es läuft bei Babys genauso ab), der weiß, was passiert, wenn warmes Wasser über Rücken und Popo laufen, nämlich (...)

Der Patient lag, meiner Kollegin zugewandt, seitlich gedreht mit offener Inkontinenzhose vor ihr. Sie hatte den Patienten ganz gut im Griff. Dann kam mein Waschlappen, getränkt mit warmem Wasser. Zuerst der Rücken, dann das Gesäß. Diese Berührung mit dem Waschlappen konnte bei jenen, die berührungsempfindsam oder sogar empfindlich waren, schon einmal zu unbewussten Reaktionen führen. In unserem Fall bedeutete das „Wasser marsch", und er urinierte drauf los, was das/sein Zeug hielt. Was meiner lieben Kollegin vorerst nur durch ein plötzliches Nässegefühl mit einhergehendem Temperaturanstieg auf Höhe ihrer Oberschenkel auffiel, entpuppte sich schließlich als äußerst unangenehme Pisserei. Der dazu passende dampfende urinähnliche Geruch ließ ihren Blick schlagartig nach unten fallen und mit Entsetzten feststellen, dass da ein Ding im Laufen war, das so gar nichts mit der von ihr so sehr geliebten Gerechtigkeit zu tun hatte. An ein Loslassen war aus Sicherheitsgründen nicht zu denken, sie konnte lediglich einen Schritt zurücktreten. Aber was hilft's? Wer eben einmal warm-nass spürt, spürt im nächsten Moment auch kalt-nass. Die Prinzipienreiterei wurde so zur gerechten Ungerechtigkeit. Waschung Nummer drei habe ich zwar alleine fortgeführt, aber nachdem ein Gefühl der Schadenfreude in mir aufkeimte, war für das Gefühl der Ungerechtigkeit eh kein Platz mehr vorhanden.

Meine liebe Kollegin kam wieder aus dem Umkleideraum zurück. Frisch geduscht, frisch gekleidet, aber ohne Lust und sportlichen Ehrgeiz, die Anzahl an gewaschenen Patienten an diesem Morgen weiter erhöhen zu wollen. Womöglich wegen der erhöhten Aquaplaning-Gefahr!

Nächtliche Ergüsse: Teil 2
Einige Wochen später waren wir wieder gemeinsam im Nachtdienst und auch diesmal eröffneten wir unsere frühmorgendliche Waschstraße zu dieser unchristlichen Tageszeit. Drei Damen waren bereits dem Status „sauber und

gepflegt" zugeführt und ein vierter Patient, ein Neuzugang, stand noch auf unserer Wasch- beziehungsweise Watchliste.

Wir hatten, wie immer, alles vorbereitet und ich gab gerade noch ein paar Tropfen Lavendelöl für eine beruhigende Ganzwaschung ins Waschwasser. Die Kollegin begann sich langsam vorzutasten, indem sie unseren Patienten ansprach und ihm die Decke etwas zur Seite zog. Er, ein älterer pflegebedürftiger Herr um die achtzig, hielt seine Augen fest geschlossen, griff nach der Decke und zog sie wieder zurück in ihre Ausgangsposition, in die Lebensaktivität und den Modus „Schlafen". Von diesem ersten Rückschlag ließ sich Henriette vom Pflegehilfsdienst allerdings nicht irritieren und versuchte ihr Glück erneut. Der zweite Versuch endete allerdings mit demselben Misserfolg. Beim dritten Anlauf war Henriette im Vorteil, denn sie schlug die Decke diesmal ganz bis zum Fuß-Bettende zurück. Ein kleiner Teilerfolg, da er seine wohlig warme Decke nun nicht mehr erwischen und so auch nicht in den Kuschelmodus zurückkehren konnte.

Natürlich wirkt ein einfühlsames Gespräch, ein beruhigendes Einreden auf den Patienten und normalerweise geht es dann ganz ohne Probleme weiter. Gesicht und Oberkörper sind schnell gewaschen und duften danach wie ein Lavendelfeld zur heißen Mittagszeit im Sommer. Der eine wäscht, der andere trocknet. Man spricht mit dem Patienten, trödelt nicht herum und schon sind die Füße fertig. Seitlich drehen, Rücken, Popo, und der gute Rest. Positionieren, zudecken, fertig! Das funktionierte auch beim Herrn auf Zimmer 22 bis zu einer bestimmten Stelle im Text beziehungsweise an seinem Körper. Ich hatte mich gerade vom Patienten abgewandt, den Waschlappen wieder ins gut temperierte Wasser getaucht und Henriette wartete auf nasse, abzutrocknende Körperstellen, da geschah es (…) Die beruhigende morgendliche Ganzwaschung geriet außer Kontrolle und mutierte zur einseitigen Waschorgie. Unser Patient, der gerade am Oberkörper entkleidet und wahrscheinlich kein Liebhaber von Lavendel war, schnappte sich mit seiner linken Hand die rechts von ihm am Nachttisch abgestellte Waschschüssel und schleuderte sie mithilfe der Fliehkraft in die Richtung, in der meine liebe Henriette ihre wartende Pflegeposition zum Abtrocknen des Patienten eingenommen hatte. Kein einziger Tropfen, kein Aerosol erwischte mich und auch keine noch so kleine Menge ihn selbst. Aber meine mir vis-à-vis stehende Kollegin hatte es voll erwischt. Sie war so nass, als wäre sie gerade aus den Untiefen des Ozeans aufgetaucht, und genauso rang sie auch nach Luft. Einen kleinen Teil Waschwasser blies sie mit zusammengepressten Lippen aus ihrem Mund in meine Richtung, ehe sie ein erlösendes „Pfffffa" ausstoßen konnte und instinktiv beide Arme erhob. Die Waschschüssel, die sie im Oberkörper-Halsbereich traf, hatte sie Gott sei Dank nicht verletzt. Waren doch die aus Emaille gefertigten alten erst einige Wochen zuvor durch Plastikschüsseln ersetzt worden. Das warme Lavendelwaschwasser, das sich über ihren ganzen, etwas korpulenten Pflegekörper ergoss, das hatte es in sich. Obwohl man sonst ja überhitzte Gemüter oder brennende Dinge mit Wasser löschen kann, war es gerade dieses Wasser, welches sie nun in einen derartig zündenden Zustand versetzte, von dem man ohne zu übertreiben behaupten konnte, dass nun Gefahr in Verzug war. Ein Zustand, der ihrer Gesichtsfarbe nach zu beurteilen unter Umständen eine Affekthandlung nach sich ziehen hätte können. Diese Farbe wechselte nämlich von einem anfangs noch zarten Hellrot zu einem furchterregend glühenden und dampfenden Dunkelrot. Glücklicherweise, so kam mir unterdessen in den Sinn, hatten wir bis dahin nur relativ saubere Körperstellen gewaschen. Besonders ekelerregende Keime waren da sicherlich noch keine dabei.

Nun, die Farbe, der Gesichtsausdruck und die Gestik meiner Henriette waren nach wie vor so eklatant vielversprechend, dass mir nur drei deeskalierende Worte einfielen, die aber doch dementsprechend wirksam waren. „Henriette! Bitte nicht! Henriette, bitte." Ihr mittlerweile weit geöffneter Mund, ihre weit hervorragenden großen Augen und die erhobenen Arme ließen mich schließlich das Schlimmste vermuten. „Henriette, bitte nicht!" Ihre bedrohlich wirkende Mimik, besonders die hervorquellenden stechenden Augen, wanderte zwischen dem Wasserschüsselschleuderer und mir hin und her. Es ist ja allgemein bekannt, dass die sekundenschnelle Reaktion auf eine gewisse körperliche Gewalt als Affekthandlung gilt und weder juristisch noch gerichtlich zu verurteilen wäre, aber menschlich, menschlich gesehen wäre es damals sicherlich ein Fehler gewesen.

Als Henriette dann aus der Schockreaktion in den Realisierungszustand wechselte, dampfte das Lavendelwasser zwar noch auf ihrer erhitzten Haut, aber die Lage schien mir entschärft. Ja gut, ihre Handhaltung sagte mir noch etwas anderes, nämlich „Ich hupf ihm an die Gurgel", aber die Affektsekunden waren abgelaufen und das Eskalationsbild wirkte etwas entspannter. Nun stand sie da und wusste nicht, wie ihr geschah. Wie ein zweiarmiger Brunnen stand sie da. Aber es war nun einmal passiert und man konnte es nicht mehr rückgängig machen. Nur er, der Patient vor ihr im Bett, tat so, als wäre nichts geschehen. So, als ginge ihn das alles gar nichts an. Er zog mit seinen geschickten Zehen die Decke zurückherauf, deckte sich zu und schaltete unbekümmert auf seinen Kuschelmodus!

Sie, sie stand immer noch an Ort und Stelle. Auf Betriebszustand zwar, aber ganz still und stumm. Als hätte dieses Lavendelöl doch noch seine Wirkung entfaltet, drehte sie sich um und ging ruhigen Schrittes aus dem Zimmer 22. Draußen am Gang konnte man sie dann hören, und ich weiß auch noch so in etwa den Wortlaut, den sie so in den frühen Morgen hineinrief. Durchaus klare, eindeutig aussagekräftige Worte waren es gewesen, die im aufgebrachten Schwesternjargon von Zeit zu Zeit vorkommen konnten. Der Herr im Bett, der Waschschüsselschleuderer, war mittlerweile unter seiner Decke verschwunden und schlief. Niemanden konnten wir es erzählen. Auf kein Formular konnten wir es schreiben, was sich damals zur frühen Stunde bei der Lavendelwaschung zugetragen hatte. Was uns blieb? Drei gewaschene Frauen als Durchschnittssaldo, eine dampfende Henriette, eine, zum Glück trockene, männliche Krankenschwester und ein schlafender Patient, der zwar auf unserer Waschliste fehlte, aber auf der des Tagdienstes angeführt war. Mit oder ohne Lavendel!

Bettflucht

Situationen, in denen Menschen bewusst oder unbewusst gewalttätig werden, gab es in meiner Dienstzeit viele. Durch gewisse Diagnosen wird die sonst so gesunde hohe Hemmschwelle um ein großes Stück herabgesetzt, weshalb sie bereits bei einer Kleinigkeit auf ihr Gegenüber losgehen.

So auch unsere Patientin von Zimmer 18, die sich in unserer *normalen* Welt nicht gerade optimal zurechtfand. Sie war eher dem Scheinbaren zugeneigt und suchte ständig nach negativen Dingen und fiktiven Personen, die auf sie einen starken Einfluss hatten! Neben ihr lag eine pflegebedürftige Frau und Mitpatientin.

Wir hatten uns in diesem Nachtdienst bereits darauf eingestellt, dass sie uns vermehrt und intensiver beanspruchen würde als alle anderen und beschäftigten uns deshalb auch immer wieder die ganze Nacht über mit ihr. Sie wollte weder im Bett liegen bleiben, denn „Im Bett stirbt man!", noch wollte sie fernsehen, weil „das äußerst ungesund sei, diese Strahlung, und man davon negativ beeinflusst wird", was wiederum der Realität entsprach, aber uns Gesundheits- und Krankenschwestern zwecks Ablenkung ganz recht gewesen wäre. Die ersten Stunden bis Mitternacht waren vergangen und unser Energielevel, die Akkustärke, war bereits gesunken. Bei der Patientin im Zimmer 18 verhielt es sich scheinbar umgekehrt. Je weiter der neue Tag voranschritt, umso unsicherer fühlte sie sich in ihrer kleinen Welt im Sonderklassezimmer und umso umtriebiger wurde sie. Mal saß sie in der Dusche, mal spielte sie mit dem rinnenden Wasserstrahl am Waschbecken. Dann lief sie wieder auf den Gang hinaus und suchte, wonach sie eigentlich gar nicht suchen wollte, da sie sichtlich Angst davor hatte! Die verordneten Tabletten, Kapseln und Tropfen hatten ihre Wirkung nur sehr schwach bis gar nicht gezeigt, weshalb diese Nacht zum Albtraum wurde und zum Tag wechselte.

Gegen 06.00 Uhr in der Früh, kurz vor Tagesanbruch, wo im Klinikareal bereits reges Treiben herrschte und viele Menschen in den beginnenden Tagdienst eilten, spitzte sich die Situation zu. Meine liebe Henriette und ich hatten die ältere Frau auf Zimmer 18 gewaschen. Ja ich weiß, Sonderklasse und so, aber in diesem Fall machten wir aus der Not eine Tugend und (...). Die ältere Dame war eben, als einzige auf unserer Waschliste, fertig gewaschen und die gnädige Frau war wieder im Bad am Wasserhahn tätig. Ich ging zurück zum Apothekenzimmer, während Henriette den Pflegewagen aufräumte. Im Radio liefen die Nachrichten und ich richtete die Infusionen her, als ich laut und deutlich hörte, wie jemand verzweifelt meine Namen rief. So rief nur jemand, der dringend Hilfe benötigte, das war mir klar. Es gibt viele Arten von Hilferufen, die, um Aufmerksamkeit zu erhaschen, die, die nicht wirklich rasch Hilfe benötigen, die, die man selbst bestellt hat, um ein elendslanges Gespräch zu beenden, und die, die dringend sind und keinen Aufschub erdulden. Und ein solcher, verzweifelt dringend klingender war dieser von Henriette.

Ich ließ also alles liegen und stehen und lief in die Richtung, von der mein Name so verzweifelt gerufen wurde. Es kam aus Zimmer 18. Die Tür war halb offen und ich sah zwei Personen am Fenster stehen, wobei stehen vielleicht der falsche Ausdruck dafür war, was sich gerade am Fenster abspielte.

Unsere liebe gnädige Frau hatte aus unerklärlichen Gründen, die sie wahrscheinlich selbst nicht genau nennen konnte, ihrer wehrlosen Bettnachbarin den Blasenverweilkatheter entfernt, sich diesen um den linken Unterarm gewickelt und den Katheter-Sack als Handtasche in die linke Hand genommen. In der rechten hielt sie einen Kleiderbügel, den sie als Ausstiegshilfe aus dem Kleiderkasten herausgenommen hatte. Soviel zu ihrem Reisegepäck. Nun hatten ihr ihre inneren Stimmen gesagt, beziehungsweise geflüstert, dass sie aufbrechen oder gar flüchten müsse. Was sie in weiterer Folge dazu bewog, sich das Fenster und nicht die Tür als Fluchtweg zu wählen, entzieht sich meiner Schwesternkenntnis, aber die Ausführung der komplizierten Flucht aus dem ersten Stock war technisch äußert präzise. Wir hatten in unserem alten Haus in der großen Klinik noch Holzdoppelflügelfenster der Marke „Wienerstock". In der Mitte, wo die beiden Flügel zusammenkamen, war eine Metallverriegelung an einer Holzsprosse angebracht, in der sich die beiden Flügel verschlossen. Klingt kompliziert, war aber schön und funktionell, alt, aber gut! Nun war sie ausgerüstet mit Handtasche und Kleiderbügel, hatte das Fenster geöffnet und stieg, mithilfe eines Sessels, mit einem Fuß auf den Heizkörper. Den metallenen Einhängeteil des Kleiderbügels hakte sie dann in die Verriegelung der Mittelsprosse ein. Ich glaube, sie war zum Sprung bereit. In diesem Moment, kurz vor dem fünf Meter steil abwärts führenden Fluchtsprung, kam Henriette ins Zimmer, um noch einmal Nachschau zu halten. Geistesgegenwärtig lief sie zum Fenster und hielt die Patientin am Nachthemd und an der linken Hand(-tasche) fest. Dann rief sie, aus voller Resonanz und was ihre Stimmbänder von der Lautstärke her in dieser Lage waren zu produzieren, meinen Namen. Denn an ein Loslassen, um die Notrufglocke zu drücken, war nicht mehr zu denken.

Als ich da an der Tür stand, traute ich meinen Augen nicht. Henriette hielt diese, in ihren Gedanken und Werken verrückte Frau fest, und sie, die in ihrer Verwirrung schreiende und kreischende Patientin, trat ihr wiederum mit dem rechten Bein in den Bauch, um von ihr loszukommen.

Meine instinktive Reaktion war Gott sei Dank richtig und wirksam. Ich ließ einfach die Rollläden herunter, um ihr damit den Fluchtweg abzuschneiden. Ha! Daraufhin begann sie zu schreien. Laut! Ein nahezu verzweifelter Schrei. Als wir sie wieder auf den „Boden der Realität" zurück heruntergeholt hatten, kratzte sie uns als Dank dafür, trat um sich, zwickte, boxte, spuckte und verpasste uns schlussendlich beiden eine Ohrfeige. Aber eine saftige!

Dann war Schluss mit lustig. Wir telefonierten mit dem Oberarzt, der von ihr ohnehin unsanft aus dem Schlaf geschrien wurde und bereits zu uns unterwegs war. Einen Nadelstich und eine kleine Spritze später war dann das Ende der Flucht absehbar. Später kamen zwei Männer mit einem Rettungsauto und nahmen sie mit. Wir zwei Geohrfeigten waren bis zu diesem Zeitpunkt allerdings schon außerhalb ihrer Reichweite und außer Dienst.

Es gibt Übergriffe, in denen sogar die Nationalität und die Herkunft der betroffenen Person eine gewisse Rolle spielen. Wo ausländische Schwestern und Reinigungspersonen, trotz Fleiß und Genauigkeit, bei ihrer Arbeit diskriminiert werden oder ausländische Patriarchen als Patienten, die sich weigern, mit weiblichem Personal zu sprechen!

Zwei erwachsene Männer aus zwei verschiedenen Ländern, die miteinander im Kriegszustand waren, hatten sich in einem Zimmer solange angefeindet, bis man sie auseinanderlegen musste! Alle Achtung! Da flüchten zwei Männer aus ihrer kriegsgeschädigten Heimat in ein friedliches Land, werden dort kostenlos im Krankenhaus versorgt und therapiert und beginnen gerade dort eine neue Fehde? (...)!? Raufhandel, gefährliche Drohungen, nächtliche Begattung eines Achtzigjährigen, der den Nachbarpatienten mit seiner Frau verwechselt hatte und diesen im testosterongesteuerten Zustand bestieg. Einen delirianten Patienten, der mit einem Infusionsständer eine Schwester attackierte und niederschlug, ein Waschbecken aus der Verankerung riss und damit ein ganzes Stockwerk in Angst und Schrecken versetzte ... und wir Schwestern, wir waren mittendrin!

Der Kuss

Jung und verliebt war wohl jeder von uns schon einmal, zweimal, dreimal
... Ich war es mit zwanzig ständig. Die verschiedenen Jahreszeiten spielen im
Zusammenhang mit dem Verliebtsein bestimmt eine nicht unbedeutende Rolle, denn immer, wenn es Frühling wird, dann (...). Anders als im Winter, in dem
sich alle in ihre geheizten Wohnzimmer zurückziehen, fordert das Frühjahr
uns und unsere Hormone heraus. Es stimuliert. Wirkt irgendwie anreizend,
belebend, erfrischend, einfach juhu, oder? Mit dem Monat Mai kam auch
ein neuer Schwung an Schwesternschülerinnen auf die Stationen in unserer
Abteilung. Zwei in den dritten Stock, drei in den zweiten Stock und eine zu uns
in den ersten Stock.

Was die anderen Schwesternkolleginnen und erst recht meine Chefin
nicht wussten, war, dass ich diese eine Schwesternschülerin bereits sehr gut
und näher kannte. Was ich persönlich nicht wusste, dass sie, an diesem Tag,
zufällig unserer Station zugeteilt wurde.

Nun, „der Mai war gekommen, die Bäum' schlugen aus ...", und eben auch
meine sonst ganz normalen inneren Werte.

Liebe, Lust und Leidenschaft, Amor, Pfeil und Bogen, Sinnlichkeit und
Zuneigung, Pheromone, Bienchen und Blümchen, akzessorisches System
und Schmetterlinge im Bauch, dafür war bei uns auf der Station kein Platz.
Zumindest nicht offiziell. Für die Einhaltung der offiziellen Seite gab es auf
den verschiedenen Stationen einen Sittenwächter, dessen Funktion zumeist
die zugeteilte Oberschwester oder Stationsschwester innehatte. Inoffiziell
und hinter ihrem Rücken lief natürlich vieles anders ab. Da hatte nicht nur die
Liebe, sondern auch die Lust und die Leidenschaft ihre Chancen. Hinter verschlossenen Dienstzimmertüren hatte sich, wie wir jungen Schwestern von
den älteren in Erfahrung bringen konnten, immer schon so einiges abgespielt.
Auch unsere Reinigungsdamen, oder wie wir heute sagen, unsere Raumpfle-
gerinnen, konnten spannende und diskrete In-flagranti-Geschichten erzählen.

Mir als männliche Krankenschwester blieb dieser Luxus, der zur Entspannung dienenden Zimmerstunde stets verwehrt. Wobei so manche weibliche Kollegin schon das eine oder andere Eintritts- oder Aufenthaltsrecht in
bestimmten Dienstzimmern genoss. Von wegen Gleichbehandlungsgesetz!
Aber was soll's, der Neid zählte nie zu meinen Lastern, und in schwesterlicher

Verbundenheit konnte dieser Nachteil, die ehrenhafte Verschwiegenheit, so manches Mal sogar in einen Vorteil umgewandelt werden.

Es geht um den Kuss. Den einen besonderen, den leidenschaftlichen Kuss in der Dienstzeit.

Es gibt ja viele Küsse. Mehlspeisen, die diesen schönen Namen tragen sind oft süße kalorienreiche Verführer. Die anderen, die echten, die die Lippen zweier Menschen aneinander führen und den Himmel auf Erden spürbar machen, sind nicht minder verführerisch.

Lange, intensive, heilende, prickelnde, mit und ohne (...) – offenen Augen (!), leichte, feste, erotische, öffentliche, geheime, offizielle, berührende, nichtssagende, vertraute und viele andere Küsse sind nicht nur uns Krankenschwestern hinlänglich zu jeder Tages- und Nachtzeit bekannt, aber eben nur hinter dem Rücken der ersten Instanz erlaubt. Dieser besagte, spezielle Rücken, hinter dem sich solche unsittlichen, aber herrlichen Dinge abgespielt haben, war der, der Schwester Oberin, unserer Chefin, oder genauer gesagt, von unserer unausweichlichen Autorität auf der Station. Solcherlei Schwestern gab es zu meiner Anfangszeit noch sehr viele. Sie waren flächendeckend über alle Stationen und Bereiche verstreut. Dienstlich gesehen hatte diese Art Sittenwächter-Autorität natürlich seine Berechtigung, war aber aus meinem eigennützigen humanitären Blickwinkel recht kontraproduktiv. Gott sei Dank gibt es da diese mehrtägigen Betriebsgemeinschaftsausflüge, aber das ist wieder eine andere Geschichte.

Natürlich hatte diese notwendige Autorität auch ihren Vorteil, denn in so mancher Notsituation und Gefahrenstunde tut es gut, einen Silberrücken hinter sich zu wissen. Nur das liebliche, zarte und leidenschaftliche fand einfach keinen Platz und durfte im Personal aus ihrer Sicht auch keinerlei Duldung finden. Amor hatte trotz Verschwiegenheit und Datenschutz einfach keine Chance. Versucht haben wir es immer und immer wieder, aber der Neid mancher Kolleginnen, die so gut wie immer ungeküsst schlafen gingen, brachten meist einen Informationsfluss in Richtung Schwester Oberin ins Rollen. Im Umgang mit Vergehen solcher Art kannte diese Schwester der Barmherzigkeit keine Gnade und konnte derart unbarmherzig werden, dass es ein Graus war!

Ein kleines Techtelmechtel, eine Liebelei oder gar ein „Gspusi" unter Schwestern und Ärzten und erst recht zwischen Schwestern und Ärzten wurde nicht nur nicht gerne gesehen, sondern zog auch Konsequenzen nach sich. Das intrigant belächelnde Gerede der anderen, die es nicht versucht oder geschafft hatten, ein Gspusi zu haben, war hingegen nur ein schwacher Abglanz dessen, was uns von unserer Chefin erwartete.

Dennoch war es aber immer und jederzeit einen Versuch wert. Wenn ich den Worten von so manchen damaligen Herrn von Oberärzten meinen Glauben schenken darf, war die Enttäuschung einer versäumten Chance größer, als die Rache der „Alten". Nur nicht erwischen lassen, denn dann, ...! Wehe dem, der hemmungslos und freizügig ein „Shades of Grey" im Krankenhaus veranstaltet. Wehe dem! Wehe mir!

Einem Ärztepärchen unserer Station erging es da gerade so. Ihr Verhältnis (sie waren die einzigen, die sich als Mann und Frau im Haus, nämlich im Krankenhaus, ein Dienstzimmer teilten) war unserer Chefin ein drückender Dorn im Auge, was sie den beiden durchaus spüren ließ. Auch wenn sie in den Bund der Ärzteschaft keinen weitreichend wirkungsvollen Einfluss besaß und unser damaliger Herr Primarius diese Verbindungen, egal von welcher Dauer sie waren, zwar bemerkte, aber als positive Art der Personalentwicklung hinnahm, in dem er zwar ein ernstes Gesicht machte, aber innerlich zustimmend lächelte, so konnte sie doch mit ihrer Gehässigkeit immer wieder kleinweise punkten. Dabei ist die Liebe etwas so Positives, auch die körperliche! Sie lässt dich deine Sorgen vergessen, und die Arbeit macht, auch wenn sie in rauen Mengen vorhanden ist, immer noch Freude. Also war unsere Chefin, was dieses Thema anbelangte, kurz gesagt eine ziemliche Spaßbremse. Ein *Amor Killer.*

In meinem Fall hatten wir es mit einer bereits bestehenden jungen zarten Liebesbeziehung zu tun, die auch privat bereits zur Schaffung gemeinsamer Räumlichkeiten geführt hatte und sich über einige Wochen ganz gut hielt. Die hübsche junge Schwesternschülerin im zweiten Bildungsweg und ich, wir teilten uns bereits Tisch und Bett und alle Dinge, die man sich sonst so anschafft, in einer wachsenden Beziehung. Menschlich gesehen waren wir bereits ein L/liebes Pärchen. Ich, der junge Diplompfleger, und sie, nach Abbruch einer anderen höheren Schule, in Ausbildung zur diplomierten Krankenschwester. In Ausbildung und deshalb wieder im Schüler-Modus, aber glücklich. Ein Verliebtsein zweier Menschen, wie es das überall, tagtäglich tausende Male gibt.

Glücklich bis zu jenem Tage, an dem sie in ihrem Praktikumseinsatz jener Station zugeteilt wurde, auf der auch ich seit einem knappen Jahr beschäftigt war. Schon das Bekanntmachen und das Händeschütteln empfanden wir als ausgesprochen ungewöhnlich, waren wir doch in der Früh noch aus demselben Bett aufgestanden. Aber es war notwendig, denn der Versuch meiner Freundin, sich bei der Verteilung im Hause für eine andere Station zu melden, schlug fehl und so mussten wir uns diesem spannenden Spiel und zugleich Wagnis aussetzen. Außerdem war ihr Vater ein Universitätsprofessor der Chirurgischen Abteilung und mit seiner „aufmüpfigen" (querdenkenden) Tochter, die noch dazu sein Geld benötigte, überfordert. Diese Situation war emotional ausgereizt und zumindest inoffiziell bekannt. Die ebenfalls inoffizielle Verbindung mit mir war in diesem Fall wenig hilfreich und musste deshalb unter allen Umständen als „Psst-psst-Beziehung" geführt werden. Meinem gerade erst druckfrischen Fixvertrag wäre es ehrlich gesagt auch nicht besonders dienlich gewesen. Junge Liebe, junge Triebe und das alles nur im stillen Kämmerlein? Das wichtigste Gebot: „Nur ja niemandem etwas davon sagen, nur nichts anmerken lassen." Ab und zu ein liebvoller Blick im Vorbeigehen, ein Augenzwinkern und ja nicht mehr! Die sensiblen und überaus aufmerksamen, neugierigen Augen der ungeküssten Kolleginnen lauerten bereits hinter der nächsten Ecke. Die Prämisse, „Vorsicht ist die Mutter der Porzellankiste", hatte oberste Priorität. Wir konnten es relativ gut verbergen, bis zu jenem Montagmorgen im Mai. Ich hatte wieder einmal Nachtdienst und schlief deshalb tagsüber. Einen sogenannten „Dreifachen" hatte ich ausgefasst. Was meinem Geldbörserl zwar gut tat, aber dem Hormonhaushalt einer jungen männlichen Krankenschwester in keiner Weise. Meine Freundin hatte die am Dienstplan dazwischenstehenden Samstag- und Sonntag-Tagdienste. Wir sahen uns dementsprechend drei Nächte und zwei Tage lang nicht. Gut, bei den kurzen Dienstübergaben natürlich schon, aber das war ehrlich gesagt eher mit einem Anzünden eines Streichholzes und dem sofortigen Ausblasen der Flamme zu vergleichen. Trotzdem hieß es aushalten und durchhalten. Kein Wort zu irgendjemandem. Die bescheidenen drei Nächte und zwei Tage dazwischen der absolut tatenlosen Liebe vergingen fast schmerzhaft langsam.

Da auf einen Sonntag zumeist ein Montag folgt und auch dieser von meiner lieben Freundin als tadelloser „Dienst-Tag" begonnen wurde, lag eine gewisse Vorhersicht in der Luft. Nämlich die Vorhersicht, dass wir uns auch an diesem Montag erst gegen Abend wieder sehen würden. Menschen in Liebesbeziehungen können in ihrem Handeln allerdings sehr kreativ werden, weshalb ich mir natürlich etwas ausgedacht hatte, was unser Getrenntsein ein wenig abkürzen sollte. Das kleine Teufelchen auf meiner Schulter, das freudsche „Es", unterstützte mich in meiner Überzeugung, nicht mehr länger warten zu wollen, und obwohl mein freudsches „Über-Ich" auf Zeit spielte und mir Geduld als eine gute Tugend einreden wollte, ließ ich dann doch ganz gerne mein „Es" gewinnen und dachte mir folgenden, in der Theorie relativ unspektakulären Plan aus. Mit Hilfe eines kleinen Spickzettels den heimlichen Treffpunkt auf Station ausmachen, wo man später ungestört (…)! Diesen unbemerkt beim morgendlichen Händeschütteln übergeben. Das war die einfachste und beste Möglichkeit, wie ich meinte.

In dieser Nacht verging die Zeit sehr langsam. Extrem langsam. Aber sie verging. Der Morgen graute und die Montagsmannschaft, die aus Schwestern und Schwesternhilfsdiensten bestand, kam. Auch meine Freundin, Gott, sie sah bezaubernd aus. Einfach heiß und sexy in diesem Schwesternkleid, das damals auch Schwesternschülerinnen anhatten, ohne sich dabei (im Gegensatz zu heute) zu wenig gleichberechtigt vorzukommen. Jetzt nur ja aufgepasst, dass der Zettel auch beim Shakehands in ihrer Hand bleibt, sonst fliegen wir auf, dann ist es vorbei und Schluss mit lustig. „Guten Morgen. Guten Morgen. Hallo. Guten Morgen." Gott sei Dank, es hat geklappt. Unbemerkt, wie ich hoffte, blieb er in ihrer Hand. Keiner hat's bemerkt. Nur sie. Und sie hat sich's nicht anmerken lassen. Dienstübergabe. Noch 20 Minuten Konzentration. Sie sitzt in der zweiten Reihe und öffnet den zusammengelegten Zettel. Jetzt liest sie. (... – ...) Konzentration männliche Schwester, Konzentration!

Was auf diesem Zettel stand, war keine poetische Dichtung, kein lieblicher Text. Nicht einmal eine romantisch verklärte Anrede war drauf, auch wenn sie Platz gehabt und der Adressatin wahrscheinlich gefallen hätte. Da stand nur gut leserlich der Ort, an dem das heimliche Treffen stattfinden sollte, nämlich: „Hinterher im Inhalier-Zimmer G." Vier Worte, die nicht einmal einen richtigen Satz bildeten. Ohne richtige Satzstellung, ohne auch nur einen Ansatz, die Rechtschreibung zu berücksichtigen. Mehr stand da nicht geschrieben. Mehr war darauf nicht zu lesen. Mehr sollten diese Worte auch gar nicht aussagen. Am ehesten wäre da noch etwas aus diesem „G." (G-Punkt) herauszulesen gewesen, aber das ist ein anderes Kapitel. In meinem Fall handelte es sich nur um den Anfangsbuchstaben meines Vornamens und nicht mehr. Sie verstand die Botschaft, und mehr wollte ich an diesem Morgen auch nicht erreichen, und ich denke, wir freuten uns beide schon sehr auf unser „Hinterher im Inhalier-Zimmer. G.".

Endlich war meine Dienstübergabe fertig, schnell verabschieden und Tschüss und ... umziehen. Dann ab in Richtung ... Ausgang. Links der Lift, rechts das Stiegenhaus und geradeaus die Tür zum Inhalierzimmer. Vorher holte ich mir noch zum Anschein mein „Körber'l" in der Teeküche.

Je weniger man nach links, rechts oder zurückschaut, umso unauffälliger wirkt man. Schnurstracks geradeaus, Tür auf und hinein. Noch war ich allein im Inhalierzimmer. Ein Raum, der übrigens wirklich so genannt wurde und in dem alles aufbewahrt wurde, was sonst nirgendwo Platz hatte. Rollstühle, kleine Lasten- und Servierwägen, Sauerstoffflaschen, Schachteln, Zubehör und auch Reservebetten.

Die Tür ging auf, sie huschte herein und machte die Tür hinter sich sofort wieder zu. Bereits durch den Blickkontakt war die Luft so voll Spannung, dass man damit eine Hundert-Watt-Glühbirne zum Erleuchten gebracht hätte. Endlich! Endlich waren wir wieder hormongesteuert. Wir zwei, unsere Hände und was sich eben sonst noch so alles bei einer Umarmung berührt. Alles in allem blieb die Sache im katholisch verträglichen Rahmen, zumindest nach unserem damaligen Ermessen. Ein Kuss, zwei Küsse und wenn man dazwischen keine Pause macht, dann wird ein seeehr laaanger, intensiver und inniger Kuss daraus. Mit und ohne! Eigentlich wäre die Geschichte jetzt und hier an dieser Stelle aus und eine Mischung aus Romantik und Erotik hätten uns ein Gefühl von Zufriedenheit gegeben, wäre da nicht ... Ja wäre da nicht genau in diesem Moment, in dem alles „sehr schön war" und „der uns sehr gefreut hat", die Tür zum Inhalierzimmer erneut aufgegangen. Nur wenig, einen Spalt breit, sodass uns der oder die Betreffende zwar gesehen hatte, aber wir nicht erkennen konnten, um welchen Spion es sich hierbei handelte.

Mit dem langen, intensiven Kuss und dem Hauch von Erotik war es schlagartig vorbei. Ich versuchte in Richtung Tür etwas zu kommunizieren, um die prekäre Situation ein wenig zu mildern. Im Nachhinein betrachtet gelang es mir zwar nicht, aber zumindest hatte sich unser anonymer Türöffner dadurch zu erkennen gegeben. Weder peinlich berührt, noch von einer entschuldigenden Selbsterkenntnis befallen, musterte die bewusst eingedrungene Schwesternkollegin uns beide und äußerte sich daraufhin in einer unmissverständlichen Art und Weise und einem abschätzigen Tonfall mit dem kurzen und schnell gesprochenen Wort: „Aha!"

Dieses „Aha" sprach Bände und führte auch zum großen Knalleffekt, wie nach dem Entzünden einer Rakete. Noch standen wir da, hielten uns in Händen und die liebe kollegiale, diplomatische Frau Diplomkrankenschwester in der geöffneten Tür. Sonst stand da niemand und es sah uns sonst auch weit und breit niemand dabei zu, wie wir beide in eine leichte Schamesröte verfielen. Ja natürlich war es uns anzusehen, dass wir etwas miteinander zu tun hatten, und das nicht nur beruflich, und dass keiner von uns beiden dazu gezwungen worden war, sondern alles aus freiem Willen und voller Hingabe geschah. Die Situation war eindeutig. Harmlos, aber eindeutig und das war für diese nette Kollegin Anlass genug, sich in Richtung barmherzige Schwester Oberin eiligst davonzumachen.

Eine bescheidene Situation, wie sie in diesem Fall im Buche steht, aber

eben passiert und nicht mehr rückgängig zu machen war. Die angezünde-
te Lunte brannte, (b)rannte bereits ins Büro unserer Chefin und wir warteten
nur noch auf den „Bums" mit oder ohne Leuchtkraft! Wir wussten zwar, dass
uns die Druckwelle dieses „Bums" erreichen würde, nahmen aber vorerst keinen Anteil an dem entstandenen Flächenbrand, den die Rakete ausgelöst
haben dürfte. Wir schlüpften besorgt, aber nicht hoffnungslos, nach einem
Abschiedsküsschen zurück in unsere Rollen, die wir schon zuvor erfüllt hatten, nämlich in die heimgehende männliche Nachtschwester und die diensthabende Schwesternschülerin.

Mein Tag verging, in dem ich zwischen Sofa und Bett hin und her wechselte und angespannt auf sie wartete. Der Vormittag ging in die Mittagszeit über
und sehr schleppend brachen auch die Nachmittagsstunden an. Gegen 15.00
Uhr kam sie dann nach Hause. Sie war nicht besonders gut gelaunt und auch
nicht gut auf mich zu sprechen. Wieso eigentlich? Was war denn Großartiges
passiert? Wem etwas zugestoßen? Niemand wurde durch diesen harmlosen
Kuss verletzt oder in Mitleidenschaft gezogen! Gut, das mit der Mitleidenschaft
war so eine Sache. Bemitleidenswert waren sie eigentlich schon, die ungeküssten weiblichen Wesen, die eine gewisse Art Unheil auslösen konnten.
Dieses Unheil hatte meine Freundin heute zu spüren bekommen. Ihren Ausführungen zufolge, hatte sich an diesem Arbeitstag alles um sie gedreht. Um
sie, als sittenwidrige küssende junge Schwesternschülerin, die sich scheinbar
nach wenigen Arbeitstagen schon auf die fremde, männliche Krankenschwester gestürzt hatte. Und noch dazu direkt auf der Station. Verwerflich!

Im Inhalierzimmer, in der Dienstzeit! „Eine besonders verwerfliche und
prekäre Situation" wäre das, „in die sie und ich unsere Station und unser Pfle-
geteam gebracht hätten", sagte ihr unsere Schwester der Unbarmherzigkeit.
Und dass sie nicht nur „den Vater, sondern wahrscheinlich auch die Schul-
leitung" darüber informieren müsse." Was zwar nur als abschreckende verbale Äußerung dienen sollte, aber gemein und treffend war! Noch gemeiner
und treffender waren dann bis zum Dienstende die abschätzigen Blicke der
anderen, vom Spion informierten ungeküssten Personen der Dienstmannschaft. Einfach gesagt wurde sie verbal und nonverbal schikaniert, belehrt
und schließlich auch abgemahnt. Nur unser Herr Oberarzt, der ältere, der
hatte sie wohlwollend und mit einem netten Augenzwinkern am Gang und
im Apothekenzimmer gegrüßt. Und das alles wegen eines ehrlichen, innigen
intensiven Kusses, der zwei Menschenherzen erfreut hatte!

Was, wenn ich jemanden dabei erwischt hätte bei so einem Kuss? Wie
hätte ich reagiert? Sicher nicht so neidvoll und zielstrebig in Richtung Miss-

gunst und Verrat. Gefühlvoll still und leise hätte ich den charmanten Abmarsch angetreten. Einen Rückzug, im Sinne der Ehre hätten mir mein „Es" und mein „Über-Ich" geraten. Und mein Ich wäre damit richtig gelegen. Aus diesem und zahlreichen anderen Gründen fühlte ich mich im Recht des Verliebten und ging deshalb auch erhobenen Hauptes in meinen nächsten Dienst. Es war ein Spätdienst, der um 10.00 Uhr vormittags begann. Der Zeitpunkt, an dem gerade die meisten Bediensteten auf der Station anwesend sind. Pflege, Ärzte, Reinigung, Patiententransport und Botendienste. Was nun folgen sollte? Ein Spektakel für die, die es mitbekommen wollten, obwohl es sie so rein gar nichts anging, und auch für die, die es gar nichts anging und es unfreiwillig dennoch mitbekamen. Gleich zu Dienstbeginn wurde ich unter besonders netten Umständen in dieses, vom Personal unbeliebte fast gefürchtete Büro der Schwester Oberin eingeladen. Zwar sachlich und höflich, aber dennoch eindringlich und bestimmt. Die Bürotür blieb, aus welchen Gründen auch immer, halb offen stehen. So konnte jedermann auch ohne zu lauschen zuhören und mitbekommen, was für ein unguter, sonderbarer, aufdringlicher, beschämender, rücksichtsloser und was weiß ich noch alles dementsprechend niederträchtiger Verführer ich war. Wobei die erdrückende Abmahnung durch das Wort „Verführer" schon eher wieder einen positiven Touch bekam. Mein Vater oder auch unser älterer Herr Oberarzt wären in diesem Moment sicherlich sehr stolz auf mich und meinen Titel gewesen. „Die Tochter (meine Freundin) eines renommierten und hochgeschätzten Chirurgen, die hier bei uns ihr Schwesternpraktikum zu absolvieren hatte, in so eine Situation zu bringen und (…)." Donner und Blitz fuhren in Form verbaler Gewalt auf mich hernieder und es musste für so manche Zuhörende eine Genugtuung gewesen sein, zu sehen, wie klein ein Mensch in Grund und Boden geschimpft werden kann. Andere wieder, nämlich die, die auf meiner Seite waren, werden sich gedacht haben: „Herr, erbarme dich seiner". Einer davon, mein väterlicher Freund, der erste Oberarzt, kam ins Apothekenzimmer herein und bekam verspätet mit, wie sie die Schimpforgie an seinem „Buben", der sich weder rechtfertigen noch etwas einwenden durfte, vollzog. Er äußerte sich zwar vorerst nicht dazu, aber erkannte den Unmut und die Ungerechtigkeit. Er konnte die beiden Un-Wörter gut auseinanderhalten, blieb diplomatisch im Hintergrund und wartete ab. Mit einer recht eindeutigen Handbewegung meiner Chefin, die aus ihrem Büro zeigte, wurde mir von ihr unmissverständlich mitgeteilt, dass ich diesen Raum nun zu verlassen und an meine Arbeit zu gehen hatte.

„Jo mei, was machst du in so einer Situation?" Am Besten so tun, als wäre nichts gewesen! An die Arbeit gehen und nicht daran denken, was natürlich leichter gesagt und geschrieben, als in der Realität umsetzbar ist. Es drückt, es rumort, man denkt, man sinniert, man ist vorsichtig, aber auch angefressen und erbost! Natürlich hat mir in diesem Moment keiner aus der Dienstmannschaft auch nur die geringste Hilfe angeboten oder anbieten können, denn dann wäre die Chefin mit eiserner Hand drübergefahren. Aber inoffiziell und in Abwesenheit gewisser Kolleginnen hatte ich mehr Unterstützer an meiner Seite, als ich dachte, und das hat mich, menschlich gesehen, bestärkt und bekräftigt. Es war ja überhaupt so, dass, wenn die Chefin anwesend war, sich aus Sicherheitsgründen vieles im Hintergrund abspielen musste. Wenn sie und ihre Informanten, Spitzel und Lobbyisten endlich einmal nicht da waren, konnte sich eine relativ freie und angenehme Stimmung verbreiten. Aber das war nicht nur bei uns so. Dieses Katz-und-Maus-Spiel gibt es überall, und wenn dann „die Katze außer Haus ist, haben die Mäuse Kirtag".

Frei, aber auf eine unangenehme Art, war ich ab dieser beidseits freiwilligen Kussaffäre nun aber privat. Warum? Na weil sich die Tochter vom Herrn Professor dazu entschloss, sich mir und meiner ausweglos scheinenden Situation nicht mehr anzuschließen und kurzerhand mit mir Schluss machte. Ungeküsst! Die Chefin war an diesem Tag auf jeden Fall so voller Wut und Zorn wegen dieses lächerlichen Kusses, dass ich ihr gut und gerne aus dem Weg ging. Man merkte ihr schon von Weitem ihren persönlichen Ausnahmezustand am Gesicht und an ihrer Körperhaltung an. Dieser konnte ihrer Meinung nach nur dadurch beendet werden, in dem man mich, als glanzloses Stück, als Störenfried, akkurat, schnell und egal unter welchen Umständen, sofort loswird. Begeistert von ihrer Idee besprach sie sich mit unserem/meinem Herrn Oberarzt und bat ihn um Mithilfe, wobei seine Mithilfe in erster Linie darin bestand, mich fürs Erste aus der Schusslinie zu bringen, was er schlussendlich auch tat. Je weiter weg und je länger, umso besser für sie und den sogenannten Ruf der Station. Ich glaube, am liebsten wäre es ihr gewesen, wenn ich gleich dortgeblieben wäre. Mit dort war das ferne, gebirgige und schöne Land Tirol gemeint. Eine Art Wandlungsprozess sollte ich dort durchmachen. Von der ungeliebten, gefräßigen, nimmersatten Raupe zum nützlichen Schmetterling werden. In Tirol, da würden mir diese Liebeleien und Faxen schon vergehen, meinte sie, unsere Chefin. Mein Oberarzt dachte in eine andere Richtung, eine Richtung mit guter Luft zum Atmen und der Möglichkeit zur Rückkehr.

„Ich sollte eben diese andere (Gebirgs-) Luft schnuppern und auf andere Gedanken kommen. Mich auf meine spezielle Facharbeit besinnen und konzentrieren können. Nach vollbrachtem *Praktikum* dann, wenn wieder Gras über die Sache gewachsen ist, auch wieder in die Heimat zurückkehren und dort weiterleben und die Mädchen lieben, wie zuvor." So oder so ähnlich lauteten seine mir wohlwollenden, charakteristisch spitzbübischen Worte in einem Vier-Augen-Gespräch. Ein Gespräch, das die junge männliche Krankenschwester wieder aufatmen ließ.

Unser Herr Oberarzt intervenierte seinerseits in Tirol bei einem seiner Studienkollegen, und siehe da, am nächsten Dienstplan stand es schon gut leserlich. 14 Tage praktischer Erfahrungsaustausch in einer Spezialabteilung. Aber in einer vom Oberarzt bestimmten! Am nächsten Ersten war ich schon unterwegs, mit einem kleinen Koffer und einem Blech. Einem Backblech, mit Abdeckung und zwei blauen Plastikgriffen. Der Inhalt? Der Inhalt des Koffers war unspektakulär. Wäsche für die nächsten vierzehn Tage und meine Dienstwäsche. In der kleinen Blechbox allerdings war ein mit Zuckerstreusel bestreuter Zwetschkenfleck, als süßer Gruß und als Einstand zum Wandlungspraktikum. Jetzt könnte jemand den Einwand haben, dass es im Wonnemonat Mai beziehungsweise im darauffolgenden Juni noch keine Zwetschken gibt. Ihnen sei gesagt, dass auch eine männliche Krankenschwester ohne weibliche Haushaltsführungskraft einen ordentlichen Haushalt führen kann, indem sie unter vielen anderen Dingen im Tiefkühlfach auch gefrorene und halbierte Zwetschken für solche außergewöhnliche Situationen parat hat. Diesen Haushalt, meine kleine Wohnung in einer Gartensiedlung, hatte ich Gott sei Dank noch nicht aufgegeben, sonst wäre ich nach der Kussaffäre wieder auf der Straße gestanden, samt den halbierten Tiefkühl-Zwetschken.

Wie gesagt, war ich mittlerweile als *Freier*, pardon, als freier Mensch unterwegs ins Land Tirol. Mit dem Zwetschkenfleck aus Hefeteig und Zuckerstreusel oben drauf! Wie ein steirischer *Andreas Hofer der Neuzeit* war ich unterwegs. Nur mit dem Unterschied, dass man ihn in Mantua und mich im Inhalierzimmer erwischt und verraten hatte. Er auf der Fahrt zurück sicherlich keinen Zwetschkenfleck bei sich trug, aber ich dafür nicht erschossen wurde.

„*Tirol isch* (eben) *lei oans, isch a Landl a kloans, (...),
isch mei Weh und mei Wohl*" ...

Ich reiste mit dem Zug und kleinem Gepäck. Ankunft am Hauptbahnhof Innsbruck am späten Nachmittag. Der für dieses Land der Berge und Gletscher ungewöhnliche warme Wind erinnerte mich sofort an zu Hause, ließ aber, wegen der Kussaffäre, keine Wehmut oder Heimweh aufkommen. Nun

gut, dachte ich mir, auf zum Busbahnhof und auf zu dieser neuen und vorübergehenden Wohnadresse, gleich neben dem Inn, die ich mir auf einen
Spickzettel aufgeschrieben hatte.

Natürlich wäre anstelle des Busses auch ein zielstrebiger Taxifahrer da
gewesen, aber für einen verstoßenen, vogelfreien und schamlosen *Küsser*
schickt sich ein so vornehmes Fahrzeug nicht. Der gehört in den öffentlichen
Verkehr. Diese banale schicksalsreiche Entscheidung war auch mein persönliches Glück, wie sich im Nachhinein herausstellen sollte. Denn dieser Bus, in
dem ich saß, hielt an, wo er immer anhielt, an einer für ihn vorgegebenen Hal-
testelle eben. Noch einige hundert Meter entfernt von meinem für mich unbekannten, aber reservierten Zimmer und Nachtquartier. Eine junge Frau stand da
neben mir im Bus und wollte ihrem Ansinnen nach auch dort aussteigen, wo für
mich Endstation war. Ein schöner Zufall. Sie hatte zwei schwere Einkaufstüten
zu tragen und weil beim Aussteigen so ein Gedränge an der Bustür herrschte,
fiel ihr irgendetwas zu Boden. Ich stellte meinen Zwetschkenfleck zur Seite,
hob das gefallene Etwas auf und gab es ihr in die Tüte zurück. Ich schaute sie an, sie schaute mich an und dieses kleine Stück irgendetwas, das ihr
zuvor hinuntergefallen war, wurde nun zum *Blicke-verbindenden-Irgendetwas.*
Irgendwie und irgendwas ließ diese beiden Blicke nicht voneinander weichen.
Sie sagte „danke", ich sagte „bitte sehr", und aus einem Moment wurde noch
ein zweiter, längerer Moment und mehr brauchte es am Anfang noch nicht.
Sie trug eine Kuhflecken-Lederhose! Erklärend muss man heute dazu sagen,
dass zu dieser Zeit gerade das Lied „Mathilda, Mathilda, du wunderschöne
schwarzweiß g'fleckerte Kuah", populär war. Mathilda wurde im Radio rauf und
runter gespielt und die Mode richtete sich dementsprechend und für kurze Zeit
danach. Mir gefiel, was sich in dieser Kuhflecken-Lederhose befand. Von Kopf
bis Fuß gefiel sie mir, und wie. Selbstverständlich alles Ansichtssache und eine
rein subjektive, männliche und persönliche Betrachtungsweise. Zumindest war
der erste Eindruck ein außergewöhnliches *„Wow".* Alles, was sie sagte und wie
sie sich dabei verhielt, war stimmig für mich. Ihr Look und wie sie sich bewegte
wirkte total sexy. Auf die Gefahr hin, dass diese Gedanken etwas chauvinis-
tisch ausgeführt klingen, egal, mir gefiel, was ich sah. Außerdem hätte sie sich
ja umdrehen und fortgehen können. Tat sie aber nicht! Was die daraufhin folgende Tatsache unterstrich, dass wir uns noch näher kennenlernen würden,
diese Kuhfleckenhose tragende junge Dame und ich. Wer dieses hormonelle
Verhalten von damals nicht versteht, dem kann ich an dieser Stelle auch nicht
weiterhelfen, da mein „Über-Ich" nicht näher darauf eingehen möchte, obwohl
mein „Es" darauf drängt. „Ich" war auf jeden Fall von Kopf bis Fuß begeistert!

Natürlich schaute sie mich, den jungen fremdem Mann mit leichtem Gepäck und einem Mehlspeisblech in der Hand, etwas verwundert an. Aber, da wir drei nun in ihrem Blickfeld waren und es auch für eine längere Zeit blieben, nutzte ich die Gelegenheit und sprach sie an. Charmant, höflich und mit einer souveränen Hilflosigkeit, die nicht gespielt war. „Bist du hier zu Hause?" Aus einem Ansprechen wurde ein um den Weg fragen und darauf folgte bereits der Austausch der Namen, Adressen und Interessen. Eine Winwin-Situation, wie sich später herausstellen sollte. Sie war auch aus einem anderen Bundesland und alleine hier. Aus Mistelbach, um genau zu sein, und schon vor einigen Tagen angereist. Und „Hey, wie verrückt ist das denn", sie absolvierte ebenfalls ein Praktikum hier in der Landesklinik, nur eben auf einer anderen Abteilung und nicht wegen einer Kussaffäre. Sie kannte sich in der Stadt schon ein wenig aus, sodass sie zielstrebig auf diese, meinem Zettel stehende Adresse losmarschierte. Kein Kunststück, war es doch dieselbe wie ihre. Gleiches Haus, gleicher Eingang, dasselbe Stockwerk, nur die Zimmernummer war leider eine andere. Schade!

„Nun, Schicksal, ich fordere dich heraus!" Und siehe da, es ließ sich tatsächlich herausfordern. Und ich nahm an. Mein „Über-Ich" war anfänglich etwas skeptisch, aber das verlor sich später wieder. Auf jeden Fall waren wir auf derselben Welle und hatten uns, ohne zuvor zu suchen, gefunden. Da waren begeisterte Blicke, gegenseitiger Wortwitz und beidseitiges Interesse.

Unser Quartier war, im Gegensatz zu meiner Depressionskammer in der Billrothgasse 18a, in einem architektonisch wunderschönen Altbau, flankiert von schattenspendenden Bäumen mit Singvögeln auf dem Geäst und gesäumt von kleinen Vorgärten mit Wiesen, Blumen und Bienen. So liebreizend, geschmackvoll und charmant, wie mir hier plötzlich alles vorkam, im Land Tirol. An meiner Wohnungstür erwartete mich bereits die Hausdame, eine waschechte Tirolerin. Deshalb verabschiedeten wir uns vorübergehend und verabredeten uns zum Abendessen um eine gewisse Uhrzeit.

Wiedersehen

Die Leichtigkeit des Abschieds
hat ihren Ursprung in der Überzeugung
des sich Wiedersehens.
Und sollte es kein Wiedersehen geben,
so erleichtert unsere Unwissenheit
das Gemüt.

Auch die „echchchte" Tiroler Hausdame kümmerte sich gut um mich und mein Ansinnen, diese junge Bekanntschaft zu vertiefen. „Brauchscht a guate Adress', wo'scht ess'n gehen kann'scht mit dem Mädl?" Und ja, sie gab mir die Adresse und ja, ich hab' herrlich geschlafen in dieser charmanten und liebreizenden Stadt am Inn. Wenngleich der nächste Tag etwas weniger charmant und liebreizend verlief, denn das Stammpersonal dieser Praktikumsstelle hatte zwar Geschmack, was meinen Zwetschkenfleck anging, aber mir gegenüber ließ man dann schon das Gefühl des *Fremdseins* aufkommen und dass Fremde hier nicht sehr (…) sind. Bemüht freundlich war der Studienkollege von meinem Oberarzt, meinem Oberarzt und väterlichen Freund, der mir in diesen Tagen mindestens so sehr abgegangen ist, wie meine eigene Familie! Wer und was mir gar nicht abging, war die Schwester Oberin, auch wenn sie in Notsituationen liebenswerterweise Zigaretten an uns verteilte, aber dort in Innsbruck war ein Mann an dieser leitenden Stelle, der, wie auch immer, von der Kussaffäre wusste und nur meinte: „Allerhand, dass a so a junga Bursch scho so ausg'fuxt isch'! Net schlecht!" Nicht schlecht? Warum bin ich dann eigentlich quer durch Österreich verschickt worden? So einen Chef hätte ich mir damals als Vorgesetzten gewünscht. Doch egal, was mir tagsüber auch widerfuhr, das Hauptinteresse galt stets meiner Freizeitaktivität des Abends, meiner liebreizenden, attraktiven, Kuhfleckenlederhose tragenden jungen Nachbarin aus Mistelbach. Sie war eine Krankenschwester, die wusste, was sie wollte, und sie hängte sich bei den verabredeten Spaziergängen in meinen Arm ein. Sie hatte so eine lässige, selbstbewusste Art, die aber auch einen Hang zum Anschmiegsamen und Vertrauten aufwies. Irgendwo muss wohl dieser kleine Wicht mit Pfeil und Bogen auf uns gewartet haben, denn (…) Es folgten gemeinsame Ausflüge auf die Berge, Picknick im Grünen, Abendessen am Inn und Spaziergänge entlang jenes Flusses, der tagsüber grünlich schimmerte und am Abend die letzten Sonnenstrahlen reflektierte. Hand in Hand, dann wieder Arm in Arm angeschmiegt, den Kopf an die Schulter gelehnt. Und ja, wir haben uns auch geküsst! Kurz und lang, mit und ohne. Vor allem ohne Spion, der plötzlich und unerwartet bei einer Tür hereinschaut. Herein ins Inhalierzimmer und gleich zur Chefin rennt! Geküsst haben wir uns, wo und wann wir es eben wollten. Für uns alleine oder auch in aller Öffentlichkeit. In der Dunkelheit der Nacht und auch bei Tageslicht. Mitten unter den vielen Menschen, die um uns herumstanden und ihr zusahen, der jungen stürmischen Liebe, und sich dabei wahrscheinlich an ihre eigene zurückerinnerten. Es war keiner da, der uns wegen unserer Zuneigung korrigierte, missgünstig anschaute oder gar des Landes verwies! Oh du schönes Innsbruck, wie gerne denke ich daran zurück! Geküsst in trauter Zweisamkeit, beim Sonnenuntergang am smaragdgrünen Inn, beim romantischen Spaziergang bis spät in die Nacht, geküsst, geküsst und geküsst. Ohne Konsequenzen fürchten zu müssen, ohne dafür sanktioniert zu werden. Einfach herrlich, frisch, frei, fröhlich und natürlich nicht ganz fromm!!! Nach einer gewissen Streckenlänge endet der grün schimmernde Inn in der Donau und das Wasser der Donau fließt lange, lange Zeit dahin durch alle Herren Länder. Sie trägt all das in sich, was irgendwo einmal im Gebirge als zarte Quelle begonnen hat. Vom Gerinne zum Bach wurde, vom Bach zum Fluss anschwoll und sich schließlich in Augen und Herzen von sich liebenden Menschen widerspiegelte.

Und weil sie nicht gestorben sind, leben beide Krankenschwestern heute noch in ihren jeweiligen Bundesländern, fromm und fröhlich mit ihren Familien zusammen und denken gerne an die Zeit am Inn zurück. Mehr war da nicht und mehr braucht's auch nicht und aus. Doch halt, eines war da dann doch noch! Das schweren Herzens nach Hause fahren. Der Trennungsschmerz. Das Ankommen und die vermeintliche Wiedersehensfreude.

Meine liebe kleine Großmutter freute sich sehr über meine Rückkunft sowie auch meine Mutter, mein Vater, meine Schwestern, (...)! Nur meine liebe Chefin hatte wahrscheinlich bis zuletzt gehofft, es möge mir im Tiroler Land so sehr gefallen, dass ich gleich dortbleibe. Wie sehr sich ihre Wiedersehensfreude in Grenzen hielt, merkte man schon am Farbton ihrer malerischen Stimme. Mit der sie nicht nur Bilder, sondern ungeheure Szenarien in die Gedankenwelt eines unterwürfigen und reumütigen Herzens zaubern konnte, welche sich von der abstrakten Kunst etwas abhoben und stets in Schwarz-Weiß gehalten waren. Auf die Frage hin, wie es mir denn in Innsbruck ergangen sei und wie es mir gefiel, hätte es ja mehrere Antwortmöglichkeiten gegeben. Aber es musste schlussendlich eine diplomatisch zufriedenstellende gefunden werden. Und keine, *Kuss-, Schmus-, Liebelei-, ...Antwort*, versteht sich. Außerdem hatte mich unser Oberarzt noch vor meiner Chefin abgefangen und geraten, falls ich gefragt werden würde, (...) zu sagen. Und das tat ich schließlich auch.

„... Danke, es war sehr schön und interessant. Ich habe einiges gesehen und gelernt, bin aber auch wieder gerne nach Hause gefahren."

Und höchstwahrscheinlich dachte sie sich, die junge männliche Schwester hätte sich im Auswärtspraktikum einer Läuterungskur unterzogen und gewandelt. Deshalb stellte sie die, für sie so genugtuende Frage: „Na, wollen Sie jetzt lieber in Graz bleiben?" Auf diese Frage antworteten mein „Es", mein „Über-Ich", mein „Ich" und höchstwahrscheinlich auch mein Herr Oberarzt mit einem eindeutigen „Jawohl"!

Der Umzug

„Wer sechsmal umzieht, ist quasi einmal abgebrannt", sagt der Volksmund und meint damit den Umstand, dass man durch den ständigen Wechsel des Standortes mehr verliert als gewinnt. Und ja, ich muss zugeben, in dieser Behauptung liegt ein großes Stück Wahrheit. Zwar bin ich bei meinem ersten privaten Umzug nur mit einem Koffer, einer Tasche und einem Karton gewandert, aber beim dritten, vierten, fünften und sechsten Mal ist sicherlich sehr vieles aus dem Bestand der männlichen Krankenschwester in weiblichen Besitz übergegangen. Verschenkt, verkauft, vergessen, verlegt, verloren, oder wie auch immer man es auch beschreiben möchte. „Verliebt, verlobt, verheiratet!", alles, was mit „ver-" beginnt eben! Aber nicht nur privat wurden die Umzugkartons öfter gepackt, auch beruflich sind wir in meinen ersten drei Schwesterndienstjahren gleich dreimal umgezogen. Einmal innerhalb des bestehenden Hauses, einmal in ein Nebengebäude und zu guter Letzt quer durch die ganze Stadt in ein neu gebautes Krankenhaus. Es war ein Siedeln und Fortgehen aus gewohnter Umgebung, aus einem gewohnten Großbetrieb, in ein unfertiges Gebäude, das teilweise noch im Rohbauzustand und zwei Jahre lang eine riesige Baustelle war. Warum? Weil man unser Haus für den geplanten Neubau einer anderen Fachabteilung benötigte und man uns deshalb möglichst schnell loswerden musste. Zumindest haben wir das so empfunden und unser Gespür hat uns auch sicherlich nicht getäuscht.

In dieser umzugsbegeisterten Zeit der ständigen Veränderung wurde unser altes Haus zuerst einmal saniert. Zur kurzfristigen Nutzung notdürftig gekittet und frisch übermalen, später dann abgerissen, also geschliffen. Mit dieser berühmten Eisenkugel an einem Kran, wie man das aus dem Fernsehen kennt. Mit richtig roher Gewalt gegen Mauerwerk, Holz und Beton. Erschütternd, im wahrsten Sinne des Wortes, für den, der im Nebenhaus arbeitet und sieht, wie das, was zuvor sein Arbeitsplatz gewesen war, dem Erdboden gleichgemacht wird. Erschütternd auch die physikalisch enorme Auswirkung dieser Eisenkugel, die ständig in die Mauer des nur zehn Meter entfernten Nebenhauses einschlägt. Von rechts nach links, langsam und gemächlich an den Fenstern vorbei, wurde sie zurückgezogen, um dann eben drei bis fünf Sekunden später in die Gegenrichtung, unter Einhaltung der Schwerkraft und der Schwungkraft, einzuschlagen und zu zerstören. Erschütternd für alles, was sich in nächster Umgebung aufhält und befindet. Danach wurde an derselben Stelle ein besseres, höheres, größeres und moderneres Gebäude errichtet. Hauptsächlich aus Produkten der Beton-, Glas-, und Metallindustrie. Was das Temperaturempfinden und die Gemüter aller anwesenden Menschen in so einem Haus im Sommer etwas anheizte und im Winter abkühlte. Die moderne Art der damaligen Architektur eben, die für einen Menschen mit Hausverstand in vielerlei Hinsicht oft nicht nachvollziehbar war und es auch heute noch nicht ist.

Was wir damals beim Unterschreiben des Umzugsvertrages jedes einzelnen Landesmitarbeiters allerdings noch nicht wussten, war, dass auch wir in so einen betonierten Metall-Glas-Palast umziehen würden. Aber im solidarischen Miteinander der Schwestern und Brüder der medizinischen Abteilung hieß es *„Einer für alle, alle für einen"*, und man nahm die Veränderungen in Kauf, die sich bei fast allen auf die Wohnsituation und den damit verbundenen Dienstweg auswirkten. Bei mir bedeutete es den dritten Umzug mit Hab und Gut. Diesmal schon mit mehreren Möbeln, Koffern, Schachteln, Wein-, Sekt- und Spirituosenflaschen und dem Peugeot 205, einen Dreitürer in Kirschrot. Dieses dritte dienstliche Siedeln hatte von allen Beteiligten sehr viel Kraft und Energie abverlangt. Wir übersiedelten mit Kind und Kegel, mit Mann und Maus oder besser gesagt, mit allen beweglichen und unbeweglichen, niet- und nagelfesten Beständen. Kurz gesagt, mit dem gesamten lebenden und toten Materialien, der Einrichtung, den porösen Einlaufschläuchen und dem Geist der Nächstenliebe, sodass nur blanke Wände und schmutzige alte Böden in diesen ehrwürdigen, heiligen Hallen des großen Klinikums übrig blieben. Die Schwester der Barmherzigkeit, also unsere Chefin, zwei Schwesternschülerinnen, die Kaffeemaschine und ich, wir waren die Letzten, die dieses ausgehöhlte Etwas mit seiner hallenden Leere verließen. Irgendwie merkte man unserer Chefin in diesem Moment an, dass auch sie mit einer großen Portion Wehmut dieses, ihr Haus verließ. Raue Schale, weicher Kern also? Die Schwesternschülerinnen und die Kaffeemaschine nahm ich in meine Obhut und übersiedelte die drei in meinem roten Flitzer quer durch die Stadt ins neue Krankenhaus mit Hotelcharakter.

Da ich zuvor noch nie in diesem neuen Haus war, mir also die organisatorischen Prioritäten der großangelegten Umsiedelungsaktion nicht bekannt waren, blieb ich mit meinem Auto, den Schülerinnen und der Kaffeemaschine einfach unbekümmert einige Meter neben der Eingangstür stehen. Unbekümmert und ohne ein Staubkörnchen Mutwilligkeit, irgendetwas Benachteiligendes oder Hemmendes damit auslösen zu wollen. Im Gegenteil. Um gegen keine Regeln des öffentlichen Verkehrs oder eine Verordnung der neuen Anstaltsleitung zu verstoßen, zog ich die Handbremse an und sperrte das

Auto vorschriftsmäßig zu! Es waren keine Absperrungen oder Markierungen zu sehen. Kein Verbotszeichen, kein Gebotszeichen, keine Person, die mir sagte, dass das Parken hier nicht erlaubt wäre. Somit traten wir erwartungsvoll und ohne einen Funken des schlechten Gewissens in dieses neue Haus ein und fuhren mit dem einzigen Lift, den es damals gab, in den vierten Stock in die neue, unsere neue, Station hinauf.

Der erste Eindruck? *Wow!* Außen zwar Pfui! Innen dafür „Hui". Alles war so sauber, neu, etwas bunter und die Wände teilweise mit gewelltem Aluminium bespannt. Alle Schwestern waren da, nur die Nachtdienstschwester von heute Abend natürlich nicht. Unsere Chefin war auch nicht da. Die kam einige Minuten nach uns an und musste der zeitgeistigen Umstellung wegen erst einmal eine anstauben. Sie rauchte die erste Zigarette in ihrem Büro. Also Tür zu und bitte keine Störung für drei bis vier Minuten. Der übrige Haufen an Schwestern, Hilfsschwestern, Reinigungsdamen und Ärzten, sie haben alle durcheinandergeredet, diskutiert, telefoniert und sind quer über die Gänge gelaufen. Vieles gab es da im neuen Haus zu sehen, das man uns erst einmal erklären musste. Nur die alte Kaffeemaschine, die hatte ich mittlerweile ohne neue Anweisungen in Betrieb genommen und damit den ersten und für lange Zeit einzigen Pluspunkt gesammelt. Na dann, Glück auf!

Mein erster und allgemeiner Eindruck der Klinik war ein außergewöhnlicher. Für mich sah es so aus, als wären wir anstatt mit dem Auto durch die Stadt mit einer Zeitmaschine in die Zukunft gereist, so modern eingerichtet und gestaltet war diese Station gegenüber dem alten Haus im Klinikum. Was mich wieder auf mein vorübergehend, direkt vor der Eingangstür geparktes Auto bringt. Dieser kleine rote Flitzer war nämlich der Grund dafür, warum der Nachschub an Patienten ins Stockten geriet. „Aber Sorry, tut mir Leid, ich hab's ehrlich nicht gewusst, schwöre!" Wir hatten unsere Patienten circa eine Stunde zuvor in Busse und Rettungsautos vom Roten und Grünen Kreuz, Samariterbund, Malteser und Bundesheer) verladen. Im Konvoi fuhren sie darauf noch vor uns ab. Dass sie allerdings erst nach mir ans Ziel kamen, sprach zwar für meine Stadtkenntnisse und den raschen und guten Fahrstil, aber wieso und warum, das konnte ich mir nicht erklären. Erst nach Jahren habe ich durch Zufall erfahren, warum die Patienten so verspätet auf der Station ankamen und ein Foto von meinem damaligen Auto, dem roten 205er Peugeot, im Aufenthaltsraum der Verwaltung an der Wand hing.

Acht Bundesheer-Soldaten hatten auf Befehl des erzürnten und für die Umsiedelungsaktion zuständigen Offiziers mein Auto vom Haupteingang entfernen müssen. Sie hatten es einfach hochgehoben und weggetragen, danach fotografiert, das Bild gerahmt und als *Verhinderungs-Highlight des ersten Tages* in den Sozialraum gehängt! Im Nachhinein bin ich froh, dass niemand das Kennzeichen überprüfen ließ und mich damit persönlich in Verbindung brachte. Hätte wohl den Pluspunkt mit der Kaffeemaschine in hundert Minuspunkte verwandelt oder meinen Akt (...)!

Ich bekam von all dem Rundherum nichts mit, denn in diesem neumodernen Ameisenhaufen, wo am Anfang alles geordnet kreuz und quer lief, stand ich mittendrin und erledigte zweitrangige Arbeiten. Ich beruhigte manch hitziges Gemüt und war an diesem Tag sogar mit unserer Chefin auf derselben Wellenlänge. Sie schickte mich auf Botengänge und nebenbei holte ich Informationen ein, die unsere neue EDV-Anlage betraf. Viele Unklarheiten mussten beseitigt und durch Kommunikation in zumindest eine Form von Klarheit gebracht werden. Blutröhrchen richtig beschriftet, Essen pünktlich bestellt, Wäsche bestellt und gelagert, Termine organisiert, Patienten für Untersuchungen verschickt und in den Betten versorgt werden.

Damals konnte ich so mancher älteren Schwesternkollegin helfen, wenn ihre Arbeit am Blechtrottel ins Stocken geriet. Wir, die wir in Kliniknähe wohnten, fuhren oft noch zu später Stunde hin und zeigten ihnen, wie man den einen oder anderen Pflegeprozess elektronisch verarbeiten konnte. Diese Solidarität mit der älteren Generation an Schwestern war eine Art Ehrensache. Heute bin ich es, der mit Veränderungen nicht mehr so gut klarkommt und dem die Jüngeren über die Schulter schauend über scheinbar unüberwindbare Hürden hinweg helfen müssen.

So hektisch es an diesem ersten Tag auch zuging, mein Tempo war gedrosselt und reduziert. Ich befand mich zwar nicht auf der Kriechspur, war aber doch dem Stress entkommen und was die Eigendynamik anbelangte, vollkommen entschleunigt. Dass mein Auto mittlerweile unfreiwillig seinen Standplatz gewechselt hatte, fiel mir auch bei Dienstschluss nicht auf. Es war ja auch nur um einige Meter umgezogen und stand jetzt sogar im Schatten.

Ich vermeide es nach wie vor schneller oder besser als andere zu arbeiten und benütze immer noch gerne die entschleunigende Spur, interessiere mich mehr für die Patienten als um ihre Biographie und Anamnese am Computer. Den vorübergehenden offiziellen Eingangsbereich allerdings mied ich im Sinne der allgemeinen gesetzlichen Verkehrsordnung und zum persönlichen Schutz meines damaligen Peugeot 205!

***

Heiße Zeiten

Heiße Sommer waren wir in unserem alten Krankenhausgebäude, aus dem wir umgesiedelt wurden, ja gewohnt, aber diese extreme Hitze, die in diesem neuen Gebäude entstehen konnte, welches vorwiegend aus dem Baustoff Glas gebaut war, war kaum auszuhalten. Abgesehen davon, dass in diesem Glaspalast mit Hotelcharakter plötzlich alle Arbeitsschritte und scheinbar auch die Angestellten schneller liefen, so konnte die entstehende, teils stehende Hitze kaum entweichen. Ein schweißtreibendes Klima für alle, die sich bewegten und vor allem die, die in den Betten zugedeckt geduldig oder auch ungeduldig darauf warteten, dass sie ihre Krankheiten auskurieren konnten. Der Geruch, der bei einer solchen Hitze in Kombination mit Ausdünstungen, Fäkalien, Reagenzien, septischen Wunden, Blähungen, saurem Erbrochenen und anderen spitalsüblichen Materialien entsteht, ist schwer zu beschreiben. Er hat so rein gar nichts Sinnliches, Feines, Anziehendes oder Positives an sich. Man sieht es an den Gesichtern der betroffenen Patienten, ihrer Angehörigen und sogar an der zurückhaltenden Mimik der Angestellten. Selbst die hartgesottenen Damen und Herren vom Reinigungspersonal verziehen dabei ihr abgebrühtes Näschen. Grundsätzlich konnte man schon mit Fug und Recht behaupten, dass diese Architektur für das Gesundwerden sicherlich wenig förderlich war. Kein Raum war klimatisiert, kein Zimmer hatte schattenspendende Rollläden. In den geplanten Dienstzimmern der Ärzte war aus Sicht des Architekten nicht einmal eine Wasserleitung vorgesehen, von Dusche und WC gar nicht zu reden. Und das im 21. Jh.! Und wäre es nach unserem jüngeren Herrn Oberarzt gegangen, so hätte man diesen Architekten *„wegen seiner dilettantischen Blödheit wenn möglich gleich bei der nächster Gelegenheit in der Aula aufhängen lassen müssen"*, wie er bei seiner ersten Besichtigung der zukünftigen Wirkungsstätte laut in die Halle hineinrief. Eine Hitze, die selbst Tote zum Schwitzen bringt. Aber dafür hatte man andererseits sehr viel Geld in ein auf eine Betonwand gemalte philosophische Betrachtung über die Menschheit investiert. Allerdings konnten wir in den ersten beiden Jahren des Vorabsiedelns weder etwas Philosophisches noch etwas Künstlerisches erkennen, da die Hälfte des Kunstwerkes noch von einer provisorischen Baustellenwand verdeckt blieb.

Nur von „einer Billion Jahre …, einer blauen Riesenblüte … und der Krake…" war da was zu lesen. Das versprach uns damals eine vorfreudige Spannung auf jenen Moment, in dem wir, wenn es zur Eröffnung des großen ganzen Krankenhauses kommen würde, miterleben dürften, was denn da Außergewöhnliches stünde und zu sehen war. Als es dann nach zwei Jahren

endlich soweit war und unsere Neugierde stieg, sahen wir, auf welchen ...
(... das Wort beginnt mit Sch ... und endet auf ... eck) wir so erwartungsvoll
geblickt hatten. Dies Bildnis, in seiner ganzen Pracht, war den Beton nicht
wert, auf dem es gemalt beziehungsweise geschrieben wurde. Zumindest was
die emotionale und persönliche Meinung der männlichen Krankenschwester
dazu betrifft. Ich gehe in meinen Behauptungen sogar soweit und bin mittlerweile der persönlichen Meinung, dass dies Bildnis höchstwahrscheinlich nicht
einmal dem Künstler selbst besonders gut gefallen hat. Denn sonst hätte er es
sicherlich am rechten unteren Bildrand mit seiner künstlerischen Unterschrift
vollendet. Doch da steht kein Name, Kürzel, kein Künstlername, keine Signa-
tur, nichts ... Aber was soll's, der Platz dieser Kunst lag damals schon abseits
und publikumsfern. Kein Patient, kein Besucher sieht es, nur wir Schwestern,
wenn wir unsere Speisewägen in der Küche abholen, dann rollen wir kunstvoll
daran vorbei!

Ein einziger Lift führte damals in die jeweiligen vier Stockwerke. Wenn
dieser durch einen technischen Defekt ausfiel, dann wurde alles, was Füße
hatte, mobilisiert, Mensch und Material hinauf und hinunter zu befördern.
Ein untragbarer Ausnahmezustand, der ebenfalls erst durch den Vollausbau
beendet wurde.

Ich denke, unsere Leistungen in diesen ersten zwei Jahren hätte man
mit Geld gar nicht aufwiegen können. Ausschließlich die Dankbarkeit der
Patienten, die Belohnungszigarette der Chefin und die solidarische Haltung
aller Angestellten im Hause, vom Reinigungsdienst, über die Verwaltung und
Technik, bis hin zu den Ärzten, vermochte es, diese Situation über so lange
Zeit ertragbar zu machen. Ohne uns „Damaligen" zu beweihräuchern, aber
ich ziehe heute noch den Hut vor allen, die das zu dieser bereits modernen
Zeit immer wieder aufs Neue miterleben und mitmachen mussten.

Zugegeben, eine schöne Aussicht hatte man ja durch diese großzügig
gestalteten Panoramafenster, aber die Temperatur stieg im Sommer gut und
gerne auf bis zu 27° Celsius, was die kühleren Räume betrifft. Einer dieser
Räume war beispielsweise jener Ort, an dem wir unsere Medikamente gelagert hatten, welche nur einer maximalen Temperatur von bis zu 25° Celsius
ausgesetzt werden sollen. Infusionen und alkoholische Lösungen hatten im
Sommer zeitweise Körpertemperatur, mit Ausnahme der alkoholhaltigen Flüssigkeiten, die für unsere Spiegel- und Quartalstrinker flaschenweise im Kühlschrank neben der Milch aufbewahrt und verordnet wurden. Manchmal war es
so arg und unangenehm heiß, dass wir einen Eiswürfel aus dem Gefrierfach
zum Lutschen in den Mund nahmen und uns direkt vor einen der stations-

eigenen Ventilatoren hinstellten. Manchmal öffnete ich dabei sogar meinen Kasak-Oberteil.

Die kleinen Nebenräume, das Apothekenzimmer und die Patientenzimmer waren mit Sicherheit noch um zwei bis drei Grad wärmer. In kaltem Wasser getränkte Waschlappen haben wir unseren Pflegepatienten auf die Stirn gelegt und kalte Wickel gemacht. Die großen, dünnen Vorhänge hatten zwar schon eine minimale Wirkung, aber wehe, wenn tagsüber ein Fenster geöffnet wurde! Dann war die Hitze drinnen und nicht mehr hinaus zu bekommen. Unsere Ventilatoren, die aus der internen Kaffeekassa, die es offiziell gar nicht geben durfte, bezahlt wurden, standen am Gang verteilt und wirbelten die warme Luft etwas auf. Dieses Luftspiel wollte wiederum die Hygieneschwester verbieten, wegen der Bakterien und Keime, die dabei und somit (...), aber da hat unsere Chefin dann mit ihrer robusten eisernen Hand durchgegriffen. Sie war eben ein kühlender Charakter! Kaltes Wasser oder warmen Tee trinken und von Zeit zu Zeit Leitungswasser über die Unterarme rinnen lassen, das war unser offizieller Kühlungsluxus.

Und passend zu den wärmsten Tagen im Jahr gab es diese außergewöhnlichen Zusatzeinsätze. Sie waren weder planbar noch berechenbar und deshalb umso lästiger, was den normalen Arbeits- und Tagesablauf betraf.

Wenn nämlich unser einziger Lift für vier Stockwerke ausfiel, dann hieß es Ärmel hochkrempeln! Dann durften wir, bis der Lift wieder funktionstüchtig war, jedes Essen, jedes Getränk und alle lebenden und gestorbenen Patienten über das Stiegenhaus befördern. Klingt schwierig, war es auch. War ein Ersatzteil des Liftes drei bis vier Tage lang nicht lieferbar, wurde diese Tätigkeit zur Sisyphusarbeit. Unser Stiegenhaus war und ist nämlich zu 90 Prozent aus Glas verbaut. Eine Metallkonstruktion hält das Glas zusammen. Oben Glas, hinten Glas, vorne Glas und rechts und links, (...), gut geraten, auch Glas. Es liegt an der Südwestseite des Hauses und bekommt die volle Mittags- und Nachmittagssonne bis hin zum Abend ab. Keine einzige Stelle, die einen gnadenreichen Schatten gespendet hätte, während wir alles Mögliche hochschleppten. Jetzt, mit über 40 Lenzen, habe ich schon mit mir selbst zu tun, wenn ich dieses Stiegenhaus, ohne Pause, in einem durch erklimmen möchte. Damals waren wir echt noch gut drauf! Außer Betrieb waren wir Schwestern und alle, die unsere Chefin telefonisch, zwecks Mithilfe, auftreiben konnte, erst wenn so ein Tagdienst endlich vorüber war. Jedes einzelne Essenstablett, und es waren durchschnittlich 75 pro Mahlzeit, wurde hinauf und wieder hinunter getragen. Beim Mittagessen, um 11.30 Uhr, hatten wir schon annähernd bis zu 35° Celsius im Stiegenhaus, wobei die Temperatur natürlich Stockwerk-abhängig war. Je höher oben, desto tropischer wurde die Luft. Was wir uns bei dieser Schinderei alle erlauben konnten, das war das Diensthosen-Aufkrempeln. Im Normaldienst war das wegen der direkten Kontaminationsgefahr der Haut verboten. Immerhin hatten wir es auch mit Säuren und Laugen auf der Station zu tun!

Die männliche Krankenschwester hatte außerdem noch die Möglichkeit, ihren Kasak-Oberteil auszuziehen, um frei und ohne Standesdünkel an die Arbeit zu gehen. Freilich sah es die Chefin nicht gerne, aber bei solchen Sonderleistungen war sie froh über jeden, der ein wenig Selbstmotivation aufbringen konnte. Die älteren Kolleginnen waren zum Eingeben der Mahlzeiten ans Krankenbett beordert und die Chefin bestückte die Tabletts persönlich mit Besteck und verteilte sie je nach Zimmer und Patienten. Wir Jüngeren waren die Träger und nicht nur die Hosenträger. Männer von der Verwaltung, der EDV und der Technik, ebenfalls befreit von allen unnötig wärmenden Textilien, halfen fleißig mit. Weil wir Männer waren, trugen wir meistens zwei Tabletts gleichzeitig. Das starke Geschlecht eben! Ein Satz, in dem in der heutigen Zeit ein Touch von machohafter Verwerflichkeit gesucht und gefunden werden würde. Damals war dieses männliche Verhalten allerdings noch gefragt! Übereinandergestellt und gut ausbalanciert gingen wir Schritt für Schritt, Stufe für Stufe hinauf. Ein Tablett für unseren vierten Stock und eins für die Schwestern im zweiten oder dritten Stock, so ließen wir uns im Erdgeschoss beladen.

Man musste diese Speisetabletts, vor allem die von zu Mittag, etwas vom Körper entfernt tragen. Sobald man sie etwas an den Bauch hielt und damit losging, schwappte die heiße Suppe trotz Abdeckung über und ergoss sich unschön über das Tablett oder über die Finger. Im unglücklichsten Fall allerdings auch über den maskulinen Oberkörper von uns Männern. An ein Angreifen unterhalb des Tabletts war ebenfalls nicht zu denken, weil die Wärmeplatten der einzelnen Speisen die Handflächen verbrannt hätten. Somit kam nur die eleganteste, aber auch schwierigste Serviertechnik zum Einsatz. Zum Einsatz kamen damals ebenso alle anwesenden Angehörigen, die von der Chefin persönlich gebeten wurden, ihren im Spital liegenden Familienangehörigen das Essen einzugeben. Interessanterweise kann ich mich an keinen einzigen Fall erinnern, wo sich zu dieser Ausnahmezeit irgendjemand über irgendetwas, was das Essen anbelangte, schriftlich oder mündlich beschwert hätte. Solidarität kann also auch gelebt werden!

Fertig mit der Ausspeisung wurden wir dann von unserer Chefin in die Teeküche eingeladen, um in der kurzen Zwischenzeit zu rasten und bei einer etwas längeren Zigarette der Marke *Milde Sorte Hundert* und einem kühlen

Getränk (!) wieder Energie zu tanken. Energie für den nächsten außergewöhnlichen pflegerischen Durchgang. An den Nachmittagen hatte die Sonne ihren besten Einfallswinkel im Stiegenhaus, in dem die Temperaturen Spitzenwerte von über 45° Celsius erreichten, weshalb dann auch die Eingangstür zur Station geschlossen und wir nur blockweise abgefertigt wurden. Es wurden Personen als Zwischenposten in den einzelnen Stockwerken positioniert, mit einer Abstellmöglichkeit für die Tabletts und Wasser zum Trinken, da wir ja schließlich keine Kamele waren, die ohne zu trinken als Tragetiere die Wüste durchquerten. Andererseits aber war der Vergleich sicherlich angebracht.

An den Nachmittagen kam noch erschwerend hinzu, dass weniger Personal im Dienst und als männliche Hilfe nur maximal ein Mann der Technik greifbar war. Deshalb blieb uns nichts anderes übrig, als die Zwei-Tablett-Übereinander-Trageweise aufrecht zu erhalten, solange der Vorrat an Essenstabletts und unsere Kräfte reichten. Oft blieb gebrauchtes Geschirr auf den Stationen stehen. Einerseits hatte die Pflege und Versorgung unserer Patienten natürlich Vorrang und Priorität, andererseits gaben wir den Glauben an eine Liftreparatur am nächsten Tag, die Berge an Geschirr versetzen könnte, nicht auf. Im Argen lagen wir dann, wenn die zu tragenden Lasten zu schwer wurden und den Einsatz mehrerer Männer oder Frauen erforderlich machten.

Wir waren ja vorab gesiedelt und hatten weder eine Ambulanz, noch Untersuchungsmethoden wie Röntgen, Endoskopie, Kardiologie, Chirurgie oder eine Intensivstation. Nicht einmal eine Pathologie oder eine Totenkammer hatten wir. Blutproben wurden zu Fuß ins benachbarte Krankenhauslabor getragen oder tagsüber mit dem Auto befördert. Um Verstorbene abzutransportieren, warteten wir, bis mindestens drei Helfer beieinander waren.

Bei akuten Patienten, bei denen eine Untersuchung dringend notwendig wurde, mussten allerdings auch die Sanitäter unter unserer Mithilfe Außergewöhnliches leisten. An einen Herrn, in höher gestellter Position, einen Mann des öffentlichen Dienstes, der damals allen aus den Medien bekannt war und bei uns in einem Sonderklassezimmer lag, muss ich im Zusammenhang mit dieser schweren Arbeit heute noch denken. Warum? Ganz einfach! Er war für eine Untersuchung außer Haus eingeplant und wurde um die Vormittagszeit abgeholt. In einem Rettungssessel sitzend trugen ihn zwei Rettungsmänner und ich über das Stiegenhaus hinunter. Zwei vorne und einer hinten. Nach seiner Untersuchung, so gegen vierzehn Uhr, trugen wir ihn natürlich wieder hinauf. Bei 40° Celsius, nach dem Mittagessen, Stufe für Stufe, Stockwerk für Stockwerk hochgeschleppt. Dazwischen, auf ebener Fläche, stellten wir ihn ab und rasteten ein wenig vor dem erneuten Aufstieg. Einem der Sanitäter, er hatte ein langärmeliges weißes Hemd an, tropfte der Schweiß von der Stirn. Der andere hatte ein Unterhemd an, an dem das Außenhemd bereits schweißnass klebte. Oben angekommen, wir hatten den Rettungssessel gerade erst abgestellt, stand der gnädige Herr vom Sessel auf, wischte sich den Gesichtsschweiß aus der Stirn und sagte: *„Danke meine Herren!"*. Frisch, frei und fröhlich, ohne ein Anzeichen eines körperlichen Gebrechens, ging er in sein Zimmer zurück. Wir drei schauten uns gegenseitig an, schüttelten den Kopf und gingen zum Kühlschrank. Jedes Mal, wenn ich den besagten Herrn danach im Fernsehen gesehen habe, erinnerte ich mich seiner Worte. „Danke meine Herren!"

Rauchverbot

Mit Geboten, Verboten und Anordnungen verändert man Abläufe. Man strukturiert und strafft Arbeitsabläufe der arbeitenden Menschen. So appellierte man im neuen Haus an unseren Gesundheits-Hausverstand und bewarb das Nichtrauchen. Es wurde mediengerecht aufgearbeitet und präsentiert. Man sah ein Skelett auf einem Plakat abgebildet, das in seinem Lungenflügel-Rippenbereich eine ganze Menge an qualmenden Zigaretten und Tschick-Stummeln angehäuft hatte. Ob uns das damals inspiriert hatte, mehr oder weniger zu rauchen, kann ich heute nicht mehr beantworten. Aber so viel weiß ich noch, und das darf ich als betroffene männliche Krankenschwester hier anbringen, es gehörte einfach zu einem Dienst dazu, das Zigaretterl. Wir rauchten ja nicht aus Langeweile oder weil wir keine Arbeit hatten, ganz im Gegenteil. Die bekannte Obergrenze an gerauchten Zigaretten von einem Schachtelinhalt, wie das die Damen und Herren in den Büros so praktizierten, war für uns ohnehin undenkbar.

Zu früher Morgenstunde, vor dem Dienst, nach dem Dienst oder im Nachtdienst, nach schwierigen Einsätzen wie zum Beispiel einer Wiederbelebung, heute Reanimation, rauchten wir Raucher in der Teeküche eine Zigarette. Manchmal, nach besonders tragischen Ereignissen, bekamen wir von unserer Chefin eine Zigarette angeboten. Eine extra lange, eine 100er. Während wir so rauchten, sprachen wir über das, was geschehen war. Über das, was wir noch verbessern könnten und das, was uns gut gelungen war. Unsere Raucherpausen stellten für uns eine Art interne Supervision dar und für mein Empfinden war es auch gut so und Punkt. Anschließend gingen wir wieder direkt zur Tagesordnung über und unserem Versorgungsauftrag nach.

Wir Raucher und auch die wenigen Nichtraucher empfanden unser Problembewältigungs-Zigaretterl oder Genuss-Zigaretterl nie als Zumutung.

101

Wir fühlten uns danach sogar entspannter. Unumstritten ist das Rauchen nur eine Gewohnheit und obendrein ein gesundheitsschädliches Laster. Davon abgesehen sollten wir Schwestern, die wir täglich die vielen nachteiligen Konsequenzen des Rauchens miterleben, es aus gesundheitsförderlicher Sicht unterlassen und auch entschieden dagegen auftreten, aber (...)

Ein Patient, mit dem der behandelnde Oberarzt bei der Visite wegen seines jahrelangen Zigarettenkonsums schimpfte und ihn maßregelte, sagte zu diesem: *„Schauen Sie, Herr Doktor, wir sind als Menschen geboren und wir beide werden früher oder später auch als Menschen sterben müssen. Dazwischen liegt unser Leben und dafür sind wir selbst verantwortlich!"* „Ja", erwidert der Oberarzt, *„aber jetzt wollen Sie, dass ich Ihnen helfe."*

„Ja sicher", sagte der Patient, *„Das ist Ihr Job! Wenn Sie mit Ihrem Auto einen selbstverschuldeten Unfall haben und zu mir in die Werkstatt kommen, werden Sie sich sicherlich nicht bei mir für Ihren Blechschaden entschuldigen. Sie wollen nur, dass ich Ihnen helfe. Ich schimpfe und maßregle Sie nicht, sondern repariere so gut ich kann und kassiere. Das sollten Sie auch einmal versuchen!"*

Nach dem offiziellen Rauchverbot in öffentlichen Gebäuden blieben anfangs noch drei bis vier Raucher pro Station übrig. Später lösten auch diese sich in Rauch auf. Zumindest im Dienst.

Nachhaltigkeit

Im neuen Haus gab es neue Regeln, andere Sitten und Gebräuche und eine andere Küche. Im alten Haus kannten wir das sogenannte Schöpfsystem. Alle Speisen und Getränke wurden im Großgeschirr angeliefert und von der Chefin oder ihrer Vertretung persönlich angerichtet. Es war genug für alle da und wenn wir schön katholisch teilten auch für den Herrn Oberarzt, den jungen Turnusarzt, die Schwestern, die Hilfsschwester und die Damen und Herren vom Küchen- und Reinigungsdienst. Später mussten wir uns auf das Tablett-System umgewöhnen und im neuen Haus schließlich auch noch auf eine bessere Kost. Die Küche, die für uns mitkochte, war die eines Nachbarkrankenhauses und für ihre guten Gerichte bekannt. Sie arbeiteten mit regionalen Produkten und konnten durch ihr Geschick auch Geschmack beweisen. Ich weiß, wovon ich rede, denn beim Übersiedeln wog ich circa 63 Kilogramm Eigengewicht und jetzt sind es mittlerweile 84! Und daran ist nicht allein die Kochkunst meiner Frau schuld!

Bio und *Nachhaltigkeit* sind moderne Schlagwörter und werden durch die Werbung mittlerweile gut vermarktet, aber nicht jeder Betrieb, der damit wirbt, verkauft auch regionale Bioware. Dabei wäre das aber für unseren persönlichen biologischen Fußabdruck äußerst wichtig. Erst wenn dieser dementsprechend klein ausfällt, dürften wir die Worte *Nachhaltigkeit und Beständigkeit* in den Mund nehmen. Wer allerdings in die Betriebsführung eines Krankenhauses oder eines anderen Großbetriebes ein wenig Einblick hat, der weiß, dass der Sparstift oft sehr weit unten angesetzt wird. Auch dort, wo es gar nicht notwendig wäre und es sich im Endeffekt auch überhaupt nicht rechnet. Die Zahlen und Bilanzen sind den Verantwortlichen aber eben immer noch nachhaltiger als unsere Umwelt! Leider!

In der interdisziplinären Zusammenarbeit gibt es allerdings immer noch couragierte Menschen, denen es nicht egal ist, woher die einzelnen Produkte kommen. Solche, die lästigerweise hinterfragen, warum man die eigenen inländischen umweltfreundlicheren und damit nachhaltigeren Produkte verschmäht und die, um Centbeträge billigeren ausländischen bevorzugt. Eine solche lästige hinterfragende männliche Krankenschwester war auch ich und bin es heute noch gerne. Eine, die den Preis nicht vor die Qualität stellt, denn mit Bilanzen und Statistiken kann man schöne Tabellen zeichnen und den Menschen viel Unwahres einreden, aber was hilft es dem sparenden Menschen, wenn er selbst zum Opfer seines Sparstiftes wird? Traue keiner Statistik, die du nicht selbst gefälscht hast!

So war vor Jahren auch unser Küchenchef einmal aus Kostengründen gezwungen, Milchprodukte wie Joghurt und Butter aus dem fernen Ausland zu beziehen. Die Angebote waren schließlich billiger und günstiger als die ehrliche heimische Ware! Zumindest, wenn man die Einkaufssumme über ein ganzes Jahr hochrechnet. Hochrechnen lässt sich jeder noch so kleine Preisunterschied. Auf lange Zeit gesehen, wird die Summe höher, na klar. Für die Bilanzierung bedeutete die Umstellung sicherlich nur einen kleinen *Tropfen* auf den *heißen Wirtschaftsplan,* aber für unsere moralische Verpflichtung, gegenüber den produzierenden nahversorgenden Bauern und deren Kühen, eine Viecherei und ein Trauerspiel. Da es in diesem Fall einmal nicht der Konsument war, der die folgenschwere Entscheidung getroffen hatte, konnte gerade er es sein, der den Schlussstrich darunter zog, oder? Klingt kompliziert, war es aber nicht. Ich musste einfach nur die Meinungen unserer Patienten und zugleich Konsumenten weiterleiten. Ähnlich wie bei unserer Qualitätsmanagement-Beschwerdestelle. Hier ging es allerdings nicht um das Fehlverhalten von uns Schwestern, sondern um die Beschwerde, Regional und Bio im Konzept zu bewerben und anbieten zu wollen und das Gegenteil in die Praxis umzusetzen.

Jede Meinung wurde als Beschwerde von mir persönlich an die Küche weitergeleitet. Immer und immer wieder. Unaufhörlich, beharrlich und mit unheimlichem Durchhaltevermögen hielt ich diese Hotline in die Küche aufrecht. Dort wurde eine schriftliche Beschwerdeliste geführt und wiederum statistisch festgehalten. Und siehe da, nach einigen Wochen machte sich der kleine Aufwand dieser Beschwerdestatistik bemerkbar. Plötzlich lag eine österreichische Biobutter auf dem Frühstückstablett. Das Biojoghurt kam sogar aus der näheren Umgebung.

Kann sein, dass ich in meinen Empfindungen etwas übersensibel reagiere, aber es kam mir von diesem Moment an so vor, als würden sämtliche Kühe, an denen ich auf meinem neuen Dienstweg vorbeifuhr, in meine Richtung schauen und fröhlicher wiederkäuen als zuvor. Muuuhhhh!

Schwestern-Typ(h)us,
oder im Namen der Schwester

Es ist eine Laune der Natur, dass jeder Mensch unterschiedlich, einzigartig, individuell, einmalig und durch seine Genetik erkennbar ist. Er und sie sind vor der Geburt noch es. Es wird geboren, erhält einen geschlechtsspezifischen Vornamen, der ihn oder sie dann ein Leben lang begleitet. Diesen Vornamen teilt man sich allerdings mit tausenden anderen gleich Genannten. Das schafft eine gewisse Gleichheit, menschliche Verbundenheit oder eben in unserem Fall, eine gewisse Brüderlichkeit in der Schwesternschaft.

Was diese Gleichheit der Vornamen betrifft, gab es in unserem Berufsstand früher eine Eigenheit, wie sie sonst nur in Klöstern zu finden war und wohl von dort in den Pflegebereich übernommen wurde. Wenn nämlich bereits eine Schwester „Anna" oder Schwester „Maria" auf einer Abteilung arbeitete und noch eine zweite mit demselben Vornamen dazu kam, so war es das Privileg der älteren, ihren Namen zu behalten. Die jüngere Schwester, wenn auch nur vom Dienstverhältnis betrachtet, erhielt einen ihr zugeteilten Namen von der Schwester Oberin. Somit wurde dann aus einer Maria Huber eine Schwester Katharina Huber, wodurch es dann auf dieser jeweiligen Abteilung zu keiner dementsprechenden Verwechslung mehr im laufenden Betrieb kam.

Ab diesem Moment wurde die Neue nur mehr mit ihrem beruflichen Künstlernamen, dem Schwestern-Dienstnamen, angesprochen. Eine angeordnete Persönlichkeitsspaltung also, was den dienstlichen und privaten Bereich betraf. So ähnlich erging es auch mir in einem auswärtigen Praktikum im Bezirkskrankenhaus meines Heimatortes. Dort bekam ich allerdings keinen Dienstnamen, sondern wurde mit dem Vornamen meines Vaters angesprochen. Drei ganze Wochen lang und das vom gesamten Personal. Von der Küche bis in die Pathologie. Stets war ich der August, der Gusti oder der Gustl. Dieser Gustl, mein leiblicher Erzeuger, war der Herr Direktor einer interdisziplinären Institution und hatte mit dem Personal, vom Reinigungsdienst bis hin zu den Herren Primarärzten, zu tun. Wobei ich nach einigen Tagen den Eindruck gewann, dass die Schwestern und weiblichen Angestellten, die zu mir liebevoll Gusti sagten, meinen Herrn Vater etwas näher kannten, als jene, die mich streng betrachtend August nannten. Aber immerhin nannte mich keiner einen *Ungustl* und somit war ich unter seinem Namen und meinem Fleiß als Filius in relativ angenehm temperiertem Fahrwasser unterwegs!

Zum Typus

In allen Berufssparten, überall auf dieser schönen, klimabeeinflussten Welt, arbeiten Menschen, die durch ihr Handeln und die Einstellung zur spezifischen Arbeit ihren Typus definieren, und obwohl wir Individuen alle unserem einzigartigen Verhaltensmuster folgen, entwickeln wir nach einer gewissen Zeit einen unbewussten klischeehaften Typus, den wir auch in unserem Auftreten nach außen hin verbal und nonverbal vermitteln. Ein Teil von uns selbst wird also wirklich zu dem, was unser Gegenüber als typisch erachtet. Ein aufbrausender Chirurg, ein grantelnder Internist, ein zwischen den Zeilen lesender Psychiater, ein Gott und die Welt verbessernder Assistenzarzt, ein tiefsinniger Psychologe, ein genervter Neurologe, ein alles durchblickender Radiologe, ein löchernder Zahnarzt, ein Dermatologe, der sich nur dort kratzt, wo es anderen beißt, ein Trostpflaster pickender Kinderarzt, ... und ihre dazu passenden Schwestern eben.

Wir Krankenschwestern sind als Gemeinschaft gesehen ein recht unterschiedlicher Haufen. Wir lassen uns nicht gerne typisieren oder kategorisieren, weder in unserem Handeln, Sprechen und Verhalten, noch im Tun. Deshalb gibt es auch keine Schwestern-Kammer, wie es diese bei Ärzten, Apothekern, der Wirtschaft, Arbeitern, Bauern und eigentlich allen anderen Berufsgruppen und Gemeinschaften mit gewerkschaftlicher Ordnung so gibt. Obwohl es in so mancher Schwestern- und Ärzte-„Kammer" auf den Abteilungen recht amüsant zugeht, aber das ist eine andere klischeehafte Geschichte.

Was uns so typisch macht, ist die unterschiedliche Sichtweise derer, die im Krankenbett liegen beziehungsweise liegen sollten. Die Empfindsamkeit der Patienten und die Empfindungen ihrer ungeduldigen Angehörigen machen es aus, ob eine Schwester nun lieb, nett und zuvorkommend ist oder eben einen sogenannten Stationsdrachen imitiert. Wir hören sie oft genug, die Sätze: *„Na sie hätten wohl besser keine Krankenschwester werden sollen, so grob/gefühllos/radikal/herzlos/ungestüm/ungut wie sie sind."* Zugegeben, eine kleine Portion Mitleid fehlt uns ab und zu und es gibt vereinzelt auch solche Schwestern, die etwas ungestüm und radikal wirken! Die in Zimmerkommandanten-Art oder mit Hausdrachen-Manier aus der Ambulanzkoje, der Röntgenkammer, dem Patientenzimmer oder der Teeküche herausschießen und ihrem Gegenüber im wahrsten Sinne des Wortes, verbal und mit allen beweglichen Teilen ihres Körpers, mit dem Allerwertesten ins Gesicht fahren können.

Selbst erfahren, selbst erlebt.

In der Rolle eines Angehörigen meiner Familienmitglieder bin auch ich ins

Spital gekommen und wurde halblaut beim Vorübergehen am Schwestern-zimmer mit „Der schon wieder!" betitelt oder eben „außerhalb der Besuchszei-ten" heimgeschickt, obwohl meine Hilfe beim Mittagessen eingeben, der vom Schlaganfall gezeichneten Tante, eine Arbeitsunterstützung gewesen wäre. Um 01.00 Uhr Früh wurde ich bei einem anderen Mal vom Ambulanzteam dementsprechend angeschnauzt, weil ich nach einem abendlichen Freizeit-unfall zu Hause wartete, bis die Schmerzen unerträglich wurden und ich dann schließlich doch zur unverschämten Nachtzeit zu ihnen kam. Wenn ich aller-dings darüber nachdenke, bin ich zu dieser Nachtdienstzeit wahrscheinlich auch schon etwas dünnhäutig, was das emotionale Befinden betrifft. Bin auch ich von Zeit zu Zeit ein gewisser Ungustl, wenn es um Aufnahmen, Zugän-ge und Leibschüssel-Rallyes geht. Eine grantelnde interne Schwester, nicht mehr und nicht weniger!

So manches könnten wir Schwestern uns ersparen, wenn wir als Ange-hörige etwas zurückhaltender wären, als Patienten wieder mehr unseren Hausverstand nutzen würden und wir alle nicht immer das gesamte System ausnutzten und bis ins Kleinste ausreizen würden! Oder?

Die Allgemeinheit assoziiert mit unserer Berufsgruppe das Kaffeetrinken, das Fieberthermometer, die Bettpfanne oder auch Leibschüssel genannt, die Harnflasche, die Waschschüssel, eine weiß gekleidete, neben dem Oberarzt stehende und gehende Frau, die alles, ja alles für die Kranken organisiert und tut. Eine eher weibliche, eingeschworene Schokolade und Konfekt essen-de Gemeinschaft, die nur eines im Sinn hat, nämlich eine Ausrede parat zu haben, wenn man ab und zu anläutet und ihre Hand zum Rücken kratzen brauchen würde!

Nach außen hin scheinen wir Schwestern außerdem irgendwo „ich lie-be (abgelaufene) Pralinen" eintätowiert zu haben, denn keine Berufsgruppe, außer uns Schwestern, wird so reichlich damit beschenkt und überhäuft. Wür-den wir Schwestern aussterben, müssten wahrscheinlich sämtliche Schoko-ladenfabriken zusperren, außer die neue Generation dürfte, nebst gesunder Jause, Leitungswasser und Reiswaffeln, auch wieder Schokolade naschen. Dann, nur dann gäbe es Hoffnung für die kleinen Kakaobohnen verarbei-tenden Großbetriebe. Andererseits, wäre es uns wahrscheinlich auch nicht recht, wenn wir diese Art Flaschengeschenke bekämen, wie unsere Ärzte und Primarärzte. Zu zweiundvierzig Prozent, zu sechsunddreißig Prozent, zu vierzehn, dreizehn, zwölfeinhalb und elf Prozent. Nein. Mit hundertprozentiger Sicherheit wäre uns das nicht recht! Dann schon lieber zurück zum verzehr-ten Bild und typischen Krankenschwesternklischee „ich will keine Schokolade, ich will lieber einen Mann. Ich will einen, den ich küssen und um den Finger wickeln kann."

Zurück zum Typus

Meiner einer ist in den letzten zwanzig Jahren durch viele, viele Typisierungen gelaufen. Entweder wurde ich typisiert oder ich habe mich durch mein Verhalten selbst klassifiziert/charakterisiert/typisiert.

Andere wieder hatten ein Problem damit, typisiert zu werden oder sich selbst zu typisieren, denn es geht ja ständig auch mit einer Art Selbstkritik einher, die nicht immer und jedem guttut.

Der ständig alles besser Wissende, aber wenig Kritik vertragende autoritäre Typ

In meinen Anfangsjahren war ich ab und zu, meinem Alter und den vorangegangenen Nächten entsprechend, etwas übermüdet. Dies machte sich vorwiegend bei Frühdiensten bemerkbar. In diesen hatte unsere damalige Chefin und zugleich mein persönlicher Feldwebel ein besonderes Auge auf mich und meine Leistungen im Landesdienst auf Probe und ohne Fixvertrag geworfen.

Schon bei den allerersten Tätigkeiten, das Frühstück vorbereiten, wir nennen es das „Ausspeisen", passte ihr das eine oder andere nicht. Egal wie oder was ich tat, es war aus ihrer Sicht nicht richtig. Der Kaffee war zu hell, der Tee hatte zu lange gezogen, die mundgerechten Bissen für unsere Pfleglinge waren zu groß geschnitten und so weiter und so fort. Wie ein roter Faden zog sich diese Kritik von Tätigkeit zu Tätigkeit durch.

Man musste Ruhe bewahren, Geduld haben, nichts erwidern und erst recht nichts besser wissen. Sogar die Phrasen „mache ich sofort", „mache ich gleich" oder „mache ich schnell", durften von mir nicht gesagt werden und wenn mir doch etwas Derartiges über die Lippen rutschte, zog dies eine sofortige Zurechtweisung nach sich. Kontrolle und Beobachtung machen jeden Menschen und eben auch mich nervös und fehleranfälliger. Heute würde man sagen, das war Mobbing. Früher gab es dafür einen anderen Ausdruck, nämlich autoritärer Führungsstil, und dieser wurde in den meisten Chefetagen der Landesangestellten als absolut notwendig erachtet und deshalb vorwiegend praktiziert. Auch in den Elternhäusern, der bis in die 1970er-Jahre Geborenen galt es als unbedingt notwendig, solche Belastungen aus- und durchzuhalten, *„damit aus dir einmal etwas wird!"*, hieß es damals noch. Denn *„Härte hat noch keinem geschadet!"* Na ja, *„ein bisschen Frieden, ein bisschen Freude, auf dieser Erde, auf der wir wohnen"*, wäre mir damals sicherlich lieber gewesen. Und wenn schon Härte, dann immer in Kombination mit Hirn, Herz und Humor!

So kamen wir bei der Morgenpflege in ein Patientenzimmer mit Männerbelegung. Vier Betten, vier Männer, vier Sessel, ein Tisch sowie ein solidarisches Gedankengut, was die Frauenwelt anbelangt. Wir beide, mein Feldwebel und ich, machten die Betten und arbeiteten uns von Bett zu Bett vorwärts. Die Männer hatten schon bemerkt, dass sich die liebevolle Schwester als nörgelnder Oberbefehlshaber outete und nicht nur mit mir, sondern auch mit ihnen in diesem herrschenden und sehr bestimmenden Ton sprach. Sie wollte damit eigentlich nur zeigen, wer hier *„the big boss"* unter den Schwestern auf der Station war. Eine Zeit lang ging das auch gut so und die Männer schienen ihr Kommando zu (über)hören. Als ihr allerdings zum wiederholten Male mein Bettdeckenbug am Bettenrand zu schmal und dann wieder zu breit eingeschlagen war, drehte sich der gerade frühstückende korpulente Herr vom zweiten Bett zu uns und sagte mit beeindruckend tiefer Stimme: *„Sogen's Schwester, hobm's nix Woam's daham, wal's goa so zwider und unguat san zu dem Buam?"* Wobei die Frage, unhöflicherweise, aber sinngemäß übersetzt danach zielte, ob sich denn in ihrer unmittelbaren privaten Umgebung keine körperwärmende zweite Person befinde.

Plötzlich Stille. (...) Ja wirklich, die von der Seite her angesprochene Chefin befand sich in einem Stummmodus, der fast schon hörbar war. Pause. Keine ihrer beiden Hände bewegten sich auch nur einen Millimeter. Nur eine immer dunkler werdende Röte in ihrem Gesicht war bemerkbar. Eine extrem spannungsgeladene Luft erfüllte den Raum. Die vier Herren saßen bei Tisch, steckten ihre Köpfe zusammen und warteten auf eine explosive Reaktion der Mutter Oberin. Sie allerdings wollte höchstwahrscheinlich ihre Kelomat-Reaktion nicht offen zeigen und verließ wortlos das Krankenzimmer. Er, der Herr vom zweiten Bett, hatte zwar im steirischen Dialekt gesprochen, aber den Sinn dieser Worte waren der Frau Chefin wohl bekannt. Sie hatte alles verstanden! Als dann nur noch Männer anwesend waren, brach schallendes Gelächter unter den vier Patienten im Zimmer aus. Nur einer traute sich nicht mit zu lachen, die drangsalierte junge männliche Krankenschwester mitten unter ihnen, nämlich ich, für die der Herr gerade vorhin Partei ergriffen hatte. Nur ein vorsichtiges und leises „Danke" kam mir über die Lippen. Er erwiderte: „Scho' guat!" Dann unterhielten sie sich wieder untereinander über die unmögliche Art unserer Chefin, über Recht und Gerechtigkeit. Hätten diese Männer in mein Inneres hineinschauen können, in meine mehrfach verletzte, aber nun aufatmende Seele, sie hätten einen Orkan vorgefunden. Einen Orkan der Begeisterung und der Zustimmung. Und nun, da diese direkten und zugleich Ungerechtigkeit aufdeckenden Worte ausgesprochen waren, brach er los und wirbelte in meinem Inneren alles auf, was jahrelang liegengeblieben war. Nur laut ausgesprochen hatte es zum Glück ein anderer. Und dafür konnte ich weder beschimpft noch belangt werden. Das Lachen der Männer verstummte in der Sekunde, in der die Chefin wieder das Zimmer betrat. Sie betrat es nicht wie eine Büßerin. Ganz im Gegenteil hatte sie sich draußen frische Luft geholt, um jetzt und hier und sofort diesem (...) und (...) sowie (...) die Meinung zu sagen. Wobei, sagen nicht das richtige Wort für die Tonlage ihrer Stimme war. Der Mann hatte allerdings so breite und feste Schultern, dass ihre Worte an ihm sang- und klanglos abprallten, als wären sie gar nicht für ihn bestimmt. Mit einem „Ja, is' schon recht!" seinerseits kehrte dann wieder Ruhe ein. Auch beim Arbeitsablauf, denn die ständige Nörgelei hatte an diesem Tag ein abruptes Ende gefunden.

Der, der für alles und jeden Verständnis hat. Der ausgenützte Mutter-Theresa-Typ:

In Situationen, in denen es einem zum Aus-der-Haut-Fahren ist, gibt es den Typ Schwestern, der immer geduldig und ruhig bleibt, sich immer gütig zeigt, immer gebend, nie nehmend. Für alle und jeden jederzeit bereitsteht. Häufig werden sie von Kollegen und Patienten ausgenutzt. Sie arbeiten freiwillig länger und mehr, und am Ende dankt es ihnen keiner.

Schwester Martha, eine junge, ledige und dynamische Kollegin war für alles und jeden zuständig. Sie fühlte sich immer angesprochen, wenn es um Sonderaufgaben ging, die außerhalb der Dienstzeiten lagen. Ihr Typus war für sie ein Fluch, für ihre unmittelbare Umgebung ein Segen und für alle Beteiligten eine Arbeitsersparnis. Sie kam um eine halbe Stunde früher in den Dienst, um eventuell liegengebliebene Arbeit von der vorherigen Schicht aufzuarbeiten. Wenn es nichts Übriggebliebenes gab, dann arbeitete sie im Voraus und so ging das, Dienst für Dienst, Woche für Woche, Monat für Monat, Jahr für Jahr. Sogar ihr Dienstende schob sie sehr flexibel nach hinten, zu Zeiten, an denen andere bereits längst zu Hause waren. Dass bei so einer Arbeitseinstellung und beflissenen, fast notorischen Flexibilität der Dienstzeit keine Zeit für einen Freund, Liebhaber oder gar Ehemann bleibt, war allen Beteiligten klar. Von Kindern, wie sollte es anders sein, war natürlich ebenso keine Rede. Wenn aber in unserer Spezialabteilung wieder einmal eine Sonderbetreuung außer Haus vonnöten war, Schwester Martha war zur Stelle und übernahm die Zusatzleistung, ohne dafür bezahlt zu werden. Ein wahrhaft aufopfernder Einsatz im Bereich der Freiwilligkeit. Bei manchen Patienten machte sie sogar eine Art Hausbesuch oder Weiterbetreuung nach deren stationären Aufenthalt. Bei Betriebsausflügen erzählte sie von diesen Einsätzen, bei Weihnachtsfeiern ging es ebenfalls darum und bei allen Veranstaltungen, an denen sie teilnahm, gab es auch nur ein Thema, die Patienten! Die vielen Verkuppelungsversuche von uns jungen Schwestern brachten keinen gewünschten Erfolg. Leider!

Ihre fachliche Kompetenz war unübertrefflich!

Da sie sich mit ihrer überaus beeindruckend verausgabenden Einstellung zur Arbeit allerdings nicht nur Freunde unter den Kolleginnen machte und sich sonst eigentlich jeder, außer ihr, aufs Heimgehen und seine Familie freute, wurde diese Schwester auch nach Jahren nicht so richtig glücklich bei uns. Heute arbeitet sie in einem Betrieb, der zwar mit Pflege zu tun hat, aber einer strengen Stundenstruktur unterliegt. Diese Stundeneinheiten haben dort nur noch 50 Minuten. Richtig, es ist ein Lehrbetrieb. Ich wünsche ihr, dass sie dort glücklich und zufrieden ist und man es ihr nicht verübelt, wenn sie, aus alter Gewohnheit, statt 50 Minuten auch einmal 60 Minuten in einer Stunde arbeitet!

Die Zuträger und undiplomatischen Ausplauderer. Der höherstrebende, karrieregeile Typ:

Jede Chefetage benötigt Informationen aus dem Bereich, der ihnen untergebenen Arbeiter- und Angestelltenschicht. Das ist ein Faktum. Diese für sie so wichtigen Informationen bekommen sie von den sogenannten Zuträgern. Kollegen, die Erzähltes und Anvertrautes oder untereinander Ausgemachtes, das sie für sich behalten hätten sollen, weitererzählen. Alles ohne Skrupel und Schamgefühl dem Chef als Neuigkeit unterbreiten. Diese Exemplare der nach oben Kriechern und nach unten Tretern gab es unabhängig von der Berufssparte immer und es wird sie auch in hundert Jahren noch geben. Sogar, oder erst recht in akademischen Bereichen. Sie stapeln Akte zu hohen unübersichtlichen Bergen und ordnen Befunde in diese Berge so ein, dass ein heilloses Durcheinander entsteht. Wenn dann eine männliche Schwester die altbewehrte praktikablere Methode in diesem Verwaltungsdschungel einsetzt, dann wird ein sehr gut besoldeter erster Arzt plötzlich zum bürokratischen Rumpelstilzchen und tritt dem kleinen, nicht höher strebenden männlichen Schwesterlein auf die selbstbezahlten Dienstschuhe. Ist das nötig? Gehört sich das?

In Spitälern gibt es Ausplauderer, Geheimdienste, falsche Brüder, hinterlistige Schwestern und politisch engagierte Damen und Herren, die ihre spionageähnlichen Tätigkeiten zum Wohle der Betriebsführung und im Interesse der Staatsführung aufrechterhalten. Ihnen allen gilt mein persönliches und aufrichtiges Mitleid, wenn sie nach einer gewissen Zeit dahinterkommen, wie einfältig und unehrenhaft sie sind. *„Hochmut kommt vor dem Fall"*, sagt man, und dieser Fall bricht ihnen dann das charakterlose Genick. Es gab sie immer wieder, doch früher oder später waren sie plötzlich fort. Meinen jungen Schwestern berichte ich umso lieber von meinen Erlebnissen, damit sie im Wandel des Höhenfluges nicht zu nahe an die Sonne kommen und schmerzvoll wie einige Vorgänger abstürzen.

Der Klischee widerspiegelnde, einfach hammerhaft gutaussehende, sexy Typ (die „echte" und „richtige" Schwester, wie wir sie aus dem Fernsehen kennen)

Schwester „Betty". Ihr Name passte perfekt zu ihrem kurvenreichen Erscheinungsbild und was sie sonst noch so mit sich trug. Eine Schwester, wie aus einer Illustrierten oder einem Modemagazin. Wenn Männer, und da meine ich nicht nur kranke Männer, von einer Krankenschwester träumen, dann von so einer, wie sie eine war. Egal in welchem Dienst, ob Früh-, Spät- oder Nachtdienst, alles schien von ihr verzaubert, wenn sie ein Zimmer betrat. Selbst so manche Frau schien sich nach ihr umzudrehen!

Sie kam, man(n) sah und sie siegte. Zumindest, was die sehnsüchtigen Blicke der um sie stehenden und gehenden Männer betraf, denn einem noch so kühlen Kopf trieb es bei ihrem Anblick die Schamesröte auf die Wangen, und selbst Türgriffe schienen heiß zu werden, wenn sie sie berührte. Anatomisch gesehen und auch mit meinen umtriebigen Augen war sie einfach ohne Makel, und ihr Schwesternkleid, das noch in der glücklichen Lage war, die bereits gute Figur noch etwas hervorzuheben und zu unterstreichen, war kurz geschnitten. Es endete im Bereich der Kniegelenke und war wahrscheinlich an diesem Ende sehr stark eingesäumt, sodass es beim Sitzen meist etwas erotisch anmutete! Dass der oberste Knopf am Ausschnittteil, so um die fünfte, sechste Rippe im Thoraxbereich, immer offen war, hatte sicherlich den Grund, dass die Luft unter ihrem Kleid besser zirkulieren konnte. Ohne Frage, sie war der Blickfang der Station, und da sie kein Kind von Traurigkeit und ihrer Gesinnung nach ein recht bunter Vogel war, trug sie meist einen recht freudenfärbigen BH und ein dazu passendes Höschen darunter, das sogar einmal an höchster Stelle (höchster akademischer Position im Krankenhaus) für Verwirrung sorgte.

Eine Chefvisite war angesagt. Eine immer einmal in der Woche stattfindende Visite mit dem Herrn Primarius und den behandelnden stationsführenden Ärzten. Er, der Herr im chlorbleichen hellweißen Arztmantel (weil er ihn zum Arbeiten sonst nie brauchte), Hemd, Krawatte und weißen Lederschuhen, war der Chef aller Ärzte, welcher sich bei dieser Gelegenheit einmal wöchentlich nach dem Befinden der Patienten erkundigte. Eine große Ehre für die Patienten und eine relativ lästige Angelegenheit für die Schwestern. Zumindest früher, denn da fand zuerst die normale Visite statt und etwas später eben dann noch einmal diese Chefvisite. Früher mussten zu diesem Zwecke sogar sämtliche Ärzte der zusammengehörenden Abteilung auftanzen und wehe dem, der ohne triftigen Grund nicht erschien. Eine Prozession von weiß gekleideten, überaus interessierten und begeisterten Akademikern, die sich seit eh und je an einem bestimmten Tag und immer zur selben Zeit ihren Weg durch die Station bahnt. Wenn sie von der Chefsekretärin telefonisch abgesagt wird, hört man hie und da ein leises „Gott sei Dank".

In unserem Fall kamen sie zum besagten Zeitpunkt zusammen, die kleinen wie die großen, die alten und die jungen, die weiblichen und die männlichen Ärzte. Meist bildeten die extra Gescheiten und überaus Gebildeten eine Traube um den Herrn Primarius. Wie üblich begann eine akademische Viertelstunde im Voraus die fachliche Unterhaltung. Eine Art „bisserl gehobenes Gerede" über das Patientengut, ihre Diagnosen und etwaige Therapiemöglichkeiten. Ein Austausch der „Giganten", in dem sich ab und zu auch ein fachlicher Witz mischte. Die einen lachten vor Begeisterung, die anderen natürlich auch, aber aus Höflichkeit. Je nachdem, wer den Witz erzählte. Dieser verbale Austausch endete meistens abrupt mit dem Startsignal der betreffenden Zimmerschwester oder auch der imposanten Stationsoberin.

Es war jede Woche derselbe Ritus und so begann eben auch diese Chefvisite in der typischen Reihenfolge. Zuerst die Schwester, dann der Herr Primarius und danach, schön dem Rang entsprechend, die Riege der Ärzteschaft. Das einzig Untypische in dieser hierarchischen Reihenfolge wäre die vorrangige Position der Schwester, die aber leicht zu erklären war. Konnte doch nur sie die vielen Kleinigkeiten, die einem mit Arbeit überhäuften Arzt nicht mehr auffallen, erklären und benennen. Außerdem wurden alle Erklärungen des Zimmerarztes durch ein ständig bejahendes Nicken von dieser Schwester untermauert, sodass die teils lateinischen, teils verständlichen Ausführungen als gut und rechtens anzusehen waren.

Doch an diesem Tag, an diesem Freitag, waren wohl alle Herren aus dem sprichwörtlichen Häuschen. Der Grund dafür war ein relativ pikanter. Das damals sehr modern gewordene Unterwäschestück, ein *String-Tanga*-Höschen, hatte unsere Schwester Betty käuflich erworben und an diesem Freitag unter ihrem Schwesternkleid getragen. Mit ihrem Erscheinen war eine bemerkenswerte plötzliche Stille in die akademischen Gespräche geraten. Aufmerksame Blicke huschten hin und her. Man konnte die Gedanken der Assistenzärzte, Oberärzte und des Primararztes fast hören, so eindeutig zweideutig waren sie. Nur eines konnten sie sich nicht erklären, war da nun etwas oder war da nun nichts zu sehen. Etwas, das sonst immer jene Stelle bedeckte, die alle männlichen Blicke zu fixieren vermochten. Es schien, als wären nur positiv geladene Teilchen in der Luft herumgeschwirrt, da die Herren so ganz und gar aufgeladen waren. Zumindest in dem Raum, in dem sich unsere Betty aufhielt, welcher derselbe war, in dem sich auch die zur Visite auffordernde Stationsschwester, die robuste, befand! Die allgemeine Aufbruchsstimmung war förmlich zu spüren und, *„immer schön der Reihe nach, meine Herren".* Zuerst die Schwester, dann der Herr Primar, (...). Wobei sich an diesem Tag eben nur die Herren rasch aufmachten und die Damen dieses Thema merklich nur peripher tangierte, aus feministischer Sicht vielleicht sogar etwas anwiderte. Kein Wunder, waren sie doch allesamt dem Alter und der Figur unserer Schwester Betty entwachsen!

Im wahrsten Sinne des Wortes ging man(n) der Sache nach. Denn als die beflissene Stationsschwester zur Visite schritt und unsere Schwester B. gleich hinter ihr das Apothekenzimmer verließ, da ging auch die Riege der Visitenärzte los. Sie hatten allerdings übersehen, dass die betreffende Visitenschwester in die gegengesetzte Richtung am Gang entlanglief. Die eine links, die andere nach rechts. Die Schar der Akademiker hechtete irrtümlicherweise voll ambitioniert unserer Schwester Betty hinterher. Der Irrtum wurde natürlich schnell erkannt und die Gefühlsregungen unserer Oberin konnten wiederum an ihrer Gesichtsfarbe abgelesen werden. Mit der rechten Hand schlug sie auf den Holzdeckel der Mappe des Krankengeschichten-Ordners, von uns Schwestern kurz „Kadex" genannt, und in einem sehr energischen Befehlston rief sie: „Aber meine Herren, wohin gehen sie denn, wir beginnen auf Zimmer eins!" Eine kleine Peinlichkeit oder ein Missverständnis, das nach einer akademischen Lösung suchte. Denn war zuvor der Herr Primar der Erste in der nachschreitenden Menge, war er jetzt durch den Umkehrschwung der Letzte! Der Letzte, der sich nun sichtlich bemühte, so zu tun, als ob er einer Fehlinformation gefolgt wäre und sich durch die akademische Menge drängte. Mit einem: *„Also ehrwürdige Schwester Oberin, das müssen sie uns schon vorher sagen, wo wir heute beginnen",* lenkte er jeglichen einschlägigen Verdacht von sich und spielte den Ball der barmherzigen und ehrwürdigen Schwester zu. Nicht begeistert von diesem Ping-Pong-Spiel, wusste sie aber dennoch mit diplomatischen Wurfgegenständen umzugehen, indem sie einfach nicht darauf einging, sondern die Tür von Zimmer Nummer eins öffnete und rief: „Vi – site, meine Damen!", denn es war ein Frauenzimmer.

Unserer Chefin war sonst, was die damalige Damenmode betraf, eine relativ aufgeschlossene moderne Frau, aber dieses besondere Outfit und die dazugehörigen „augenblicklichen" Umstände hatten ihre Einstellung zum Schwesterkleid und der darunterliegenden, oder besser gesagt, darunter getragenen Wenigkeit verändert. Eine zusätzliche Kleidervorschrift kam heraus, stationsintern, versteht sich! Eine prüde Entscheidung und unglückliche Tatsache, die eine solche Verwechslungskomödie fortan unmöglich machte.

Warum dieses wunderschöne Schwesternkleid im Laufe der Zeit auch auf den anderen Stationen so ganz und gar verschwunden ist, ist mir unverständlich. Ein möglicher Grund dafür, warum es in puncto Schwesternkleid so kam, wie es kam, wäre der Folgende: Das damals aufkeimende Gleichbehandlungsgesetz trug eine gewisse feministische Handschrift, sodass nicht nur im Krankenhausbereich, sondern auch auf der Straße ein extremer Umbruch in Sachen Alltagskleidung bemerkbar war. Die Vielfalt der weiblich und feminin wirkenden Kleider und Röcke ging damals leider verloren. Der innere Drang und Wunsch, weg vom Titel des „schwachen Geschlechts" und hin zum „gleichstarken Geschlecht", ließ die Frauen aus dem „Kittel" springen und in Hosen schlüpfen. So wurden auf den Abteilungs- und Stationsbereichen auch tausende Kleider zu Beinkleidern, welche neu angemessen, bestellt und getragen wurden. Beinkleider mit Oberteil, der sogenannte „Kasack", hatte Einzug gehalten und wurde fortan getragen. Kasack!?! So schlicht und plump, wie dieses Wort geschrieben wird, so sahen die Damen dann plötzlich auch aus, nämlich schlicht und (...). In ihrem Zweiteiler, der nichts mehr betonte, sondern nur noch in der Lage war, jegliche Weiblichkeit und Figur zu verstecken. Bravo, meine Damen! Die wenigen „Schwesternkleider"-Schwestern, die übrig blieben, verkörpern heute noch stärker die beseelte und charmante Weiblichkeit, als so manch andere. In diese Gruppe fallen natürlich auch die Damen der Pflegehilfe und Assistentinnen. Sei es, wie es sei, und möge man mich dafür auch verbal steinigen, aber der Kasack machte die Frauen, wider allen Hoffnungen, auch nicht stärker oder zu Männern. Oder etwa doch?

Der Selbstproband – der alles ausprobierende Typ
In vielen von uns steckt der Hang oder gar der Drang, etwas auszuprobieren. Natürlich ausschließlich an uns selbst. Ob mit Vitaminen, harn- oder stuhlfördernden Präparaten, Muskelrelaxantien, Schlaf- und Erektionsmittel, egal, die Menge und die Dosis für die persönliche therapeutische Breite gilt es erst einmal herauszufinden. Diese Art Selbsttestung, wo der Proband und selbsternannte Wissenschaftler aus einer einzigen Person besteht, ist zwar nicht erlaubt, wird aber praktiziert und im Ernstfall stets erfolgreich abgestritten. Diese Art der Selbsterprobung macht auf der anderen Seite allerdings auch achtsamer, was die Therapie unserer Patienten betrifft.

Das heimliche Untermischen von stuhl- oder harntreibenden Mitteln in den Tee oder Kaffee des „Ungustl-Kollegen" ist eine so alte Geschichte mit langem Bart, dass sie in meiner Berufslaufbahn so gut wie nie mehr vorgekommen ist. Na gut, ein- oder zweimal im großen Klinikum, aber dort war ich auch nur als Mitwisser betroffen.

Ausprobiert haben allerdings doch alle schon einmal das eine oder andere Mittelchen sowie auch im Zuge dessen die negativen Auswirkungen zu spüren bekommen. Jedoch mit solchen leicht grenzwertig, gesetzeswidrigen Auswirkungen hatte ich bis zu diesem Erlebnis noch keine Erfahrungen gemacht.

Der vermeintliche Tatort war wiederum unsere Station. Der Haupttäter, ein bekannter Patient mit von Zeit zu Zeit außergewöhnlichen Fähigkeiten und herrlichen Tabakwaren. Das Opfer, eine junge gutgläubige männliche Krankenschwester, die alleine Nachtdienst machte. Mit alleine meine ich auch wirklich alleine. Zu dieser Zeit war weder eine Hilfskraft noch eine Assistentin nachts im Dienstplan vorgesehen. Mausalleine war ich auf weiter Flur, dem langen Gang mit allen zehn Patientenzimmern. Ein sommerlicher Nachtdienst begann in trauter Einsamkeit. Nur die Patienten waren anwesend sowie auch eine eventuelle Hilfe für schwere Fälle auf der Nachbarstation abrufbar. Natürlich nur eine pro Stockwerk. Mein mir vertrauter und die Geschichte betreffender Patient auf Zimmer zehn, der mithilfe einer technischen Vorrichtung selbst Zigarettenhülsen mit feinstem Tabak füllte, fragte mich beim abendlichen Pflegedurchgang, ob ich denn auch ein solches Zigaretterl haben wollte. Dieses Angebot nahm ich als sparsamer Genussraucher gerne an. Nachdem auf seiner Tabak-Großpackung ein Löwenkopf zu sehen war und die mir bekannte Sorte *Lion* in großer Schrift abgedruckt stand, hatte ich auch keine weiteren Bedenken.

Nach der ausgiebigen patientennahen Arbeit war dann das erste Zigaretterl fällig. Ich setzte mich in unsere Teeküche. Damals durften wir in dieser Schwesternteeküche noch rauchen, und das direkt unterm Rauch- und Brandmelder, dessen Alarm wir übrigens damals im allerersten Nachtdienst (noch zu zweit) unwissentlich ausgelöst hatten, da die neu vorgeschriebenen Brandmelder noch nicht überall auf Raucherräume eingestellt wurden! Die Ausrückung der mit uns pyrotechnisch direkt verbundenen und automatisch alarmierten Berufsfeuerwehr war nicht mehr zu verhindern. Ziemlich überraschte und beeindruckte Gesichter dürften wir dann wohl gemacht haben, als plötzlich drei vollbesetzte, mit Blaulicht und Folgetonhorn heranbrausende Feuerwehrfahrzeuge auf unser Gelände zufuhren und zehn Feuerwehrmänner mit schwerem Atemschutz, Stockwerk für Stockwerk zu Fuß, den alarmauslösenden 4. Stock des neu bezogenen Krankenhauses erklommen. So viel Aufwand für so wenig Rauch war uns nicht geheuer und wurde deshalb auch von (uns) den „Schuldigen" vorübergehend verschwiegen. Selbstverständlich hatte uns jemand verpfiffen und der befohlene Rapport bei der Chefin blieb uns natürlich nicht erspart. Jedoch war gerade sie als Raucherin damals, nach dem anfänglichen „Dampfablassen", uns gegenüber gnädig gestimmt und sah von einer zuvor gedrohten Lohnkürzung ab.

Ich zündete mir also in der Schwesternküche mein, vom Patienten selbstgefülltes Zigaretterl an. Tür zu, Fenster auf. Ein Faucherl, ein Baucherl, ein Zug, der Tabak schmeckte mir. Etwas fremdartig im Geschmack, aber doch recht würzig. Paffen – Lungenzug – paffen. Eine gewisse Lockerheit in den Gliedern machte sich bemerkbar. Lungenzug Nummer zwei. Die Gedanken wurden etwas leichter und freier, die Konzentration und Koordination dagegen geringer. Nach dem dritten Zug schwebten meine Gedanken samt Körper bereits etwas über der Sitzfläche. Ein „auf das Fensterbrett des geöffneten

Fensters steigen und den Vogerln hinterher fliegen" schien relativ vorstellbar und nachvollziehbar zu werden. Ein Abheben vom Sitzplatz und Hinausfliegen beim Fenster? Ich lachte! Toll! Auf geht's! Jubel! Andererseits, wieso eigentlich?

„Work, Drugs and Regional Radio."

Was passiert war? Ein süßlicher Geruch einer originalen Cannabiszigarette hatte sich quer in den Raum der Teeküche gelegt und ich war in beste Gesellschaft mit mir selbst geraten. Ja wirklich, Gras wurde hier zwar unbewusst, aber immerhin öffentlich geraucht! Gott sei Dank war die Tür zu und niemand hatte etwas bemerkt. Mein Verstand hatte sich auch noch nicht ganz abgemeldet und in meinem Unterbewusstsein ein Haltesignal ausgelöst. Ich wurde wachgerüttelt. Obwohl der Typ auf meiner rechten Schulter, dieses kleine *„Es"*, recht cool und crazy wirkte und den Gedanken an den Freiflug unterstützte, war mein drogenkonsumierendes, „eingerauchtes Über-*Ich"* doch noch imstande, mir alles auszureden.

Hatte mir dieser unmögliche Witzbold von Zimmer zehn doch wirklich eine seiner Spezialzigaretten gegeben. Feinstes Gras, gemischt mit der Tabaksorte „Lion"! Ich hatte zwar zuvor keine Ahnung, aber wie wir alle wissen, schützt Unwissenheit nicht vor Strafe! Meine angerauchte Tüte dämpfte ich so schnell als möglich ab, wickelte sie in Klopapier und spülte sie an jenem Ort hinunter, an dem sie weder als Corpus Delicti noch als Gegenstand der Versuchung wieder auftauchen konnte. Die zweite Zigarette retournierte ich unter merklichen Einwirkungen der ersten wieder an den wohltätigen Spender. Er lachte und meinte, es wäre nur ein kleiner prozentueller Anteil an Gras dabei gewesen. So nebenbei, sagte er, müsse man schon ein bisserl was vertragen, wenn man sich ein Tüterl drehen lässt. Keine weiteren Fragen an den Angeklagten. Der Flug vom Fensterbrett wurde Gott sei Dank gecancelt und der Schaden hielt sich in Grenzen. Nur die Erfahrung lehrt: Die Geschichte als solches ist weder nachahmenswert noch in irgendeiner Form erlaubt. Sie war für mich nicht lustig und stellte für alle eine gewisse Gefahr da. Im Anlassfall werde ich sie in Wort und Tat bis zum letzten getrockneten Grashalm abstreiten. Und Ende.

In einem anderen Einzelnachtdienst, der nach ausgiebigen privaten Waldarbeiten als „Einspringer-Nacht" auf Überstundenbasis dazukam, ergaben sich bei der untrainierten, leicht übergewichtigen männlichen Krankenschwester Probleme. Starke Muskelverspannungen und eine generelle körperliche Müdigkeit, ausgelöst durch die ungewohnte, harte Arbeit.

Dienstübergabe, wie gewohnt, um 18.45 Uhr. Mein damaliger Kollege, auch ein Selbstproband, gab mir einen gut gemeinten Rat. Er wusste nämlich zu behaupten, dass eine einzige Tablette des Präparates „Myolastan" mir sicherlich gut helfen könne, meine Beschwerden zu lindern, was mir in meinem „angespannten" Zustand gerade gelegen kam. Gesagt, getan. Der Kollege ging nach Hause und ebenso die Kollegin von der Pflegehilfe. Alleine mit meinen Patienten, dem regionalen Radioprogramm und meinen heftigen Verspannungen im Schulterbereich.

Obwohl sich irgendetwas in mir dagegen aussprach und es im Nachhinein betrachtet gescheiter gewesen wäre, auf diese meine innere Stimme zu hören, schluckte ich die Tablette. „Hilft's nicht, schadet's nicht", sagen die Leut'.

Nun benötigt so ein Tabletterl natürlich eine gewisse Zeit, um sich im Verdauungstrakt aufzulösen und in die Blutbahn zu gelangen, um dort dann seine volle Wirksamkeit entfalten zu können. In meinem Fall dauerte es relativ lang, bis das erste Entspannungsgefühl spürbar wurde. Nach ungefähr 25 Minuten setzte die Wirkung ein, doch wurde sie von einer ungewünschten Begleiterscheinung getrübt. Beim Schreiben bemerkte ich eine gewisse Trägheit und Müdigkeit. Es wooollte niiicht sooo schneeeell geeeheen, wie noch weeenige Minuuuuten zuvooor! *„Daaas wiiird doch nicht voon der eiiinen kleiiiinen Tableette kooommen? Diiiese eine, winzigee kannn doch nicht sooo eine extreeme Wirkung haaben."* Ich versuchte mich durch Bewegung wieder in den normalen Modus zurückzuversetzen. Dies stellte sich allerdings schwieriger als gedacht heraus. Ich wurde weder schnell, noch schneller und die Gedankengänge waren zwar klar und orientiert, aber zeitlich enorm verzögert. Alles in realer Zeitlupe, sozusagen.

Mir wurde angst und bange. *„Wenn mich jetzt nur ja keiner sieht in meinem reduzierten Zustand. Wenn jetzt nur ja niemand anläutet und etwas von mir braucht. Derjenige muss ja glauben, der Pfleger ist angeduselt, beschwipst oder ganz und gar besoffen",* dachte ich mir. *„Nur ja schön weiterarbeiten und die Ruhe bewahren, männliche Krankenschwester!"* Doch schon nach ein paar Minuten näherte sich das erste Problem. Ein Patient mit Einschlafstörungen kam zu mir und bat um „Ohropax" (Ohrenstoppeln aus Wachs, um die nächtliche Geräuschkulisse zu dämpfen). „Jetzt nur nicht auffallen, Herr Pfleger. Nicht zeigen, dass etwas nicht in Ordnung ist. Nur ja alles schön mit Bedacht und Vorsicht machen." Meine innere Stimme hatte Erfolg. Der Herr von Zimmer drei hatte keine weiteren Fragen, keine halblustigen Äußerungen zur nächtlichen Stunde auf Lager, über die ich nachdenken hätte müssen. Er war einfach nur müde und wollte in Ruhe einschlafen. Meine medikamentenbedingte Trägheit blieb ihm Gott sei Dank verborgen. Müde ging er wieder in sein Zimmer zurück und ich, langsamen Schrittes, in die Teeküche zum Kühlschrank. Ein schon angebrauchtes „Verhackert"-Schmalzglas und ein paar Scheiben Schwarzbrot sollten nun die Rettung aus dem Ausnahmezustand werden. Obwohl ich wusste, dass dieses Nachschieben von fetter Nahrung rein gar nichts bringt, war es doch die einzige Idee, die aus meinem gedämpften Denkorgan kroch, und selbst das nur sehr zögerlich. Gute zehn Minuten dauerte es, bis ich mir meine zwei Brote gestrichen hatte. Das war mir damals ziemlich *scheeiiißß egaaaal,* ich wollte nur, dass die Wirkung so bald als möglich wieder nachlässt und ich aus den Fängen dieser Nebenwirkung herauskomme. Die Nebenwirkungen, die ja eh auf jedem Beipackzettel stehen und manche Patienten sehr genau, aber wir Schwestern nur selten lesen. Nach einer längeren Zeit wurden meine Bewegungsabläufe wieder schneller, mein Denken und Tun wieder normaler und meine Verspannungen wieder verspannter. Ein gespanntes Verhältnis, was die Wirkung und Nebenwirkungen betrifft, ist mir geblieben. Meine Muskelverspannungen löste mir meine liebe Nachbarin durch eine angenehme Massage, ohne Gebrauchsinformationen und Nebenwirkungen.

<u>Die kranke Krankenschwester – der leidende Typ</u>
Alles im Leben hat seine Zeit. Die Fröhlichkeit, die Traurigkeit, die Gesundheit und die Krankheit. Die wiederum braucht Zeit. Zeit und Ruhe, damit man in der Erholungsphase wieder gesund werden kann. Wenn aber wir Krankenschwestern krank sind, finden wir weder das eine noch das andere. Wir sind die schlechtesten Patienten, die es gibt. Keine Ruhe, keine Zeit, keine Erholung, außer wir sind durch hohes Fieber oder verletzungsbedingt ans Bett gefesselt. Und selbst dann sind wir (…).

Meist erwischt uns so ein unfreiwilliger Krankenstand im ungünstigsten Zeitpunkt. Dann, wenn es uns gerade gar nicht passt. So auch in einem Nachtdienst, als sich plötzlich und unerwartet ein typhusartiger Durchfall meldete. Von einer Sekunde auf die andere wurde die gesunde Krankenschwester krank.

Die geböckelte, selbst geselchte und frisch gekochte Schweinshaxe verbreitete auf der ganzen Station einen wunderbaren Duft. Wobei ich das Wort *wunderbar* auf Station ja nicht mehr aussprechen durfte, aber bitte verraten Sie mich nicht. Das frische Bauernbrot, die Eier und der Kren wären noch dazu gekommen, doch das mitgebrachte Abendessen fiel aus. Stattdessen wurde ein Rumoren und Zwicken im Bauch im lauter. Ein Donnern und Poltern. Eine unangenehme innere krampfartige Anspannung. Ein recht intensiver, die Umgebungsluft verpestender Darmwind, feiner ausgedrückt unerträgliche Flatulenzen kündigten das große Unheil an. Eilends und in engem Laufschritt Richtung Personaltoilette unterwegs, bog ich verfrüht in ein leeres Patientenzimmer ab und verschwand unauffällig in das dort integrierte Badezimmer mit WC. Alles, alles was recht war und recht bleiben sollte, ging in Verlust. Nämlich die Unschuld über meine Herrschaft und die Herrschaft über meine eigenen Körperflüssigkeiten. An ein Aufstehen und Weiterarbeiten war für geraume Zeit nicht mehr zu denken.

„Man beginnt, jedem einzelnen seiner Winde zu misstrauen!"

Das vermeintliche *„fertig"* oder *„ich komme gleich"*, war gut gemeint, aber doch immer wieder auch „nit meglich". Eine noch so dienstbeflissene Hast und Eile brachte mich kaum fünf Schritte fort von diesem Örtchen der sonstigen Stille. Selbst die kollegiale Nachschau meiner lieben damaligen Pflegehelferin vermochte die Situation mit ihren aufmunternden Worten nicht zu lindern. Ein herbeigebrachtes Medikament zum Stopfen kam an derselben Stelle wieder raus, wo es Sekunden zuvor hineingegangen war. Mit einer Nierentasse aus Karton saß ich am örtlichen Häuschen von Zimmer 08 und war vorübergehend dienstunfähig. Dienstunfähig im Sinne einer akuten gastroenterologischen Verstimmung. Die anfänglich schwallartige wässrige Entleerung aus der weiter unten befindlichen Körperöffnung war stark genug, um den normalen Ablauf des Nachtdienstes vorerst gänzlich zu stören. Was sich in meinem Innersten befand und zugleich herauswollte, war sensationell und brachte mich zuerst ins Staunen, später dann aber zur Verzweiflung. Alles in allem hätte sich ein ungünstiger Verlauf auch sehr negativ auf den Dienstwäscheverbrauch niedergeschlagen. Aber von Dienst konnte vorerst sowieso keine Rede sein.

In dieser ausweglosen Situation nimmt der Geist zur Kenntnis, was der Körper befiehlt. Etwas, das physiologisch eigentlich erst viel später im Leben auftritt, nämlich im Übergang zum Greisenalter. Da wird die Devise dann zum Gesetz: „Traue keinem deiner eigenen Winde!" Im juvenilen Alter allerdings schon in Erfahrung zu bringen, was mich später einmal erwarten würde, war fürs Verständnis einerseits lehrreich, aber für meine Person andererseits ziemlich demütigend. Die durch das zuvor eingenommene Allheilmittel erzeugte Übelkeit war zum Glück und Dank einer 4 mg Zofran-Zydis-

Schmelztablette wie weggeblasen. Die im Krankenhaus vielfach zitierte Stuhl-frequenz sank auf ein erträgliches Zeitintervall, das es mir erlaubte, jenes Örtchen versuchsweise wieder zu verlassen. Allerdings nicht ohne Hilfsmittel, die eine hundertprozentige Gewährleitung für einen reibungslosen Ablauf im restlichen Nachtdienst versprachen. Es war also an der Zeit, ein Exempel zu statuieren und den pflegewissenschaftlichen Beweis oder auch Vergleich anzutreten, welche Inkontinenzprodukte die bessere Saugfähigkeit und den angenehmeren Tragekomfort hatten.

Meine mir zur Seite stehende Pflegehelferin hatte bei allen Kontinenz-Vor-bereitungsarbeiten zwar die nötigen Fachkenntnisse, vergaß aber dennoch nicht darauf, einen sarkastischen Unterton mitschwingen zu lassen. Tat ich einen raschelnden Schritt, so konnte sie sich vor lauter Lachen nicht mehr gerade halten, was ich aus inkontinenztechnischen Gründen damals auch nicht konnte. Beginnend mit der mittelstarken Saugfähigkeit dieser Hosen in Größe small (!), war ich nach kurzer Zeit bei der extrastarken Saugfähigkeit derselben Größe angelangt. Dies machte natürlich eine hygienische Vor- und Nachbereitung erforderlich. In meinem sowie auch im Interesse der Pati-enten, die von all dem Gott sei Dank nichts mitbekamen. Nur meine liebe Kollegin von der Pflegehilfe wusste Bescheid. Sie war von meinem sonst so zarten, aber in dieser Nachtschicht so voluminös anmutenden Po besonders begeistert und machte schier eine Humoreske daraus. Verständlicherweise, wo doch meine knisternden Schritte ein noch nie dagewesenes einzigartiges Schauspiel boten. Mit einer gewissen Dosis Galgenhumor und Selbstironie ist so manche schicksalhafte Misere ja zu ertragen, aber so eine Inkontinenz-hose (...) leider nicht.

Alles im Leben ist vergänglich, so auch dieser leidige Nachtdienst. Wenn ich an die Sparsamkeit in der Privatwirtschaft, sprich im Pflegeheim, den-ke, wo man dir als Bewohner einen durchschnittlichen Inkontinenzhosenver-brauch von 2½ Stück pro Nacht und Person vorrechnet und zur Verfügung stellt, so war ich in dieser Nacht, als Landesbediensteter, besser dran. Sechs Windelhosen, 1½ l Schwarztee und ein starkes Medikament der Schulme-dizin mit stopfender Wirkung waren notwendig, um noch Schlimmeres zu verhindern. Ich habe durchgehalten. Durchgehalten bis in der Früh. Meine Schweinshaxe, die Eier und das Brot wurden zum Frühstück der Tagschwes-tern, meine Dienstübergabe war eine Qual und von Gelächter und Seitenhie-ben gespickt. Aber ich hatte durchgehalten, durchgehalten bis zur Verleihung des „Typhusordens", den ich nie bekam und den es leider auch gar nicht gibt.

Für eine solche Leistung oder Dummheit hätte man ihn jedoch rein erfinden und überreichen müssen.

Von der persönlichen Demütigung einmal abgesehen, die das in die Hose „pfeffern" mit sich bringt, ist es doch ein Verlust der Kontrolle über seinen eigenen Körper und zugleich ein Rückschritt in die früheste Kindheit, in der wir eben noch gewickelt wurden. Was bei einem Säugling normal ist, wird für den Erwachsenen zur demütigenden Erfahrung. Plötzlich nicht mehr Herr über sich und seine physiologischen Abläufe im eigenen Körper zu sein. Ein tiefgreifendes persönliches Erlebnis, das an der Psyche des Menschen kratzen kann und ihn zweifeln lässt, an all dem, was er im Laufe des Lebens erreicht hat. Wie mir eine junge Frau, die nach einem Moped-Unfall mit einer solchen Windelhose und einem Katheter aus dem Koma erwacht war, einmal im Vertrauen gesagt hat. „Es war die größte Demütigung meines Lebens."

Erst in diesem, meinem damaligen Zustand ist ein Mitgefühl, ein Mitfühlen möglich. Dann, wenn man von heute auf morgen, von einer Sekunde auf die andere, auf die spitze Seite der Nadel fällt und selbst zum Patienten wird. Erst an dieser Grenze angelangt, dieser Grenzerfahrung mit Verlustängsten, weiß man, was es bedeutet, bei null anfangen zu müssen oder auch in den Minusbereich einzutauchen. Ein „Handicap", das man vielleicht auch nie mehr wieder los wird!?

Schamlos

Wer kennt sie nicht, die Erlebnisse, für die man sich noch im Nachhinein schämt? Den Moment, in dem man selbst- oder fremdverschuldet ins berühmte Fettnäpfchen tritt und mit hochrotem Gesicht am liebsten in den Erdboden versinken würde! Einhergehend mit einem extrem unguten Gefühl in der Bauchgegend, wünscht man sich insgeheim besser nicht dabei gewesen zu sein. Wobei das Gefühl der Scham eigentlich ein gesundes Gefühl dafür ist, um zu spüren, wo sich die eigenen Grenzen befinden. Wer diese nicht kennt oder kennenlernt, wird distanzlos, rücksichtslos oder respektlos. Solche Menschen engen andere räumlich und zeitlich ein. Bei uns im Krankenhaus geht es täglich um Schamgefühle, Intimität, Vertraulichkeiten und andere Dinge, über die man nicht mit jedem spricht. Wir Schwestern sehen und hören oft in einer Arbeitsstunde mehr, als andere Menschen in ihrem gesamten Leben. Von wegen gesunde Distanz, Rücksicht, Respekt und Schamgefühl. Unser Allerwertester, weiblicher und männlicher Schwesternköper, knackig oder nicht knackig, muss mindestens zwei- bis dreimal in der Woche herhalten und wird bei Pflegetätigkeiten begrapscht. Hierbei ist allerdings nicht ausschließlich von verwirrten oder dementen Patienten die Rede, die sich am Popo festhalten oder sich an die Hüfte klammern. Es gehört schon fast zu unserem Geschäft, solche auf Irrwege geführten Hände wieder auf den rechten Weg zu bringen. Auf den vermeintlich rechten Weg bringen wollte mich einmal ebenso eine junge Patientin, an deren Namen ich mich nicht mehr erinnere, dafür aber an gewisse andere, der Person zugehörigen Dinge umso besser.

Ich war gerade 22 Jahre alt geworden. Es war eine heiße Sommernacht angebrochen, in der es bei uns in Mitteleuropa erst so gegen 22.00 Uhr Sommerzeit finster wurde und die Patienten in den aufgeheizten Glasfensterfront-Zimmern nicht gut ein- oder durchschlafen konnten. Auch mir war die Sommerhitze ins Schwesterngesicht geschrieben, und die beiden Ventilatoren am Gang und im Apothekenzimmer, die Dornen im Auge der Hygieneschwester, ratterten im Vollbetrieb auf Leistungsstufe fünf. Da wir damals zur nächtlichen Stunde auch noch alle Medikamente, Infusionen und Spritzen für den nächsten Tag vorteilten, beschrifteten und herrichteten, war an eine Pause vor 01.30 Uhr nicht zu denken. Eine Zeit, in der einem die Augenlider wie Geschäftsjalousien ins Schloss fallen. Höchste Zeit, um noch schnell einen kleinen Imbiss einzunehmen, eine Nachtzigarette zu rauchen und die elektrischen Lichter und Geräte auf den Stromsparmodus herunterzufahren und sich, wenn irgendwie möglich, selbst, sitzend etwas auszuruhen. Wobei ausruhen immer nur bedeutete, die Zeit zwischen zwei Glockenrufen absitzen zu können. Mehr war uns nicht möglich. Mehr war uns nicht vergönnt. Ich saß bereits in meinem ledernen Schwesternsessel in einer Nische des abgedunkelten Apothekenzimmers und stellte innerlich auf Nachtmodus um. Von diesem Platz aus hatte man einen guten Überblick auf den halbbeleuchteten Stationsgang und mit Hilfe der Wandspiegel konnte man in beide Richtungen bis zu den Ausgängen sehen. Jeden nächtlichen Toilettenbesucher oder Zigarettenraucher erspähte das müde, aber geschulte Schwesternauge. Nur der Platz, auf dem wir selbst in der Nische neben dem Schreibtisch saßen, der lag abseits und verborgen im dunklen Kämmerlein. Plötzlich, so gegen halb zwei, ging die Tür vom gegenüberliegenden Patientenzimmer auf und die junge Patientin von Bett eins kam heraus. Ein Blick, ein Blickkontakt, ein Kopfnicken, ein Gruß. Wie vermutet, begab sie sich allerdings nicht auf den Weg zur Toilette, sondern kam zu mir ins Apothekenzimmer. Ich richtete mich von meiner Rastposition auf, um zu erfahren, was sie brauchte. Manche Patienten, mit ihren nächtlichen Ritualen, kannte man ja schon und rüstete sich gedanklich bereits im Wissen um das erforderliche Bedarfsmedikament aus. Doch dieses Mal war es anders. Ganz anders!

Sie war mit einem Bademantel bekleidet, was für die heißen nächtlichen Temperaturen ein wenig ungewöhnlich erschien. Sie blieb auch nicht an der Tür stehen, wie das sonst alle anderen Patienten machten, wenn sie ihr gewünschtes Etwas kundtaten. Nein, sie kam zu mir in die Nische, und ehe ich noch das Licht einschalten konnte, saß sie mir bereits am Schreibtisch gegenüber. *„Ist dir auch so heiß wie mir?"*, fragte sie mich mit gedämpfter Stimme, während sie sich ihr braunes schulterlanges Haar aus dem Gesicht blies. Sie wartete die Antwort auf ihre Frage gar nicht ab, öffnete den Gürtel ihres Bademantels und lüftete ihr Dekolleté gerade soweit, dass die Augen der männlichen Krankenschwester munter und die Einblicke interessanter wurden. *„Ich kann nicht schlafen bei dieser Hitze"*, fuhr sie fort und lehnte sich zurück, woraufhin sich ihr kurzer Bademantel verzog und mehr Beinfreiheit gelobte. *„Na hoffentlich läutet jetzt keiner an"*, dachte ich mir, während mein Herzschlag immer lauter wurde, *„sonst ist es vorbei mit der nächtlichen Hitzewallung!"* An den Füßen musste ihr scheinbar nicht so heiß gewesen sein, denn mit diesen stieg sie links und rechts zu mir auf meinen Sessel und fuhr mit ihren Zehen unter meine Oberschenkel. Noch hielt ich diese Situation nicht für eindeutig genug und das schien sie zu merken, denn nun wechselte sie von der Oberschenkel-Außenseite auf die Oberschenkel-Innenseite. Jetzt!

Ja jetzt war das Schamgefühl distanzlos geworden und die Zeichen standen auf „*Auf los geht's los.*" Doch Halt, langsam. Irgendetwas sagte in mir noch, dass diese Art Hitzegefühl auch brandgefährlich sein könnte. Leider gab es in der Krankenschwesternschule kein dementsprechendes Unterrichtsfach, in welchem wir den Umgang mit so einer pikanten, prekären Situation gelehrt wurden. Höchstwahrscheinlich hätte unsere prüde Klassenschwester allerdings auch keine Vorwärtsbewegung in dieser Situation empfohlen. Somit entwickelte sich ein gewisser Reiz zur Hingabe und eine prickelnde Spannung zwischen uns, die nur mehr schwer auszuhalten war. Lediglich im hintersten Hintergedanken befand sich noch ein kleines Widerstandsnest, das sich Sorgen um meinen befleckten Personalakt machte. Unterdessen arbeitete sie sich stückchenweise vor, vor, Vorsicht! Ihr Bademantel glitt immer weiter über ihre Schultern. Eine filmreife Szene, nur, dass in diesem Moment alles um mich herum spürbar echt und real ablief. Und plötzlich, „*paff*", waren sie beide wieder da. Mein *Es* und mein *Über-Ich*. Kurioserweise waren es diesmal aber nicht neutrale gesichtslose Wesen, sondern mir sehr wohl bekannte vertraute Personen. Das Teufelchen auf meiner linken Schulter hatte die Stimme und das Aussehen unseres übermütigen, liebenswerten ersten Oberarztes und das Engelchen rechts, warum auch immer, die Gestalt der ernsthaften, vorschriftsliebenden Oberschwester angenommen. Die Oberschwester, mit ernster Miene und erhobenem Zeigefinger, sagte: „Halten Sie sich zurück, denken Sie an Ihre Schwesternehre und die vielen Beschwerdeformulare!" Der Oberarzt hingegen hatte ein schelmisches Lächeln aufgesetzt und entgegnete ihr: „Lass ihn in Ruhe mit deinen Vorschriften und Anordnungen, jetzt hast du Pause" und sprach weiter zu mir: „Nutze die Gelegenheit! Ihr ist heiß! Sie ist heiß! Auf was willst du warten?" Die Oberschwester fauchte wieder: „Hände weg von ihren Unterschenkeln. Aus! Tun Sie es nicht!"

Was Doktor Sommer aus den Bravo-Heften der 1980er-Jahre dazu gesagt hätte, konnte ich mir denken. Was mein Oberarzt auf der linken Schulter dazu sagte, konnte ich hören. Was meine Schwester Oberin auf der rechten Schulter mir ständig in meinen Gehörgang trillerte, konnte ich nur schwer überhören. Während die beiden eindringlich auf mich einredeten und sich miteinander stritten, beugte sich die junge Frau zu mir nach vor und flüsterte mir etwas ins rechte Ohr. Es waren eindeutig laszive Bemerkungen, die mich in einen extrem erotisierenden Zustand brachten. Mit einem Wort geil machten. Der Oberschwestern-Engel hielt sich mit errötetem Gesicht bereits beide Ohren zu, aber es war zu spät. Sie hatte gehört, welche Obszönitäten mir ins Ohr geflüstert wurden, und im selben Moment löste sich mein gestrenges

Über-Ich in heißen Dampf auf. Nach diesen zwei, drei unanständigen Sätzen biss sie mir auch noch ins rechte Ohrläppchen. „Wow, war die drauf!" Gut, dass die Oberschwester das nicht mehr gesehen hat! Meine Atmung wurde unwillkürlich lauter, was meinem Visavis die Bestätigung einbrachte, mich gereizt und erregt zu haben. Dann beugte sie sich zu meinem linken Ohr und sagte Dinge, die noch etwas frivoler waren, als die Worte von vorhin am rechten Ohr. Und ja, sie biss mir auch in dieses linke Ohrläppchen. Mein oberärztliches Es wusste, was zu tun war, und weil er sogar keinen Platz mehr auf der bespielten linken Seite fand, verabschiedete er sich mit einem „Toi, toi, toi und tschüss!" Eines war mir in diesem Moment gewiss, egal wie die Sache ausgeht, seine Zustimmung hatte ich! Na dann, auf ins Gefecht, männliche Krankenschwester.

Sie nahm meine beiden Hände und führte sie an jene Orte dieser Erde, die man weder mit einem Sportwagen, einer teuren Jacht, noch mit einem Düsenjet hätte erreichen können! Zwei Worte wurden noch gesprochen, dann fielen der Bademantel auf den Schreibtisch und die Hemmungen zu Boden. Zwar distanzlos und schamlos, aber voller Respekt und Hingabe. Erst als das Herz wieder genügend Blut in mein Gehirn pumpte und die junge Frau von Zimmer fünf zufrieden in ihrem Bett einschlief, kehrte in meiner Apothekenzimmernische wieder etwas Ruhe ein. Ich sammelte meine Gedanken, versöhnte mich mit meinem Verstand und versuchte Ordnung in die erlebte Sache zu bringen. Während mein Gesicht noch damit beschäftigt war, sein breites Grinsen wieder loszuwerden, begannen bereits einige Fragen im Kopf zu kreisen. Was um Himmels Willen wäre geschehen, wenn in dieser Zeit jemand angeläutet hätte? Was, wenn uns jemand dabei gesehen oder gar erwischt hätte?

Und wenn der Herr Oberarzt gewusst hätte, wo er in der vorherigen Nacht gesessen war, nämlich links am Balkon, erste Reihe fußfrei, und diese obszönen, frivolen Worte und der Biss ins Ohrläppchen (...), dann hätte er mich für diese Zeit sicherlich auf die Reservebank beordert. Aber so blieb es mein, blieb es unser Geheimnis eines sommerlich heißen Nachtdienstes. Punkt.

Gut gelaunt am Vormittag

Zur Rettung der Ehre meines Berufsstandes muss es einmal erwähnt und gesagt werden: *„Wer mit Menschen arbeitet, kann zwar lächeln, aber nicht immer fröhlich und freundlich sein, das ist unmöglich! Wirklich unmöglich!"* Auch, wenn wir wissen, dass dieses fröhlich und freundlich sein den kranken Menschen guttut und beim Gesundwerden hilft, so gibt es im Tages- und Nachtverlauf eines Dienstes Zeiten, in denen es uns trotz aller Bemühungen einfach nicht gelingen will.

Natürlich geht mit jeder freundlichen und herzlichen Krankenschwester, die das Zimmer betritt, im wahrsten Sinne des Wortes die Sonne auf, aber nach dem diese selbst auch nicht 365 Tage im Jahr scheint und wir Krankenschwestern auch nur Menschen sind, kann und will das eben auch im Krankenhaus nicht immer funktionieren. Im Gegenteil. An so manchen Tagen scheint es überhaupt nur grantige und ruppige Schwestern und Mitmenschen zu geben. Oder liegt es doch an den unzufriedenen Patienten, dem übermüdeten, genervten Oberarzt oder den neugierigen, besserwissenden Angehörigen?

Ich weiß, ich kenne sie auch, diese schrille, unfreundliche Stimme, die ertönt, wenn ich die Tür zum Vorzimmer der Ordination meines Hausarztes aufmache und eintreten will. Noch bevor ich jemanden sehe und bevor man mich sieht, ertönt sie: *„Draußen warten!"* Kein Grüß Gott, guten Tag oder hereinspaziert. *„Draußen warten!"* Was mich dann mindestens zwei Stunden lang inmitten von kranken, hustenden, niesenden, schwitzenden, nörgelnden, gestressten, um Luft ringenden, dunstenden, durstigen und erzählenden Menschen teilweise sitzend und stehend warten lässt, bis ich selber schwitze, dunste, nörgle, huste und (…)

Auch mich hat die Zimmerschwester nach Hause geschickt, nachdem ich geduldig am Gang gewartet hatte, bis die Pflege fertig war. Auch ich durfte außerhalb der Besuchszeiten nicht ins Patientenzimmer zu unserer pflegebedürftigen Großtante. Weder mit noch ohne Mehlspeisenteller. Upps! Selbstverrat? Ja, in gewisser Weise ist es das natürlich. „Damit die Schwestern gut auf Mama/Papa/Onkel/Tante schauen!" Einen Versuch ist es immer wieder wert. Außerdem, ist *dieser Teller der guten Laune* ja noch lange kein Dankschreiben mit animierendem Inhalt, der irrtümlich in so manche akademischen Hände rutscht. Wer dies nun als verwerflich betrachtet, der nehme sich an der eigenen Nase und überdenke seine eigene Lebensweise (Geschenke,

Werbematerial, Rabatte, Aktionen, Gewinne, Bewerbung). Für meine beiden Großmütter war es ganz normal, dem Herrn Pfarrer, dem Herrn Doktor und was weiß ich noch wem, einen Geldschein in den Hosensack zu stecken, wenn sie zu Besuch kamen. Uns Schwestern genügt schon ein gefüllter Teller, ein halbes Kilo Kaffee, gemahlen, oder eine Schokolade, die höflicherweise auf Französisch „danke" sagt, um gut gelaunt zu sein. Ehrlich gesagt fühle ich mich persönlich dadurch noch lange nicht bestochen oder in meiner neutralen Arbeitsweise beeinflusst. Aus diesem Grund nehme auch ich den Schwestern eine Kleinigkeit mit, wenn ich vor dem Krankenbesuch noch schnell etwas im Geschäft besorge. Blumen, Obst und Kekse für den Patienten, Schokolade für die Schwestern und eventuell eine Flasche Wein für den Arzt. Keine Spur von grundlos grantig, schlecht gelaunt, ruppig, ungerecht oder belehrend. Einfach nur: „Merci, dass es dich gibt!".

Da es allerdings scheinbar immer wieder neidische Menschen gibt und solche, die das eigene Nest beschmutzen, dürfen wir seit einiger Zeit nicht mehr von Pharmafirmen beschenkt werden. Wer sich nun durch diesen Satz bestätigt fühlt und glaubt, wir wären früher wie zu Weihnachten mit Gaben überhäuft worden, der irrt. Es ging um ganz einfache Arbeitsmittel wie Kugelschreiber, Rotstifte, Lineale und einmal im Jahr, so um die Faschingszeit, waren es ein paar angezuckerte Krapfen! „Ja natürlich", und zugleich „Na und?" Bekommt eine Baufirma nicht auch Gratisartikel von den Erzeugerfirmen. Haben gut bezahlte Sportler nicht auch Sponsoren übers Honorar hinaus? Alle Berufssparten werden unterstützt und von Zeit zu Zeit beschenkt. Nur wir Schwestern sind so einem bürokratischen Neidhammel zum Opfer gefallen. Aber was soll's!

Hauptsache, gut gelaunt am Vormittag!

Hand aufs Herz. Wer fragt überhaupt nach, was dem andern über die Leber gelaufen ist, dass ihm die Galle übergeht oder wir Schwestern einmal aus der Haut fahren und lauter werden, auch dann, wenn kein Hörapparat im Spiel ist! Mich wundert es nicht, bei dieser Arbeit, die derart vollgestopft mit Emotionen ist. Es passiert im Amt, im Geschäft, im Lokal, im öffentlichen Bereich sowie in jeder privaten Beziehung. Warum dann nicht auch bei uns? Es ist eine ureigene menschliche Eigenschaft, dieses Granteln, Anpflaumen und mit dem Allerwertesten ins Gesicht fahren. Es ist der Ausdruck innerer Anspannung. Eine Anspannung, die zeit- und ortsabhängig ist, aber auch über das seelische Zustandsbild des Menschen/der Schwester Auskunft gibt. Schreien ist stets der Ausdruck von Schwäche, sagt man. Schade, dass ich das früher in meinen ersten Schwesternjahren unter der damaligen Obrigkeit noch nicht gewusst habe. Da hätte ich mir einiges an Angst, Ärger, Schwermut und Unsicherheit erspart und wäre sicherlich öfter gut gelaunt gewesen.

Gut gelaunt am Vormittag?

Der gestresste und termingebundene Oberarzt möchte mit der Visite beginnen, obwohl die Schwestern noch mit ihrer Morgenarbeit, der Körperpflege zu tun haben. Die Angehörigen wollen auf der Stelle Auskunft über den Zustand der gestern erst eingelieferten Urgroßmutter bekommen, obwohl sie außerhalb der Besuchszeit und ohne das notwendige Kennwort aufmarschieren. Die Pflegeschülerin meldet ein Versäumnis. Der Pflegeassistent ist wegen dieser vielen zusätzlich Tätigkeiten, die die Schwestern übernommenen haben, mit der überhäuften Pflegearbeit allein, verständlicherweise überfordert und angewidert. Zwei von fünf Blutabnahmen sind mir nicht geglückt und die Laborantin ruft deshalb schon zum zweiten Mal an, denn der EDV-Auftrag ist bei ihr, nur die Blutprobe lästigerweise noch nicht. Drei Patienten haben für ihre intravenöse Therapie noch keinen Venenzugang. Einer Patientin fehlt eine verordnete, aber auf der Fieberkurve für diesen Tag nicht aufgeschriebene Tablette. Die Spritzenschwester hat sich krank gemeldet. Dem Patienten auf Zimmer vier fehlt der Frühstücksschinken am Tablett. Der Patientin in der Sonderklasse ist der Kaffee zu lau, sie will ihn gewärmt haben. Derweilen möchte deine übervolle Harnblase wegen des Morgenkaffees entleert werden und so ganz nebenbei meldet dein Dickdarm dir ein Geschäft, das bei dieser Gelegenheit gleich erledigt werden könnte, (...) und der Stationsschwester geht wie immer alles zu langsam, was du angreifst und machst!

Ein Zeitpunkt, an dem sich jede Schwester fragt, warum sie nicht etwas Gescheiteres erlernt hat, und (...) bleibt gut gelaunt am Vormittag.

Advent, Advent,
ein Lichtlein brennt

„Ungewöhnlich glimpflich im Ausgang, ohne humanitäre Schäden und nur geringem Sachschaden (…)", so hätte der Satz im Protokoll der Betriebsfeuerwehr gelautet, das über unsere brisante und brandgefährliche Adventgeschichte geschrieben hätte werden können. Eigentlich wäre ja gar nichts davon weitererzählt worden und es hätte auch keine großartigen Folgen gehabt, wenn sich: erstens die Floristin etwas mehr bemüht hätte; zweitens der schwarze Rauch in Form von Ruß sich nicht so großflächig verteilt hätte; und drittens der junge Herr Oberarzt seine prahlerische Klappe gehalten hätte!

Und obwohl Unwissenheit nicht vor Strafe schützt, muss ich zu meiner Adventkranz entzündenden Verteidigung vor der Geschichte schon noch festhalten, was ursächlich zu diesen erleuchtenden Umständen geführt hat: Um den Kerzen am Kranz nämlich den richtigen Halt zu geben, drehen und drücken die Floristen beim Aufstecken der Kerzen den dicken Befestigungsdraht stets tief in die Kerze hinein. Der hervorstehende Draht wird dann in den grünen Kranz gesteckt. Floristisch gesehen natürlich richtig und korrekt, aber aus der Sicht einer adventfeierlaunigen jungen männlichen Krankenschwester eben nicht. Zündet man diese Kerzen nämlich öfters an, wie das auch auf der Station bei Adventfeiern und beim Frühstück üblich war, brennt die Kerze relativ rasch auf die Hälfte ihrer Größe herunter, wobei auch der eingearbeitete Draht in Erscheinung tritt. Durch die Flamme wird dieser dann so heiß, dass das Wachs entlang des Drahtes schmilzt und der Docht bis zum Kranz durchbrennt. Und dann (…).

Ein Sonntagsdienst, genauer gesagt, ein Advent-Sonntagsdienst. Meiner Erinnerung nach der dritte Adventsonntag. Unser Adventkranz lag auf einem weiß gedeckten kleinen Tisch, der in einer Mauernische stand. Die ersten beiden Kerzen, zumindest die zwei zuvor verwendeten, waren aus feierlichem Anlass wie beschrieben bereits etwas verbraucht.

Und auch an diesem dritten Adventsonntag hielten wir die Tradition aufrecht, dass die Dienstmannschaft vom Vormittagsdienst, sprich, die Pflege, der Reinigungsdienst und die diensthabenden Ärzte, zum gemeinsamen Frühstück zusammensaßen. Eine interdisziplinäre und gute Tradition auf Station, um sich auszutauschen und zu informieren, was es im Hause so Neues gibt. Somit war dieses Frühstück eine Art Supervisionsgespräch, zwar ohne Supervisor, dafür ging es aber oft um Details, die für mich als jungen Pfleger sehr lehrreich waren. Jeder von uns brachte etwas mit und leistete so seinen ganz persönlichen Beitrag zum großen und ganzen Frühstück am Tag des Herrn. Eier, Schinken, Käse, Gemüse, Marmelade, Gebäck und ab und zu gab es auch einen Gugelhupf sowie ein Glas (...) Orangensaft!

Feierlich wurde ein solches Frühstück dann zelebriert, wenn unsere ehemalige und zugleich geistliche Kollegin, Ordensschwester Brunhilde, anwesend war. Sie spendete sonntags die Kommunion, den ökumenischen Segen und sang mit uns weltlichen Schwestern das *Vaterunser-Gebet* als Lied durch die öffentliche Sprechanlage. Und ja, sie ließ es sich nicht nehmen, bei der Wiederholung des Liedes die Überstimme zu singen. Hierbei ließ sie prinzipiell keinen jüngeren Stimmen der anderen Kolleginnen den Vortritt. Nein, nur sie durfte dies übernehmen, weshalb es zuvor auch eine lieblich anmutende, aber durchwegs autoritäre Einteilung gab. Das Recht der Älteren war Gesetz! Eine ehemalige Stationsoberin eben!

Erste Stimme, zweite Stimme und dritte Stimme und aus!

Selbstverständlich rächte sich an einer gewissen Stelle im Lied, nämlich an der höchsten Stelle, ihr ebenfalls älteres Stimmband. Ihre Überstimme überschlug sich mit regelmäßiger Sicherheit immer genau an dieser höchsten Stelle, dass es allen, auch denen, die nichts vom Gesang verstanden, ein akustischer Graus war. Noch dazu verließ einen Großteil der Mitsängerinnen mangels Kenntnisse der Mut. So litten an dieser Stelle nicht nur die Harmonie im Ton, sondern auch die zum Weitersingen bemühten Sänger. Interessanterweise suchten dann alle wieder den Rückhalt in der ersten Stimme, die ich, obwohl zur zweiten Stimme eingeteilt, in diesem Moment übernahm, um ein halbwegs stabiles Gleichgewicht an Tonverträglichkeit wiederherzustellen. Dem Bemühen nach blieb alles in allem aber auf jeden Fall immer sehr würdig und feierlich! Und feierlich brannten während der ganzen Zeremonie auch die Kerzen am Adventkranz!

Unsere Patienten hatten zu diesem Zeitpunkt bereits gefrühstückt, waren gewaschen und therapiert worden. Sie waren versorgt und relativ glücklich und zufrieden. Unserem Schwesternfrühstück stand somit nichts mehr im Wege. Nur noch diese kurze Sonntagsandacht, zu deren Zweck auch die Kerzen am Adventkranz entzündet wurden. Gebete, Texte, Gedanken, Wünsche, Lieder und zum Schluss das *Vaterunser*. Alles so, wie es die Tradition verlangte. Danach kam das gemeinsame ökumenische Schwestern-Frühstück. Die Sitzplätze waren wie immer ausverkauft und bis an den Rand mit stationszugehörigem Personal gefüllt. Eine liebe Kollegin aus dem ehemaligen Siebenbürgen, heute Rumänien, saß an einem dieser Sonntage am äußeren

Bereich der Sitzbank. Diese speziellen Plätze waren relativ unbeliebt, weil diese Personen am ehesten und schnellsten aufstehen und zu einer läutenden Patientenrufglocke eilen mussten. Das Frühstück war angerichtet. Man kam in einer angenehmen Lautstärke ins Gespräch, das Geschirr war gefüllt mit duftenden Speisen und Getränken. Geruchsmäßig war so ein Sonntagsfrühstück im Unterschied zum wochentäglichen Frühstück, mit Butter und Marmelade und sonst nichts, eine außergewöhnliche Besonderheit und ließ so manchen Aufsteher (Patient, der noch in der Lage ist, selbst zu gehen und der auch noch selbst die Toilette aufsuchen kann) voll Neugierde mit langgestreckten Atemzügen an der Schwesternteeküche vorbeigehen. Von Zeit zu Zeit wurden der Speck und die Eier auch in der Pfanne veredelt. Der Geruch verbreitete sich dabei selbst durch geschlossene Türen! Die Stimmung war angenehm und das Angebot an mitgebrachten Leckereien sehr reichhaltig sowie von guter Qualität.

Plötzlich fragte uns unsere rumänische Schwestern-Kollegin: *„Hört ihr auch ein Knistern?"* Ein Geräusch, das wegen der Unterhaltungslautstärke bei Tisch niemand so recht ernst nehmen und oder hören wollte. Jetzt, wo der heiße Kaffee, die warme Milch, der duftende Schinkenspeck, die weichen Eier, das weiße und dunkle Gebäck, das Obst und Gemüse und erst recht der in der Mitte stehende, süße Gugelhupf für hinterher als gemischte wohltuende Geruchsmischung in der Luft lagen.

Die Reaktion blieb aus. Erneut brachte sie ihr Ansinnen, wenngleich mit ungemein lauterer Stimme und Nachdruck zum Ausdruck: *„Da knistert doch was!"* Sie stand von ihrem unbeliebten Platz auf. Der Weg hinaus zum Gang war nicht weit. Und ebenfalls nicht lange ließ ihre laut alarmierende Stimme auf sich warten: *„Es brennt! Hilfe, es brennt! Feuer, Feuer. Alarm!"*

Wir Männer, drei an der Zahl, hüpften über die Sessel und den Tisch. Der Oberarzt, der Assistenzarzt und auch meine Wenigkeit. Einsatzbereit stürmten wir den Gang entlang zum Ort des Geschehens. Unser Adventkranz war in Flammen aufgegangen. Mit ihm auch das kleine Tischchen, auf dem er lag, sowie das schöne weihnachtliche Tischtuch. Er stand in einer Mauernische, über ihm hing ein Jahreskalender, der bereits bis zum vergangenen April seitenweise in Flammen aufgegangen war und die Mauer schwärzte. *„Feuer, es brennt!"*, rief sie weiter. Ruhe, nur Ruhe bewahren und die Nerven stramm halten. Schnell und richtig handeln hieß es jetzt!!! Diesen Entstehungsbrand selbst bekämpfen! Dazu waren wir bereit, wir drei!

Eines war uns schnell klar, wenn wir nur (was wir Männer gerne tun) darüber nachdenken, was wir tun sollten und nicht sofort handeln, dann verschlimmert sich die Situation für uns alle. Also handelten wir und gingen ans Werk.

Allen Beteiligten war klar, unter welchen Umständen auch immer, er muss raus, raus aus dem Krankenhaus, dieser brennende Kranz auf dem brennenden Tisch. Nur wie und wer, war noch nicht ganz klar.

„Den Mutigen gehört die Welt", wenn es nach einem Zitat von Theodor Fontane geht, und so entbrannte in mir der jugendliche Leichtsinn. Der jüngere Oberarzt in seiner Funktion als vorauseilender Platzmacher öffnete die Terrassentür und erwies sich als Ersthelfer, außerhalb der Gefahrenzone, recht sicher, und ich lief ihm mit dem brennenden Tisch als Gefahrengutträger hinterher. Der mutige Assistenzarzt rannte inzwischen in die entgegengesetzte Richtung los, zurück in die Küche. Nein, er rang nicht um einen besseren Platz beim Frühstückstisch, er holte die Löschdecke und kam damit wieder retour in die akute brennende Zone. Die größte Gefahr für Mensch und Gebäude war bereits gebannt, als die feuerfeste Rettungsdecke ihre Wirkung zeigte. Sie erstickte die Flammen, indem sie ihr den Sauerstoff entzog, musste aber auf ihrem Brandopfer eine gewisse Zeit liegen bleiben, um auch wirkungsvoll zu sein. Der schwarze qualmende Rauch, der dabei entsteht, ist relativ ungefährlich, obwohl er sich über mehrere Räume und Stockwerke hinweg und noch dazu sehr geruchsbelastend im Haus verteilen kann. Durch die Rauchzeichen wurden dann auch die Nachbarstationen auf unser Missgeschick aufmerksam. Die Terrasse wurde aus Sicherheitsgründen für unbeteiligte Gaffer vorübergehend gesperrt. Nur die lieblich anmutende kleine Nische am Gang, die vom Ruß (wie eine Kerzengrotte an heiligen Orten) verdächtig schwarz gefärbt wurde, konnten wir nicht kaschieren. An eine interne Abwicklung der Angelegenheit war deshalb auch nicht mehr zu denken, leider. Zumindest aber konnte *„Brand aus"* gemeldet werden und die Tatsache, dass wir die Situation wieder unter Kontrolle hatten, ließ zumindest unseren erhöhten Adrenalinspiegel etwas abflachen und sinken. Zur weiteren Lagebesprechung entzündeten wir dann eine Zigarette auf der Terrasse neben dem Adventkranz und rauchten sie voller Genuss.

Schadensbericht: Die Haare meiner Augenbrauen waren, wie auch die am Stirnansatz, etwas versengt, das Gesicht vom Ruß geschwärzt, aber noch brauchbar. Böse Zungen behaupteten, dass ich auch zuvor nicht besser ausgesehen hätte. Der Oberarzt war außer Atem, aber beschwerdefrei; der Assistenzarzt zwar, wie auch die anderen weiblichen Personen, etwas aufgeregt, aber auch nicht unbedingt behandlungsbedürftig. Der Tisch, das Tischtuch und der Kalender waren nicht mehr zu retten, die vierte und zuvor noch nicht verwendete Kerze war aus solidarischen und thermischen Gründen verschwunden und auch der schöne Tannenkranz hatte schon feierlichere Momente erlebt. Von ihm war nur noch das Drahtgebinde übrig.

Das Frühstück wurde auch noch an diesem Sonntag eingenommen, wobei das Bewusstsein der Reaktion unserer Chefin, die uns am Montag ereilen würde, gehörig auf die Stimmung drückte. Spätestens dann sollte es um die friedliche und besinnliche Zeit des Advents geschehen sein. Nicht nur der Weihnachtsfriede war dahin, wir bekamen es mit weitreichenden Konsequenzen zu tun. Der Adventkranz wurde trotz intern geführten Verhandlungen nicht mehr nachbesetzt, die Beleuchtung am Christbaum für dieses Jahr von Spritzkerzen und Wachskerzen auf eine desillusionierende elektrische Beleuchtung gekürzt und die Tischkerzen zum Feiertagsfrühstück (offiziell) abgeschafft.

Die Adventkränze der kommenden Jahre wurden auf feuerfeste große Fliesen gestellt, die Kerzen entmannt (!), indem man ihnen den Docht bis zum Wachs hin abschnitt und als letzte Konsequenz auch noch durch vier Kiefernzapfen ersetzte, um den allerletzten Funken einer feierlichen Romantik im Keim zu ersticken. Leider!

Adventfeier

Eine Tradition, die wir früher im Advent auf der Station pflegten und die es heute aus Zeitgründen und mangelndem Interesse nicht mehr gibt, war die Adventfeier an den Samstag- oder Sonntagnachmittagen. Gleich nach dem Abendessen versammelten wir uns am Gang oder im Aufenthaltsraum der Patienten um den Adventkranz. Wir sangen, beteten und lasen Texte vor. Manchmal kamen sogar Freunde ins Krankenhaus und gaben unserer kleinen Feier einen würdigen Rahmen. Die gehenden und sitzenden Patienten kamen aus den Zimmern, für die liegenden ließen wir die Zimmertüren offen. Sessel wurden aufgestellt, die Kerzen entzündet und Liedertexte verteilt. Die falschen Töne einzelner Patienten wurden durch die Begeisterung und Emotion gerne überhört und in Kauf genommen.

Einmal, es war der dritte Adventsonntag, da planten wir so gegen 16.00 Uhr eine Feier. Zwischen Sonntagsjause und Abendpflege. Auf Zimmer 08 lag ein pensionierter Lehrer. Ein ehemaliger Germanist, dessen Studium länger zurücklag als ich auf der Welt war. Ich hatte ihn schon am Vorabend gefragt und gebeten, ob er für uns eine vorbereitete Adventgeschichte lesen könnte; er sagte mir zu. Am nächsten Tag, dem Sonntag, war er sich nicht so ganz sicher, ob er sie vor den vielen Leuten, Patienten und dem Pflegepersonal wirklich vortragen sollte. Er hatte Selbstzweifel, ob es ihm und uns wohl gut genug wäre, seine Vortragsweise und überhaupt? Seine um Jahre jüngere Lebensgefährtin motivierte ihn, es doch zu wagen. Dennoch nahm er sich bis zum Beginn der Feier noch eine gewisse Bedenkzeit heraus. Beim Auftragen der Jause wirkte er nervös, appetitlos und etwas gereizt. Nun wollte er absolut nichts lesen und auch nicht zur Adventfeier erscheinen. Schade, dennoch sprachen wir nicht mehr darüber und ließen ihm seine Ruhe.

Während wir im Sesselkreis sitzend die Kerzen entzündeten (!), ich hatte verbotenerweise welche aus dem Kranken- und Sterbesakramentskasten genommen, kam ein Mann im Rollstuhl in unsere Richtung. Es war unser Germanist, der Herr Doktor von Zimmer 08, den seine Frau hier und jetzt zu uns brachte. Er saß aufgerichtet und gerade in seinem Rollstuhl und hielt den Zettel mit der Adventgeschichte in seinen beiden leicht zitternden Händen. Seine Lebensgefährtin hatte ihm zur feierlichen Stunde sogar ein privates Hemd angezogen. Er begrüßte die anwesenden Mitpatienten, die ihn durch ein Zusammenrücken der Sessel in unsere Mitte ließen. Seine Frau nahm neben ihm Platz.

Ich begrüßte ebenfalls die Mitfeiernden und wir begannen gemeinsam zu singen: *„Wir sagen euch an, den lieben Advent, sehet die (...) Kerze brennt, ...“* Er sang, soweit ihm der Text geläufig war mit und wartete gespannt auf seinen Einsatz. Dann ging es los. Er begann mit einer Stille und dann, ... *„Vor langer Zeit, als ...“* Es war mucksmäuschenstill. Alle hörten ihm zu und lauschten. In Absatzpausen schaute er in die Menge. Seine glänzenden Augen trafen auf weitere in der Runde. Es war, als säße hier ein Märchenerzähler unter lauter begeisterten Kindern, die die gesprochenen Worte und Sätze aufsogen und diese in ihren Köpfen und Gedanken zu Bildern wurden.

Auf die Geschichte folgten kurze Gebete, nach den Gebeten noch Lieder und nach den Liedern, der mit wenig Rum gestreckte Früchteteepunsch. Während alle vor sich hin tranken, bedankten sich viele der Anwesenden einer nach dem anderen persönlich beim Professor. Ein Dank für eine so gefühlvolle, verzaubernde Adventgeschichte, wobei die Emotionen seinen Erwartungen weit vorausgeeilt waren.

Beim abendlichen Pflegerundgang lag er bereits wieder im Bett, müde und erschöpft, aber erfüllt und dankbar. Dankbar für, wie er es beschrieb, *„... die Möglichkeit, mit seinen Fähigkeiten, für sich und andere etwas Gutes zu tun.“* Zwei Tage später, also kurz vor Weihnachten, starb der Germanist, unser Herr Doktor und Adventgeschichtenerzähler, der wenig früher noch mit seinen Fähigkeiten Menschen verzauberte und glücklich gemacht hatte.

Stille Nacht, heilige Nacht

Stille Nacht, heilige Nacht. Eine tief romantische, winterlich verschneite Landschaft und die Vorfreude auf ein Familienfest, das so und so nicht mehr vermag die vielen hochgeschraubten Erwartungen der Menschen zur Gänze zu erfüllen.

Ebenso hatte auch meine kleine heile Krankenschwesternwelt einen Kratzer in puncto Glanz und Gloria abbekommen und nicht nur in Sachen Lust und Liebe ernsthafte Rückschläge und Tiefpunkte eingefahren.

Der Auslöser war in meinem Fall ein Verkehrsunfall, bei dem ich jemandem hinten auffuhr, der mich unmittelbar zuvor erst überholt hatte!? Ja wirklich, das funktioniert, wenn man sich, wie ich damals, bemüht und besonders blöd anstellt. Meine Freundin war mit unserem gemeinsamen Sohn, der andere war in der Schule, vor mir losgefahren und unterwegs zu einer Untersuchung in die Kinderklinik. Ich, mit allen Utensilien für ein Kleinkind im Auto, fuhr hinterher. Wenige Meter vom Haus entfernt (50 km/h-Beschränkung im Ortsgebiet) raste ein Schnellfahrer mit weit überhöhter Geschwindigkeit hinter mir heran und war im nächsten Augenblick vor mir. Der tiefverankerte Beschützerinstinkt oder auch nur die gekränkte Eitelkeit des Mannes, ließen in diesem Moment die Alarmglocken läuten. Ich gab Gas. Gas, als wollte ich eine Stuntszene eines Hollywoodfilmes mimen. Er, der überholt hatte, ein arbeitsloser Berufskraftfahrer, sah meine anmutende Geste, nämlich die, des sich von hinten Annäherns. Er hörte mein warnendes und epochales Hupen, schaute in den Rückspiegel, wusste wahrscheinlich über den Versicherungsfall – *Auffahrunfall* – Bescheid und bremste mit einer solchen Intensität, sodass der Knalleffekt ein sehr hör- und voraussehbarer werden würde. Meine Freundin war unterdessen ohne Reservewindeln, Gewand, Kinderwagen und diversen Artikeln zur Versorgung von Kleinkindern in die Kinderklinik gefahren. Vom Schauspiel hinter ihr hatte sie ja schließlich nichts mitbekommen. Weder von meinem Dorfsheriff-Syndrom, noch vom Beschützerinstinkt. Der Herr vor mir, mit dem zerbeulten Hinterteil, war sich seiner Sache ziemlich sicher. Er hatte ohne Grund, aber irgendwie doch begründet gebremst und durch mein Auffahren Schmerzen im Genick. Auch ich hatte durch das abrupte Abstoppen und durch die Wucht des Aufpralls Schmerzen im Genick. Es dauerte etwas, bis alle Einsatzkräfte am Unfallort eintrafen, aber dann wurden wir beide ins Krankenhaus gebracht und zwecks Schleudertrauma mit einer Halskrause versorgt. So saßen wir da, nebeneinander in der Unfallambulanz. Böse Blicke, belächelnde Blicke, das Kopfschütteln des Ambulanzarztes und der Halskrause anlegenden Schwester, gehören also dazu, wenn man sich auf der anderen Seite, der Patientenseite, der spitzen Seite der Nadel befindet und man etwas getan hat, das anderen geschadet hatte. Wen welche Schuld traf, entschied später die Behörde. Mein Auto war durch den Vorfall unbrauchbar geworden und ich mit der Halskrause nicht imstande, meiner Freundin hinterherzufahren. Beide Frauen, meine Freundin sowie die Schwester Oberin, hatten keine Freude mit dem Grund meines Anrufs, den ich daraufhin reumütig tätigen musste. Zwar kein Grund, gleich alles über Bord zu werfen, aber doch Auslöser für *„wanst amol no so hamkumst, sama g'schiedane Leit'…"*. Gut, geschieden mussten wir nicht werden, da wir ja noch kein Eheversprechen abgegeben hatten, aber getrennt wurde diese Zweisamkeit, besser gesagt *Viersamkeit* der Patchworkfamilie dann doch. Die weibliche Seite entschloss sich einige Tage später zur Abreise in ein anderes Bundesland und ich suchte mir wieder eine kleine feine Wohnung in der Stadt.

Alle Jahre wieder kam die Weihnachtszeit, zumindest die vorweihnachtliche Zeit des Advents und ich konnte mir darüber im Klaren sein, dass es dieses Jahr kein Weihnachten im trauten Familienglück geben würde. Es gab ja nicht einmal telefonischen Kontakt. Vom Weihnachtsfriedensangebot erst gar nicht zu sprechen. Somit war die freiwillige Nachtdienst-Einteilung für den Heiligen Abend einfach. Einfach und logisch, was meinen Eltern und Großeltern zu Hause nicht besonders behagte, denn es zeigt, wie weit entfernt wir doch von der heiligen Weihnachtsgeschichte und vom großen Familienfest waren.

Wenn du das, nach dem du dich sehnst, nicht bekommst,
klammerst du dich an das, was du nicht möchtest,
und siehe da, du findest das Kind in der Krippe!

Die vorweihnachtliche Stimmung wurde durch das Weihnachtstauwetter zusätzlich verschärft. In diesem Fall vermochten es die zu hohen Temperaturen, die frostige Stimmung noch weiter anzuheben! Von wegen, *„… oh du fröhliche, oh du selige, gnadenreiche Weihnachtszeit!"*. Dann war sie da, die stille Nacht. Der Nachtdienst. Der stille Nacht-Dienst. Als ob das alleine nicht genug wäre, hatten die zuständigen Führungskräfte in unserem Haus Wochen zuvor beschlossen, eiserne Sparmaßnahmen einzuführen und umzusetzen. Das meint natürlich, nicht bei ihnen selbst, denn sie waren ja ohnehin an allen Feiertagen zu Hause. Nein, uns arbeitenden Feiertagsdienstlern hatte man einen ganzen Dienstposten im Nachtdienst gestrichen. Nämlich unseren Schwesternhilfsdienst. Wir mussten uns ab sofort und probeweise für zehn Jahre (!) einen Schwesternhilfsdienst mit der Nachbar-in-Not-Station teilen. Ein sehr caritativer Gedanke unserer Herren Direktoren, für den wir ihnen heute noch sehr dankbar und verbunden sind. Die Stationen waren durchschnittlich mit 25 Patienten belegt. Diese Anzahl konnte auf bis zu 30 ansteigen. Zu den Feiertagen allerdings, so auch zu Weihnachten, war die Belagszahl immer etwas niedriger als sonst, aber für eine einzelne Pflegeperson doch stressanfällig. Für diese 18 bis 20 emotionsgeladenen Patienten alleine verantwortlich zu sein, war sicherlich kein Honiglecken. Wir mussten uns sogar angewöhnen, beim eigenen Toilettengang die Tür offen stehen zu lassen, um im Falle des Falles Hilfe suchende und Rufglocken läutende Patienten zu hören. Ein Zustand, den wir uns, ohne aufzubegehren, zehn Jahre lang gefallen ließen. Unfassbar, untragbar und trotzdem Realität!

Einer der Patienten in dieser Heiligen Nacht war ein ehemaliger Militärunteroffizier und frischgebackener Pensionist. Ein Vizeleutnant in Pension, der sein ganzes Leben lang dem Staat gedient hatte, indem er seinen Dienst tat. Und weil er eben nur dem Staat, teilweise auch im Auslandseinsatz, diente, hatte er weder Frau noch Kind. Seine einzige Braut, so erklärte man ihm früher, sei seine Waffe, und sein Einsatz im Gefecht seine Ehe. „Ab und zu in einem Städtchen ein Mädchen, aber sonst (...)." Bis zur Pensionierung war das für ihn in Ordnung, aber danach, im wohlverdienten Ruhestand, verfolgte ihn diese Ruhe, das ungewohnte Nichts. Bei einer Gesundheitsuntersuchung seines Hausarztes waren dann plötzlich die Blutwerte nicht mehr in Ordnung. Aber nicht die Leberwerte vom Alkoholgenuss waren außer Rand und Band. Der Grund für diese Laborwerte, die auf eine Veränderung der Zellen im sonst relativ gesunden Körper hindeuten, war ein anderer. Ein bösartiger Tumor, der auf seiner Prostata saß. Ein inoperabler und sich aggressiv ausbreitender, streuender Tumor auf der Prostata. Diagnosegespräch – Therapiegespräch – Psychologengespräch. Eventuell eine palliative Bestrahlung oder onkologische Behandlung? Alles in allem, (...) die letzten Weihnachten?

Das Christkind finden

Weihnachten 2001, der Heilige Abend, die Heilige Nacht. Wir hatten einen Christbaum auf der Station, einen wunderschön geschmückten Christbaum, und da die widerstandsfähige und Widerstand leistende männliche Krankenschwester im Dienst war, hatten wir in diesem Jahr auch wieder echte Wachskerzen am Baum. Sie warteten darauf, angezündet und gebraucht zu werden. Und wir beide, der Vizeleutnant außer Dienst, und ich, der Pfleger

139

und Vater außer Dienst, wir standen vor diesem Baum. Wir waren beide in eine Lebenssituation geraten, die wir bei Gott auf keinen Wunschzettel ans Christkind geschrieben hatten oder uns gar an diesem Abend, dem Heiligabend, gewünscht hätten! Als dann das Lied von der *stillen, heiligen Nacht* im Radio erklang und ich eine Wunderkerze am Baum entzündete, schauten wir beide still und starr auf das Licht und das Kind in der Krippe. Die Krippe, sie stand auf einem kleinen Tisch neben dem Baum, und obwohl unsere Dekorationsschwester wieder einmal den schwarzen Dreikönig, den Melchior, mit dem Josef, dem Vater vom Jesuskind, verwechselt hatte und auch sonst noch so einiges liturgisch vertauscht worden war, so war diese Krippe doch unser einziges Geschenk an diesem Abend, das da unterm Baum stand.

Wir fanden das Christkind nicht im Aktionspreis, zahl' zwei, nimm drei. Nicht in den staunenden Augen der Kinder. Nicht bei Raclette und Fondue, bei Sekt und Brötchen, bei dreißig Sorten Mehlspeise und rotem Wein (…). Nein, allein in den Gedanken unserer Verzweiflung, etwas nicht bekommen zu haben. So wie die Menschen damals in Oberndorf. Im bayrisch-salzburgerischen Grenzgebiet. Dort, wo Not und Elend die weihnachtlichen Geschenke waren. Dort, wo ein Pfarrer und ein Lehrer aus dieser Not heraus eine Idee gebaren. Ein einfacher Text, ein paar Noten, eine Gitarre. Mehr hat es damals nicht gebraucht und mehr hatten sie damals auch nicht! *„Stille Nacht, heilige Nacht. Alles schläft, einsam wacht."* Eine Textzeile, die auf unseren damaligen Schwesterndienst maßgeschneidert war. *„Gottes Sohn, oh wie lacht",* brachte allerdings Tränen hervor. Tränen eines erwachsenen Mannes, eines Unteroffiziers, der dazu erzogen und gedrillt wurde, keine Emotionen zu zeigen neben den Tränen einer männlichen Krankenschwester.

Es gibt keine Worte oder gescheiten Sätze, die man Menschen, Patienten in solchen Situationen sagen kann. Die ich ihm an diesem Abend hätte sagen können. Nur meine Tränen, meine ganz persönliche, selbstverschuldete Familiengeschichte hatte ihn später abgelenkt, ihn berührt und für kurze Zeit nicht an sein eigenes Schicksal denken lassen. Seit damals denke ich anders über Weihnachten. Nicht die Erfüllung meiner Erwartungen macht Weihnachten aus, sondern das nicht erreichen von Glanz und Gloria-Halleluja. Das nicht inmitten einer heilen Welt sitzen. Wie unsere Großväter, die Weihnachten betend im Schützengraben der Kriege verbringen mussten. Wie unsere Großmütter, die alleine betend zu Hause auf ein Wiedersehen hofften. Selbst das Geburtstagskind war nicht auf Stall und Krippe, auf Ochs, Esel und Co vorbereitet.

Es ist Mitternacht: „Happy Birthday, Jesus!"

Jesus, in deiner Geburt; Jesus in deiner Geburt.
Lieb aus deinem göttlichen Mund, da uns schlägt die rettende Stund', ...

Für uns beide schlug diese Stunde erst später. Für ihn, den Herrn Vizeleutnant, als er Wochen später, alleine und ohne jegliche Angehörige, Freunde oder Besucher von seinem Siechtum erlöst, ins himmlische Paradies gehen konnte, das Brahms so trefflich beschrieb:

Guten Abend, gut Nacht, von Englein bewacht,
die zeigen im Traum, dir Christkindleins Baum.
Schlaf nun selig und süß, schau ins Traumparadies.

Es war sein letzter Christbaum in meinem stillen Nachtdienst. In unserer stillen Nacht mit Tränen auf den Wangen, in der wir zwei uns gegenseitig *„Frohe Weihnachten und alles Gute"* wünschten *(...)!*

...Jesus der Retter ist nah, ... Jesus der Retter ist da.

Ich weiß nicht, was er in seinen Weihnachtswunsch mir gegenüber miteingepackt hatte, aber für mich schlug nach der Weihnachtszeit dann doch noch die ersehnte rettende Stund'. Es kam zu einem unverhofften Familienfrieden aus Vernunft, Zuneigung und Liebe, der bis heute anhält.

Mittlerweile schätze ich solche Feiertagsdienste, in denen wir Schwestern gemeinsam mit unseren Patienten, auf die Suche nach dem Kind, nach dem Christkind, nach einem Wunder gehen können. Die Suche lehrt uns jedes Mal, hinter den Erwartungen zurückzustehen, um die Erfüllung zu finden.

„Happy Birthday, Jesus!"

Überdosis Liebe

Unabhängig davon, dass die Dosis erst das Gift ausmacht, wie uns Paracelsus schon lehrte, so gibt es auch abseits der therapeutischen Breite ein Über- und Unterangebot. Ein zu viel und zu wenig. Männer zum Beispiel neigen im Zustand des bekannten Männerschnupfens dazu, sich trotz minimaler Erkrankung besonders arm zu fühlen. Sie benötigen dann eine Extraportion Zuwendung. Eine Überdosis Liebe also. Frauen wiederum, und so auch die weiblichen Krankenschwestern, fühlen sich in zu vielen Situationen plötzlich für alles und jeden verantwortlich. Sie machen dies, sie machen das und es kommt ihnen so vor, als würden sie dabei von niemanden unterstützt werden. Alles Glück der Erde lastet auf ihren Schultern, glauben sie (...). Und wieder ist es eine Überdosis an Liebe, die den nötigen Ausgleich schafft! Ein Kleinkind fällt hin und schürft sich die Knie auf, ein Schulkind kommt mit einem Nichtgenügend nach Hause, der Teenager hat lebensbedrohlichen Liebeskummer. Eine Überdosis an Liebe wirkt heilsam.

Die Liste an liebesbedürftigen Menschen in den unterschiedlichsten Lebenssituationen ließe sich endlos fortführen und die meisten davon haben wir auch schon selbst durchlebt, aber eine, eine Situation überrascht mich doch jedes Jahr aufs Neue nämlich,

...dass man uns erst bei der alljährlichen Weihnachtsfeier sagt, *wie lieb' und gut wir das ganze Jahr über waren und wie sehr man mit unserer Arbeitsleistung zufrieden war,* das überrascht mich doch immer wieder aufs Neue! Eine alljährliche Überdosis an Liebe, von der man aber ab dem siebten Jänner, wenn der Weihnachtsurlaub der großen Redner wieder vorbei ist, nicht mehr viel spürt. Höchstwahrscheinlich verbraucht sich diese überdosierte Liebe an den vielen Feiertagen schneller!

Das Körberl und andere dien(st)liche Weihnachtsgeschenke

Ich habe vor langer Zeit einmal einen Korb bekommen, wobei ich damit nicht den einer weiblichen Person mir gegenüber beim Versuch, bei ihr zu landen oder um den nächsten Tanz zu bitten, meine. Nein, einen aus Weidenästen. Genauer gesagt, geflochten aus der originalen Korbweide. Noch handgemacht vom damaligen Ziehvater meiner kleinen Großmutter. Sie war es auch, die mir meinen ersten Korb gab. Es war eine Art Andenken an die Vorfahren. Der gewählte Zeitpunkt war allerdings gerade ein unpassender, denn am Anfang einer Schwesternkarriere konnte ich dieses Geschenk weder verwenden noch gebrauchen. So rein überhaupt nicht zu einem jungen, agilen Heteromann wollte es passen, dieses nostalgische Geschenk. *Mann mit Korb*, schaut schon komisch aus, aber junger Mann mit Körberl hat einen etwas ungewöhnlich lieblichen Touch. *„Junge Menschen tragen einen Rucksack, Mädels ihre zum Kleidungsstück passende Handtasche und die junge schwule männliche Krankenschwester eben einen Korb."* Zumindest wenn es nach dem voreingenommenen Gerede und Getuschel von Angestellten in unserem Krankenhaus ging.

Mein Körberl diente damals einfach nur zum Tragen der vielen Kleinigkeiten wie der Nachtdienstjause oder des zu Hause übriggebliebenen Mittagessens, ebenfalls für den Nachtdienst. Tagsüber war ich noch etwas zurückhaltend im Umgang mit dem altmodischen Beförderungsmittel. Da trug ich vorerst immer noch meinen Rucksack. Später blieb der Rucksack mehr und mehr zu Hause und dieses Körberl wurde immer mehr zum ständigen Begleiter. Zu einer Art ungewolltem Markenzeichen wurde es über die Jahre sogar. Viele Kolleginnen glaubten nun, mit einer neunundneunzigprozentigen Sicherheit behaupten zu können, dass dieser Mann, diese männliche Krankenschwester, der Körberl-Pfleger vom vierten Stock, einer von der anderen Ufer-Seite sein musste. Ein Homosexueller, ein Warmer, ein Schwuler eben! Dabei hätten gerade sie wissen müssen, dass jeder Mensch eine individuelle gute Mischung von weiblichen und männlichen Hormonen intus hat, die sie so richtig untypisch macht. Aber was solls, es war nun mal so. Unser beider Auftreten wirkte auf die anderen als Stereotyp, obwohl da so viel Heterogenes in mir und in meinem Körberl war!

So ein Korb hat natürlich auch seine Vorteile. Zum Beispiel bewahrt man(n) sich den Überblick über die vorhandenen inhaltlichen Dinge, die man immer gerne schnell griffbereit haben möchte. Autoschlüssel, Hausschlüssel, Führerschein, Geldtasche, Kaugummi und andere Gummiprodukte. Gegenstände des täglichen Lebens, angepasst an das jeweilige Alter. Die Zusammenstellung des Sortiments, das da im Körberl lag, war, wie in einer Handtasche, selbstverständlich unterschiedlich und änderte sich von Zeit zu Zeit und hängt dabei stark von den Gewohnheiten und den Lebensumständen, beziehungsweise den Lebensverhältnissen des Besitzers ab. Mal wurde es mit Blumen und Wein gefüllt, dann befand sich wieder nur das Übliche, das Notwendigste darin. Hin und wieder lag eine Reserveunterwäsche und eine Zahnbürste im Korb und manchmal nur die Liebeskummer-Taschentücher und die Schokolade ganz oben auf.

Ein einziger Gegenstand blieb über all' die vielen Jahre allerdings als notwendiger Dauerbrenner unveränderlich im Korb. Der kleine handliche Taschenkalender, natürlich jährlich aktualisiert. Ein kleines feines Büchlein mit Datum, Ort und Zeitangaben, das der männlichen Krankenschwester bis heute gute Dienste leistet. Geändert haben sich, wie beim Körberl, lediglich der Inhalt und die Eintragungen im Kalender. Am Anfang meiner Schwesternzeit standen nur Adressen und Telefonnummern auf den letzten zeilenlosen Seiten des Kalenders. Die meisten davon waren von *One-Night-* oder *Gelegenheitsbekanntschaften*. Adressen von glücklichen, aber auch unglücklichen Mädchen. Teilweise waren sie sehr ungenau und fehlerhaft notiert, weshalb es schon einmal vorkommen konnte, dass eine recht gute und zuverlässige Adresse verloren ging oder eine ziemlich nervige ungewollt aktiviert wurde. *„Nobody is perfect."*

Als ich dann mit 23 Jahren plötzlich Vater wurde, kamen in meinem Umfeld langsam, aber sicher homosexuelle Zweifel auf. Nach der Geburt unseres ersten gemeinsamen Kindes mischten sich die normalen Telefonnummern unter die Adressen. Jene vom Hausarzt, vom Kinderarzt, von den möglichen Babysitterinnen und noch einige von Verwandten für den Notfall, welcher dann auch einmal wirklich eintrat.

Ich war noch nicht verheiratet und meine Freundin und ich hatten, trotz gemeinsamen Kindes, so etwas wie eine freie und freundschaftliche Beziehung. Der Mittwoch- und der Samstagabend waren, falls dienstfrei, jeweils als Papa-Abend für mich reserviert und deshalb freizuhalten. Ein reiner Herrenabend, weil die Frauen des Hauses, meine Freundin und ihre Schwester, ausgingen und der größere Sohn meiner Freundin, dessen Cousin, unser gemeinsamer Sohn und ich zu Hause blieben und gemeinsam den Abend beziehungsweise die Nacht verbrachten. Als kleine Draufgabe war da auch noch ihre betagte kränkliche Großmutter, die damit praktischerweise und für alle Fälle eine männliche Krankenschwester in ihrer Nähe hatte. So wurden nach etlichen Spielrunden Schwarzer Peter, Domino, Uno oder ähnlichen Spielen und der Spieldecke-Maxi-Cosi-Betreuung des Kleinen nebenbei noch heiße Schokolade und das Flascherl Himmeltau gekocht, ehe die gesamte Horde zu Bett gebracht wurde. Liebenswerterweise war für mich immer eine gute kalte Jause und ein Flascherl Bier im Kühlschrank vorbereitet, sodass ich mich nicht mit den Himmeltau-Kakao-Resten begnügen musste. So weit, so gut. Fernseher an, Abendbrot auf den Tisch, Bier auch, endlich Friede, Freude, Eierkuchen. Was zum gemütlichen Babysitter-Abend noch fehlte, war dieser verdammte Kapselheber fürs Bier, und weil die abendliche Bequemlichkeit bereits Einzug gehalten hatte, versuchte ich die Flasche wie ein richtiger Mann aufzumachen, nämlich mit der Rückseite des kleinen scharfen Jausen-Messers am Tisch. Gesagt, getan und (...) abgerutscht! Gott sei Dank, nur an der Nase leicht gestreift, oder?

Mein „oder" wurde in dem Moment null und nichtig, als hellrotes Blut auf den Tisch tropfte. Ich hielt mir die Hand vor die Nase und ging zum Spiegel. Mir gegenüber stand nun ein junger Mann mit einem recht sauberen und tiefen Schnitt in der Nasenscheidewand, aus dessen Wunde stetig Blut ins Waschbecken tropfte. Gut gemacht, junger Mann! Krankenschwester! Vater und Vorbild! Dass einer männlichen Krankenschwester beim Anblick des eigenen Blutes schlecht und saumiserabel übel wird, ist ungewöhnlich, aber legitim. Dass ihr Kreislauf so schockiert reagiert, dass sie sich auf die Couch hinlegen und die Füße hochlagern muss, ist dann schon recht heftig. Dass sie dann aber auch noch die im Taschenkalender eingetragene Notfall-Telefonnummer wählen und die leibliche Großmutter des gemeinsamen Kindes, väterlicherseits, also meine Mutter, anrücken muss, um die Babysitter-Funktion vorübergehend zu übernehmen, war natürlich mega-peinlich. Mit Alkohol und „Steri-strips" aus der Hausapotheke wurde die Wunde erstversorgt und der angeschlagene labile Kreislauf im Bett neben den Jungs mittels Schlaf auskuriert.

Anstelle der weiblichen Vornamen und der dazugehörigen Telefonnummer im Kalenderbüchlein standen später die der Blumenhandlungen, des Pfarrers für das Taufgespräch, des privaten Gynäkologen der Freundin, der Spielzeughandlung, die von alten Schulfreunden, die auch schon Kinder hatten, und schließlich, nach dem großen Tag, auch die der Schwiegereltern! Was zuvor noch ein Büchlein mit Adressen und Telefonnummern für Ort, Zeit und Geschehen war, wandelte sich zum einfachen und brauchbaren Telefonregister für Internisten, Urologen und Menschen, die als Laien-Psychologen dienten und mit einem in langen Gesprächen den ganz normalen Wahnsinn des täglichen Lebens verarbeiteten. Gut, dass es sie gibt! Nach und nach wurde dieses Nummernverzeichnis dann von der Anrufliste im Handy verdrängt. Heute fehlen sie in meinem Kalender ganz.

Doch zurück zum Körberl, welches im Laufe der Zeit zwar erneuert und moderner wurde, aber mir trotzdem nicht mehr Männlichkeit verlieh. Warum und wieso dieses Körberl zum ständigen Begleiter wurde, weiß ich heute selbst nicht mehr. Vielleicht war es der Reiz an der Sache, der einzige mit so einem Ding zu sein. Irgendwann war es dann automatisiert und nicht mehr wegzudenken. Im Krankenhaus wurde ich so zum „Körberl-Pfleger", den man als schrägen Hetero- oder zumindest Bi-Patchwork-Papa einstufte und der zur Belustigung der anderen auffiel. Zuhause war mein Körberl zwar präsent, doch waren wir mit dem Auto unterwegs und erreichten den Zielort, so hörte ich stets von meiner Frau: *„Aber das Körberl bleibt im Auto!"*

Unsere damalige Betriebsrätin, eine Kollegin aus der Schwesternschaft und vom Sternzeichen wahrscheinlich eine *liebenswerte Ulknudel,* kaufte mir, weil das erste Exemplar mittlerweile kaputt war, als Hochzeitsgeschenk ein Körberl der Marke *Next Generation* in Blau! Es stand zwar nicht auf unserer Hochzeitsgeschenke-Wunschliste, aber war fast quadratisch, praktisch, gut, was meine frischgebackene Ehefrau aus einem anderen, ganz anderen Blickwinkel sah. Sie hatte nach dem altersbedingten Ruhestand des alten Körberls damit gerechnet, dass ich mir ab sofort wieder ein etwas heterogeneres Aushängeschild zulegen würde, als diesen Just-Married-Scherzartikel. Bei den *Körberl*-Verhandlungen im neuen ehelichen Verhältnis galt es allerdings, auch Folgendes zu beachten: *„Der Schenkende geht davon aus, dass der Beschenkte sich über das Geschenk freut. Ergo sollte es auch aktiv genutzt und gebraucht werden."* So wurde es zum Dienst-Körberl ernannt und durfte in diesem Zusammenhang weiterhin mein Begleiter sein. Aber das ausschließlich am Dienstweg! Zum sonstigen privaten Gebrauch war es von meiner Frau ab sofort dienstfrei gestellt. Eheversprechen ist eben Eheversprechen!

Ob von meiner Frau sorgsam und nachhaltig manipuliert oder nicht, wurde dieses neue blaue Körberl nicht sehr alt. Doch auch dieser Verlust wurde von einem Kollegen scherzhalber wieder gut gemacht und ich bekam noch eines. Diesmal ein helles, aus geschälten Weiden. Als auch dieses am Griff kaputt ging, seinen Körberl-Dienst aufkündigte, wurde mir im Rahmen einer Weihnachtsfeier ein unzerstörbares robustes Naturfaser-Körberl überreicht, sodass mein Titel und der Bekanntheitsgrad erhalten blieben. Meine Frau akzeptiert mittlerweile mein dienstliches Markenzeichen und hat mich und mein Körperl schätzen und lieben gelernt.

Weihnachtsgeschenke

Es war und ist bei uns auf der Station so üblich, sich vor dem alljährlichen Weihnachtsfest zu beschenken. Damit dieses traditionelle Geschenkefest nicht so überaus grenzenlos ausartet, wie in den ordentlichen Haushalten heutzutage üblich, wurde das Wichtelspiel eingeführt. Jeder musste und durfte nur einen anderen beschenken. Wen, das bestimmte das Los. Alle kamen damals in den Los-Topf. Ärzte, Schwestern, Schwesternhilfsdienste, Transportdienste und die Damen vom hausinternen Reinigungsdienst. Jeder wusste über den anderen ein wenig Bescheid und wer nicht, der informierte sich eben und wählte danach aus. Manchmal wurde, auch schon damals heimlich, das eine oder andere Los getauscht, aber dennoch immer im Interesse des Beschenkten. Ein solch trefflich (un)passendes Geschenk machte mir unser erster Oberarzt (der Zyankalioberarzt) just in jenem Jahr, in dem unser gemeinsamer Sohn auf die Welt kam. Bei einer Weihnachtsfeier mitten im Gastzimmer eines gutbesuchten und an diesem Abend vollbesetzten Innenstadtlokales.

Unsere Abteilung war eine Spezialabteilung für besondere Krankheiten. Oberste Vorsicht war deshalb für alle an der Tagesordnung. Einmalhandschuhe, Spezialkleidung, Schutzmasken verschiedenster Gattungen sowie Übermäntel. Für alle Erwachsenen, egal welcher sexuellen Gesinnung, gab es in der Ambulanz zur privaten Verwendung die äußerst notwendigen Kondome. Sie wurden bei uns nicht nur wärmstens empfohlen, sondern auch gratis verteilt. Dieser Artikel war natürlich nicht auf Station im Einsatz, zumindest nicht offiziell. Aber die Wichtigkeit der Schutzmaßnahme zur Verhinderung und Ausbreitung gewisser Krankheiten wurde und wird bei uns jedem nach wie vor deutlich gemacht. Den Patienten sowie dem Personal, egal in welcher Position!

Natürlich hatte eine männliche Krankenschwester immer einige davon auf Standby im Körberl. Hundertprozentig immer Markenkondome, die ein noch nicht erreichtes Ablaufdatum aufwiesen. Nun soll es trotz aller geplanten Vorsichtsmaßnahmen schon vorgekommen sein, dass so ein Verhütungsmittel seine ungemein wichtige Aufgabe des Intaktbleibens in der Hitze des Gefechts nicht erfüllt. Obwohl, und das wollte mir unser erster Oberarzt einfach nicht glauben, ich weder mit der Nagelschere irrtümlich beim Öffnen ein

Loch gemacht oder gar mit irgendwelchen zusätzlichen Werk- oder Spielzeugen hantiert hatte, kam es durch Materialermüdung zum Bruch. Ich konnte damals auch noch keine Vergleiche anstellen, da es das erste Mal passierte und mir auch ehrlich gesagt keine anonyme Selbsthilfegruppe von Männern mit geplatzten Gummis bekannt war.

Trotz aller Vorsichtsmaßnahmen handelte es sich dabei jedenfalls um eine punktgenaue Landung, die einige Monate später sichtbar, begreifbar, hörbar und zahlbar wurde. Eine Bescherung, die mir vorerst noch keine Sorgen bereitete, was die anderen anders sahen. Meine Familie, meine Kolleginnen und erst recht meine Chefin und unser Herr Oberarzt sahen es anders. Wenngleich Letztgenannter zumindest mit einem Hauch von Belustigung.

Was laut Vatikan eine nahezu unchristliche, unsittliche Begebenheit mit Folgen war, war für die anderen, wie meinem Oberarzt, eine recht amüsante Sache. Die Tatsache aber, dass dieses erwähnte Markenprodukt, dass so viele Millionen von Menschen schützen und vor Krankheiten bewahren sollte, einfach kaputt ging, das war für ihn verständlicherweise unverständlich. Er meinte auch: *„Wenn du schon so ein außergewöhnliches Ergebnis erzielen würdest, dann nimm in Zukunft halt zwei."* Ein gut gemeinter Rat, der mit gut nicht viel zu tun hatte. Womit er allerdings recht hatte, war die Tatsache, dass wir Männer uns in diesem Alter, was die Liebe betraf, mehr mit der Lust, als mit dem Produkt beschäftigten und die Verhütung dabei naiverweise meistens dem weiblichen Gegenüber überließen. Den Oberarzt beschäftigte allerdings eine andere Sache, nämlich die Qualität seiner, in der Ambulanz gratis verteilten Präventionsprodukte. Was mich und meine Situation betraf, malte er verbale Bilder, die Männer amüsant und witzig fanden, die nicht direkt und aktuell betroffen waren. Über die außergewöhnliche männliche Anatomie, Anomalie, über scharfe Sachen, spitze und kantige (...) Dinge. Seiner Meinung nach musste da bei der männlichen Krankenschwester etwas nicht mit rechten Dingen zugegangen sein. Immer wieder sprach er es in seiner einerseits nachdenklich wirkenden, andererseits direkt unverblümten, humorvollen und schelmischen Art an. Ich sollte mir beim nächsten Mal unbedingt mehr Zeit nehmen und die Bedienungsanleitung langsam und mit Bedacht durchlesen, beim Öffnen mit keinerlei scharfen oder schneidenden Werkzeugen hantieren und etwas vorsichtiger (...).

Was unseren Oberarzt betraf, so konnte ihm keiner je für den einen oder anderen gut gemeinten Ratschlag böse sein. Jeder wusste, wie charmant und direkt, aber auch liebenswert ehrlich er war. Niemals vergriff er sich im Ton oder war herzlos ungerecht. Er sagte einfach, was er sich dachte und blieb in beinahe allen Lebenslagen mit feinsinnig gesponnenem Humor ein Mensch. Neben seiner sanftmütig, witzig und väterlichen Art galt seine Sorge stets der Jugend und ihrer nichtverhüteten, ungeschützten Sexualität. Er behandelte als Humanmediziner auch all seine Mitmenschen mit einer Portion Wertschätzung, und obwohl wir zu ihm aufblickten, stellte er sich stets auf dieselbe Stufe und kommunizierte mit uns auf Augenhöhe.

Danke dir, Herr Oberarzt!

Nun war es Advent und die Menschen freuten sich wie jedes Jahr auf das erwartungsvolle Weihnachtsfest. Erwartungsvoll deshalb, weil man sich meist mehr davon erwartete, als die eigenen Familienangehörigen imstande waren, gemeinsam zu erfüllen. Wenn alles sicherlich in vielen Familienverbänden mehr oder weniger gleich abläuft, hatte doch jeder seine ganz persönliche Einstellung und viele individuelle hochgeschraubte Wünsche. Alles in allem, inklusive Weihnachtswunder, dauert dann bis 26. Dezember, an dem für die meisten Weihnachten schon wieder vorbei ist. Advent und Weihnachten, das bedeutet, sich auf etwas zu freuen, nämlich auf etwas Besonderes. Auf etwas warten und darauf zugehen, das bedeutet alleine das Wort Advent. Friede und Freude folgen nach! Doch das mit dem Warten und sich freuen praktizieren nicht alle im selben Ausmaß. Ihre Vorweihnachtsfreude beginnt oft schon im Spätsommer oder Frühherbst, je nach Prospektversand, und endet dann meist noch vor den Feiertagen. Der Bogen der Vorfreude wird überspannt und bricht frühzeitig vor den Feiertagen zusammen.

Eine liebe Schwesternkollegin ist mir da besonders gut in Erinnerung, bei der die Weihnachtsgeschenke für alle Verwandten und Freunde bereits im August fix fertig und mit Maschen zu Hause im Schlafzimmer gelegen haben. Spätestens bei Schulbeginn wollte sie diese allerdings aus Platzmangel wieder loswerden. Super Idee, bei kleinen schulpflichtigen Kindern! Aus diesem Grund durfte ich diese, ihre Geschenke (vom Christkind) immer sehr wohlbedacht und gut verstecken, damit sie bis zum Weihnachtsfest auch *ungefunden* blieben. Eine zu gut versteckte Charge an Geschenken aus dem Jahre (?) blieb dann auch versteckt. Nicht gesucht und trotzdem gefunden wurden sie dann zwei Jahre später beim Keller aufräumen.

Doch zurück zu dieser Zeit vor Weihnachten. Dem Gemisch aus erwartungsvollen Feiertagskatholizismus (gilt auch für andere Glaubensrichtungen), wo die Menschen, außer zu Ostern, auch noch ein zweites Mal im Jahr in die Kirche gehen und der stets praktizierten Packerl-Gier rund um den Konsumrausch. Wenn man von der stressigen Vorfreude einmal absieht, so spürt doch fast jeder tief in seinem Herzen eine Art Gewissensverpflichtung, sich gegenseitig zu beschenken. Bei uns auf der Station war es wieder Zeit, sich Gedanken über Geschenke für die Wichtelfeier zu machen. Kolleginnen begannen die Räumlichkeiten und Gänge vorweihnachtlich zu schmücken und wir alle freuten uns auf diese besinnliche und stillste Zeit im Jahr. Wir waren beim Schmücken der Station und eingestellt auf ... *Glorie, Glorie, halleluja ...!* Alles fieberte bereits der meist in der 3. Adventwoche angesetzten Weihnachtsfeier entgegen. Zwei oder dreimal zuvor wurden einige Kleinigkeiten am Arbeitsplatz *eingewichtelt* (vorabgeschenkt). Etwas zwischen zehn bis zwanzig Schillingen, um die Spannung des Wichtelspieles etwas anzuheizen. In der Regel war es auch so, dass man dieses *Einwichtel-Geschenk* nicht bekam, es höchstwahrscheinlich ein Arzt war, der dein Los gezogen hatte und dafür das Endgeschenk entsprechend größer ausfiel. Im Jahr, in dem der Währungswechsel vom geliebten österreichischen Schilling in den Euro überging, mussten alle Geräte und Automaten, die zuvor mit Schillingen bestückt wurden, ausgetauscht werden.

Am besagten Freitagabend waren wir alle im schönsten Gewand zur Weihnachtsfeier geladen. Die Damen elegant mit einer Bluse und einem Rock und die Herren in Bundfaltenhose, Hemd und Sakko. Damals waren die Doppelreiher noch sehr modern! Alle saßen an einem Tisch, an einer langen Tafel! Zuerst wurden alle offiziell von der Stationsoberin begrüßt und wir bekamen zu unserem Aperitif die Vorspeise serviert. Nach einer kurzen Pause dann die Suppe, worauf das Getränk zur Hauptspeise und dann die Hauptspeise selbst folgte. Bevor man zur Nachspeise und zum weihnachtlichen Zuprosten mit den Weingläsern kam, war das Wichtelspiel am Programm. Die stationsführende Schwester begann meistens als Erste oder sie wählte jemanden aus. In jenem Jahr wollte es *der Zufall* so, dass ich sehr, sehr lange nicht an die Reihe kam. Unser alter erster (*Zyankali-*)Oberarzt interessanterweise ebenso nicht. Dann aber war es so weit, er bekam sein Geschenk. Sterz, Mehl, Salz, Grammeln, einen Kochlöffel, eine Sterzgabel, dazu passende Rezepte mit der akribisch genauen Beschreibung und *Anleitung für Sterz kochende Männer* und alles, was man über die Zubereitung dieser ländlichen Kost (Polenta- oder Heidensterz) so wissen musste und benötigte. Er liebte nämlich Sterz über alles. Eine gute Idee und ein tolles Geschenk. Die Überraschung war gelungen. Er freute sich riesig! Jetzt war er am Zug. Er ging zum Geschenketisch und holte dort sein Packerl. Wobei dieses Packerl die Wortendung -*erl* nicht verdiente, denn es war gar nicht so klein. Wie zu einem riesengroßen Bonbon zusammengedreht und verpackt war dieses Trumm. Er ging damit einmal um die Tischtafel und blieb dann doch bei mir stehen. Er gab mir das relativ schwere Packet in die Hände und meinte, dass er mir dieses gewisse Etwas wärmstens empfehlen könne, dass ich schön drauf aufpassen solle, und dass ich sie, wen auch immer er meinte, in Zukunft anders verwenden oder einfach mehrere Zehner einwerfen müsse. *„Und alles Gute, und frohe Weihnachten."* Noch konnte ich mir keinen Reim darauf machen, was hier bald zum Vorschein kommen sollte. So begann ich vollkommen nichtsahnend das Paket auszupacken. Den Gesichtern mancher Schwestern war es anzusehen, dass sie bereits wussten, was ich bald in Erfahrung bringen sollte. Ein Original eines alten Schilling-Kondomautomaten, vollgefüllt, noch dazu einige Zehn-Schilling-Münzen, ohne die der Automat ja gar nicht mehr funktioniert hätte. Das war ein Gelächter und Gejohle. Alle begannen zu applaudieren und *„Bravo!"* zu rufen, und obwohl da eine gewisse Schadenfreude in der Stimmung zu erkennen war, stellten sich gleich darauf die ersten neugierigen Kolleginnen bei mir an, um eines herauszudrücken. Sogar die älteren haben ihr Glück versucht und auch unsere Chefin (...)! Keine Ahnung, was sie dann damit gemacht haben, wahrscheinlich ihre eigene Weihnachtsgeschichte.

Immer wieder, vor allem im Nachtdienst, erzählt man sich dies und das und unter anderem auch etwas Privates von zu Hause. Man erzählt es sich im Vertrauen, was im schlechtesten Fall das Vertrauen eines Dritten, Vierten und manchmal sogar Fünften miteinbezog. Je nach Drang des im Vertrauen Weitererzählens der jeweiligen Kolleginnen. Meine kleine private Sorge galt damals meiner Frau und ihrer fixen Idee, sich unbedingt einen Hund zulegen zu wollen. So brachte ich den Gegenwunsch auf, dass, wenn meine Frau einen Hund heimbringt, ich mir dann Hühner nach Hause holen wollte. Da meine Frau aber keine Hühner wollte, war die Sache mit dem Hund so gut wie gegessen. Doch eines Tages im Sommer kam ich mit den Kindern gerade von der Alm nach Hause, da war er plötzlich da. Ein kleiner weißer Malteserhund. Ein Welpe. Als Vater kennt man die heikle, aber festgefahrene Situation. Die Kinder lieben ihn sofort, den Hund, und wehe du als böser Papa liebst ihn nicht. Gar keine Rede mehr von: *„Ich möchte keinen Hund im Haus"* usw.! Diese kleine List meiner Frau erzählte ich einer Kollegin so ganz nebenbei im Nachtdienst. Diese gleich einer anderen Kollegin und diese wieder, (...). Bis es auch unser zweiter Oberarzt erfuhr! Der jüngere! Auch ein Humanmediziner, der gerne Menschen beschenkt. Es kam, wie es kommen musste, Jahre später wieder eine Weihnachtfeier auf uns zu. Advent, das Wichtelspiel, passende Geschenke. Alle saßen beisammen. Es wurde gegessen und getrunken. Gesungen, geredet, beschenkt. Ein Packet hatte es allen im Raum besonders angetan. Ein großes rotes, mit goldener Schleife und Luftlöchern im Papier! Schon beim Aperitif kamen die ersten Seitenhiebe und Wortmeldungen meiner Mitschwestern: *„Heut kriegst du deinen Hund, wirst sehen!"*, was ich zwar zur Kenntnis nahm, allerdings unter keinen Umständen zu bekommen hoffte! Ich kam an die Reihe und überreichte das Geschenk meinem Wichtelkind, dem jüngeren Oberarzt. Ihn hatte ich schon mehrmals aus dem Los-Topf gezogen, ohne ihn jemals zurückzutauschen. Er freute sich immer über besonders ausgefallene und witzige Geschenke oder essbare Geschenkekörbe. Alles andere hatte er schon. Großes Haus, kleines Haus, ein Ferienhaus am See, ein Boot am Meer, mehrere Autos, eine gesunde Familie und (...). Sein Leitspruch war: *„Ich möchte alles und das sofort."* Deshalb bekam auch jedes seiner Familienmitglieder bis hin zum Hund ein Geschenk von mir und er erst ganz zum Schluss. Ein anderes Mal bekam er eine Pediküre und Maniküre, welche direkt an Ort und Stelle durchgeführt wurde. Vom Fußbad über das Feilen der Nägel bis hin zum Lackieren mit rotem Nagellack. Danach auf ins vorweihnachtliche Nachtleben der Stadt. Wieder ein anderes Mal eine große Ladung Brennholz für seinen neu installierten Kachelofen. Nützlich, aber schwer transportierbar. Noch dazu, wo er immer mit einem motorisierten Zweirad unterwegs war. Er aber machte alle Späße geduldig mit. Er wartete natürlich nur noch darauf, mir einmal eine Retourkutsche geben zu können. In diesem Jahr war ich der Auserwählte und erhielt tatsächlich das rote Paket mit den vielen kleinen Luftlöchern. Mit einem breiten Lächeln im Gesicht überreichte er mir das Geschenk, das ab sofort mein Leben und auch das meiner Familie verändern sollte. Wiederum wussten die anderen bereits Bescheid und waren eingeweiht. Sie wichen beim Abschneiden der Schleife vorsichtshalber zurück. Zaghaft öffnete ich und (...). Hund war es Gott sei Dank keiner. Stattdessen vier Wachtelhühner und ein dazugehöriger Wachtelhahn. Na Mahlzeit!

Nach dem offiziellen Teil der Weihnachtsfeier war ich schon in Verhandlung mit der Wirtin, ob ich diese kleinen ungefährlichen Tiere eventuell über Nacht dort lassen dürfte, was mir nach langer Verhandlung und unter gewissen Auflagen und Zugeständnissen auch gestattet wurde. Wasser und Tiernahrung waren vorhanden und der Platz für eine Übernachtung in diesem Transportkäfig auch nicht zu klein. Die Tiere waren ruhig. Bis die vorweihnachtliche Nachfeier allerdings zu Ende war, hatten es sich die Hühner samt Hahn im Extrazimmer gemütlich gemacht. Sie waren durch die obere Öffnung ausgekommen und feierten ihre eigene Party. So durften dann alle Angestellten und die aufgebrachte Wirtin auf Wachteljagd gehen. Ich erhöhte den festgesetzten Preis für diese außergewöhnliche Weihnachtsfeier der Hühner im Extrazimmer und versprach der Juniorchefin nicht nur die ersten zwanzig, sondern dreißig Wachteleier. Die tierliebende Frau Wirtin ließ ihr Extrazimmer grundreinigen und war damit einverstanden. Zu Hause mit meinem Tiertransport angekommen, galt es noch die Hausfrau damit zu konfrontieren. Gott sei Dank hat die Mitleidstour gezogen, sonst wären wir sechs zu dieser Jahreszeit schön blöd dagestanden. Im Heizraum des Hauses wurde eine Raumteilung vorgenommen, Licht installiert und die Tiere freigelassen. Sie akklimatisierten sich recht schnell und legten nach der Gabe des richtigen Futters auch schon die ersten Eier. Zur Freude unserer Kinder und natürlich der Gastwirtin.

Lustig und passend sind solche Lebendgeschenke nicht. In meinem Fall hatten die Tiere nicht gelitten und auch einen guten Platz bekommen. Im täglichen Leben sind die Beschenkten damit oft derart überfordert, dass sie die Tiere nach den Feiertagen einfach am Straßenrand oder im ländlichen Bereich aussetzen. Bereits drei solcher Katzen-Findlinge haben so den Weg in unsere Familie gefunden. Schön ist das von diesen Feiertagstierfreunden nicht!

Im März des darauffolgenden Jahres rollte der Bagger an. Unter dem Einverständnis der Nachbarn bauten wir einen Hühnerstall. Zu diesem Zeitpunkt zählten wir fünfundzwanzig Legehühner, einen Altsteirerhahn, fünf Moschusenten, sechzehn Küken, zwei Hasen mit acht Jungen, einen Hund, eine Katze und zwei zugelaufene Katzenfindlinge als unser Eigentum. Zum Hühnerstall angebaut wurden noch ein gezimmerter Hasenstall mit Heuboden, ein Entenhaus und eine Tenne. So entstand über die Jahre unsere kleine pauschalierte Landwirtschaft. Doch Kleinvieh macht Mist und weil meinen Mitschwestern und -brüdern und unserer Ärzteschaft, wie sie selbst bewiesen haben, scheinbar alles zuzutrauen war, so mied ich wie der Teufel das Weihwasser ab sofort alle Arten von Advent- und Weihnachtsfeiern für viele Jahre.

Der Mörder mit der weißen Weste

„… bis zur Aufklärung des Tatherganges und des gesamten Vorfalles wird Ihnen ein unbezahlter Urlaub gewährt, also angeordnet. Sie sind damit ab sofort außer Dienst gestellt!" Kein angenehmer Tag, keine angenehme Zeit. Kein entspannter Moment, nur wirre Gedanken. „Frauenleiche", „Mörder". Ein „Reset"-Tinitus in den Ohren. Anstelle eines Heiligenscheines hing über mir dieses berühmte Damoklesschwert am Pferdehaar und drohte ständig und jederzeit auf mich herunterzufallen. Auf mich und meine Lieben. Meine gerade erst gegründete Familie, meine/unsere gesamte Existenz. Die junge männliche Krankenschwester hatte kurz zuvor eine Frau mit Kind geheiratet. Das zweite, das gemeinsame, konnte mittlerweile schon gehen und zu ihrem dritten Kind war seine Frau schwanger. Eine frische kleine Patchworkfamilie, gerade erst ins unfertige Einfamilienhaus mitsamt der dazugehörigen hohen Kreditsumme eingezogen. Eine kleine, feine, aber empfindsame Existenz bedroht. Plötzlich hüllte sich alles in eine dunkle schwarze Nebelwolke ein. In Trübsinn, Verlustangst, Panik, Depression und Selbstzweifel!

Aber was war geschehen? Was hatte die männliche Schwester der Polizei, dem Rechtsanwalt, den Direktoren der Anstaltsleitung und seiner Chefin so Wort für Wort, Satz für Satz wahrheitsgemäß aus seinem Nachtdienst zu erzählen? Was war vorgefallen, dass sie ihn so plötzlich und brotlos außer Dienst gestellt hatten?

Ich, als Hauptperson, als Beschuldigter, als fast Angeklagter, auf dessen Rücken diese Geschichte ausgetragen wurde. Jenem Rücken, der zwar noch jung, aber bereits ein wenig breitgetreten und breitgeschlagen war und dessen Haut sich schon wie gegerbtes Leder anfühlte. Zumindest wie feinporiges Leder. Es war etwas Außergewöhnliches vorgefallen, das mich persönlich betroffen und berührt hat. Mich schwesterlichen Dickhäuter erschaudern und zittern ließ. Ein nicht ganz alltäglicher Kriminalfall im Tatort Krankenhaus, das ohnehin oft genug Schauplatz für den Tod und zum Wirkungskreis des Sensenmannes wird. Eine Tatsache, die wir Schwestern eigentlich sehr ernst nehmen, obwohl uns der ständige Umgang mit Toten bedauerlicherweise eher in Richtung Realismus und Stumpfheit führt, als in Richtung Sensibilität und Sentimentalität. Aber das bringt der stressige Alltag im Spital mit sich.

Mehr Ökonomie als Ökologie.
Mehr Tod als Sterben.
Mehr Äußerlichkeit als Innigkeit.
Nicht der Weg ist das Ziel,
sondern das Ziel steht im Weg!

Wir befinden uns im Zeitgeschehen kurz nach der Umsiedelungsaktion aus dem großen gewohnten Klinikgelände mit seinen vielen einzelnen, nebeneinanderstehenden und unterirdisch mit Gängen miteinander verbundenen Abteilungen und Häusern, das im Gegensatz zu unserem unfertigen Neubau Tag- und Nachtpatienten untersuchen und aufnehmen konnte. Wir waren in ein Haus eingezogen, das keiner haben wollte, aber trotzdem gebaut werden musste. Menschlich gesehen eine Schweinerei, politisch gesehen die beste Lösung. Und wenn wir unsere heutige Situation im Jahre 2020 betrachten, ist diese alte Geschichte aktueller denn je!

Normalerweise zieht man ja in ein relativ fertiges Gebäude ein oder um. Wir, die ehemalige Abteilung für spezielle Krankheiten und innere Angelegenheiten, zogen dagegen in eine riesige Baustelle. Zwar waren drei Bettenstationen übereinander gelegen, bezugsfertig eingerichtet und durch ein Stiegenhaus und einen Lift miteinander verbunden. Der kleine und feine Bereich der Technik, der EDV und der Verwaltung, fand Platz in den überschaubaren Büros im Erdgeschoss und im Untergeschoss. Aber, und dieses *Aber* war maximal, es gab noch keine Aufnahme- oder einen Ambulanzbereich, keinen Portier, geschweige denn eine Sicherheitsperson. Kein Labor, keine Radiologie, keine Intensivstation, keine Pathologie, keine Kantine, keine eigene Küche und auch so gut wie keine Möglichkeiten, Patienten zu untersuchen. Eigentlich waren wir gar kein richtiges Krankenhaus. Wir waren eher eine Art bessere Pension oder ein Hotel mit Notfallkoffer, Reanimationswagen und medizinischer beziehungsweise pflegerischer Versorgung und im Notfall dem lieben Gott näher als der Prosektur.

Was mich daran erinnert, dass wir damals zwei gänzlich Prosektur befreite Patienten auf Station verabschiedeten. Der eine war ein ehemaliger Primararzt, der andere der Bruder eines hochrangigen Politikers. Und ich dürfte sogar die Farbe der Einbettung telefonisch bestimmen, bevor man sie im Holzsarg direkt auf Station abholte. Alle anderen, also die Normalsterblichen, mussten ihre letzte irdische Reise durch unterschiedliche Etagen der beiden zusammengebauten Gebäudekomplexe antreten, bevor sie im Kühlfach des Nachbarhauses auf weitere Untersuchungen warteten. Vom vierten Stock hinunter in den Keller durch den langen ansteigenden Gang, des immer wärmer werdenden Heizungskellers, in dessen Heizkesseln man das Feuer lodern hörte, gleich dem Höllenfeuer, wenn man an dessen Existenz glaubte. Dann kam man zum Liftschacht vom Nachbarhaus. Vom ersten Untergeschoss ins Erdgeschoss benötigten wir keinen Liftschlüssel. Die Tür ging im Erdgeschoss auf und (...) nur einer von uns durfte aussteigen. Der andere musste beim Leichnam bleiben und dem Aussteigenden die Lifttür offenhalten, während der Ausgestiegene vom Portier den Totenkammerschlüssel holte. Vom Erdgeschoss per Lift weiter hinunter ins zweite Untergeschoss, wo dann nach einigen Ganglängen der Tote endlich dort ankam, wo er für einige Zeit relativ frisch blieb. Nämlich im Kühlfach. Und von diesen gab es gerade einmal vier Stück. Vier Plätze für vier Verstorbene von zwei großen Häusern. Wobei in einem Haus Unfallopfer versorgt wurden und im anderen internistische Fälle. Beide also hinsichtlich ihrer Bestimmung nach prädestiniert dafür waren, diese vier Plätze für ihre eigenen Leichen im Keller zu benötigen! Eine Kollegin hatte auf dem Weg zu dieser Totenkammer einmal aus Versehen die falsche Tür geöffnet, ist mit dem Totenbett weitergefahren, und als diese innenschließende Tür ins Schloss fiel, bemerkte sie, dass sie mit dem Verstorbenen und einer Kollegin von der Pflegehilfe im Innenhof der Zentralküche stand. Na Mahlzeit! Es blieb ihr nichts anderes übrig, als über unseren Haupteingang zurückherein zu fahren und denselben Weg noch einmal zu gehen. Mit der Erfahrung, nicht das möglichst schnellste Ziel, sondern das richtige Ziel zu erreichen. Ein anderes Mal, während ich den Totenkammerschlüssel beim Portier holte, musste die Lifttür aufhaltende Kollegin samt Leichnam wegen einer gestressten Chirurgin aussteigen und mitten unter den unfallchirurgischen Ambulanzpatienten warten. Ein toller Anblick. Und diese letzte Reise mit jedem Toten und unter Einhaltung der ethischen Grundregeln. Halleluja!

Ein abgelegenes, auf sich selbst gestelltes, unfertiges Krankenhaus. Dunkle Gänge und Räume. Nächtliche Stille. Ein Schrei, dann wieder Stille und nichts als Stille. Ein Aufschrei. Eine unwillkürliche Reaktion einer dementen Alzheimer-Patientin im vierten Stock. Eine halbnackte Frau läuft schreiend auf den Gang hinaus. Ihr Spitalshemd am Rücken nur mit einem Knopf befestigt. Und selbst den reißt sie mit einem Ruck vom Faden. Schwestern und Ärzte laufen hinterher. Sie kreischt und zerrt an ihren Haaren. Sie reißt sich die Haare büschelweise aus. Sie hockt sich in einer Mauernische hin und (...) und weint.

Und dann?

Dann wird sie versorgt und ins Zimmer und ins Bett gebracht. Niemand ist verletzt, niemand zu Schaden gekommen oder tot. Kein niederspritzender Arzt, keine fesselnde Schwester. Sie haben nur die Situation für sich festgehalten. Das mussten sie tun! Selbstschutz! Fremdschutz! Und morgen? Morgen spricht niemand mehr von gestern!

Heute ist es Routine.
Morgen ist es Alltag.
Und übermorgen
ist die alltägliche Routine bereits vergessen.

Es gibt aber Erlebnisse, die nie, niemals wieder den Alltag zur Routine werden lassen. Und ein solches widerfuhr mir, als ich frisch verheiratet und unsere Kinder noch klein waren. Eine Zeit, in der die männlichen Hormone im Manne überwiegen. Völlig überzeugt von der Willenskraft des starken Geschlechts und der Beschützerrolle des Mannes, fühlt man sich am Höhepunkt der Entwicklung angelangt. Man(n) setzt einen Baum, zeugt ein Kind und baut ein Haus, zumindest wenn es nach einer altüberlieferten Weisheit geht. Mein Beschützerinstinkt war damals auf einer Skala von eins bis zehn auf gefühlten hundert. Und ebenso überzeugt war ich, dass nichts und niemand meine heile Welt, mein vollkommenes Familienglück stören oder gar zerstören könnte. „Komme da, wer und was wolle!"

Wie so vieles, geschieht so manches Unheil und die meisten Gewalttaten bei Nacht. Auch unser Mörder kam in der Nacht. Besser gesagt in den Nachtdienst und in der Gestalt der völlig unwissenden männlichen Krankenschwester, die vor dem Dienst in ihre weiße Weste mit Landeswappen auf der Brust schlüpfte und damit zu einer anderen Person mutierte. Zumindest für diese Patientin, die inoffiziell aus einem anderen Bundesland und ohne medizinischen Grund zu uns kam. Wozu auch? War sie doch die Privatpatientin eines Studienkollegen unseres Herrn Assistenzarztes, der seinem in den Urlaub fahrenden Freund einen Gefallen tun wollte.

Der Herr Kollege war Psychiater und informierte telefonisch über das psychiatrisch stabile Zustandsbild und die vielen nebensächlichen Kleinigkeiten, die mit dieser Diagnose im selben Raum standen. Was unseren Assistenzarzt ziemlich kalt ließ, um nicht zu sagen scheiß egal war, denn auch er befand sich damals schon in Urlaubsstimmung und verreiste zwei Tage vor der Ankunft der gnädigen Frau aus dem anderen Bundesland auf einen anderen Kontinent. Keine kollegiale, aber eine elegante Lösung!

Sie kam, aber sie kam nicht zur vereinbarten Tageszeit. Nein, sie kam im Schutze der Dunkelheit in den ersten Stunden meines Nachtdienstes und brachte alles andere als Ruhe und Gelassenheit oder gar Dankbarkeit mit. Aber sie war nun einmal da und fortschicken konnten wir sie nicht mehr. Die Herren Akademiker hatten leider nicht daran gedacht, dass die geplante Übernahme an einem Freitag geschah. Wir verfügten schlichtweg über keine ausreichenden medizinischen Möglichkeiten. Die gnädige Frau wusste weder unser breites Sortiment an medizinischen Teesorten noch das obligate Grießkoch und erst recht nicht unsere eingeschränkte Auswahl an Psychopharmaka zu schätzen. Mitgebracht hatte sie natürlich nichts von zu Hause. Nur das Wichtigste und das war in ihren Augen sie selbst. Probleme und eine nächtliche Unruhe waren damit vorprogrammiert, und wäre unser netter zweiter Herr Oberarzt nicht schon mit dem Flugzeug außer Reichweite gewesen, so hätte es an diesem Wochenende sicherlich noch ein zweites Todesopfer gegeben. Zumindest ein Mordversuch wäre es geworden.

Wir hatten die Dame mittlerweile auf Zimmer 03, schräg gegenüber vom Apothekenzimmer, untergebracht. Sie bekam das Bett neben dem Fenster links im Raum und teilte sich dieses Zimmer mit zwei Damen, die im Vollbesitz ihrer neugierigen Aufnahmefähigkeit waren und sich mit ihr sofort gut verstanden. Die eine, Frau Laist, war eine ehemalige Verwaltungsbeamtin. Eine neuigkeitsliebende und überaus korrekte Person. Die andere, Frau Kohn, kannte sich mit Esoterik gut aus. Zumindest soweit, wie ihr ihre gutgläubigen Klienten folgen konnten. Unsere soeben angekommene Frau Kleinherz war mit einer doppelten Persönlichkeit ausgestattet, sodass es sich in diesem Zimmer eigentlich um ein Tribunal aus vier Personen handelte.

Dass der Mensch im Schlaf Erholung findet, davon wollte Frau Kleinherz zwar in der ersten Nacht nichts wissen, aber verhielt sich doch relativ leise. Sie hatte, für unsere Begriffe, seltsame und neuartige elektronische Geräte aus der Bundeshauptstadt mitgebracht, aber dadurch auch eine Beschäftigungsmöglichkeit im Zimmer. Moderne Geräte waren das, die ich persönlich noch nie zuvor gesehen hatte. Ich kannte damals auch niemanden, der bereits einen Laptop oder ein Notebook sein Eigen nannte. Tablets wie auch Smartphones waren bei uns noch nicht im Handel erhältlich. Ich denke, man hatte sie gerade erst erfunden.

Das Herumtippen auf der Tastatur des zusammenklappbaren Bildschirms, der da bei ihr im Bett lag und ihre beiden Bettnachbarinnen ins Staunen versetzte, machte ihr sichtlich Spaß. Auf allen glatten Oberflächen dieses Gerätes sowie am Handy und dem Koffer pickten kleine Abziehbilder und Fotos von einem Hollywoodschauspieler, der Ende der 1990er-Jahre eine große

Rolle im dreistündigen Kinofilm „Titanic" spielte. Er dürfte für eine der beiden Persönlichkeiten von Frau Kleinherz so etwas wie ein Idol, einen Traumprinz, verkörpert haben.

Ganz anders als die ruhige erste Nacht verlief dann schon die zweite. Besser gesagt der Abend und die Nacht. Gleich nach unserer Dienstübergabe kam Frau K. in den Schwesternstützpunkt, ins Apothekenzimmer. Sie war innerlich aufgewühlt, etwas nervös und besorgt und meinte, sie hätte ein Problem. Ihre private Reinigungsdame, die Putzfrau oder eben *Facility Managerin* ihrer Wohnung hatte sie am Handy angerufen, weil sie erkrankt sei und dringend medizinische Hilfe benötigte. Und wir ihr irgendwie helfen könnten? Nun gut, Hausverstand hatte ich weder in der einen noch der anderen Persönlichkeit von Frau K. vermutet, aber, was ging uns das 230 Kilometer von ihrem Wohnort entfernt überhaupt an? Weil alles in allem etwas kurios und dubios wirkte, die Zusammenhänge nicht ganz nachvollziehbar waren und unser Krankenhaus eben eher ein (...), deshalb telefonierte ich mit unserer diensthabenden Oberärztin und meldete ihr unser *kleines Problem*, das in einem großen steckte. Wir einigten uns, dass ich ihr in meiner Funktion als Schwester und im Auftrag der diensthabenden Oberärztin ausrichten sollte, was jeder Mensch bei klarem Verstand auch getan hätte, und zwar, dass wir hier in (...) nichts für die bekannte erkrankte Frau in (...) tun können und sie sicherlich gut beraten sei, wenn sie umgehend einen Arzt oder ein dort befindliches Krankenhaus aufsuchen würde.

Nun ist das mit dem Hausverstand einer Person mit geteilter oder gespaltener Persönlichkeit so eine Sache. Der Umstand, dass ich als Schwester und Nachrichtenüberbringer einer Oberärztin sicherlich ein Zuwenig an Persönlichkeit für unsere Frau K. war, war in dieser Sache sicherlich auch nicht hilfreich. Wahrscheinlich hatten wir die ganze Geschichte zu locker oder zu nebensächlich betrachtet, die Spannung im Zimmer 03 stieg allerdings beträchtlich an. Nicht nur unsere, stets mit ihrer Putzfrau telefonisch verbundene Frau K. war dafür verantwortlich, nein, auch unsere beiden anderen Patientinnen glaubten, sich einmischen zu müssen. Es ging sie zwar einen feuchten (...) an, aber was die weibliche Solidarität dieses Krankenzimmers betraf, war ich sicherlich zu schwach für sie als männliche Krankenschwester!

So kam dann eben unsere Frau Oberärztin zur Patientin und erklärte ihr dasselbe wie ich zuvor noch einmal langsam und bedächtig. Die beiden aufmüpfigen Zimmerkolleginnen von Frau K. schienen zu verstehen, weil es jetzt ja schließlich aus dem Munde einer akademisch gebildeten Frau kam, aber für Frau K. selbst war die Sache noch lange nicht verständlich. Und irgendwie und irgendwas sagte unserer Oberärztin, dass sie es auch nicht verstehen will. Ihre Anwesenheit hatte zwar das Problem nicht beseitigen können, aber fürs Protokoll (…) war es außerordentlich wichtig. Bis Mitternacht kam Frau K., ohne die Sache zu übertreiben, bestimmt zehnmal zu uns in den Stützpunkt und meldete die verschiedenen Befindlichkeiten ihrer Putzfrau. Wir gaben ihr immer dieselbe Antwort wie unsere Oberärztin, die sie ja eigentlich gar nicht hören wollte. Kurz vor Mitternacht vermeldete sie, dass sie nun jemanden gefunden hätte, der die kranke Putzfrau zu uns bringen würde. Super! Die fahren an zehn Krankenhäusern vorbei und kommen in unser Hotel mit Notfallkoffer und Reanimationswagen. Dem Himmel näher als der Prosektur! So ganz glaubte ich diese 230 Kilometer Krankentransportgeschichte nicht, aber zu trauen oder besser gesagt zuzutrauen war dieser geteilten Person ja alles! Deshalb erzählte ich unserer Oberärztin bei ihrem letzten Rundgang kurz nach Mitternacht vom vermeintlichen Vorhaben dieser Reinigungsdame. *„Im Falle des Falles können wir hier nichts für sie tun. Wenn sie wirklich so lebensmüde ist, hierherzukommen, müssen wir sie wohl ins Landesklinikum, in die Notfallaufnahme, schicken. Dort hat man schließlich die Möglichkeit, die Dame zu untersuchen und fertig."*

Dann war für zwei Stunden Ruhe angesagt. Ich dachte für mich, die Angelegenheit hätte sich sicher erledigt, denn im Zimmer 03 war es störungsfrei ruhig. Aber dann! So um 2.00 Uhr morgens kam der allesverändernde Anruf einer Nachtdienstkollegin vom dritten Stock. Bei ihr im Stützpunkt war ein kleiner Monitor, der Bilder einer Kamera am Eingangsbereich unserer Zufahrt zeigte. Sie ging an, wenn jemand am versperrten Eingang anläutete. *„Da sind Männer an der Tür, die den Namen von Frau K. sagen und zu ihr wollen."* Die Männer sprachen kein gutes Deutsch und suchten sich die wichtigsten Worte zusammen. Den Namen der Patientin und die Station im vierten Stock konnten sie aber klar benennen. Von einer Frau, einer kranken Frau war nichts zu sehen. Na gut, dachte ich mir, jetzt sind sie wirklich zwei Stunden durch die Nacht gefahren. Ich bat die Schwesternkollegin vom dritten Stock auf ihren, bei ihr installierten, elektronischen Türöffner zu drücken. Eine Minute später rief sie wieder an und musste mir mitteilen, dass dieser elektrische Türöffner leider nicht funktioniert und die Männer bereits zum wiederholten Male anläuten und ungehalten reagierten. Der Zeitpunkt war gekommen, in dem der Mann im Hause die Sache übernimmt und er seiner Kollegin vom Schwesternhilfsdienst erklärt, was sie seiner Frau ausrichten solle, wenn er aus dieser (…) nicht mehr zurückkommen würde!?!?

Scherz beiseite, die Lage war ernst, aber nicht hoffnungslos. Ich nahm das Stationstelefon, über das ich hausintern verbunden war und ich im Falle des Falles auch Hilfe hätte holen können. Und ja!!! Ich habe als Schwester die Station verlassen und um diese Zeit keine weibliche Kollegin zur Tür geschickt, an der drei fremde Männer gewartet haben. Das war zwar nicht rechtens, aber ich würde es heute wieder so machen. Ganz gleich wie damals, in dieser Nacht! Ich fuhr mit dem Lift ins Erdgeschoss und konnte durch unser tolles gläsernes Krankenhaus bereits die drei Herren draußen stehen sehen. Drei unterschiedlich große, mit grauen Schiebermützen und Mäntel bekleidete Männer standen an der Eingangstür. Mit meinem Zentralschlüssel sperrte ich auf und öffnete die Tür nur um circa eine Körperbreite. Sie rauchten eine Zigarette und zeigten mit ihren Händen in die Richtung eines Fahrzeuges. Es war ein roter Manta, soviel konnte ich erkennen. Er stand mit laufendem Motor und aufgeblendeten Lichtern in unserer Einfahrt. Die Beifahrertür war geöffnet und eine dort sitzende Person (eher weiblich) hielt ihren Fuß auf die Straße heraus und lehnte sich mit dem Ellbogen auf den Oberschenkel dieses Beines. In der rechten Hand hielt sie eine angerauchte Zigarette und zog daran. Kein Gejammer, kein Gestöhne, kein Wort von „Hilfe" oder der Eindruck einer akuten Situation war zu erkennen. Wenn jemand am Beifahrersitz, bei geöffneter Tür rauchte, dann konnte es ihm oder eben auch ihr bestimmt nicht so schlecht gehen, dass Leib und Leben bedroht waren. Oder? Die Männer machten keinen Hehl daraus, dass sie jetzt und unter allen Umständen zu uns ins Haus herein wollten. Ich versuchte ihnen zu erklären, dass eine Aufnahme der Frau in unserem Hause und noch dazu zu dieser nächtlichen Stunde nicht zielführend sei und keinen diagnostischen und therapeutischen Sinn machte und wies sie im Zuge dessen darauf hin, dass sie mit der Dame ins Landesklinikum fahren sollten, um sie dort untersuchen zu lassen. Klar, zufriedenstellend war das für die drei nicht und sie hatten sich auch immer wieder in ihrer Landessprache untereinander beraten. Aber was bleib mir anderes übrig, als ihnen diesen zwei Kilometer entfernten Ort zu nennen, an dem es für sie auch wirklich die notwendige Hilfe gab. Noch dazu, wo sie die letzten 230 Kilometer riskant und hirnlos unterwegs waren. Trotz aller meiner Bemühungen, die fremden Herren auf den rechten Weg zu führen, hörte ich nur, „wollen hinein, wollen zu Kleinherz". Mir wurde klar, die drei wollen weder meinen Rat befolgen noch zurückweichen. So beschloss ich, die Eingangstür wieder zu schließen. Doch da hatte der eine von den dreien wie im Film schon seinen Fuß in der Tür. Da ich in einem Film einmal gesehen hatte, wie die bedrohte Person an der Innenseite der Tür diesen in der *Tür-Steher* wieder loswurde, probierte ich es kurzerhand auch aus. Ich öffnete die Tür einen Spalt, verpasste seinem Fuß einen Kick und schloss die Tür schnell wieder. Siehe da, es hatte wirklich funktioniert. Die Angst, der erhöhte Adrenalinspiegel und der liebe Gott, zumindest mein katholischer Gott, hatten mir in dieser Sekunde wohl geholfen und mich unterstützt. Während sie draußen wild mit ihren Händen gestikulierten, versperrte ich die Tür und ging in Richtung Lift davon. Ich schaute vom vierten Stock aus noch einmal hinunter in die Einfahrt und sah, wie ein Auto mit relativ überhöhter Geschwindigkeit in Richtung Innenstadt abfuhr. Für mich war die Sache erledigt!

Die Nacht verging, es wurde hell und die Sonne ging auf. Die Nachtdienstmannschaft verabschiedete sich wieder in ihre Betten und schlief den Schlaf der vermeintlichen Gerechtigkeit. Bis zum nächsten Nachtdienst, dem dritten in einer Reihe. Dienstantritt, Dienstübergabe, Abendarbeit, wie in den beiden vergangenen Nächten zuvor. Vieles wurde vorbereitet. Die Handgriffe sitzen, man weiß, was man zu tun hatte, es war ja schließlich schon die dritte Nacht. Dieselben Patienten, die gleiche Arbeit und doch sollte sich bald eine alles verändernde Situation einstellen. Etwas ergeben und ereignen, das den vierten Stock erschüttern würde und ein Erdbeben an Emotionen auslösen und sich als Tsunami über mich ergießen sollte. Aber noch wusste ich von nichts.

Dann kam die am nächsten Tag und die ganze Nacht diensthabende Oberärztin auf die Station. Es war nicht jene aus der vergangenen Nacht, jedoch wusste sie von ihrer Kollegin und vom heutigen Tagdienstgeschehen bereits Bescheid. Sie wollte mich etwas fragen, wir gingen in die Teeküche. *„Sagen Sie, Herr Pfleger, was ist denn eigentlich gestern Nacht vorgefallen? Zum Thema Frau Kleinherz?"*, hakte sie nach. Ich musste natürlich nicht lange überlegen und erzählte frei von der Leber weg los. Vom Anfang bis zum glücklichen Ende. Wobei das Ende angeblich gar nicht so glücklich ausgefallen sei, wie mir die Oberärztin dann im Vertrauen mitteilte. Angeblich sei diese Putzfrau von Frau Kleinherz schwer krank gewesen und auf der Fahrt ins Landesklinikum heute Nacht verstorben. Ausgerechnet! 230 Kilometer weit ist nichts passiert und gerade auf dieser kurzen Strecke durch die Stadt war sie verstorben? Ein unglücklicher Zufall? Hatte also ihre letzte Zigarette geraucht, im roten Manta? Irgendwas war hier nicht mit rechten Dingen zugegangen! Sie fragte mich noch, warum ich die diensthabende Oberärztin nicht aufgeweckt hätte? Aus diesem Blickwinkel gesehen, wäre es natürlich klüger gewesen, wenn ich das getan hätte. Aber zuerst war da dieser defekte Türöffner, dann der unglückliche Umstand, dass diese drei fremden Männer vor der Tür standen und außer mir nur Frauen in dieser Nacht Dienst hatten, weshalb ich im *Hausherrenrecht* wahrscheinlich davon ausgegangen war, dass ich, was meine Patienten und das weibliche Personal betraf, richtig gehandelt hatte. Aber wer weiß in so einer Ausnahmesituation schon immer, was das Richtige ist? Keine guten Nachrichten für mich! Eigentlich sogar eine recht beschissene Situation! Dabei hatte diese Frau auf mich gar nicht krank oder hilfsbedürftig gewirkt. Na wenn das unsere Chefin morgen Früh erfährt. Da kann ich mich auf etwas gefasst machen! Doch dass diese Nachricht das kleinere Übel des heutigen Nachtdienstes sein sollte, war mir in diesem Moment noch nicht bewusst. Gott sei Dank nicht. Wenn man nämlich wissen würde, was alles auf einen so zukommt, bliebe man stets im Bett liegen und ginge nicht auf die Straße hinaus.

Alles war für den abendlichen Pflegerundgang durch die zehn Patientenzimmer vorbereitet. Wir standen gerade am Gang zwischen Zimmer zwei und Zimmer drei, da öffnete Frau Kleinherz die Tür und (…). Wahrscheinlich wollte sie auf die Toilette gehen, aber als sie mich sah, da begann sie laut und aufgeschreckt wie ein Kleinkind zu schreien. *„Da ist er! Da ist der Mörder! Hilfe! Polizei! Der Mörder meiner Freundin steht da. Die Polizei muss her!"*. Ich weiß nicht, ob Sie schon einmal als Mörder, als wahrhaftiger Menschenmörder bezeichnet wurden, bei mir war dies das erste Mal und ich wusste wirklich nicht, wie ich mit dieser Situation jetzt umgehen sollte. Sie schrie unterdessen ohne Unterbrechung weiter: *„Da ist der Mörder. Er ist ein Mörder!"* Klar, dass dieses Geschrei auch andere Patienten hörten und erst recht die beiden Damen auf Zimmer 03. Es war, als würden die Feueralarmglocken schrillen. Na, da war dann plötzlich was los am Gang. Die Türen gingen auf und Menschen standen um mich, den vermeintlichen Mörder, herum. Sie zeigten mit ihren Fingern auf mich und erkundigten sich über Opfer, Täter, Tathergang, Tatort, (…) und Frau Kleinherz erläuterte haargenau ihre Version davon, was denn hier passiert war. Während ich etwas schockstarr in der Mitte stand, hatte meine Pflegehelfer-Kollegin bereits unsere Frau Oberärztin verständigt. Sie kam, sah und hörte die sensationsgeile Menge um mich herum, schnappte mich am Kasak-Ärmel und zog mich aus der aufständischen Revolte heraus. Sie hatten zwar allesamt keine Ahnung, was wirklich passiert war, weil sie alle nicht dabei waren, aber ein Aufhetzer ist anscheinend immer noch genug, um die Meute zu bedienen.

Der Mensch hat aus der Geschichte nicht gelernt!

„Das ist der Mann, der meine Freundin auf dem Gewissen hat. Der Mörder. Er ist für ihren Tod verantwortlich. Ich habe die Zeitungen bereits informiert. Morgen steht schon alles zu lesen in der Tageszeitung! Er gehört eingesperrt, dieser Mörder! Holen Sie die Polizei, Frau Oberarzt, das ist der Mörder! Der

Todespfleger!" Weil sie so gar nicht aufhören wollte mit ihren Anschuldigungen, ihren Äußerungen, ihrem Gebrüll, wurde auch sie von unserer Oberärztin vom Gang entfernt. Unsere Pflegehelferin hatte dann die ehrwürdige Aufgabe, die angestachelte Menge zu zerstreuen und in ihre Zimmer zurück zu beordern.

Unterdessen rief ich meine Chefin an und unterbreitete ihr die missliche Lage. Sie hörte sich die ganze Geschichte still und emotionslos an und wurde, zumindest was diese Mördersache anging, zur großen Stütze, was meine Emotionen anbelangte. Ob sie kommen und meinen Dienst machen solle?, hat sie mich gefragt. Wie es mir jetzt geht, und ob ich mit der Sache zurechtkommen würde? Nun, diese besorgte Art war für mich zwar neu, aber in diesem Fall eine dringend notwendige Unterstützung. Sie meinte sogar, sie hätte, wenn sie an meiner Stelle gewesen wäre, ganz gleich gehandelt. Na Gott sei Dank, das brachte meine schrägen Gedanken wieder ins Gleichgewicht.

Ich erklärte meiner Chefin am Telefon, dass sie nicht extra herkommen und meinen Dienst übernehmen müsse. Denn zu Hause hätte ich auch die ganze Nacht kein Auge zugetan. Hier war ich durch die Arbeit wenigstens abgelenkt. Vorausgesetzt, dass der Mörder mit der weißen Weste seine Arbeit auch durchführen konnte. Jetzt, wo die Menschen in den Zimmern durch diese Sensation sicherlich voreingenommen waren und skeptisch. Unsere Oberärztin hatte Frau Kleinherz soweit instruiert, dass sie sich mit ihren öffentlichen Anschuldigungen bis auf Weiteres zurücknehmen und sie mich in Ruhe meine Arbeit machen lassen solle. Die Damen von Zimmer 03 benötigten diese Instruktionen nicht, denn die wollten sowieso nichts mehr mit mir zu tun haben. Durch das Telefongespräch mit meiner Chefin, die mir überraschenderweise Rückendeckung gab, und die mentale Unterstützung meiner Pflegehelferin war dann wieder die nötige Kraft und innere Ruhe bei mir eingekehrt, sodass wir unserer nächtlichen Arbeit nachgehen konnten. Im Zimmer 01 war Ruhe. Die pflegebedürftigen Patientinnen hatten von all der Aufregung nichts mitbekommen. Im Zimmer 02 drehten sich die Herren zur Seite als wir kamen und hatten auch keine Wünsche für diese Nacht. Kein zusätzliches Wasser, keinen Tee, keine Tropfen, keine Bedarfsmedikation (…). Blieb nur zu hoffen, dass es im Zimmer 03 ebenso problemlos ablaufen wird. Angespannt, aber problemlos. Kein Gekreische vom Mörder mehr. Keine Anschuldigungen und Beipflichtungen der beiden Zimmerkolleginnen. Nur die halblaute Aussage, dass sie und ihr Anwalt dafür sorgen würden, dass ich lebenslänglich eingesperrt werde und sie mir irgendwie meine Existenz vernichten, (…) und so weiter!

Es brauchte zwar einerseits niemand etwas von mir und es wollte auch keiner mit mir reden, aber andererseits war mir die beängstigende Ruhe lieber, als der Tumult zuvor am Gang. Für die restliche Nacht war ich mit Vorbereitungsarbeiten beschäftigt und mit den Gedanken, die es erst einmal zu ordnen galt, alleine. Außerdem war da noch das Protokoll für außergewöhnliche Vorfälle zu schreiben und das musste bis in der Früh fertig sein. *„In der Früh, (...), wenn sie kommen, um mich zu holen. Mich einsperren und aufhängen am Pranger!"* Ja zu denken gab einem so ein krasser Vorfall schon. Und die Gedanken wurden immer schräger im Laufe der Zeit. Aber noch war es nicht so weit. War nichts verloren. Noch keine Handschellen zu spüren. Kein Gitter vor dem Fenster. Ich, in keinem kleinen weißen Raum mit Strichen an den Wänden (...). Mit dem Fortschreiten der Nacht und zu frühmorgendlicher Stunde, in der ich sonst immer ziemlich froh war, dass der Dienst bald vorbei sein würde, wurde ich merklich trübsinniger. Selbst die rot-orange aufgehende Sonne am Horizont vermochte es nicht, meine Stimmung aufzuhellen. Der Kaffee schmeckte weder mit Milch noch mit Zucker. An ein Stück eingebrockte Semmel war gar nicht zu denken. Alles, was mir sonst so die letzte Stunde vom Nachtdienst versüßen konnte, war heute nur bitter, bitter, bitter. Die Gedanken um meine Frau, meine Kinder, unser gemeinsames Familienglück und unser Haus. Unser Hund, unsere Katze, unsere Hasen, Enten und Hühner. Der Garten, die Bäume und die Blumen. Der Ameisenhaufen in unserer Einfahrt, der Wald am Ende der großen Wiese (...). Das alles machte mich nun trübsinnig. Trübsinnig und traurig.

„Sollte mich doch meine Existenz kosten", meinte sie! Diese männliche, testosterongesteuerte Entscheidung, allein hinunterzugehen und diese drei fremden Herren auf den rechten Weg zu bringen! Diese Blödheit mit dem Hausherrenrecht! So eine Dummheit! Oder nicht? Dann war es so weit. Um 06.00 Uhr kam die Chefin auf die Station, dann trudelten schon die ersten Kolleginnen ein, die wiederum noch nichts vom mörderischen Wochenende wussten, da nächtliche SMS und Anrufe nicht üblich waren und es *WhatsApp* noch nicht gab. Bis zum Dienstbeginn um halb sieben waren die Damen allerdings über alles informiert. Neben Mitgefühl konnte ich auch eine Art Solidarität des Frühdienstes spüren. In der Teeküche nahmen sie inzwischen Platz. Die Herren der oberen Etagen. Die Führungskräfte, leitenden Direktoren bis hin zum Rechtsexperten, den man zur frühen Stunde aus dem Bett telefoniert hatte. Und ich, ich saß dort auch. Am Kopf der langen Tafel, der honorigen Damen und Herren. Exakt und Wort für Wort, Satz für Satz las ich aus meinem Gedankenprotokoll vor, was ich ab der Ankunft der Patientin Kleinherz

bis gestern Nacht erlebt hatte und was vorgefallen war. Ein vierseitiges Protokoll hatte ich vorbereitet und vorgetragen. Sie hörten es sich an. Wort für Wort, Satz für Satz. Niemand war schroff, niemand schuldzuweisend. Das gab mir Zuversicht. Zuversicht, meine Familie wieder zu sehen. (...) Denn ich war damals sehr jung, naiv und unerfahren, was das Ermorden von ausländischen Putzfrauen betraf und durch die doppelte Persönlichkeit unserer Frau Kleinherz so sehr eingeschüchtert, dass ich nicht wusste, was jetzt mit mir geschehen würde. In den Hollywoodfilmen wurden Mörder schließlich immer sofort und an Ort und Stelle abgeführt. Man verglich mein Protokoll mit dem meiner Kollegin vom Pflegehilfsdienst und befragte auch die Oberärztin und die Kollegin vom dritten Stock, die den Türöffner nicht aktivieren konnte. Zwei Stunden später war ich dann dienstfrei gestellt und, *... bis zur Aufklärung des Falles, ...!*

Doch wer und was brachten den Fall überhaupt ins Rollen? Wer hat die drei Männer und die vermeintlich schwer kranke Putzfrau gesehen? Wo sind sie hingekommen? Wer war Kläger, wer Angeklagter und wo war das Opfer? Fragen, die nur eine einzige Person beantworten konnte, und das war unsere Frau Kleinherz von Zimmer 03, die unser erster Oberarzt, der *Zyankali- und Kondomautomaten-Oberarzt,* gerade im Nebenzimmer befragte und sich zur Brust nahm. Von wegen *„morgen werden bereits die Zeitungen darüber berichten".* Bezüglich der vielen An- und Beschuldigungen gegenüber der männlichen Krankenschwester. Zuerst brauchte es Daten und Fakten und vor allem ein Opfer. Ein reales, gemeldetes Todesopfer und keine Hirngespinste einer doppelten Persönlichkeit. Deshalb wurde vorerst einmal nachgefragt. Offiziell nachgefragt, Wo und vor allem, ob eine solche unbekannte Frauenleiche aufgetaucht ist? Die männliche Schwester wurde in der Zwischenzeit heimgeschickt. Keine Handschellen? Kein Blaulicht? Kein Einsatzwagen? Keine Zeitungsberichte und kein lebenslanger Kerker? Beurlaubt bis auf Weiteres und nach Hause zu Frau und Kindern? Gut, meine Daten hatten sie ja, meinen gemeldeten Wohnsitz kannten sie auch, unser Bundesland sollte ich nicht verlassen und telefonisch musste ich erreichbar bleiben, aber sonst war ich, wie nach jedem Nachtdienst, ein freier Staatsbürger. Zu Hause musste ich meine Frau erst einmal einweihen und ihr erzählen, was denn in diesen drei Nachtdiensten vorgefallen war und was das für mich und unsere gemeinsame Existenz bedeuten könnte. Wir nahmen die Sache trotzdem ernst und blieben, wie vereinbart, erreichbar. Zwei Tage lang rührte sich nichts. Niemand rief an. Dann, am frühen Nachmittag kam ein Anruf von meiner Chefin: *„Es ist da eine nicht identifizierbare Leiche aufgetaucht, mehr könne man noch nicht sagen,* aber ich melde mich wieder." Dann am nächsten Morgen rief unser Oberarzt an: „Entwarnung! Alles ein Blödsinn. Die Leiche war männlich!" Er war es schließlich auch, der mir riet, mit Frau und Kind in die Therme oder irgendwo hinzufahren, wo ich nicht ständig wie besessen auf den nächsten Telefonanruf warten würde. Das taten wir dann auch. Wir fuhren in ein leistbares klein-kinderfreundliches Thermenhotel und nahmen Handys und Ladekabel sowie natürlich alle anderen Kleinigkeiten mit. Ablenkung ist ein gutes Schlagwort und wäre in diesem Fall wünschenswert gewesen, aber ich konnte einfach nicht abschalten und entspannen. Spannende Bücher waren mir zu anspan-nend, Krimis zu realistisch, die Tageszeitung von den Unfallberichten bis hin zu den Todesanzeigen zu angsteinflößend und das warme Thermenwasser fast ein wenig zu heiß! Wenn ich um sechs Uhr in der Früh die warme Milch für unseren Kleinen in der Küche holte, schaute ich schon auf mein Handy. Beim Frühstücksbuffet, im Saunabereich, im Wellnessbereich, beim Spazier-engehen am Vormittag, beim Mittagessen, auf dem Kinderspielplatz, beim Schaukeln, beim Nachmittagskaffee, beim Spazierengehen am Nachmittag, beim Abendessen und natürlich noch vor dem Schlafengehen.

Einfach herrlich, diese entspannte Zeit im Thermenhotel! Radiomusik war o. k., aber die stündlichen Nachrichten (...) ein Graus. Deshalb vergingen die-se nervigen und aufreibenden Tage ziemlich langsam. Ab dem zweiten Ther-mentag kamen dann täglich telefonische Meldungen. Abwechselnd von mei-ner Chefin und dem Oberarzt. Einmal gab es eine Leiche, dann wieder nicht. Einmal Unklarheiten in einem Polizeibericht, dann wieder nicht. So ging das eine ganze Woche lang. Bis dann endlich der erlösende Anruf vom Oberarzt kam, der von der ganzen Sache zwar schon genervt, aber doch froh war, mir mitteilen zu können, dass es keinen solchen, von Frau Kleinherz gemeldeten Vorfall in unserer Landeshauptstadt gab und ich, der Bua, wieder zur Arbeit laut Dienstplan erscheinen sollte. Bummms!!! Den Stein, der da vom Herzen gefallen war, hatte man sicher auch in unserer Abteilung, in der Landeshaupt-stadt fallen gehört. „Und wenn du mich fragst, Bua", sagte der Oberarzt noch zu mir, „ich glaub', die Frau ist gar nicht gestorben. Die ist eher im Scheine des Rampenlichtes verschwunden, ohne auf Wiedersehen zu sagen! Abgehauen und zurückgefahren in ihr Heimatland. Vielleicht war sie illegal eingewandert und hat deshalb keine offizielle Einrichtung aufsuchen können. Alles andere war sicher nur erstunken und erlogen! Liebe Grüße an die Gattin."

Na, das war eine gute Nachricht und nicht über Radio oder Fernsehen gemeldet. Gleich darauf waren sie wieder da. Der Appetit, die Entspannung, die innere Ruhe und die Gelassenheit. Zurückgekehrt der Beschützerinstinkt und die testosterongesteuerten Entscheidungen eines Mannes und Familienvaters. Nie mehr wurde ein Wort darüber gesprochen, nie mehr eine Silbe verloren. Keine Existenz zerstört, keine Leiche gefunden und kein Mörder vorgeführt. Eines wurde mir aber zwei Jahre später klar. Lernen wollen die Menschen aus ihrer Geschichte, aus ihrer Vergangenheit nicht, denn unser Herr Assistenzarzt, er tat seinem Studienkollegen exakt zwei Jahre danach wieder einen Gefallen und nahm diese Patientin abermals bei uns auf. Diesmal hatte ich tagsüber Dienst und unsere Chefin teilte mich geradewegs auf dieser Seite zur Visite ein, auf der Frau Kleinherz lag.

Allein durch die Enttäuschungen im Leben,
erfuhr ich vom wahren Wert des Glückes!

Zu meinem Glück verfügten wir dann schon über einen Psychologen, einen Konsilium-Psychiater, eine eigene Apotheke und viele, viele andere Menschen, die unserer Frau Kleinherz in unserem Hause helfen konnten.

Ab durch die Mitte

Wo ist eigentlich unsere Mitte, diese berühmte oft genannte goldene Mitte? Die, die alles in uns und um uns zusammenhält. Von der alles ausgeht? Ich war vor vielen Jahren im Land der Mitte (China) und stand am geographischen Mittelpunkt der Erde. Ein Foto erinnert mich heute noch daran, aber so richtig zu meiner Mitte gefunden habe ich damals unter den vielen tausend anderen Touristen nicht.

Während unserer Schwesternausbildung haben wir oft so Sätze gehört wie zum Beispiel: „Im Leben kommt es sehr oft darauf an, ob wir zu unserer inneren Mitte finden." „Unserem Energiezentrum, von dem alles ausgeht, um welches die Gedanken kreisen." „Wo wir spüren, was uns am Herzen liegt. Wohin die Luft zum Atmen zieht." Welches Organ anatomisch gesehen unsere Mitte bildet? Der Magen, die Lunge oder das Herz? Oder ist es das Gehirn, das unsere Mitte ausmacht? Woher kommt die Energie, die Kraft, die körperlichen und geistigen Eigenschaften, die in unserer Mitte stecken, und welche davon fehlen in unserer Mitte? Wer kann von sich selbst sagen, dass er immer den goldenen Mittelweg wählt? Wer kann das wirklich von sich behaupten? Vorausgesetzt, man ist in der glücklichen Lage, sich selbst reflektieren zu können, so erscheint es uns als völlig normal, immer wieder einmal aus dieser Mitte herauszufallen. Sich in eine gewisse gelenkte Richtung zu bewegen.

... denn durch die gemachte Erfahrung
kann sich die persönliche Meinung ändern,
aber seinen Grundsätzen sollte man prinzipiell treu bleiben.

Irgendwann im Leben wollte man sicherlich schon einmal der Erste sein. Ganz vorne mitmischen. Irgendwann einmal war man auch der Letzte. Der, der den Trostpreis bekommt. Der, über den man lacht, oder der, den man bemitleidet. Wer seine Mitte nicht findet, kann sich unsicher, ängstlich und ausgegrenzt fühlen. Ist daher leichter manipulierbar und lenkbarer. Neigt sogar zum Fanatismus und Extremismus. Doch sogar in der extremsten Situation, im größten Übel oder am tiefsten Punkt des Lebens kann eine Hand, eine Umarmung, ein gutes Wort zur Sonnenblume im Straßenabfluss werden. Ein Ort, an dem man sie niemals vermuten würde. Ein Ort für Abwasser, Staub, Dreck und Schmutz wird so zum Ort der unverhofften Fröhlichkeit. Wir alle können Sonnenblumen im Abfluss sein! (siehe Bild am Lesezeichen)

„Sag niemals nie!" Diesen Spruch haben wir oft von unseren alten Schwesternkolleginnen gehört sowie, dass man auch in der bescheidensten Situation nicht aufgeben sollte. Dass man immer hoffen darf, wieder gesund zu werden. Wie die geknickte Blume, die sich trotz Verletzung im Sturm wieder zur Sonne hinwendet und sich in neuer Schönheit am Leben erfreut. (siehe Bild am Lesezeichen)

Motivationsgespräche von alten Schwestern haben den Menschen/den Patienten in die Mitte gerückt und ihre Erkrankung aus dem Blickfeld verdrängt. Patienten zu unterhalten, zu beschäftigten, zu umsorgen und Platz für das positive Denken zu schaffen, sind meiner Meinung nach die wichtigsten Aufgaben einer Gesundheits- und Krankenschwester. Wir führen Patienten damit zurück zu ihrer *Mitte*. Von Mensch zu Mensch, oder Menschen für Menschen. Das sind heute großgeschriebene Leitsätze sozialer Einrichtungen und Institutionen. Was sie allerdings nicht versprechen können, ist, dass es allen Beteiligten dabei auf beiden Seiten gut geht!

Geht's dem Personal gut, geht's den Patienten gut!

Mir geht es gut: Wenn meine helfende Hand zur Mitte wird. Wenn ich sie als gutes Werkzeug im Dienst einsetzen kann und sorgenfrei bei der Tür hinausgehe. Wenn ich den Patienten an meinen freien Tagen ein wenig abgehe. Wenn der Patient auf dem Weg der Besserung diese Hand loslässt und ab durch die Mitte, wieder in sein normales Leben zurück entlassen werden kann.

Gebrauch und Missbrauch

Der Spiegel, in den ich mindestens einmal täglich schaue, er zeigt mir eine Person, einen Körper, ein Gesicht. Zeitweise gefällt mir, was ich sehe, dann auch wieder einmal nicht. Kommt ganz drauf an, wie mein Geist, mein seelisches Zustandsbild, mich aufnimmt, annimmt und sieht. Heute gefällt mir wieder, was ich sehe. Heute bin ich mit mir sehr zufrieden. „Du warst heute gut in deinem Job, männliche Krankenschwester!" „Deine Kinder freuen sich, wenn du heimkommst." „Deine Frau wirkt glücklich und zufrieden." Na bitte, mir gefällt, wen und was ich da im Spiegel sehe!

Erfolg, Zuspruch, Dankbarkeit, kleine Gesten, (...) und Blicke haben mich berührt. Berührt und glücklich gemacht. Alles in mir und um mich herum fühlt sich gut an. Aber dieser Spiegel sieht auch einen anderen Menschen. Einen Menschen, bei dem nicht immer alles nach Plan läuft. Ein Gesicht, das mit sich und seinem Ich nicht zufrieden ist. Sieht eine Person, die mit sich selbst so rein gar nichts anfangen kann. Was so mancher Spiegel zeigt? Trübsinn, Wut, Verzweiflung, Unmut, Hass und sogar Selbsthass. Die vielen unerträglichen Meinungen der anderen Menschen, die bestreitbaren eigenen Fehler und das Aufeinandertreffen der beiden machen dieses Gesicht nicht glücklich. Im Gegenteil. Das, was der Spiegel zeigt, ist voll Neid, Verachtung und Eifersucht. Der Spiegel zeigt das Detail! Und wenn man sich dann selbst nicht mehr ansehen, nicht mehr leiden kann, dann braucht man Mittelchen, um einen Weg hinaus zu finden. Einen Weg hinaus aus dem Übel. Es braucht Mittelchen und Substanzen, um dieses gewisse Wohlbefinden wiederherstellen zu können. Natürlich – künstlich!

Für Stunden, für Tage, für Wochen!?

Wir gebrauchen Salben, Säfte, Tropfen, Tabletten und Kapseln, um so zu sein, wie wir und andere uns haben wollen. Damit meine ich nicht die lebensnotwendigen Medikamente zum Überleben. Wir nehmen alle möglichen Zusatzmittelchen, um wieder und um jeden Preis in diesen fiktiven *Normalzustand* zu gelangen. Schön, schlank, stark, liebevoll, zärtlich, einfühlsam, freundlich, charmant, zuvorkommend, Punkt, Punkt, Punkt...

Wir nehmen Steigerndes, Senkendes, Antreibendes, Abschwächendes, Belebendes oder müde Machendes. Wie oft und wie viel davon wird uns geraten und vorgeschlagen. Wie wir es wirklich einnehmen und wie es dann wirkt, weiß keiner ganz genau!?

Ich kannte eine männliche Krankenschwester, die im Selbstversuch sehr

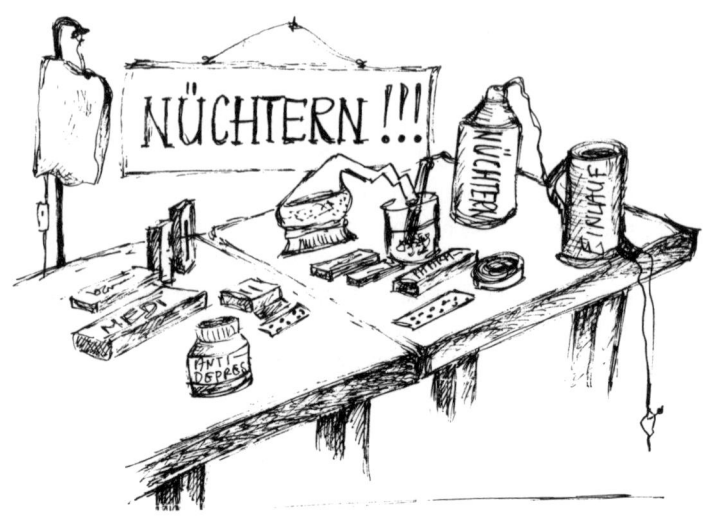

Wenn der Gebrauch von Wort und Bild missbräuchlich wird.

viele verschiedene Medikamente ausprobierte. Ein Proband im Selbsttest zur Grenzerfahrung, dessen Wirkung keiner wissenschaftlichen Zweckerfüllung diente, dem dafür aber die vielen Nebenwirkungen bekannt waren. Eine gefährliches Spiel! Warum und wozu? Keine Ahnung! Neugierde, Zwangsstörung, falsche Selbsteinschätzung, Dummheit, Leichtsinn oder Blödheit? Oder von allem etwas? Keine Ahnung, warum!

Eine andere Krankenschwester wieder steigerte ihren Alkoholkonsum so sukzessive, sodass sie mit knapp achtundvierzig Jahren am Ende ihres Lebens angelangt war und den Desinfektionsalkohol auf der Station stamperlweise gesoffen hatte. Solange bis ihre Speiseröhre verätzt war und sie schwallartig Blut erbrochen hatte. Warum? Keine Ahnung warum!

Ich stehe immer noch vor dem Spiegel und schau mich an. Bin zufrieden mit mir, aber immer mehr Menschen kommen mir in den Sinn, die mit sich selbst nicht zufrieden sind. Menschen mit verschiedenen Erkrankungen, deren Ursachen physisch oder auch psychisch begründet sind. Patienten, die mich aufgrund meiner Zufriedenheit, meiner Fröhlichkeit und guten Laune nicht mögen. Mich und meine Persönlichkeit deshalb nicht ausstehen können. Wie der Mann, den ich bei einem Drogendeal im Krankenzimmer erwischt hatte und von der Polizei abholen ließ. Einer, der mich: „Draußen schon einmal antreffen würde und dann (…)!"

Oder der andere, dessen Rauschgift, Spritzzeug samt Löffel und Feuerzeug wir gefunden hatten und der Polizei samt dazugehörigem Fixer übergaben. Einer, der auf mich losging, von der Polizei abgeführt wurde und über den Gang schrie: *„Man sieht sich im Leben immer zweimal!"* (...)

Die nette abhängige und ungeduldige Patientin, die mich als „Schwanzlutscher" und meine Kolleginnen als „alte Fut" bezeichnete, weil sie am Entlassungstag so lange auf den Arztbrief warten musste. Warum? Keine Ahnung, warum! Irgendetwas lief wahrscheinlich in ihrem Leben schief. Verkehrt. Nicht so rund und toll und zufriedenstellend.

Irgendwann kommt dann der Zeitpunkt, an dem auch wir Krankenschwestern Mittelchen anwenden (müssen), weil der Körper und der Geist danach verlangen. Weils nicht mehr so rund läuft wie früher. Kommt der Zeitpunkt, wo wir zwischen zwei Diensten Schlaftabletten einnehmen müssen, weil wir anders nicht mehr zur Ruhe kommen. Gebrauch, oder Missbrauch? Keine Ahnung! Und dann? Dann treffen wir auch auf Menschen, die wir nicht mögen, weil es ihnen gut geht, weil sie fröhlich und zufrieden sind? Beginnen wir dann auch andere zu beschimpfen? Verbal zu missbrauchen? Möglicherweise? Möglich!

Heute gefällt mir, was ich da im Spiegel sehe. Einen Körper, makellos und voller Narben. (...)

Erholung

Ich freue mich auf die Erholung!
Ich bin bereit dafür.
Bereit, mich zu erholen.

Wir Menschen, als physiologische Zellanhäufungen mit aktiven und passiven Bereichen, benötigen immer wieder Erholung in bestimmten Intervallen und für eine gewisse Zeit. Und das, egal in welcher körperlichen Verfassung wir uns gerade befinden, ob bei relativer guter Gesundheit oder im Krankheitsfall, Ruhe und Erholung sind in jedem Fall äußerst wichtig.

Aber leider lässt uns eine nächtliche Message am Smartphone schlecht schlafen, wir fahren zur Arbeit, stecken im Verkehr, haben es eilig, versäumen Termine, halten uns an Öffnungszeiten, suchen einen Parkplatz, haben eine Panne, stoßen ungewollt an unsere Leistungsgrenzen. Zwischendurch wieder ein Anruf und Short Messages. Wir organisieren unseren Single-/Family-Haushalt, planen Freizeitaktivitäten und sind schon wieder voll im Stress.

Wobei prinzipiell weder die Arbeit noch das Stressverhalten eine unbedingt negative Auswirkung auf Leib und Leben haben müssen. Es ist unsere Reaktion auf eine Sache, die uns überfordert, Stress. Ein uraltes instinktives Fluchtverhalten im eigenen Sinn. Der Körper strengt sich dabei übermäßig an. Wir haben heutzutage einen übermäßig großen Bedarf an Erholung. Mehr als die meisten Menschen, die vergleichsweise vor siebzig Jahren handwerklich schwer gearbeitet haben. Wir fühlen uns durch die vielen Termine und den höheren Leistungsdruck stärker belastet als die vorherigen Generationen, die die Begriffe *Shoppen, Chillen* oder *Internetsurfen* noch gar nicht kannten. Meinem Großvater zum Beispiel hätte ich das Wort *Shopping* nicht erklären können. Wie auch? Zu seiner Zeit ging man in ein Geschäft, um etwas Bestimmtes zu kaufen. Heute fahren wir in ein Einkaufszentrum, wo es ganzjährig Waren aller Art gibt, und entscheiden vor Ort, ob und was wir eventuell brauchen könnten! Wir suchen nach Dingen, von denen wir zuvor gar nicht wussten, dass wir sie brauchen!

Erholungssuchende von der Arbeit, vom Freizeitstress und vom Urlaub benötigen dasselbe, wie die, die Erholung zur Genesung suchen. Die Voraussetzung hängt an einem einzigen Kabel! Am Ladekabel der Telekommunikationsmittel unserer heutigen Zeit. Ein Gegenstand übrigens, der im Krankenhaus am häufigsten vergessen und am meisten gesucht wird. Alle herrenlosen, an der Steckdose hängenden und alleingelassenen Ladekabel. Aber erst ohne dieses Ungetüm kann man sich die notwendige Ruhe gönnen! In angenehmer Atmosphäre *chillen!* Man benötigt nicht einmal den WLAN-Code fürs Highspeed-Internet. Ohne Ladekabel herrscht Finsternis auf allen Ebenen. Dann beginnt die Zeit ganz ohne *WhatsApp* und *Facebook.* Undenkbar, aber ein Überleben ist trotzdem möglich. Im Krankenhaus gibt es auch keinen *HD-Dolby-Surround-Wunschkanal* am überdimensional großen Flachbildschirm-Fernsehapparat. Kein *„Siri, was bedeutet ..."* oder *„Alexa, spiel mir das Lied von ...".* Plötzlich wird der Mensch in den Mittelpunkt gerückt, und *„... wie geil ist das denn?"*

Und was macht der techniksüchtige, erholungssuchende Mensch ohne Ladekabel? (...) Richtig! Er versucht Ruhe zu bewahren und auf das altbewehrte Kommunikationsmittel, die Sprache, zurückzugreifen. Ruhe ist die Voraussetzung für Erholung und das Sprechen notwendig, um Wünsche und Beschwerden mitteilen zu können. Mehr braucht es auch nicht! Auch wenn wir das heutzutage *chillen* nennen. Aber eben *chillen* ohne Ladekabel! Aber ist uns diese Art Erholung überhaupt vergönnt, bei dermaßen vielen Vereinsaufgaben, Freundschaftsdiensten, Hausarbeiten und Verantwortungen gegenüber anderen Personen, die zu beaufsichtigen oder zu pflegen sind. Diese immer wiederkehrenden vielen Aufgaben, die wir täglich zusätzlich erfüllen und die unser Tagespensum meist überschreiten.

Online oder *offline? On* oder *off?* Diese Entscheidung liegt ganz bei uns selbst!

Der großen Flut an brandneuen (un)wichtigen und ach so witzigen Neuigkeiten kann man entgegensteuern. Man mag es nicht für möglich halten, aber was Alkoholkranken, Übergewichtigen, Nikotin- und Drogenanhängigen gelingt, gelingt auch den Onlinesüchtigen. Nämlich Entwöhnung. Verzichten, statt *updaten!* Sonst wird es nix mit Erholung und so weiter. Glauben Sie das einer männlichen Krankenschwester! Sie weiß, warum sie diesen Kommunikationsmitteln gegenüber ein gestörtes Verhältnis hat. Denn egal, ob *vor, nach* oder auch schon *während* der Visite. Die Patienten rufen zu Hause an und berichten, was Sie gerade gesagt haben, die Oberärzte. Selbst wenn wir noch zur Visite im Zimmer stehen und mit dem Nachbarpatienten sprechen, wird bereits telefoniert. Es kam schon vor, dass Patienten kurz auf den Gang hinaus telefonieren gingen und die visitierende Oberärztin und mich alleine im Zimmer stehen ließen. Na bitte! Andere wieder hatten ihre Diagnose, die eingeleitete Therapie mit Wirkung und Nebenwirkung bereits im Internet gesucht. Sich, wie sie meinen, eine fachliche Zweitmeinung eingeholt und konfrontieren damit unsere routinierten Fach- und Oberärzte. Ganz nach dem Leitsatz *Vertrauen ist gut, Kontrolle ist besser.“* Die Begeisterung über diese freiwillige Mitarbeit hält sich natürlich in Grenzen, erschwert sie doch die gängigen, hilfreichen Behandlungsmethoden und sorgt dagegen meist für relativ dicke Luft. Was dieses Thema betrifft, spüre ich in meiner näheren Umgebung eine Art Unverständnis. Als ob man an der Wahrheit einer Erzählung, einer Erklärung oder zeitweiligen Konversation zweifeln würde, werden gesagte, ausgesprochene Worte sofort und umgehend im Internet gesucht, überprüft und hinterfragt. Sollte diese Suchmaschine eine andere Meinung dazu haben, wird automatisch die Glaubhaftigkeit des Gegenübers bereits angezweifelt. Die *wichtigsten* Dinge werden vom Patientenbett aus übermittelt. Nämlich, was es gerade vorhin zu essen gab; warum das Abendbrot trotz drei wählbarer Menüs nicht gut genug war; die Schwestern so einen unguten Ton drauf haben; die Oberärztin sich zu wenig Zeit nimmt, um über ihre persönliche Internet-Meinung zu sprechen; dass der Kaffee kein Kaffee ist und überhaupt und sowieso in diesem Krankenhaus alles viel zu (...) ist!

Wird dieser Handy-Info-Drang der Patienten diplomatisch bearbeitet und direkt vor Ort ein außergerichtlicher Vergleich erzielt, so läutet mit Sicherheit wenig später ein Senioren-Handy. Ein schnurloses Tastentelefon eines sehr betagten alten Mannes aus dem Pflegeheim, der von seinen Angehörigen angerufen wird. Bis er durch den lauten Klingelton, der den Radetzkymarsch spielt, abhebt, ist die Visite schon wieder unterbrochen. Manche von uns müssen erst einmal darauf aufmerksam gemacht werden, dass ihr Telefon läutet und eigentlich stört. Andere heben ab und legen auf, heben ab und legen auf! Man sollte es nicht für möglich halten, aber es gibt auch Patienten, die aufgrund ihrer Erkrankung oder ihres hohen Alters nicht einmal wissen, wie sie ihren Apparat bedienen oder wo sie eigentlich abheben müssen. Aber ein Handy haben sie alle! Warum eigentlich? Zwecks ständiger Erreichbarkeit und Präsenz mit 80, 90 und 100 Jahren, oder wie? Waren wir in der handyfreien Zeit vor dreißig Jahren wirklich um so viel schlechter dran? Ist die richtige Taste dann gedrückt, so hören sie ihren Anrufer nicht und fragen so lange nach, bis dieser wieder auflegt oder jemand von uns, während der Visite, an den Apparat geht und vermittelt. Dass diese Geräte unsere Arbeit sehr erschweren, braucht hier wohl nicht noch weiter ausgeführt werden. Aber dass die Sorge um den geladenen Handy-Akku mittlerweile größer ist als die Sorge um die eigene Gesundheit, lässt mich zeitweise zweifeln. Zweifeln am menschlichen Hausverstand. Das Wort *Haus* könnte man in diesem Fall sogar ersatzlos streichen!

Gesunder Schlaf
Schlaf ist der sichere Hafen
im unendlichen Ozean
der umtriebigen Grenzenlosigkeit des Menschen.

Obwohl die achte Lebensaktivität eines Menschen nach Nancy Roper das Schlafen betrifft, so dürfen wir Schwestern dieses Wort nicht mehr in der immer wichtiger werdenden Dokumentation über unsere Patienten schreibend verwenden, die aktuelle Geschehnisse und Veränderungen im Tagesablauf festhält. Auch in jenen Aufzeichnungen über die Nacht ist der Begriff *schlafen* nicht mehr vorgesehen. Warum? Weil man meint, dass wir Schwestern den Zustand des Schlafens nicht beurteilen können. Es stünde nicht in unserem Wahrnehmungsempfinden, sachlich festzustellen, ob jemand schläft oder nur die Augen geschlossen hält und atmet, weshalb wir dann jahrelang, „liegt im Bett", „hält Augen geschlossen und atmet ruhig" schreiben mussten. Oder eben „Hat gut geruht". Klingt natürlich ungemein besser als, „Hat gut geschlafen!" Da sich bei uns auch so manches zum Positiven verändert, werden neuerdings nur noch diese Dinge dokumentiert, die von den normalen Lebensaktivitäten abweichen. Und es ist gut so! Zumindest solange, bis sie diese Veränderung wieder verändern!!!

Wir Schwestern sind zwar immer noch dafür verantwortlich, die Voraussetzungen zu schaffen, dass unsere Patienten ausreichenden und guten Schlaf finden, können aber anderseits nicht mehr einschätzen, ob sie es auch wirklich tun. Paradox, oder? Ruhezeiten, besonders die Nachtruhe, sind unheimlich wichtig. Vor allem im Krankenhaus. Nicht umsonst gibt es Hup- und Lärmverbote sowie dementsprechende Verordnungen rund um Gesundheitseinrichtungen und Anstalten. Patienten, die von Intensivstationen zurück auf die normale Station kommen, beschreiben es als äußerst angenehm, wie ruhig es plötzlich wieder um sie ist, besonders in der Nacht. Endlich keine Geräuschkulisse mehr, die diese lebensnotwendigen medizintechnischen Geräte von sich geben. Kein Piepsen und Tüten eines Warnsignales. Kein Aufleuchten von bunten Lichtern. Kein künstliches Licht bei Tag und bei Nacht.

Dass Patienten Erholung im Schlaf finden, in relativ angenehmer Atmosphäre, gehört zu den Hauptaufgaben einer Schwester im Nachtdienst. Sofern es gelingt, für eine Nachtruhe zwischen 22.00 Uhr abends und 06.00 Uhr früh zu sorgen. Dabei gilt es, ein Vielfaches an Störfaktoren zu vermeiden. Einerseits Radiomusik und Fernsehlautstärke reduzieren, Zimmern lüften, über das Lautlosschalten des Handys sprechen, Abendtherapien pünktlich beenden, Medikamente verteilen beziehungsweise eingeben, Toilettengänge durchführen und Licht abdrehen. Kleine Einschlafrituale und Gewohnheiten unterstützen wie zum Beispiel einen Witz erzählen, für eine angenehme Raumtemperatur sorgen, Ohrenstoppel, Zusatzpolster und Decken anbieten. Ab und zu möchte auch jemand noch eine warme Milch trinken! Kein Problem. Je besser man seine Leute versorgt, umso tiefer und fester schlafen sie dann. Pardon, ruhen sie dann. Wobei die Regel „allen Menschen recht getan, ist eine Kunst, die keiner kann" für jeden einzelnen Nachtdienst gilt. Denn was für den einen die Voraussetzung für guten Schlaf ist, kann für den anderen ein Störfaktor sein. Zum Störfaktor werden Patienten, die so gar nicht akzeptieren wollen, dass es Nacht wird und andere ein Recht auf ihre Nachtruhe haben. Demente ältere Patienten und psychisch Erkrankte, die sich möglicherweise von der Dunkelheit bedroht fühlen, in Gefahr, am falschen Ort und verfolgt. Sie können und wollen auf keinen Fall auf einen gewissen Nacht- oder Ruhemodus herunterfahren. Ganz im Gegenteil. Je dunkler die Nacht, umso unruhiger wird ihr Geist. Raum, Zeit und Ort sind vollkommen durcheinander. Für sie erzeugt das Apothekerhandwerk eine breite Palette an Medikamente. Schlaffördernde Tropfen, Tabletten, Infusionen und Injektionen. Manche kämpfen sogar mit Händen und Füßen gegen einen fiktiven, nicht vorhandenen Bösewicht, bevor sie zum Selbstschutz müde gemacht werden müssen. Mitpatienten, die einen solchen Unruhestifter einmal erleben, wissen, wovon ich rede und was wir Schwestern so zur nächtlichen Stunde miterleben dürfen.

Und damit sind wir auch schon bei einem sehr heiklen Thema angelangt, denn wer einen Angehörigen mit solchen Eigenschaften bereits selbst gepflegt hat oder sich mit einem solchen Patienten ein Zimmer teilen musste, hat großes Verständnis für die Notwendigkeit von Medikamenten. Andere wiederum, Unwissende, aber gerne in den Vordergrund tretende Personen, die solche Nächte nie miterlebt haben, äußern sich dementsprechend unprofessionell und bringen uns und unsere Arbeit damit schwer in Verruf. Dass aber die Nachtschwester gerade eine Überraschungs-*Watschn* erhalten, der Pfleger einen Fußtritt bekommen hat und die herbeieilende Fachärztin eine *Drecksau* genannt wurde, davon wollen solche Angehörigen nichts wissen.

Berufsrisiko! – Berufsrisiko? Wo bleiben da die Menschenrechte der bediensteten Menschen? Gewisse Diagnosen beinhalten Aggression. Das wissen wir! Aber jede und jegliche Art von Übergriffen müssen nicht stillschweigend hingenommen werden! Punkt!

24-Stunden-Pflege

Sobald bei einer Demenz von der berüchtigten Tag-Nachtumkehr die Rede ist, geht es natürlich zu Hause, in der sogenannten 24-Stunden-Pflege, nicht mehr. Das ist klar! Schließlich muss sich auch die pflegende Person einmal erholen, zumindest ihre Nachtruhe einhalten! Verständlicherweise. Dann kommen diese Tagschläfer zu uns auf die Station und machen einen relativ guten, ruhigen Eindruck. Zumindest noch tagsüber. Aber wehe, wenn die Schwester beginnt, für die nötige Nachtruhe zu sorgen. Na dann geht's los!

Es ist alles möglich: Vom ins Nachbarsbett, Waschbecken oder Kleiderkasten urinieren, zum Herumwandern im Zimmer, bis hin zu kleinen Handgreiflichkeiten, ja sogar sexuell einseitig motivierten Besteigungen. Was sich dann in gegenseitigen verbalen und brachialen Entladungen niederschlägt, von uns Schwestern getrennt und geschlichtet werden muss und die vorschnelle Meinung bildet, dass dieser (Vollidiot) doch eigentlich niedergespritzt beziehungsweise in den „Guglhupf" oder *Feldhof* (veralteter Begriff für eine geschlossene psychiatrische Abteilung) gehört. Es gibt jene, die trotz getroffener Vorsichtsmaßnahmen ständig aufstehen und stürzen und andere, die sich in der Nacht für eine plötzliche, überhastete und heimliche Flucht entscheiden. Die sang- und klanglos abhauen, fortlaufen und sich in ihrem Patientenhemd samt Windelhose nun endlich befreit fühlen. Menschen, die in ein Delirium kommen und uns körperlich bedrohen und durch Sachbeschädigungen die Nachtruhe stören. Nicht selten marschieren bei uns Polizeibeamte auf und müssen in solchen Sondereinsätzen Patienten begleiten. Wohin? Na in den „Guglhupf" natürlich!

Die Nachtruhe unserer Dienstärzte, die tagsüber schon sehr viel leisten, dann bis spät abends noch Ambulanzpatienten versorgen und auf ihren zugeteilten Stationen Akutfälle behandeln, ist für alle Beteiligten überaus wichtig. Schließlich sind sie es, die durch ihr Wissen und Können im Notfall über Leben und Tod entscheiden. Was sich vielleicht ein wenig überzogen anhört, aber der Wahrheit entspricht. Denn um klar denken und richtig Handeln zu können, muss der Körper und der Geist eines Arztes auch einmal Ruhepausen einlegen. Wir, die oftmals altmodisch denkenden Schwestern, haben unsere Ärzte gerne immer wieder ein bisserl mitgepflegt und versorgt. Selbstverständlich nicht in ihren Betten, sondern mit kulinarischen Kleinigkeiten, Nervenfutter, was sich stets positiv auf Patienten und Personal ausgewirkt hatte. Wobei die vorhin erwähnte, etwas engere interdisziplinäre Zusammenarbeit auf allen Ebenen und Abteilungen ohnehin inoffiziell praktiziert wurde. Und das nicht, um den eigenen Kompetenzbereich auszuweiten. Nein, es stand und steht eher eine Kosten-Nutzen-Rechnung dahinter, die bei so mancher Verbindung sicherlich auch bei Bedarf und bis auf Weiteres nutzbar blieb. Aber das ist ein eigenes Kapitel. Wir haben die Voraussetzungen für ihre Erholung geschaffen und nicht wegen jedem verschlagenen Darmwind der Patienten bei ihnen angerufen oder Alarm ausgelöst. Wir Schwestern mussten und wussten uns in vielen Situationen selbst zu helfen. Wir hatten den Blick fürs Wichtige und Notwendige. Ob nun ein Arzt benötigt wird oder auch nicht, lernten wir von unseren alten Schwesternkolleginnen. Sie gaben uns diese Kniffe und Tricks, ihr Fachwissen, mit auf den Weg. Es gibt nämlich viele kleine Methoden und natürliche Mittel, die nicht schaden, aber Großes bewirken können.

Heute allerdings, heute ist das ganz anders geworden. Heutzutage müssen sich alle Krankenhausbediensteten so sehr vor der immer moderner werdenden Anzeigenflut fürchten und zugleich schützen. Die guten alten Methoden, die der Erholung des Patienten dienten und diese zum Ziel hatten, werden kaum noch angewandt und bald ganz ausbleiben. Aggressivität, Kampf und Terror sind wieder populär und werden in allen Medien offen gezeigt, in Spielen verharmlost und ausprobiert. Später anderswo ausgeführt. Ob auf der Straße, zu Hause im eigenen Heim, in den Schulen, bei der Arbeit oder eben auch im Krankenhaus.

Schneller – höher – weiter?

Angehörige von gerade erst eingelieferten und eben ins Krankenbett gelegten Patienten haben Sorgen. Diese Sorgen um ihre Liebsten drücken sie dann in den drei berühmten Lieblingsfragen aus.

Lieblingsfrage Nummer eins: *„Wie schaut es denn aus?"*

Sehr aussagekräftig und sinnvoll, diese Frage! *Wer bitte, ist denn „Es"?* Haben sich die Angehörigen im Stockwerk geirrt? Der Kreissaal ist im ersten. Die Hebamme kann ihnen da besser Auskunft geben! Was wollen die Angehörigen auf so eine Frage, von einer chirurgischen oder medizinischen Schwester hören? Wollen sie einen Bericht, eine Wahrsagerei über die Zukunft, die auch ein Arzt nicht zu hundert Prozent voraussagen kann? Ich habe schon öfter erlebt, dass die Antwort des Arztes: „Es geht ihr gut, sie können sie wieder mit nach Hause nehmen", die Angehörigen so erzürnte, dass wenig später eine Beschimpfung des Arztes folgte.

Lieblingsfrage Nummer zwei: „*Was hat er denn?* – *Was fehlt ihr denn?*" Auf diese Frage würden wir so sehr gerne kabarettistisch übertreiben und antworten: „Was er hat, ist eine Krankheit, und was ihm fehlt, ist die Gesundheit!" Denn auch im Krankenhaus benötigen Diagnosen eben Zeit.

Und Lieblingsfrage Nummer drei: „*Kann man schon etwas sagen?*" Ja selbstverständlich, meine Damen und Herrn. Jeder, der sprechen kann, kann auch etwas sagen. Nur wir Schwestern könne leider nicht immer sagen, was wir uns denken! Erstens schützt uns die Schweigepflicht, zweitens wurde kein Kennwort vereinbart und drittens haben wir keinen Laserscanner im Eingangsbereich, der gleich nach der Anmeldung in der Koje der Ambulanz schon alle Daten liefert. Diagnose bedeutet Stunden, Therapie bedeutet Tage, Wunder benötigen etwas länger und Erholung benötigt Zeit.

Schneller – höher – weiter!

Eigentlich ist am olympischen Gedanken, „Dabei sein ist alles", nichts auszusetzen. Allerdings wird er seit längerer Zeit vom Gedanken „Schneller – höher – weiter" verdrängt, und wie mir scheint, bereits abgelöst. Dieses Denken hat längst den Zenit überschritten und Gefahr für Leib und Leben in die Welt des Sports gebracht. Eins zu eins übernommen hat man diesen grenzenlosen Führungsgedanken in die Arbeitswelt der Wirtschaft. In allen Sparten und Berufszweigen wird die Leistungssteigerung gefordert, gefördert und unter allen Umständen umgesetzt. Sogar vor den öffentlichen Dienststellen macht dieser Blödsinn nicht halt. Und Warum? „*Weil sich keiner auflehnt gegen dieses intrigant-perverse Spiel von Macht und Zusatzleistung!*"

Keinen Betriebswirt, keinen *kranken Hausvorstand* interessiert die Bilanz vom vorherigen Jahr. Sie dient nur als Ausgangswert zur Umsatzsteigerung im kommenden Jahr. Patientenbetten werden mehrfach belegt und ebenso abgerechnet. „*Herr Huber wird am Vormittag entlassen. Herr Maier, der am frühen Nachmittag im selben Bett verstirbt, benötigt Herrn Hubers Essen nicht mehr. Das bekommt dann Herr Frühwirth, der dieses Bett am frühen Abend wieder belegt.*" Hochkonjunktur im Krankenbett, die in keinem Hotel der Welt ebenso praktiziert werden könnte. Dennoch müssen wir uns weiterhin steigern, schneller werden und höhere Gewinne erzielen. Weiter, schneller und höher denken? Eine globale Wirtschaftsperversität, die uns mit Sicherheit einmal in Form von Resistenzen einholt! Ich kannte solche Menschen, die versuchten, das Wort Leistungsbereitschaft zu multiplizieren. Von ihnen habe ich später in der Zeitung gelesen. Aber nicht im Wirtschaftsteil unter dem Titel *Mitarbeiter des Jahres*. Nein, ihr Name war weiter hinten zu lesen. Er war schwarz umrahmt und am Schluss stand: „Den Angehörigen gilt unser tiefstes Mitgefühl. – Der Vorstand".

Menschen, die in kürzester Zeit möglichst viel erleben wollen, nehmen Abkürzungen. Machen Kurzbesuche, obwohl sie, wie sie sagen, Zeit schenken wollen! Sie fahren schnell irgendwo hin und bezahlen Strafzettel für ihre überhöhte Geschwindigkeit! Auch in unserer technologisch verbesserten Welt bewegen wir uns in diesem Tempo. „Wir müssen noch schnell mehrere Dinge erledigen", „kurz einmal anrufen", „schnell etwas besorgen", „nur kurz vorbeikommen, und schnell wieder weiter". Kurz und schnell! Hinterfragen wir diese Unart eigentlich noch?

Warum muss ich selbst immer schneller werden, schneller denken und arbeiten? Anordnungen befolgen, von denen ich weiß, dass sie unnötig sind oder später wieder revidiert werden? Hat die Erfahrung von älteren Schwestern keinen Wert mehr? Warum muss ich meine Leistung erhöhen, wo doch die letzten Bilanzen scheinbar so hervorragend waren und wir bei der Weihnachtsfeier so sehr für unseren Einsatz gelobt wurden? Weshalb werden Personalschlüssel und Pflegeminuten reduziert und die Bettenauslastung erhöht, wo wir doch jetzt schon an unserer Leistungsgrenze angekommen sind? Was hat unser Chef davon, wenn er uns im Tagesbetrieb sinnlos weiter antreibt, schneller zu arbeiten? Neuzugänge auf die Station holt, bevor die Betten leer sind? Was hat der Krankenhaus-Wirtschafter davon, wenn er unser tägliches Arbeitsmaterial wie Einmalhandschuhe oder Infusionsbestecke bei guten und bewährten Firmen abbestellt und durch Minderwertiges, aber Günstigeres ersetzt, obwohl wir in weiterer Folge nachweislich vielmehr Verschleiß haben? Was hat der Küchenchef davon, wenn Fertigessen aufgewärmt und dafür nur noch die Hälfte von seinem Personal benötigt wird? Tagtäglich geht es nur noch um die Ausreizung und Auslastung der höchstmöglichen Untersuchungs- und Bettenkapazitäten im Vollbetrieb. Wie bei Dagobert Duck leuchten die Dollaraugen in den Gesichtern der Verantwortlichen. Der Kochtopf muss ständig übergehen, auch wenn der Inhalt von den Versicherungen nur „gedeckelt" wird. Von all dem wird der arbeitende Mensch krank. Und wenn er krank ist, (…) dann kann er sich erholen!

Ich freue mich auf die Erholung!
Ich bin bereit dafür.
Bereit, auch einmal krank zu sein.

Leider nicht mehr erholt hat sich eine 97 Jahre alte Patientin, die auf Anraten ihrer Enkeltochter bei uns stationär aufgenommen wurde. Diese hatte mit ihr in der Seniorenresidenz für betuchte Pensionisten einen Spaziergang unternommen und dabei festgestellt, dass ihre Großmutter einen (altersgemäßen) langsamen Puls-/Herzschlag aufwies. Dieser sollte nun mittels gewünschten Herzschrittmachers etwas aufgepeppt werden. Durch ihren überaus guten Allgemeinzustand, ihre ehemalig politisch höhere Position, ihre zusätzliche Krankenversicherung und die Bekanntschaft mit dem Herrn Primar wurde dieser Eingriff schließlich, trotz des hohen Alters, dennoch durchgeführt. Im Aufnahmegespräch, das ich mit ihr führte, verriet sie mir, dass sie diesen Blödsinn nur ihrer Enkeltochter zu liebe mitmachen würde. Weil diese Himmel und Hölle in Bewegung gesetzt hatte, um ihrer Großmutter den ersehnten Hunderter zu ermöglichen. Von sich aus wäre sie niemals auf so eine Schnapsidee gekommen, wo es ihr doch ohnedies gut gegangen ist, mit oder ohne! Eine beeindruckende alte Frau. Intelligent, humorvoll, mit sich und der Welt zufrieden, aber eben von ihrer Enkeltochter etwas zu sehr beeinflusst. Es kam zu einem Zwischenfall, von dem sie sich nicht mehr erholte. Es war ihr nicht einmal mehr vergönnt aufzuwachen, um sich verabschieden zu können. Und wer weiß, wie lange es dauerte, bis sich die Enkeltochter von ihren Schuldgefühlen erholt hatte?

Die heiligen Feiertage

Die meisten Feiertage im Jahr, die sogenannten Hochfeste des christlichen Glaubens, sind mit einem zweiten Feiertag und sogar noch einem dritten schulfreien Tag verbunden. Wir nennen sie Weihnachten, Ostern und Pfingsten. Sie werden Wochen zuvor von einer Art Fastenzeit eingeleitet und mit Sang und Klang, Festtagsbraten und hochprozentigen Getränken gebührlich gefeiert. Nach diesen heiligen Feiertagen kommen die weniger heiligen Tage, die viele Menschen im Krankenhaus verbringen müssen, weil ihnen die Völlerei nicht so richtig bekommen ist. Diese Wohlstandskrankheiten werden dann bei uns, unter Einhaltung von mitleidserregendem Gejammer auf hohem Niveau, auskuriert. Andere wieder müssen bereits die Feiertage bei uns verbringen, weil ihnen ihr verschlechterter Gesundheitszustand leider gar keine Feier vergönnt. Sie sind an diesen Tagen einerseits melancholisch, andererseits auch emotional gesteigert und oft nicht bereit, die gute Stimmung der Feiertagspflege zu teilen. Obwohl sich Menschen wie wir, alle Dienstleister, aus welcher Sparte auch immer, sich sicherlich etwas Schöneres und Besseres vorstellen können, als gerade dann zu arbeiten, wenn alle zu Hause um den Tisch sitzen und gemeinsam feiern!

Immer wieder fanden sich dieser Tage allerdings wieder Patienten vom älteren Semester ein, die uns von ihren entbehrungsreichen Jahren während des Krieges berichteten. Sie erzählten uns Geschichten aus ihrer Jugendzeit und wir hörten gespannt zu. Ihre Erzählungen waren ein Ausgleich für die fehlenden Feiertagsgespräche, die man sonst zu Hause führen würde. Lehrreich und interessant obendrein. Sie kannten auch noch die wahre Bedeutung und die Sinnhaftigkeit der alten Traditionen an diesen christlichen Feiertagen. Während wir uns heutzutage, als WhatsApp-Katholiken, nur noch jene angenehmen Nebenerscheinungen von Feiertagen herausnehmen, die uns besondere Freude bereiten. Wir fasten gerade einmal 16 Stunden, von denen wir acht bis zehn verschlafen, und fühlen uns dadurch frisch, befreit, fröhlich und fromm. Was allerdings hinter den vielen kirchlichen Festtagen steckt, was sie uns ermöglichen und für Körper, Geist und Seele bringen könnten, lassen wir sehr gerne beiseite. An den Feiertagen selbst, in den erholsamen arbeitsfreien Stunden, wird trotz lauter Kritik an der jährlichen Kirchensteuer nicht gerüttelt. Damals, als unsere älteren Patienten noch jung waren, war die Vorfreude auf das reichhaltige Festtagsessen, das nach den eher karg und einfach gehaltenen Wochengerichten aufgetischt wurde, eine besonders große. Nur dann gab es Fleisch und Mehlspeisen. Speisen, die sich heute jeder jeden Tag problemlos im Kaufhaus besorgen und verzehren kann. Sie machten uns klar, dass es nicht die Geschenke waren, auf die es ankam, sondern die Zusammengehörigkeit in der Familie und die besondere Festtags-Feierlaune. Aber wer kann das heute noch verstehen, geschweige denn vorleben, dass der liebe Gott, ein Achtel Wein, ein Stück Mehlspeise und ein zwei-, dreistimmiges Lied der eigentliche Mittelpunkt eines solchen Tages war und heute noch sein könnte?

Nach dem Heiligen Abend, der früher tatsächlich ein strenger Fasttag zur Vorbereitung auf das Kommende war und nicht der eigentliche *Happy Day/Besäufnistag*, folgte eine ganze Reihe an Feiertagen. Der Christtag, der Stephanitag, der Tag des heiligen Johannes des Täufers und der Tag der unschuldigen Kinder. All diese Tage haben einen tief religiösen Hintergrund und ihre eigenen Riten und Gebräuche. So hat man an *Stephani* die Tiere gesegnet, besonders die Pferde, und ist zur Kirche geritten. An *Johannes* hat man den Wein segnen lassen und am unschuldigen Kindertag haben die Kinder ihre erwachsenen Angehörigen mit einer Rute aus Birkenzweigen symbolisch geschlagen. Einerseits gedachte man damit der Massentötung von Erstgeborenen durch König Herodes, andererseits war es eine segensreiche Tradition für die Erwachsenen, die *„frisch und gesund geschlagen"* wurden und ihren schlagenden Kindern danach Kleingeld oder Süßigkeiten schenkten. Eine schlagende Vereinigung an Kindern also, die die katholische Form von Halloween ohne Verkleidung ausübten.

So ging auch ich damals unbekümmert in den Feiertagsnachtdienst und dachte ehrlich gesagt, weil ich schon lange den Kinderschuhen entwachsen war, nicht mehr daran, dass am darauffolgenden Morgen dieser unschuldige Kindertag stattfand. Einer sehr betagten alten Patientin, die sich sehr gerne mit mir und ihren Mitpatientinnen unterhielt, war dieses Datum allerdings sehr wohl geläufig. Darum fragte sie mich auch, wer sie denn am nächsten Morgen in aller Herrgottsfrühe *frisch und g'sund schlagen* würde? Zwar etwas verdutzt, aber auch nicht auf den Mund gefallen, meinte ich, dass sich bis dahin sicherlich ein *unschuldiges Kind* finden würde, das sich dazu bereit erklärt. Wer diese (h)erzkatholische, traditionsbewusste männliche junge Krankenschwester damals gekannt hatte, der wusste, dass ihr nichts dergleichen zu blöd oder zu peinlich war, um ihre Nächsten zufrieden zu stellen und glücklich zu machen. Doch gab es auf der ganzen Station nirgendwo eine Rute und auch der Spruch der unschuldigen Kinder war mir zwar noch von meinen

Kindern geläufig, selbst aufgesagt beziehungsweise vorgetragen hatte ich ihn allerdings schon lange nicht mehr.

Aber versprochen, war versprochen und wurde auch nicht (...).

Da blieb mir nichts anderes übrig, als unseren Christbaum, der mit einer Seite zur Wand stand, um einen seiner zarten Tannenäste zu berauben. Ich tat es vorsichtig, um nur ja keinen Strohstern, kein Glöckchen, keine Kugel, Kerze oder eine Figur zu ramponieren. Da hätte die Chefin den Weihnachtswaffenstillstand gleich wieder beendet.

Nun, es war mir gelungen und der recht ordentliche Ast war bereit genug, um als Schlagwerkzeug für so manche Gesäßhälften herzuhalten. Jetzt musste nur noch das Gedicht geübt werden.

Frisch und g'sund, frisch und g'sund,
alle Jahr pumperl g'sund.
Gern geb'm, lang leb'm,
glückselig sterb'm.
Christkindl am Hochaltar,
wünscht dir a guat's neig's Jahr.

Somit konnte nicht mehr viel schiefgehen, bei einem so unschuldigen Gotteskind, wie ich es in dieser einen Nacht war. Und es ging auch nichts schief. Im Gegenteil. Als ich bei der einen Frau fertig war, schoben schon die anderen Damen ihre Decke zur Seite und streckten mir ihren hoffnungsfrohen Allerwertesten entgegen. „Ja dann halt auch frisch und g'sund, frisch und g'sund ...!"

Zu dieser Zeit waren wir Schwestern noch alleine im Nachtdienst eingeteilt und hatten somit bei solchen *Frisch und g'sund*-Aktionen keine Mitwisser oder Ausplauderer, was sich auf die außergewöhnliche Arbeitsweise der männlichen Krankenschwester positiv auswirkte. Denn, *was die (...) nicht weiß, macht sie nicht heiß!* Was ich allerdings nicht wusste, war, dass die geschlagenen und zugleich gesegneten Damen am nächsten Tag traditionsgemäß zusammenlegten und etwas in unsere Kaffeekassa einzahlten. Dadurch erfuhr die Chefin zwar vom frühmorgendlichen Treiben, war aber mir gegenüber recht milde gestimmt. Sie kaufte mit den Almosen frisch gemahlenen Kaffee und ließ den verhängten Waffenstillstand bis zum Ende der Weihnachtszeit am 6. Jänner bestehen.

Die meisten Menschen haben es heutzutage so sehr eilig, dass sie an diese alten Traditionen gar nicht denken und das Ende der Weihnachtszeit bereits auf den 26. Dezember, den Feiertag des heiligen Stephanus, datieren. Am 27. Dezember landen dann schon die ersten Christbäume auf den dafür eingerichteten städtischen Sammelstellen. Manche mit Lametta, andere wieder, obwohl verboten, mitsamt ihren Kugeln und Rumflascherln. Zu Ostern läuft es auch nicht anders. Obwohl der Karfreitag als politisches Feiertagsthema gerne polemisiert wird, interessiert sich nur eine kleine Gruppe von gläubigen Menschen für die Osterhochfeste und die dazugehörigen Karwoche-Gedenkfeiern, die der eigentliche Grund für die *arbeitsfreien Feiertage* sind.

„Meinen Glauben kann ich überall praktizieren, auch zu Hause oder im Wald", höre ich alljährlich Kolleginnen, Ärzte und Patienten so um die Kirchensteuer fällige Osterzeit sagen. Die Osterdeko hängt dann allerdings schon in der, aus religiöser Sicht, schmucklosen Fastenzeit am Osterstrauch, denn *„Traditionen gehören, im Gegensatz zur Kirche, zum Glauben"*, glauben manche. Der Karsamstag wird als Hauptfeiertag zelebriert. Zur fünfzehnminütigen Fleischweihe geht die ganze Familie, *Ehrensache!* Dann schnell nach Hause, Fleisch und Brot aufschneiden, Eier schälen, Kren reiben, alles anrichten und essen, trinken, Osternest suchen. Ostersonntag (…) und Ostermontag (…). Die Anstrengung ist den Selchfleisch-Katholiken ins Gesicht geschrieben. Noch die Dekoreier vom Osterstrauch herunternehmen und Ostern ist vorbei! Oder etwa nicht? Falsch! Wir hören es zwar alle Jahre wieder und nicken verständnisvoll, wenn uns erklärt wird, dass der Osterfestkreis dann erst beginnt und zu Pfingsten endet, aber wer merkt sich so etwas Unwichtiges? Niemand! Na ja, ich möchte nicht behaupten niemand, aber die wenigsten haben für so eine Nebensache das notwendige Aufnahmevolumen in ihrer Schaltzentrale. Genauso ist es mit den ärztlichen, ernst gemeinten Ratschlägen der feiertags visitierenden Oberärzte bestellt, die den Patienten raten, sich beim nächsten Mal, beim *nächsten* Feiertagsgelage, kulinarisch etwas zurückzuhalten. Sie nicken voll Verständnis und schmerzerfülltem Selbstmitleid, das nach der letzten Blutabnahme, dem Kontrolllabor, schon wieder in weite Ferne rückt und spätestens am schmerzfreien Entlassungstag selbst vergeben und vergessen ist. Na dann, frohe Feiertage!

Wir Schwestern haben, wie alle anderen Berufssparten des öffentlichen Dienstes, auch Feiertage. Wir sehen die bunten Raketen zum Jahreswechsel vom Patientenzimmer aus, die rot-weiß-rote Fahne am 1. Mai vom Apothekenzimmer und die Heiligen Drei Könige kommen sogar auf Station. Ansonsten liegt es ganz an uns selbst, ob und wie wir diese Feiertäge im Krankenhaus gestalten. Bringen wir diese Feiertagsstimmung von zu Hause mit, so wird auch unser Umfeld, werden Patienten und Bedienstete diese Stimmung auf ihre Weise übernehmen und mittragen. Laut oder leise, offen oder still, ganz egal. Feiertagsstimmung eben. Selbst wenn so ein Feiertag zum Sterbetag eines Patienten wird, so bleibt er, trotz aller Trauer, ein Feiertag. Denn es ist und bleibt ein fester Bestandteil unserer Kultur, auch den Abschied eines Menschen feierlich zu begehen. Im Kreise seiner Lieben oder auch in einem Moment des Alleinseins. Was bleibt, ist ein Tag des sich Erinnerns an einen Menschen, den man schätzte oder sogar liebte.

- Die Schwester meiner Oma wurde an dem Tag begraben, als ich zwölf Jahre alt war. Alle haben an meinem Geburtstag geweint.

- Für den Vater eines Schulkollegen unserer Tochter haben wir am Faschingsdienstag gebetet, während die anderen auf den Straßen feierten. Am Aschermittwoch haben wir ihn begraben.

- Eine junge Arbeitskollegin und Freundin verstarb genau am Geburtstag unseres mittleren Sohnes.

- Die Mutter einer Kollegin starb ausgerechnet am Heiligen Abend auf unserer Station und wurde dann am Silvestertag beigesetzt.

- Zwei unserer Infektionspatienten starben ebenso in diesen Stunden, als alle anderen gerade beim Christbaum saßen.

Manche dieser Feiertagstoten kommen mir heute noch beim *Stille Nacht*-Lied, beim Adventsingen oder anderen Feiertagstraditionen in den Sinn. Dass sich meine emotionalen Schwesternaugen dabei in einen kleinen Wasserfall verwandeln, gehört bei mir zur alljährlichen Feiertagsstimmung. Was ich als Kind nicht verstehen konnte, denn just, wenn es schön und feierlich wurde, zum Beispiel das Christkind mit dem Glöckchen läutete und eben unterm Christbaum gesungen wurde, begannen meine Oma, welche durch den Tod meines Opas zur Witwe geworden war, oder eben die verwitweten alten Tanten, laut zu schluchzen und zu weinen. Heute versteh' ich sie und wünsche allen emotionalen Menschen ebenso frohe Feiertage!

Kuschelmontag

Für alle, die von Montag bis Freitag zur Arbeit gehen, eine geregelte Dienstzeit haben, gibt es ein freies Wochenende, den sogenannten *Samson*, zur Erholung. In den Schichtbetrieben oder den Institutionen des öffentlichen Dienstes gibt es Arbeiter und Angestellte, die keine regelmäßigen Dienstzeiten haben. Die Industriearbeiter beispielsweise, der Polizei- und Rettungsdienst, die Bediensteten des öffentlichen Verkehrs und wie in meinem Fall auch die Krankenhausbediensteten. Wir müssen unser Wochenende, ob es uns recht ist oder nicht, erst am darauffolgenden Montag und Dienstag nachholen. Blöderweise finden die meisten Freizeit- und Unterhaltungsveranstaltungen von Freitag bis Sonntag und nicht zu Beginn der neuen Woche statt. Dafür haben wir Schwestern den Kuschelmontag, der sich als Ruhe- und Rasttag sehr positiv auf unsere stressgeplagte Seele auswirkt. Wir können montags einkaufen und shoppen gehen und müssen uns dafür nicht bei jeder Samstags-*Aktion* unter die große Menge mischen.

Nur, vergönnen muss man ihn uns schon, diesen Kuschelmontag!

So mancher *Fensterbrett-Nachbar* allerdings kann es sich einfach nicht verkneifen und muss seinen unpassenden Kommentar zum blauen Montag, dem Kuschelmontag, über die Grundstücksgrenze herüber loswerden. Ob es uns nun recht ist oder nicht, seine Meinung ist ihm wichtig und soll die gewünschte Wirkung nicht verfehlen. Nämlich die Wirkung, uns ein klein wenig zu ärgern. Es schwingt auch immer eine Prise Sarkasmus und Neid mit, wenn wir Sätze wie *„Na Herr Nachbar, hama schon wieder frei? San's wohl vül' daham, göln's?"* hören. Wobei das kleine angehängte Wort *„göln's"* soviel bedeutet wie *„ist es nicht so?"* und eigentlich nach einer Antwort auf die gestellte Frage verlangen würde. Für mich war es dabei immer sehr schwer, die Fassung zu bewahren, ruhig zu bleiben und nichts zu erwidern. Selbst wenn ich gerade erst vom Nachtdienst nach Hause gekommen war und mich auf dem Weg in die Wohnung nur noch auf mein Bett freute, hörte ich so manche Seitenhiebe, was meine Person betraf. Ja sicher war ich tagsüber zu Hause oder sollte ich vielleicht nach einem Nachtdienst gleich auch noch einen Tagdienst anhängen? Er, ein frühpensionierter Schalterbeamter und glühender Gewerkschafter hätte sicherlich keine Zwölfstundendienste gemacht und dann noch freiwillig etwas drangehängt. Er bestimmt nicht. Aber egal, gar keine Debatte anfangen mit so einem *Neidhammel*. Nur freundlich grüßen und so tun, als hätte man die verbalen Querschläger seinerseits nicht gehört. Dann bleibt der Sonnenschein im Herzen bewahrt, auch wenn es innerlich gewittert. Aber es wurmt einen schon, wenn so ein hartnäckiger Spechtler, den es so rein gar nichts angeht, wann ich was, wie und wo tue, nicht nachgibt. Nur die Ruhe sollte er mir gönnen, meinen wohlverdienten Kuschelmontag. Aber nein, gerade an solchen Ausschlaftagen, und das war äußerst interessant oder einfach nur Boshaftigkeit, war der Rasen des Nachbarn zu lange, saßen die Nägel irgendwo zu locker oder musste Brennholz zerkleinert werden. Er begann mit seiner präzisen und ausdauernden Arbeit stets gerade erst dann, wenn ich nach der Dusche zu Bett ging und mich gerade in der Einschlafphase befand. (...) Gott allein weiß, wie oft ich ihn dafür verflucht habe! Da hilft dir kein Amt, keine Behörde. Es gibt kein Mittel gegen solche Menschen, die von Natur aus unangenehm und lästig sind. Der einzige legale Ausweg aus einer solchen schwer ertragbaren Lebenssituation ist und blieb der Umzug in ein anderes Daheim. Und weil ich im Laufe meiner *Sturm- und Drangzeit* sechs oder sieben Mal umgezogen war, habe ich auch jedes Mal die Chance auf eine bessere Nachbarschaft bekommen.

***

Den strukturierten Garten meines Nachbarn umzäunt eine Hecke. Dahinter liegt sein penibles Paradies, in dem er, mit der höchstmöglichen Art des Lärmens mäht, schleift, bohrt, hämmert, Laub saugt und verbläst. Und das an jedem Kuschelmontagdienstagmittwochdon(...). Obwohl er durch seine Fensterbrettbeobachtungen doch haargenau über alle nachbarschaftlichen Verhältnisse Bescheid weiß! Wir haben auch einen Garten. Eine Streuobstwiese mit Ameisen, Hühnern, Enten, Igeln, Rehen, Singvögel, Geziefer und (Un)geziefer. Und einer Hängematte. Aber wie formulierte es die Grazer Autorin *Nava Ebrahimi* so trefflich: „*Des einen Paradies, des anderen Hölle.*"

***

Eine echt romantische Kuschelmontaggeschichte, voll platonisch-sinnlicher Liebe, ist die Begleitzimmer-Geschichte. Ein wenig gruselig zugleich, wenn man bedenkt, dass dieses Begleitzimmer in seiner Grundbestimmung eigentlich zur Begleitung von sterbenden Patienten diente. Wenn wir aus Überfüllung der Stationen wieder einmal einen Platz- oder Bettenmangel hatten und die Aufnahme von Patienten unumgänglich war, dann wurde dieses Zusatzbett im Begleitzimmer umfunktioniert, um *normal* Kranke, die wieder gesund werden wollten und sollten, dort einzuquartieren. Es war ein Zimmer ohne WC und Bad. Lediglich ein Waschbecken gab es im Eingangsbereich sowie auch die nötigen Anschlüsse für Sauerstoff und andere Notfallmaßnahmen. Wobei die Sterbephase an und für sich ja eigentlich keine Notfallmaßnahmen nach sich zog. Egal, es diente eben zur Sterbebegleitung. Das einzig Aufmunternde in diesem Zimmer war ein Bild. Besser gesagt eine vergrößerte Fotografie eines alten Mannes, der am staubtrockenen Erdboden vor einem lehmbebauten Haus, höchstwahrscheinlich im fernen Indien, saß und mit dem rechten Zeigefinger in seiner Nase bohrte. Dieses Bild war früher am Gang des Stationsbereiches aufgehängt gewesen und hatte unsere Chefin irritiert. Sie konnte es im Vorbeigehen nicht mehr anschauen. Es wurde abgenommen und im Begleitzimmer wieder montiert. (…) Von nun an durften Sterbende und ihre Angehörigen den nasenbohrenden Inder betrachten. Es war ein sehr farbenfrohes Bild und auf mich wirkte der *Nasenbohrer,* wie wir Schwestern ihn nannten, eher aufheiternd als demotivierend. Aber bitte. Zurück zur sinnlichen Liebe und zur feinfühligen Romantik.

Eine junge Studentin wurde wegen hohem Fieber und ebenso hohen Entzündungswerten bei uns stationär aufgenommen. Wie sich bald herausstellte, war sie an einer fieberhaften Bronchitis erkrankt und musste deshalb mit einem Antibiotikum intravenös behandelt werden. Für einen jungen Menschen war das nicht besorgniserregend. Die stationäre Behandlung dauert aber in der Regel eine gute Woche bis zehn Tage. Nun gab es in diesem Begleitzimmer weder einen Fernseher noch Mitpatienten, die diese Rekonvaleszentin aufmuntern oder ablenken hätten können, womit die Zeit bis zur Genesung etwas kurzweiliger gewesen wäre. Handys hatten noch keine Spielefunktion und vom Smartphone mit Internetzugang waren wir damals, zumindest in Österreich, noch Lichtjahre entfernt. Auch Laptops hatten den heute selbstverständlichen Einzug ins Krankenhaus noch nicht gehalten. Keine Ablenkung. Nur Ruhe, Ruhe und wieder Ruhe, die jeder Kranke, bis zu einem gewissen Grad, natürlich nötig hat. Manchmal, da kam ihr Freund zu Besuch, brachte Lernmaterial und sie büffelten gemeinsam für anstehende Prüfungen. Beide wirkten auf mich wie zwei studierende *Turteltäubchen.* Normalerweise ist es in den Krankenhäusern üblich, dass Patienten in ihren Betten liegen und die Besucher in den bereitgestellten Sesseln sitzen. Dann und wann kam es aber auch vor, dass sich ein naher Angehöriger schon mal an die Bettkante setzte oder sich gar gleich ins Bett ihrer Lieben dazu hineinlegte, was zumeist die jüngere Generation betraf. Mitsamt dem Straßengewand versteht sich! Da kommt dann schon die Zimmerschwester oder gleich die Chefin angerauscht und trennt diese Verbindung im selben Moment. So etwas war und ist bei uns aus hygienischen, infektiologischen und möglicherweise anderen Gründen schlichtweg nicht erlaubt! Die beiden Turteltäubchen lernten einige Stunden gemeinsam und fragten sich dann gegenseitig ab. Das Krankenbett war so eine Art Lerninsel, die auch zu Ruhepausen einlud. Sie waren einfach nur lieb zueinander und wollten den langweiligen Spitalsalltag etwas aufpeppen. Nichts anderes, als sich wohlfühlen in einer Umgebung, die abgesehen vom *Nasenbohrer* nicht viel zu bieten hatte. Doch trotz aller Harmonie und streng sittlichem Benehmen konnten unsere älteren Schwestern diese liebevolle Lernhilfe im Krankenbett ganz und gar nicht vertragen und verwiesen den jungen Studenten immer wieder auf den Sessel. Scheinbar hatten unsere selbsternannten Sittenwächter nichts über die Lebensaktivität Nummer sieben und Nummer elf in der Krankenschwesternschule gelernt. Darin ging es nämlich um *die Kommunikation* und darum, *sich als Frau und Mann zu fühlen.* Natürlich konnte man nicht jegliche Art von Liebe und Zuneigung im Krankenhaus dulden, das versteht sich von selbst. Wo kämen wir da hin, wenn alle Kranken, die sich auf dem Weg der Besserung befinden, ihre Sexualität hier bei uns frei ausleben wollten. Da ginge es bei uns zu wie im (…)! Nein! Aber diese beiden jungen Menschen hatten ehrlich nichts anderes vorgehabt, als zu lernen und zu kuscheln. Freilich haben sie sich geküsst, aber nicht hemmungslos geschmust. Darin besteht ein großer Unterschied! Außerdem hatten sie stets sofort aufgehört, wenn jemand das Krankenzimmer betrat. Eine gewisse Menge gesunder Scham war also vorhanden, und ich meinte, den beiden, nebst Intelligenz, zutrauen zu können, sich in diesem Zimmer zu benehmen. Unproblematisch und herzlich, so hatte ich sie schon im Tagdienst vor meinem Nachtdienst kennengelernt. Deshalb war auch meinerseits nichts dagegen einzuwenden, seine Besuchszeit zu verlängern. Bis Mitternacht, war mein Vorschlag. Der alsdann von vier glänzenden Augen gerne angenommen wurde. Die Stunden vergingen, es wurde Mitternacht und der übliche Pflegerundgang stand an. Noch bevor eine Pflegehelferkollegin von der Nachbarstation zu mir kam, hielt ich Nachschau im Begleitzimmer und siehe da, sie lagen beide friedlich und glücklich im Bett! Sie schauten mich beide etwas fragend an und warteten auf meine Reaktion. Die da war, dass ich wohlwissentlich über das, was strengstens verboten war, Bescheid wusste, aber zugleich auch ihnen beiden, wohlwollend gegenüberstand. *„Um fünf Uhr weck ich euch auf, dann musst du raus, da kommen dann die anderen Schwestern"*, flüsterte ich ihm zu. Er nickte und beide steckten ihre verliebten und verträumten Köpfe wieder zusammen. Tür zu und „Gute Nacht"! Da stand sie plötzlich hinter mir, die Kollegin von der Nachbarstation. *„Gema durch?"*, war die obligatorische Mitternachtsfrage. *„Ja bitte"*, die höfliche Antwort. *„Fang ma' da drinnen an?"*, war ihre neugierige zweite Frage. *„Nein danke, da drinnen hab' ich schon alles alleine gerichtet, da bin ich schon fertig!"*, meine couragierte Zweitantwort. Denn Mitwisser sind und waren nie gut in unserem Geschäft!

So verging die romantische Nacht und jedes Mal, wenn ich im Apothekenzimmer an die beiden schlafenden Studenten denken musste, war wohl ein spitzbübisches verschmitztes Lächeln auf meinem Gesicht zu erkennen, das außer mir keiner sah. Gegen 05.00 Uhr früh ging ich zur Tür des Begleitzimmers, öffnete sie einen Spalt und klopfte laut. Ein leises, *„Guten Morgen"* war zu hören und ich wusste, sie hatten mich wahrgenommen. Dann machte ich die Tür wieder zu. Denn schließlich gibt es so etwas wie Diskretion und einen Ehrenkodex unter den sich liebenden Menschenkindern, zu denen ich mich damals ebenfalls zählte. Eigentlich zähle ich mich heute noch zu ihnen. Auch, oder erst recht nach den vielen Ehejahren.

Ich liebe das Leben, unsere Kinder und meine Frau!

Nach wenigen Minuten ging die Tür vom Begleitzimmer wieder auf. Der Student, mit den Schuhen in der Hand und einem roten Rucksack am Rücken, verließ leise das Zimmer. Ein letzter Kuss und er ging glücklich und zufrieden an diesem frühen Sonntagmorgen nach Hause. *„Mich, mit der Hand noch grüßend und sie mit dem Mund noch küssend!"* Ein Satz, wie aus einer Ludwig Uhland-Gedichtsammlung. Ein Mann, der solche romantischen Stimmungen immer sehr treffend zu Papier brachte. Ich verspürte ein Gefühl von Zufriedenheit und Dankbarkeit in mir und niemand wusste davon. Niemand musste sich darüber aufregen und niemand darüber Rechenschaft ablegen.

„Die Liebe beflügelt die Herzen von zwei Menschen,
während die Muse es zumindest bei einem tut."

Wir drei trugen ein Geheimnis in uns, das niemand verriet und aus dem auch keiner einen weiteren Nutzen zog. Es brauchte weder eine Erklärung noch eine Fortsetzung. Denn Genügsamkeit ist eine Tugend, und meine zwei Studenten gaben sich mit dieser gemeinsamen Nacht sichtlich sehr zufrieden. Zumindest bis zu ihrer Entlassung am zehnten Tag!

Vom Input ins Burn-out

Ich ertappe mich oft selbst dabei, wie ich wieder mit dem Gedanken spiele, mich hier und da mit meinen ach so tollen Fähigkeiten einzubringen. Es entstehen die kuriosesten Ideen in meinem Kopf und die wecken wiederum uneingeschränkte Begeisterung in mir, wobei die Umsetzung dieser Begeisterung einen außerordentlichen Aufwand erzeugt. Der Aufwand steigert sich dann in ständig steigende Leistungen und diese werden dann schnell zur Belastung in Form von negativem Stress. So einfach geht das, wenn man bei dieser und jener Gemeinschaft /Club/Institution/Gruppe oder einem Verein dabei sein will, *„mit einem Hintern auf zwei Hochzeiten zugleich tanzen möchte", „überall und nirgends ein Hans Dampf in allen Gassen ist."*

Obwohl ja bekanntlich *weniger mehr ist,* so kommt es zu dieser Erkenntnis meistens erst, wenn es um Körper, Geist und Seele schon relativ schlecht bestellt und die Gesundheit bereits etwas angegriffen ist. Ich selbst musste diese Tatsache erst schmerzlich in Erfahrung bringen, oder besser gesagt meine Frau. Zu sehr war ich ständig mit allem und nichts beschäftigt, zu sehr hielten mich die *A-dabei-*Rampenlicht-Rollen und Ämter in den unterschiedlichsten Gruppierungen fest, dass ich das *zu Viel und zu Wenig* einfach gesagt nicht mehr wahrgenommen hatte. Schließlich hat man als junger Mensch den Drang, diesen Tatendrang, sich überall einzubringen. Diese verdammte soziale Ader einer Krankenschwester macht es einem schließlich auch nicht einfach. Wie soll man denn bitteschön *nein* sagen, wenn doch alle dieses *Ja* hören wollen und ich mich auf diese wohlwollende ehrenhafte Aufgabe freue? Warum sollte ich auch, wie könnt ich nur? Oder wie es in einer alten Fernsehwerbung einmal geheißen hat: „Wenn ich nur aufhören könnt, könnt, könnt…"

Mein Input trägt ja schließlich und endlich auch dazu bei, dass ich dann jemand bin, von dem man spricht! Von dem man spricht bei der Feuerwehr, dem Roten Kreuz, dem Gesangsverein, dem Kirchenchor, dem Gesangsquartett, dem Pfeifenclub, dem Pfarrgemeinderat, der politischen Gesinnung, dem Sparverein, dem Fußballclub, dem Fischereiverband, der Vereinigung katholischer Männer, der Dorfgemeinschaft und noch allerhand anderen kameradschaftlichen Zusammenschlüssen. Ein kleiner Nebenjob im privaten Seniorenheim, so neben dem Brotberuf, ist da natürlich auch noch möglich und eigentlich gar nicht erwähnenswert, oder? Der bringt sogar etwas mehr Geld in die Haushaltskassa, vorausgesetzt man haushaltet mit seinen Ressourcen auch wirklich gut. Haushalten sollte man in diesem Fall in erster Linie mit seinen Kräften und Energien, die in solchen kraftaufwendigen Nebensächlichkeiten gut und gerne versickern.

Mein Energiehaushalt war, vor dieser *Input-Zeit,* ein relativ ausgeglichener. Voll Kraft und positiver Schwingungen, ging ich als frischgebackener Ehemann, Patchwork-Vater und männliche Krankenschwester mit einer hundertprozentigen Anstellung beim Land Steiermark nicht nur diesen mannigfaltigen Hobbys nach. Nein, es musste auch noch eine Teilzeitbeschäftigung in einem privaten Pflegeheim sein. Gut, die waren damals in einer recht schwierigen personellen Situation und da sagt man natürlich nicht *nein,* oder? Privatwirtschaft hin, Zusatzeinkommen her, der *Input* stand über die Jahre nicht zur Relation zum Output und führte so gesehen direkt und ohne Umwege in ein Burnout. Nur, dass man zu dieser Zeit noch nicht vom Burnout sprach. Höchstens von *Workaholic, Überlastung* oder *Überarbeitung* war, wenn überhaupt, die Rede. Weil sich mein geschmeidiges Alter, kombiniert mit meinem jugendlichen Aussehen, eher nicht mit einer jahrelangen großen Leistung, zumindest nicht für Außenstehende, in Verbindung bringen ließ, so konnte es sich doch gar nicht um Überlastung oder diese neuartige Erkrankung, dem *Burnout,* handeln. Egal wie hoch das Fieber, wie stark die Schulter-, Genick- und Kopfschmerzen waren oder wie elend es mir nach dem ewigen Gekotze erging. *„Ein junger Mensch muss nämlich erst lernen, was es heißt, Leistung zu bringen. Der muss sich anstrengen, um ausdauernd zu werden! Denn nach dem Krieg, da (...).“*

Einige Jahre lang ging das auch ganz gut so mit dem von Termin zu Termin hasten, bis (...) ja bis ich nach dem morgendlichen Pflegeheimbesuch, in dem ich die Pflegedienstleitung und die dazugehörigen Aufgaben innehatte, ins Landeskrankenhaus zum Spätdienst fuhr, nach dem Spätdienst in die Lederhose schlüpfte und mit einem Bus und vierzig Mannen eines Chores zu einem Adventkonzert unterwegs war. Probe, Aufführung in einer kalten, aus Stein gebauten Gebirgskirche, danach Essen. Nach dem Auftritt spät in der Nacht, gegen 02.00 Uhr Früh, wieder hinein ins private Auto in Richtung Heimat. Kurz nach 03.00 Uhr Früh im eigenen Bett einschlafen, um dann frisch und munter wieder meinen Pflegeheimbesuch zu absolvieren. Wobei mein Besuch in erster Linie die Dokumentationsarbeit und die Arzneimittelgebarung betraf, aber genauso auch zum Beispiel das Legen eines Harnkatheters und das Blutdruckmessen. Hier ein persönliches Gespräch, da ein paar Worte, Sorgen und Nöte der Bewohner anhören, die Ideen und Maßnahmen der Bediensteten und der Heimleitung besprechen. Danach aber schnell wieder ab in den Landesdienst. Ohne Ablenkung, ohne Ruhepause, ohne Verspätung! – Dienst beendet, ab unter die Garderobendusche und hin zur Weihnachtsfeier. Eine Weihnachtsfeier dient der interdisziplinären besseren Verständigung und bringt Frieden. Zumindest über die heiligen Feiertage. Nach der offiziellen Weihnachtsfeier auf zur inoffiziellen Weihnachtsfeier, die durch den großen Konsum von Alkohol nicht nur die Zunge lockerte, sondern harte Kollegen weich machte und weiche Kolleginnen an den erhöhten Rand der Klomuschel trieb. Ein ausgedehnter Lokalbesuch in der Innenstadt, dann wieder für zwei Stunden ins Bett des Ruheraumes im Krankenhaus. Wieder aufstehen, *des Kaisers Kleider* wechseln und zur Gesangsprobe in die Franziskanerkirche, danach mit Freunden die heilige Messe singen. Beim Ausgang am Kirchenportal bereits erwartet und für eine weitere private Veranstaltung miteingeplant. Die Begräbnisfeier einer verstorbenen, ehrsamen und fleißigen Geschäftsfrau wird musikalisch und gesanglich mitgestaltet. Kirche, Friedhofsgang, dann Leichenschmaus im Wirtshaus und aus. Nach Sechzig Stunden Dauerbetrieb mit nur wenigen Stunden Ruhe und Schlaf war der Körper schließlich *offline*.

Und dann war's wirklich aus. Ich war, noch während die anderen Sangeskollegen ihren Braten aßen, an der Leichenschmaus-Tafel eingeschlafen. Natürlich weckten sie mich zum Heimfahren wieder auf, aber da war schon nicht mehr viel mit mir anzufangen. Am nächsten Tag noch einmal ins Pflegeheim, Medikamenten-Kontrolle, Dienstplan schreiben, Hausarzt-Visite, (…). Als ich an diesem Nachmittag, es war der Nachmittag des Heiligen Abends, nach Hause kam, hätte ich eigentlich die verantwortungsvolle Aufgabe gehabt, meine Frau zu unterstützen und die Kinder abzulenken. Stattdessen musste ich mich mit 38,8°C Fieber in die Hängematte unserer Wohnstube legen, um wenigstens dabei zu sein, wenn das Christkind kommt. Da hatte meine Frau eine riesengroße Freude an meinem Input als Ehemann!

„Göttergatte – Hängematte"

40°   38°   39°

Als ich dann am Christtag auch noch, während ich unserer Tochter im Hochstuhl das Apfelmus einlöffelte, von der Sitzbank fiel und nicht mehr ganz bei Sinnen war, rief meine Frau den Onkel Doktor. Er war es auch, der ihr half, mich vom Küchenboden aufzuheben und ins Bett zu tragen. Vielleicht leisteten damals auch die vielen Zigarillos ihren Beitrag dazu, dass mein Kreislauf dermaßen im (A...) Argen lag. Am zweiten Weihnachtsfeiertag, dem Tag des heiligen Stephanus, war ich wieder relativ sicher auf der Sitzbank beim Esstisch und beteiligte mich beim Suppenessen. Mein persönlicher *Output* stand damals nicht zur Relation zum *Input* meiner Frau, dennoch lehrte sie mich, was es heißt, die Ruhe und Entspannung nicht nur zu suchen, sondern auch zu finden. Meine Nebenbei-Aktivitäten wurden dank ihrer unkomplizierten und direkten Art und Weise zu meinem Wohl nach und nach ruhend gestellt und die dadurch verbleibende Zeit für Familienangelegenheiten verplant. Nicht weniger spannend und zugleich nützlich. Meine Hundert-Prozent-Beschäftigung beim Land war mir, neben der Familie, als zweite *Input*-Stelle geblieben, da der *Output,* sprich der Verdienst meines Brotberufes, für die Familie wichtig erschien. Keinen einzigen *Burnout-Tag* musste ich dadurch in Anspruch nehmen, nur die reine Freizeit opfern. Aber was war das für ein Opfer gegenüber dem kleinen Christkind, das da in dieser Futterkrippe unter mir lag, als ich in jenen Tagen *„hoch droben schwebte, nicht gerade jubelnd, neben dem Engelein Chor",* in der Hängematte?

Du ruhig, sonst…!

Sei vorsichtig im Umgang mit Worten.
Sie können Menschen tiefer verletzen
als ein scharfes Schwert.

Andere Länder, andere Sitten. Diese Erfahrung macht man nicht nur, wenn man auf Reisen geht, sondern auch im Krankenhaus. Wir haben es immer öfter mit Menschen zu tun, die nicht nur aus benachbarten Bundesländern kommen, sondern mittlerweile aus anderen Kontinenten anreisen, einwandern, flüchten und, aus welchen Gründen auch immer, dann hier sind. Werden sie krank, kommen sie ins Spital. Konflikte sind somit oft vorprogrammiert. Es ist schon vorgekommen, dass sich ein Schwarzafrikaner durch eine dunkle Teekanne so diskriminiert fühlte, dass er diese im hohen Bogen durch die geöffnete Zimmertür hinaus auf den Gang beförderte. Hätte das ein Inländer gemacht, hätte man ein psychiatrisches Konsilium einberufen.

***

Ein anderes Mal nahm ein vorerst harmloser verbaler Konflikt zweier Bettnachbarn ein derartiges Ausmaß an, sodass die Situation total eskalierte. Am Ende hatten sich zudem auch noch die Angehörigen der beiden Patienten in die Haare bekommen und wir Schwestern konnten uns gerade noch ins Apothekenzimmer zurückziehen. Ich verständigte den Dienstarzt. Dieser wiederum die Polizei. Die trennte dann diese beiden verfeindeten Familien und brachte sie außer Haus. Was wir nicht wussten. Die beiden Herren kamen just aus Ländern, die gerade Krieg gegeneinander führten und daher, kulturell gesehen, gerade Todesfeinde waren. Scheiß Krieg! Traurig ist allerdings die Tatsache, dass Menschen, die sich aus ihrem kriegerischen Heimatland in ein friedliches Drittland absetzen müssen, dort erkrankt ins Spital eingeliefert werden, um dort ihre persönliche Fehde weiterzuführen. (…)

***

Andere wieder sind es aus ihrem muslimischen Heimatland gewohnt, dass sie gleich ihre ganze Familie mit ins Krankenhaus bringen, um von ihnen dort betreut zu werden. Meist ist es die Ehefrau, die den ganzen Tag neben dem Patienten sitzt und Kleinigkeiten erledigt. Bei kranken Frauen nimmt diese Rolle meist die Tochter ein. Das ist für uns auch sehr o. k. und angenehm, was allerdings zu Konflikten führt, ist, wenn die ganze Familie gleichzeitig zu Besuch kommt und sich für viele Stunden im Zimmer aufhält. Dabei belagern sie fast den gesamten Raum und übernehmen auch gleich die Aufenthalts- und Fernsehräume. Dann ist nicht viel los mit Fußball, Abfahrtslauf, der Millionenshow und dem Bergdoktor. Nur durch diplomatisches Verhalten können hier Konflikte vermieden werden. Wie damals, als die Thaler Seebadewiese von Menschen mit Migrationshintergrund überrannt wurde. Sie machten alle paar Meter ein offenes Feuer und setzten somit den Grundstein für die lange Zeit berühmt-berüchtigte Kebab-Wiese. Die gesamte Gegend wurde regelmäßig eingeräuchert. Kein *feinsinniger Feinstaub-Beamter* wollte etwas dagegen unternehmen. Das Geschäft des Kantinen- und Restaurantbetreibers war gleich null, denn die zahlenden Gäste blieben aus. Die Kebab-Grillmeister versorgten sich unterdessen vollkommen selbst. Mit einem Schlag waren sie also vorbei, die romantischen Stunden beim abendlichen Picknick zu zweit auf dieser Badewiese oder einem Flascherl Wein auf der Seeterrasse. Erst durch das diplomatische Verhalten des Grundbesitzers wurde dieses Fleckchen Erde dann doch wieder für alle nutzbar. Man erließ ein Grillverbot und schon war der Multikulti-Frieden wiederhergestellt. Diese Art Diplomatie setzte ich auch bei Belagerungen auf unserer Station ein. Zimmerbelagerungen übersiedelte ich, ruhig erklärend, in den kleinen Aufenthaltsraum (früher Raucherraum), in dem nur maximal fünf bis sechs Personen Platz fanden. Die Anzahl an Besuchern sank automatisch. Fernsehraumbelagerungen beendete ich zur Nachrichtenzeit oder zum Hauptabendprogramm, womit auch die Anzahl an zufriedenen Patienten stets höher war, als die der unzufriedenen.

***

Ein älterer Herr aus Indien, der sich zum ersten Mal in Europa aufhielt und bei der Familie seines jüngsten Sohnes, einem Einwanderer, zu Gast war, landete ebenso bei uns auf Station. Er war weit über achtzig Jahre alt und bereits sehr geschwächt. Essen und Trinken wollte er sowieso nur das, was ihm seine Schwiegertochter kochte und vorbeibrachte. Als er durch die vielen Elektrolyt-Infusionen wieder gestärkt war und bereits wieder selbst in die Harnflasche urinieren konnte, brachte ihm seine Familie eine Art Festessen. Es roch nach allen möglichen herrlichen exotischen und heimischen Gewürzen und Kräuter. Außerdem nach Knoblauch, Zwiebel, Spinat, Reis, Fleisch und vieles mehr. Als ich ins Zimmer kam und ihn beim Essen sah, war ich so erfreut und überrascht über seinen Appetit, dass ich meine Freude mehrmals mit „super", „Mahlzeit" und „sehr gut" bekundete. Sein Sohn übersetzte dies, worauf mich der gute alte Mann einlud, mit ihm zu essen. Er nahm eine seiner Spinat-Palatschinken, die in seiner Heimat sicherlich anders heißen, in die Hand (!) und reichte sie mir herüber. Na gut, dachte ich mir, wenn ich sie nicht annehme, ist der alte Mann gekränkt! Das Ablehnen der Gastfreundschaft ist in diesen Ländern eine große Beleidigung, wirklich. Gastfreundschaft lehnt man nicht ab. „Nun gut!" Gleichzeitig wusste ich aber, dass er mit dieser Hand auch seine Notdurft (...) und die Harnflasche auch. Sodass ich langsam, aber sicher in die sogenannte *Rue de Gack* (wie das die Wiener auf Pseudofranzösisch sagen) kam. Ich rettete mich aus dieser verzwickten Situation, indem ich einen Teller aus der Teeküche holte, mich für das Essen bedankte und dieses mit nach draußen nahm. Dem Sohn erklärte ich, dass ich die Palatschinke erst später essen kann, weil eine Kollegin auf mich wartete, um die anderen pflegebedürftigen Patienten zu betreuen. Damit war die Sache dann gegessen. Alle zufrieden gestellt und meine Hühner zu Hause um eine indische Mahlzeit reicher.

***

Aber nicht alle Situationen gehen so diplomatisch über die Bühne und finden zu einem individuellen *Multikulti-Peace*-Ende. Einmal gelangten ein Sohn und dessen Vater, die beide samt Familie aus ihrem Heimatland geflüchtet waren, in unsere Reihen.

Der Vater, ein Patriarch, war das Oberhaupt der Familie. Die Familienmitglieder hatten die Aufgabe, ihn zu umsorgen, zu betreuen und ihm jeden Wunsch von den Augen abzulesen, wobei das mit den Wünschen und mit den Augen fast wörtlich zu nehmen war. Gesprochen hatte der alte Mann kaum und wenn, dann nur in seiner Landessprache, versteht sich. Sie kamen abwechselnd, immer nur männliche Familienmitglieder. Saßen und standen von in der Früh bis spät am Abend neben ihm. Sie waren nicht gerade angenehme Beobachter, wie wir das von anderen Familien her kannten. Nein, es war ein kontrollierendes Beobachten. Besonders ein Sohn verfolgte alle Tätigkeiten der Pflege und auch die der anderen Patienten ganz genau und wusste stets, was sich im Zimmer abspielte. Er läutete ständig für seinen Vater, auch wenn dieser gar nichts benötigte. Doch was der Sohn wollte, das hatte für den Vater zu geschehen und Punkt und aus. Er beschwerte sich bei jedem über die untragbaren Zustände hier in unserem mitteleuropäischen Krankenhaus, über das Essen, über die Unfähigkeit der österreichischen Ärzte, die schlechte und unmotivierte Pflege, die wirkungslosen Medikamente, die zu dicke Decke, den zu kalten Tee, die zu harten Pölster, den scheußlichen Kaffee, das österreichische Brot und Gepäck wie etwa die unmöglichen Semmeln oder das ungenießbare schwarze Brot, die nutzlosen Alibi-Cremen und Salben, (...). Sogar bei den Visiten platzte er regelmäßig herein und kritisierte die Behandlungsmethoden, sodass ihn der Oberarzt sogar einmal aus dem Zimmer verwies. Den anderen Patienten im Zimmer war diese Situation sehr unangenehm, weshalb sie tagsüber häufiger in den Aufenthaltsraum flüchteten.

Unangenehm aufgefallen war die gesamte Familie bereits bei der Aufnahme in unserer Ambulanz, als nach der Einlieferung mit dem Rettungsauto plötzlich immer mehr Angehörige auftauchten und sich lautstark in Szene setzten. Zuerst war es die lange Wartezeit, dann die Sprachbarriere und schließlich die Ungewissheit, was denn nun mit dem Patriarchen geschehen würde. Die weiblichen Angehörigen unterhielten sich nur untereinander in ihrer Landessprache. Während nun die einen für den erhöhten Lärmpegel sorgten, konnten sich die anderen Söhne nicht einigen, wer von ihnen nun der zuständige Dolmetscher sein sollte und mit dem Vater in die enge Ambulanz-Koje mit hinein gehen würde. Erst als die Worte *Labor* und *Blutabnahme* fielen, wollte keiner mehr der Wichtigste/Zuständige sein. In der Koje führte der auserwählte Sohn eine Debatte mit seinem Vater. Dabei ignorierten sie die aufklärenden diagnostischen Informationen des aufnehmenden Arztes. Im Wartebereich versammelten sich mittlerweile immer mehr Angehörige des Patriarchen. Unter ihnen auch seine beiden Brüder. Sie machten sich außerhalb der Koje, mitten unter den wartenden Patienten, derart lautstark bemerkbar, sodass es in der gesamten Ambulanz, wo die Luft sowieso ständig spannungsgeladen war, zuging wie am Basar von Tirana. Als die anderen anwesenden Patienten und deren Angehörigen auch noch damit begannen, sich aufzuregen und einzumischen, eben Öl ins Feuer zu gießen, na, ... da war der Trubel perfekt!

So lange, bis eine ältere und routinierte Oberärztin den Raum betrat. Sie bereitete diesem Spektakel kurzerhand ein Ende. Die Patriarchen-Familie wurde entsandt, sprich, bis auf zwei Personen nach Hause geschickt, der Patriarch auf die Bettenstation gebracht und die wartenden Patienten in relativ ruhiger Atmosphäre weiterbetreut. Leider war die auserwählte Bettenstation dann die unsrige, wo dieser pflegebedürftige alte Mann weiter behandelt werden sollte.

Nach einem sonntäglichen Abendessen, welches, wie jeden Tag, weder Vater noch Sohn gepasst hatte, wurde das Geschirr abgeräumt. Die anderen Patienten dieses Zimmers aßen ihre Kalbseinmachsuppe mit Bröselknödel im Aufenthaltsraum. Und obwohl sonst mit ähnlicher Kost von zu Hause versorgt, verschmähte der Patriarch diese Mahlzeit und wollte an diesem Abend nicht einmal seinen Früchtetee trinken. Sein Sohn war dementsprechend schlecht gelaunt und meinte, wir hätten alle etwas gegen seine Familie. Na sicherlich! Alle anderen sind schuld daran, am schlechten Gesundheitszustand des Vaters waren die Ärzte schuld, am schlechten Essen die Küche mit ihrer kulturellen österreichischen Hausmannskost, die Schwestern und Pfleger an seinem depressiven Zustandsbild, weil sie ihm nicht permanent jeden Wunsch von den Augen ablasen, die Damen vom Reinigungsdienst, weil es im Zimmer so sehr nach menschlichen Ausdünstungen und Ausscheidungen roch. Die Liste der Schuldigen ließe sich x-beliebig weiterführen. Warum passte die Kalbseinmachsuppe nicht? Kalbfleisch verstieß in keiner Weise gegen die religiösen Sitten. Genauso wenig wie die angebotene Suppe, das Brot mit Butter, das Kompott oder das obligatorische Grießkoch mit Zimt oder Kakao. Nur die absolute Sturheit konnte hier etwas dagegen einzuwenden haben. Für solche Fälle gab es stets zumindest einen gedanklichen Wehrmutstropfen: „Wir haben uns bemüht und wer nicht will, der hat schon!" Nur laut aussprechen durfte man ihn nicht!

Nach den Eingabehilfen in andren Zimmern und dem mehrmaligen Versuch auch das kulinarische Herz unseres Patriarchen, was die österreichische Küche betrifft, zu erweichen, sammelten wir das Geschirr ab. Sein Kopf lag etwas zur Seite gedreht und somit nicht mehr am weichen Polster. Ohne fremde Hilfe hätte er ihn nicht zurückpositionieren können, weshalb ich ihn am Schulter- und Genickbereich hochhob und seinen Kopf auf den Polster zurücklegte. Er gab dabei einen Laut von sich, der dieser kleinen Bewegung etwas übertrieben entgegenwirkte, wahrscheinlich war er aber durch das lange Liegen in diesem Bereich sehr verspannt. Der Sohn war gerade damit beschäftigt, zu telefonieren und sich mit seinem Gesprächspartner relativ laut in deren Landessprache zu unterhalten, als er das laute Aufstöhnen seines Vaters vernahm, fiel er über mich her und zog mich sehr unsanft zur Seite. Etwas irritiert und verwundert von seiner groben Art, andere Menschen anzugreifen, machte ich den Sohn darauf aufmerksam, dass er sich mir gegenüber nicht so aggressiv verhalten sollte und ich seinem Vater nur zu einer besseren Positionierung des Kopfes verholfen hatte. Doch er bevorzugte es, mit mir zu schreien und meinte, ich hätte seinen Vater verletzt. *Sofort hinaus aus diesem Zimmer!"* Ein Déjà-vu, denn aus meinem eigenen Patientenzimmer hinausgeworfen hatte mich schon Jahre zuvor bereits dieser eine Beamte, der seine Mutter über alle Maßen mit Pflege und Betreuung überhäufte und bei dem das besagte *Wunderbar* für eine unerträgliche Aufregung gesorgt hatte.

Als ich ihm dann mit dem Tablett am Arm noch sagte, dass nicht nur wir ihm gegenüber, sondern auch er sich uns gegenüber zu benehmen hätte, rief er mir nach: „Du ruhig, sonst (...)!" Nach dem sonst fuhr er sich mit dem Daumen quer über den Hals.

Ich sollte ihm einfach nur gehorchen, mich unterordnen, wie ein Sklave dienen, mich demütigen lassen und die Schnauze halten, um nicht wie ein Osterlamm geschächtet zu werden? Oder wie? So nicht, mein Herr! So nicht! ... und ehrlich gesagt war ich angepisst! Ich stellte das Tablett in den Speisewagen und nahm sofort das Telefon zur Hand. Ich wählte die Notrufnummer der Polizei und schilderte die Situation. Als er bemerkte, dass es mir ernst war, der Anruf kein Bluff, da nahm er seine Jacke und wollte in Richtung Foyer abhauen. Ich folgte ihm und rief ihm nach: „Wir haben ihren Namen und wir haben ihre Adresse!" Da tat er plötzlich so, als wollte er nur rauchen gehen und zündete sich gleich an Ort und Stelle eine Zigarette an. Die Polizei war verständigt und er über das öffentliche Rauchverbot im Gebäude aufklärt; was ihn nur ein abwertendes Lächeln entlockte. Dann besprach ich die Situation mit meiner Kollegin, die zuvor zufällig mitten ins Geschehen gekommen war und dieses „du ruhig, sonst (...)" miterlebte. Warum und wieso, das wusste sie nicht, aber den Satz hatte sie gehört!

Wir sammelten unser gesamtes Geschirr ab und als wir fertig waren, kam auch schon die Polizeistreife angerückt. Zwei Inspektoren, ebenfalls vom Sonntagsdienst, kamen auf mich, die um Hilfe ersuchende männliche Krankenschwester, zu. Ich schilderte ihnen den Sachverhalt des Vorfalls, der für mich in einer gefährlichen Drohung gipfelte und zeigte ihnen den Herrn, der das alles ausgelöst hatte. Er erklärte die Situation natürlich so, als hätte ich einen rechten Hass auf alle Ausländer. Die Handhabung sowie eine derartige Äußerung leugnete er. Die Morddrohung? Eine reine Erfindung in der Fantasiewelt einer männlichen Krankenschwester, die total überreagiert hätte. Somit stand Aussage gegen Aussage, woraufhin meine Kollegin als Zeugin befragt wurde. Da sich ihre Aussage mit meiner deckte, nahmen sie den Herrn mit auf die Polizeistation, um seine Taten aufzunehmen. Er wehrte sich zunächst und begann auch die beiden Polizisten in seiner Muttersprache zu beschimpfen. Sie zeigten ihm aber dann doch die Richtung, in der der Ausgang lag. In meiner Landessprache setzte er noch nach: „Ich weiß, wo dein Auto steht und ich weiß auch, wo du wohnst." Aber da war er bereits mit den beiden Beamten im Lift verschwunden.

Jeder einzelne Vogelgesang ist wertvoller
als so manches Wort eines Menschen.

Am nächsten Tag saß eine weibliche Familienangehörige am Bett des alten Mannes. Sie verhielt sich den ganzen Tag über sehr still. Sie gab ihm zu trinken, half ihm beim Essen, dass sie von zu Hause mitgebracht hatte, und erregte sonst kein Aufsehen. Sogar der Patriarch war ohne seinen männlichen Beistand relativ handsam und angenehm im Verhalten. Es gab keine Extravaganzen bei der Pflege, er ließ sich problemlos lagern und positionieren. Ab und zu, so war mir, als hörte man sogar ein leises, zartes *Dankeschön!?* Den Sohn sah ich nie mehr, auch nicht in unserer Tiefgarage. Weder mit noch ohne Springermesser in der Hand, und dass er wusste, wo ich wohne, das zweifelte ich nach dem sechsten Umsiedeln auch sehr stark an. Dafür kamen die Bettnachbarn des alten Mannes wieder ins Zimmer zurück und konnten sich von da an auch wieder ganz normal in ihrem Zimmer aufhalten. Was eigentlich ihr Recht war, denn schließlich zahlten sie monatlich in die Krankenkassa ein, oder?

Es sind nicht tiefe Wunden,
sondern verletzende Worte,
die die größten Narben hinterlassen.

Dass die Nerven nach so einem Erlebnis etwas dünner sind, erscheint klar. Eine Woche später geschah gerade in so einer Tiefgarage, im Krankenhaus der Bundeshauptstadt Wien, auch wirklich ein Mord an einer Krankenschwester. Ein sich auf der Flucht befindlicher Bankräuber mit österreichischer Staatsbürgerschaft wartete in dieser Tiefgarage auf einen zufällig vorbeikommenden Autobesitzer. Eine Stationsschwester, die nach ihrem Dienst zum Auto ging, fiel ihm dann zum Opfer. Beim Aufsperren des Fahrzeuges stach der Täter sie von hinten nieder und flüchtete mit ihrem Fahrzeug. Kein Wunder, dass ich für einige Zeit unsere Tiefgarage mit gemischten Gefühlen betrat und mich im darauffolgenden Nachtdienst der Schuss eines Knallkörpers bei geöffnetem Fenster so sehr erschreckte, dass ich wie ein kleines Kind unter den Schwesternschreibtisch flüchtete. Die Kollegin vom Pflegehilfsdienst wusste in diesem Moment nicht, wie ihr geschah. Sie schaute unter den Tisch hinein und lachte mich zuerst aus. Als sie aber die Zusammenhänge erfuhr, warum und wieso ich so reagierte, war auch ihr alles klar. Heute kann auch ich natürlich darüber lachen, aber in dem Moment bleibt dir die Luft weg.

Motivation

Um nach solch eindrucksvollen Erlebnissen wieder in den routinemäßigen Alltag zurückzufinden und in Ruhe und Gelassenheit arbeiten zu können, brauchte es ein Minimum an Selbstmotivation. Denn schon der nächste Patient kann wieder Grund für eine außergewöhnliche Situation sein. Um mich selbst zu motivieren, waren oft nur Kleinigkeiten notwendig. Kleinigkeiten, auf die ich mich freuen konnte, wenn der zu erledigende Teil geschafft war. Kleinigkeiten, die ich mir im Zusammenhang mit der Arbeit leistete. Die Zigarette nach einer stressigen, adrenalingeladenen Akutsituation, ein Stück Mehlspeise zum Kaffee beim Wochenenddienst, das frische Stück Gebäck vor dem mühseligen Frühdienst um 06.00 Uhr morgens, ein freundlicher Gruß oder eine nette, fast unbedeutende Geste, die aufgehende Sonne am frühmorgendlichen Himmel, ein ehrlich gemeintes ausgesprochenes Dankeschön von Patienten und deren Angehörigen (…). Viele kleine Kleinigkeiten, die den Arbeitsalltag schöner, freundlicher und angenehmer machen und mich motiviert durch die oft schwierigsten Situationen führen. Der einfache, dünn eingekochte Anstaltskaffee, in dem die Bohnen nur durchgezogen wurden, reicht im Frühdienst vollkommen aus. Es muss gar nicht dieser Automatenkaffe in seinen vielfach verschiedenen Ausführungen sein. Mit oder ohne (…), der interessiert mich nicht die Bohne. Den, den ich meine, der kommt direkt aus der Großküche. Ein einfachgestrickter aus dem Edelstahlkanister mit der guten Milch von der Kuh.

Dabei ist Motivation nicht immer so einfach zu suchen und zu finden. Meine ersten Schwesternjahre zum Beispiel fielen noch in eine Zeit, in der man das Wort Mitarbeitermotivation nicht bis zum Arbeitsplatz vordringen ließ. Stattdessen wurde der autoritäre Führungsstil mit eiserner Faust in die Praxis umgesetzt. *Hat damals funktioniert!*

Wo ich aber etwas extravagant und sehr engstirnig bin, das ist der Gebrauch von jenem Geschirr, aus dem ich meinen Kaffee trinke. Den genieße ich nämlich ausschließlich aus meinem eigenen Häferl. Es muss stets mein Porzellan-Kaffeehäferl sein, mein ganz spezielles. So eines, wie es das schon vor hundert Jahren gegeben hat, mit den typisch alpenländischen Motiven und Sprüchen. *I liab di so fest, wia da Bam seine Äst, wia da Himmel die Stern, so hob i di gern!"*, daneben ein sich innig liebendes Trachtenpärchen. Nervig ist es, wenn dieses Häferl ein anderer in Verwendung hat. (…) Einer, der die Besitzerverhältnisse noch nicht so genau kannte. *„Wer hat denn da* *aus meinem (…) getrunken?"* Allerdings war ich nicht der einzige mit so einem *Spleen*. Auch andere hatten ihre Lieblingskaffeetasse oder ihr Lieblingsglas, um sich zum Trinken zu motivieren.

Motivieren konnte aber auch ein gutes Essen, eine Jause oder eine Mehlspeise. Auf ein weißes Tellerchen angerichtet waren wir Schwestern dafür sehr empfänglich und es beruhigte unsere Nerven.

***

Guter Zuspruch, ein klärendes Gespräch, Supervision, eine Aussprache unter vier Augen. All das war mir in diesen zwanzig Schwesternjahren auch so eine Art Motivation, meinen beruflichen Weg, den ich begonnen hatte, weiterzugehen. Es waren Kolleginnen, Oberärzte und Damen vom Reinigungsdienst, die mir die Bestätigung gaben, dass das, was ich tat und wie ich es tat, gut und rechtens war. Eine unbezahlbare Motivation!

Eine sehr hilfreiche kleine Weisheit einer erfahrenen Oberärztin, die meine Art und Weise im Umgang mit Menschen zu schätzen wusste, war *"Durchhalten, Herr Pfleger. Die Zeit arbeitet für Sie!"* Und recht sollte sie behalten, denn die Pensionierung der alten Schwestern, die Ehe und Karenz der jungen Schwestern, das zweite, dritte, vierte Kind, der veränderte Wohnort, die Versetzung, der Karrieresprung, sie alle waren hilfreich in der Umstrukturierung und mit schuld, dass es mir heute, mit dem selben Job wie früher, besser geht denn je. – Motivation durch Veränderung (…), über die Zeit hinweg.

***

Wer pendelt, weiß, was es heißt, einen täglichen Dienstweg von insgesamt über einhundert Kilometern hinzulegen. Der weiß auch, dass der Straßenverkehr in den letzten zehn Jahren so enorm zugenommen hat, dass er mittlerweile bereits den Gemütszustand der Autofahrer verändert. Ich möchte sogar so weit gehen und behaupten, dass er die Gesundheit beeinträchtigt. Mein alter Dienstweg hatte mich zwischenzeitlich derart demotiviert und aufgeregt, dass meine Frau bereits bemerkte, wie genervt ich davon war. Man war angespannter, gereizter und allgemein schlechter gelaunt. Es musste etwas geschehen. Ich musste etwas verändern. Im musste meinen ganz persönlichen Dienstweg dementsprechend verlegen, sodass ich nicht mehr auf den Hauptstraßen und der Autobahn entlangfahren musste, sondern auf Nebenstraßen und durch kleine Dörfer ausweichen konnte. Natürlich benötigte ich dafür einige Minuten mehr an Fahrzeit, aber meine Gemütsverfassung dankte es mir mit Energie in der Gelassenheit.

Warum ich die Maßnahme ergreifen musste und der schnellere Dienstweg nicht mehr angenehm war? Nun, jeder Pendler und KFZ-Besitzer ist von sich selbst überzeugt und glaubt, der beste Fahrer zu sein. Ich nehme mich da auch gar nicht aus. Aber wenn ich dann als Pendler diese Straßen benutze, wo nur die besten Fahrer unterwegs sind, so fällt mir eigentlich immer das Gegenteil von dieser voreingenommenen Meinung auf. Ich weiß nicht, ob es nur mir so geht, aber warum fahren hinter mir immer die Raser, die durch ihre gewagten Überholmanöver mich und andere gefährden und vor mir immer jene, die durch die Gegend schleichen?

Dann kommen da noch der viele Schwerverkehr, die Traktoren, Mopedfahrer, Radfahrer, Hutfahrer, Fahrschulen sowie die L17-Lenker mit ihren besorgten Eltern dazu und, und, und. Für meinen Blutdruck war das die reinste Berg- und Talfahrt.

Jetzt fährt nicht mehr mein Blutdruck, sondern ich selbst ganz entspannt über Berg und Tal zu meinem Arbeitsplatz. Vorbei an Kornäcker, Sonnenblumenfelder, Wiesen und Weiden. An Schaf- und Kuhherden. Ich sehe auf dieser Fahrt die Sonne aufgehen und sehe die Sonne untergehen. Ich beobachte die Natur, ihr veränderliches Aussehen in den verschiedenen Jahreszeiten. Die unterschiedliche Lichteinstrahlung und die damit verbundene Veränderung der Motive, die sonst nur einem Fotografen auffallen. Sie malen mir Bilder und erzählen Geschichten, wie sie in den Natursendungen im Fernsehen vorkommen. Eine Herde von Rindern, an denen ich täglich vorbeifahre etwa. Wenn sie sich nämlich zum Widerkäuen auf die Weise legten, gesellte sich stets ein alter gleichfarbiger Ziegenbock in ihre Mitte und legte seinen Kopf auf den Bauch der Kuh, als wäre es die normalste Sache der Welt, dass diese Kuh dem Bock als Kopfpolster dient.

Die umtriebigen Menschen vor und in ihren Häusern, die sie wie Schmuckkästchen pflegen und in denen sie abends im Lichterschein in ihrer gutgeheizten Stube sitzen. Im Kontrast dazu die verlassenen und verfallenen Häuser, die wie alte Menschen vieles aus früherer Zeit erzählen könnten. Die Obstgärten und Wälder, die Schatten spenden und Früchte tragen. Die vielen Rehe, Fasanen und Hasen, die mich zu früher wie später Stunde zum langsam Fahren bewegen und zugleich meine Hektik bremsen.

Jeder totgefahrene Igel,
den ich am Straßenrand liegen sehe,
ist Motivation genug,
um mein Leben zu reflektieren
und neu zu überdenken!

Es ist die Beschaulichkeit der vermeintlich lieblichen Idylle meiner neuge-wählten Dienst-Fahrstrecke, die mir so viel Motivation gibt, dass ich ruhig und gut gelaunt am Arbeitsplatz ankomme und zu Dienste auch wieder relativ entspannt nach Hause zurückkehre.

***

Motivation waren die frühmorgendlichen Grüße von Max am Supermarkt-platz. Trotz seiner 76 Jahre kehrte er ihn im Sommer und hielt ihn im Winter vom Schnee frei. Ich hupte, er zog seinen Hut zum Gruße. Auch die Mehlspei-se vom Bauernmarkt, die Topfentascherl vom Bäcker, die Himbeerstangen vom Konditor, die ich mit meinen Schwesternkolleginnen beim Frühstückskaf-fee teilte, waren und sind Motivation.

Motivation sind die Köche, die unsere warmen Mahlzeiten zubereiten. Die Damen vom Sozialdienst, die die guten Plätze für Heimatlose und unsere hilfsbedürftigen Senioren finden. Die Lohnverrechner, die unser Konto pünkt-lich mit dem nötigen Gehalt versorgen. Die vielen hunderte Mehlspeisen, Süßigkeiten, Eis und Kaffeepackungen, die von zufriedenen (!) Angehörigen bei uns abgegeben werden, weil sie unsere Arbeit schätzten. Die wohltuen-den freundlichen Worte der Vorstandsvorsitzenden bei der Weihnachtsfeier, die zwar nach den Feiertagen wieder verklungen sind und von denen am Dreikönigstag dann niemand mehr etwas wissen will. Schön waren sie den-noch, die Worte! Motivation ist der Schließ- und Wachdienst in unseren Näch-ten, die ein Gefühl von Sicherheit aufkeimen lassen, und nicht zuletzt meine Familie, für die ich all meine Arbeitskraft einsetze. Motivation waren und sind mir die jahrelang gesammelten, selbstgemalten Vatertagsbilder meiner Kin-der aus ihrer Kindergartenzeit. Sie hängen an der Innenseite meiner Spindtür im Umkleidekeller. Wenn ich noch so müde oder demotiviert bin, beim Anblick der Bilder bekomme ich automatisch andere Gedanken in den Kopf. *„Mein Papa ist der Beste!" – „Danke Papa" – „Super Papa."* Ein Marienkäfer als Glücksbringer, ein Wiesenbocksbart als Blumengruß, ein bunter Regenbo-gen, eine grooooße helle Sonne mit laaangen Strahlen und Symbolkraft und vieles mehr!

Einmal zeigte ich sie ihnen, da waren sie schon Schulkinder, bei einem Kinder-Betriebsratsausflug. Obwohl sie sich darüber etwas beschämt freuten, merkte Peter sofort, dass von seinen Bildern um eines weniger in meinem Spind hängte, als von denen seiner Schwester Paula. Mittlerweile herrscht in meinem Spind ein Gleichstand, da dieses Manko bei der nächsten Gelegen-heit umgehend behoben wurde.

Früher, in meiner Dienstwohnung, hatte mir gerade diese Art Motivation gefehlt. Ich stellte mir oft die Frage, für wen ich, außer für mich selbst, in der Früh zur Arbeit gehe und wer nach dem Dienst am Abend auf mich zu Hause warten würde. Jetzt weiß ich es. Vielleicht werden auch einmal in den Spinden meiner Kinder solche Bilder hängen, ich wünsche es ihnen von ganzem Herzen.

***

Auch wenn sich meine private und dienstliche Situation diesbezüglich zum Positiven verändert hatte, gab es da Menschen rund um mich, denen es nicht so gut ging. Die so rein gar keine Motivation im Alltag fanden, weil sie einen Schicksalsschlag um den anderen im Leben erfuhren. Weil der coole Vater, Ehemann und Freund, ein ganz toller Stationspfleger, der sich in allen Lebenslagen seiner Mitarbeiter für sie einsetzt, plötzlich nicht mehr da ist. Er hatte seine Arbeitsjahre beisammen, das Pensionsantrittsalter laut neuem Gesetz endlich erreicht und wollte sich von nun an seinen Enkelkindern, der Familie und seinem Hund widmen, die er wegen seiner Dienstbeflissenheit bis zu diesem Zeitpunkt eher vernachlässigen musste. Nur kurze Zeit nach der berauschenden Pensionsfeier wurde er mit einer Diagnose vertraut, die er nur allzu gut aus seiner aktiven Zeit als männliche Krankenschwester kannte. Die Gespräche mit den Patienten und Angehörigen. Die Therapiemöglichkeiten, die Nebenwirkungen, die Hochs und Tiefs bis hin zum zweitkürzesten Tag des Lebens. Diese „ganze Scheiße" kannte er schon aus seiner über 45-jährigen Tätigkeit als Stationspfleger. So gesehen, wäre es oft sogar besser, nicht über alles so genau Bescheid zu wissen! Ein halbes Jahr später lag bereits Schnee auf seinem Grab. Eine Gedenkkarte, auf der auch seine Hündin Lucy zu sehen war, hing von da an auf unserer Pinnwand in unserer Teeküche. Was motivierte meine ehemalige Schwesternkollegin, die gleich nach der Geburt ihres zweiten Kindes an einem relativ therapieresistenten Tumor erkrankte? Sie konnte ihre eigenen Kinder nicht in Händen halten, weil der Tumor ihren Händen die Kraft raubte und sie sich nicht sicher sein konnte, dass sie ihr dadurch zu Boden fielen! Nach einer Operation mussten sich erst einmal alle noch so simplen physiologischen Körperfunktionen wieder mit ihrem Kopf vereinen. Gehen, Stehen und Lachen lernen. Sich selbst motivieren. Aber wie, wenn man ständig den Tränen nahe ist und sich in die Hose pullert? Wie, bitte? Wie? Keine Karibikkreuzfahrt, kein Lottogewinn oder der Wunsch, mit einer Kreditkarte shoppen zu gehen, waren in ihren Gedanken verankert. Nein! Nur die Augen schließen zu können und beim Öffnen wieder in einem gesunden Körper zu stecken, wäre ihr Traum wie auch der, vieler tausender anderer Erkrankten.

Später befand sich in meinem Spindfach neben den Kinderzeichnungen traurigerweise auch ein Sterbeandenken an meine sehr früh verstorbene Arbeitskollegin. Sie war eine Pflegehelferin, hat verspätet, aber doch, die Schwesternschule absolviert und erkrankte an einem malignen Mammakarzinom (Brustkrebs). Jahrelang hatte sie gekämpft, alle Therapien, Nebenwirkungen, Entscheidungen und Fehlentscheidungen, Eingriffe und Misserfolge, Fortschritte und Rückschritte, Himmel und Hölle mitgemacht. Über das meiste als Gesundheits- und Krankenschwester auch Bescheid gewusst und musste schlussendlich doch, als frischgebackene Oma, ohne die Erfüllung eines letzten kleinen irdischen Wunsches, in eine Ratlosigkeit hinein versterben. Ich habe sie drei Tage zuvor noch besucht und zwei Stunden mit ihr geredet, gelacht, geweint, sie umarmt, die Hand gehalten, philosophiert, ihren Polster zurechtgerückt, über unsere Dienstzeit, das Leben und Sterben gesprochen, ihre Narben betrachtet und mit ihr ihr trauriges Schicksal ernüchternd zur Kenntnis genommen.

Ihr Bild,
in Verbindung mit dem Tod und der Hoffnung auf die Auferstehung,
sind mir Sinnbild für alles,
was mir hier auf Erden heilig ist.
Sind mir Motivation für den schlechtesten
und besten Tag in meinem Schwesternleben!

Schlechte Nachricht

„Ich habe eine gute und eine schlechte Nachricht für dich. Welche möchtest du zuerst hören?" Erfahrungsgemäß wollen die meisten Menschen, wenn sie diese Frage gestellt bekommen, zuerst die negative und dann erst die positive Nachricht hören. Wahrscheinlich, weil man sich erhofft, mit der positiven hinterher alles wieder ausgleichen zu können! Ein *„Ende gut, alles gut!"* Ein *Happy End,* sozusagen. Doch so einfach ist es im Leben nicht immer. Nicht jede Krankheit kennt ein *Happy End!* Nicht jeder ist in der glücklichen Lage, eine geeignete, wirksame Therapie verordnet zu bekommen, die dann automatisch zur Genesung, in die Rekonvaleszenz, oder eben zum Sich-wieder-gesund-Fühlen führt. Schulmedizin und Homöopathie hin oder her. Vielen Menschen kann weder mit dem einen, noch mit dem anderen geholfen werden. Trotzdem versucht man und hofft man! Weder die Gerechtigkeit, noch die Ungerechtigkeit, kein liebender und kein strafender Gott hat hier die Finger im Spiel, sondern nur das Naturgesetz. *„Sein oder nicht Sein?",* das ist hier die einzig realistische und wenig Trost bringende Frage. Und ja! Oft geht es bei uns im Krankenhaus um das nackte Überleben. Ob man weiterhin leben oder sterben und an einem anderen Ort weiterleben wird. Denn jedes noch so optimal verlaufende, blühende, junge Leben kann plötzlich und ohne Vorwarnung ein Ende finden.

Fort von dieser schönen Welt!
Aus das Leben!
Kein lebendiger Körper, keine gewohnte Stimme mehr zu hören,
die besorgt nachfragt oder lustige Geschichten erzählt.
Einfach fort von dieser Welt.

Wohin und in welche Richtung uns auch immer unser Glaube trägt. Welchen Weg wir auch einschlagen und gehen mögen, den katholischen oder den evangelischen. Den orthodoxen, den mosaischen, buddhistischen, hinduistischen, adventistischen, freichristlichen, moslemischen, denen der Zeugen Jehovas oder auch der Weg der Menschen, der ohne Bekenntnis in den Himmel führt. Verloren ist keiner von uns, soviel steht für mich fest!!!

Tagtäglich bekommen Menschen eine dieser schlechten Nachrichten übermittelt und sie ist wirklich zum *„Gotterbarmen"* schlecht. Zielt sie doch auf das wertvollste Gut, auf die Gesundheit von Leib und Leben. Kein Irrtum?

Kein Fehler vom Labor? Kein falscher Befund? Wie würden wir persönlich mit so einer schlechten Nachricht umgehen? Was würden wir machen? Wie würden wir reagieren?

Hören wir von einer solchen Nachricht im Bekanntenkreis, stimmt uns das traurig. Wird ein naher Angehöriger damit betraut, so sind wir bestürzt. Trifft es uns allerdings selbst, unsere eigene zu rettende Haut, dann stürzt plötzlich der Himmel ein!

Am Schlimmsten sind die Umstände, wenn es Kinder betrifft. Neugeborene, Frühchen, Babys, Säuglinge, Kleinkinder, Kindergartenkinder, Schulkinder. Kinder eben!

Meine Ausbildung führte auch mich einmal auf eine solch außergewöhnlich emotional verlaufende Praktikumsstelle. Kleine, zu früh geborene Babys waren dort unsere Patienten. Sogenannte „Frühchen" mit minikleinen Händchen und Füßchen. Kleinen, vom weinen roten Köpfen mit winzigen Näschen, Ohren und Mündern. Die meisten davon in Inkubatoren liegend, wie in einer durchsichtigen Schachtel mit Löchern zum Hineingreifen. Behütet und wohl temperiert wie in einem warmen Nest. Sicher vor Keimen und anderen gefährlichen, lebensbedrohlichen Dingen aus der nächsten Umgebung.

In einem anderen Raum, im offenen Kinderbettchen, lag ein Baby, rosig und gesund. Gesund aussehend zumindest auf den ersten laienhaften Blick. Wir wickelten, fütterten, kleideten, wuschen es und hoben es zum Aufstoßen hoch, wie man das auch bei einem normal gesunden Baby gemacht hätte. Doch so sanft und liebevoll wir mit dem Kind auch umgingen, die gut gemeinte Pflege dieses kleinen Buben hatte einen Haken! Denn wir wussten oder waren eben darüber in Kenntnis gesetzt worden, dass wir im Falle einer Verschlechterung seines Allgemeinzustandes keine lebensverlängernden Maßnahmen setzen durften.

Wissentlich, dass im Falle eines Atemstillstandes des Kindes keine Reanimation (Wiederbelebung) stattfinden wird. (!) (?) Warum? Das Kind wurde mit einer starken, nach außen hin nicht ersichtlichen Behinderung geboren. Die Großhirnrinde war unterentwickelt, missgebildet und damit für ein normales Leben unbrauchbar. Intakt und funktionsfähig war nur jene Region des Gehirns, die den Schluckakt steuerte und wo das Atemzentrum lag. Somit waren nur die beiden wichtigsten Funktionen intakt. Sonst aber leider so gut wie gar nichts! Eine schwere Behinderung, die man von außen nicht erkannte. Im Gegenteil. Wenn wir ihn mit der Saugflasche fütterten oder herumtrugen, so hätte man fast glauben können, es wäre alles in bester Ordnung. Im Inneren war natürlich alles in allem „eine große Katastrophe". Dieses Innere war es auch, das uns bei der Pflege des Kindes so ganz und gar zermürbte. Ein entstandenes, geborenes Leben. Ein Leben aus Fleisch und Blut mit kleinen Augen, von denen man nicht wusste, ob sie uns sahen. Mit Ohren, von denen wir nicht wussten, ob sie unsere beruhigenden Einschlaflieder hörten. Mit kleinen Händchen, von denen man wusste, dass sie niemals ein Werkzeug des Begreifens werden, und den Füßchen, von denen wir wussten, dass sie niemals zu laufen beginnen werden. Wir wussten, dass wir es im Falle des Falles dem Schicksal überlassen müssen. Kein Rettungsversuch, keine Hilfe. Kein Happy End!

Fragen nach dem *Warum*, über die Gerechtigkeit und die Ungerechtigkeit blieben in unserer Ausbildung und auch danach im Beruf oft unbeantwortet. Die Frage, warum dieses Baby an meinem letzten Praktikumstag auf der Kinderintensiv aufgehört hat zu atmen, bleibt es ebenfalls.

Was mir nach diesem Lernabschnitt allerdings unverständlich wurde und blieb, war die überaus große Angst vor dem Sterben und dem Tod, die alte und betagte Menschen haben, obwohl ihr langes Leben sie viele Jahrzehnte durch die Welt geführt hatte. Wobei ich ein gewisses Maß an Todesangst ja noch verstehen kann, aber es gibt auch Menschen, die fürchten sich vor dem Leben, und das ist wirklich traurig!

Bei vielen Gesprächen, die solche schlechten Nachrichten beinhalteten, war ich anwesend. Bei vielen wäre ich lieber nicht dabei gewesen. Bei ihnen allen wäre es mir heute noch lieber, wir hätten ihnen etwas anderes sagen können, als die unbarmherzige, grausliche, ach so ehrliche Wahrheit. Die Wahrheit, auf die zwar jeder ein Anrecht hatte, von der sich hinterher aber jeder wünschte, sie niemals erfahren zu haben.

***

Das junge Ehepaar mit ihren drei Kindern und einem großen Erb-Bauernhof. Vieles hatten sie bereits gemeinsam getragen und bewältigt, auf- und umgebaut. Der neumoderne Betrieb war innovativ umstrukturiert. Alles lief glatt, bis zu jenem Tag, der (...)

Die Nachricht, die wir diesen beiden jungen Eheleuten und schwer arbeitenden Menschen in unserem Untersuchungszimmer zu überbringen hatten, ließ ihre kleine feine bäuerliche Welt zusammenbrechen. Nur zur Durchuntersuchung wollte sie mit ihrem Mann ins Krankenhaus fahren, weil der besorgte Hausarzt es ihnen geraten hatte. Anfangs waren nur die Blutwerte nicht so ganz in Ordnung. Dann konnte man da im Ultraschall noch etwas anderes erkennen, das sich bei einer Computertomographie und einer MRT dann leider doch als schlechte Nachricht herausstellen und bewahrheiten sollte. „*Ein Tumor auf der Bauchspeicheldrüse*", so lautete die Diagnose für die junge Ehefrau und dreifache Mutter. Eine ganz aggressive und tückische Art eines Karzinoms, das auch schon im Wachstum so weit fortgeschritten war, dass weder eine Operation, noch eine Chemotherapie hilfreich gewesen wären. Keine Aussicht auf Heilung. Kein Strohhalm zum Festklammern, kein Zwirnfaden zum Anhalten. Nichts! – *Verdammt! Verdammte Scheiße! Und wieder verdammt! Verdammt sei alles, was sich in diesem Moment um dich befindet. Auch der Moment selbst, er sei verdammt!* Alles, was einen *weißen Kittel* oder *Mantel* trägt, wünscht man zum Teufel. Sogar der Nachrichtenüberbringer wünscht sich selbst zum (…)! Alle großspurigen Reden und Versprechen der Pharmaindustrie, die immer und jederzeit Heilung versprachen, verwünscht man! – Kein Geld und Medikament der Welt kann solche Krankheiten verhindern oder beseitigen. So eine dermaßen große Scheiße! Warum so eine vermeintliche Ungerechtigkeit notwendig ist, darauf haben wir alle keine Antwort! – Auch, oder erst recht, wir Schwestern nicht! Wir können nur mitschimpfen, mithadern und mitweinen!

Eine Nachricht mit einer derartig unfassbar schlechten Prognose stößt natürlich auf Unverständnis und Ablehnung, wenn man am Tag nach dieser schlechten Nachricht dem auf die Station eilenden Vater und zugleich Großvater der drei schulpflichtigen Buben keine andere Alternative anbieten konnte, als eine palliative Behandlung seiner erwachsenen Tochter. Eine mobile Palliativbehandlung als Begleitung für eine kurze schöne Zeit zu Hause. Ihm, der er so viel geschuftet und gerackert hatte, gemeinsam mit seiner Frau. Er, der er im Krieg schon als Kind nur Entbehrungen mitmachen musste. Ihm, der alles, was in seiner Möglichkeit stand, zu Geld gemacht hatte, um der nächsten Generation die Arbeit und das Leben zu erleichtern. Und jetzt, wo seiner Tochter, deren Familienglück so groß war und in voller Harmonie verlief, ein so unmenschliches Schicksal widerfährt, hatten wir nichts anzubieten, was Rettung oder Heilung bringen könnte? Keine Hilfe! Kein kostenpflichtiges Wunder, das er sofort freiwillig bar bezahlt hätte? Nur beschissene Machtlosigkeit? Zuschauen sollte er seiner Tochter beim Sterben? „*Verdammt sei alles, was sich in diesem Moment um ihn regt und bewegt.*"

Was nun? Was tun? Unbeschreibliche Verzweiflung, die außergewöhnliche Worte kennt! Worte voll Wut, Zorn, Ärger und Aggressivität. Es gab einmal eine Ärztin namens Elisabeth Kübler-Ross in Amerika, die sich mit dieser Thematik befasste und sie beforschte. Aus ihrer Arbeit entstand das sogenannte „Phasenmodell". Ein Modell, bestehend aus fünf Phasen, die ein Mensch durchschreitet, wenn er mit dem Tod konfrontiert wird.

1. Phase: Das Nicht-wahrhaben-Wollen!
2. Phase: Zorn und Wut!
3. Phase: Verhandeln!
4. Phase: Depression!
5. Phase: Zustimmung!

Jede einzelne Phase wird individuell unterschiedlich stark durchlebt beziehungsweise vom Umfeld unterschiedlich stark wahrgenommen. Manche werden gar gänzlich ausgelassen. Phasen, die unsere Krebspatienten durchleben, einer wie der andere. Die junge Frau, die vor uns saß, war keine Ausnahme. Vor dem Herrn Doktor und vor mir. Daneben ihr Mann. Der Doktor und ich, wir konnten danach aufstehen und fortgehen, gesund wie zuvor. Ihr Mann blieb bei ihr sitzend betroffen zurück. Sie, sie war diejenige, die dieser Situation nicht mehr entkam, dem Raum der Diagnose, dem Raum dieser furchtbaren Worte, der schwebenden Gedanken, die sich plötzlich nicht mehr ordnen ließen.

Der Raum verliert seinen Boden,
der Mensch verliert seinen Halt.

Für einige Wochen, genauer gesagt drei Wochen und ein paar Tage, war sie mit einer Familienhelferin, die sich um den Haushalt kümmerte, zu Hause am Hof. Die Kinderbetreuung schaffte sie in Kooperation mit ihrer Mutter, die ständig bemüht war, trotz allem nicht zu weinen und ihrer todkranken Tochter gewisse Aufgaben zumutete. Die landwirtschaftlichen Arbeiten teilten sich die Männer auf. So gut es ging. Drei Wochen lang. Von Phase eins bis Phase vier, wobei man sich in Phase drei dann zahlreiche Alternativangebote anschaute, bezahlte und ausprobierte. Für ein Wunder ist einem nichts zu teuer, und es gibt Menschen, die durch das Vorspielen von falschen Tatsachen diese verzweifelte Situation auszunutzen wissen, um ihren *Hokuspokus* am Patienten zu vollziehen. Einige Tausend Euro waren dabei für wirkungslose Wunderheilungsmedikamente, scheinbare Naturheilmittel und Handauflegungen schnell verbraucht. Die Situation an sich sowie der körperliche Zustand der Frau, der sich daraufhin nur weiter verschlechterte, machten die psychischen Gesamtbelastung im Hause nicht mehr ertragbar. Weder für den Ehemann, noch für Eltern und Kinder. Hatte man zuerst alles darangesetzt, stark zu sein und keine Emotionen aufkommen zu lassen, so waren jetzt Tränen und traurige Gesichter an der Tagesordnung. Sie weinten nun zwar, aber jeder nur für sich im stillen Kämmerlein. Kein offenes klares Wort bei Tisch. Kein Glaube, keine

Hoffnung, keine Liebe, weshalb schlussendlich auch der familiäre Zusammenhalt unter Tränen und unsagbarer Trauer zerbrach.

Ein zusätzlicher Infekt, der das Immunsystem noch weiter schwächte, war dann der auslösende Faktor für eine stationäre Behandlung. Ihr letzter Lebensabschnitt und Phase fünf. Diese, ihre noch verbleibende, Zeit war für uns alle eine bedrückende, leidvolle Zeit. Die Kinder kamen zu Besuch, die Eltern und Verwandten. Jeder klammerte, fragte, jammerte und weinte. Alle hofften auf ein Wunder. Ihr Mann, er verbrachte die Nächte an ihrem Krankenbett! So vergingen sie. Die Tage. Die Nächte. Die letzte Zeit auf dieser Welt, bevor sie fortmusste, die junge Frau von Zimmer 406. Ihre Selbstständigkeit, ihre ganze Kraft hatte sie bereits durch die Krankheit verloren und so musste sie von uns und ihrem Mann beruhigend/belebend gewaschen, gedreht und positioniert werden, wobei ihr die notwendigen Neupositionierungen im Bett sicherlich schon mehr Unbehagen brachten, als sie ihr noch Gutes taten. Wir legten ihr einen Harnkatheter, um die Ausscheidung kontrollieren zu können. Ein weiterer Schritt in Richtung Unselbstständigkeit. Wir bestellten püriertes Essen, das sie gerade noch schlucken konnte, teilweise auch wieder erbrach. Auch uns Schwestern ist in dieser Zeit der sonst so gute Appetit ziemlich vergangen. Dafür saß ein drückendes, schweres Gefühl der Ungerechtigkeit in unserer Magengegend. Denn wenige Zimmer weiter lagen sehr betagte Patienten, die sich nichts Sehnlicheres wünschten, als zu sterben. Hier aber lag das junge, vergeblich hoffende, Leben.

Übelkeit, Erbrechen, wieder Übelkeit, wieder Erbrechen. Solange und so andauernd, dass die Zeit, in der nur die Übelkeit vorhanden ist, bereits als *die gute, bessere Zeit* angesehen wird. Mit Infusionen, zur symptomatischen Behandlung, wird dann versucht, diesen *guten, besseren* Zustand mehr schlecht als recht zu erhalten. Es wird Abend und es wird Nacht. Nach den kurzen, durch Medikamente verschlafenen Nachtstunden wird es wieder hell und es beginnt ein neuer Tag. Ein Tag, der endlich etwas bringen möge. Was? Das wird mit der Zeit relativ! Relativ egal sogar! Wenn er nur etwas bringt, etwas Neues, anderes, das man sich als Außenstehender nicht zu denken, nicht zu fordern traute. Dann kam er, jener Moment, den man nicht offen ausspricht, auf den wir uns zwar vorbereitet hatten, aber von dem wir nicht wussten, wann er eintreten würde. *Denn ihr kennt weder den Tag noch die Stunde. (Matt. 25:13)* Im Vergleich zu den Vortagen war dieser, für die junge Frau auf Zimmer 406, ein guter, fast übernatürlich guter Tag. Sie hatte plötzlich Appetit auf ein Brot mit *Verhackertem* und sie bekam es auch. Ein pikanter Schweineschmalzaufstrich, den sie auch selbst zu Hause herstellten.

Der Vater brachte das Brot und ein kleines Glas mit Verhackertem-Schmalz. Ihr Mann bestrich das Brot damit liebevoll und zerschnitt es in kleine mundgerechte Happen. Zwei, drei Stücke aß sie, als wäre es *die* Himmelsspeise. Den gut gemeinten mitgebrachten Schluck Wein ließ sie stehen, weil ihr der Geruch nicht behagte und in diesem Fall die Übelkeit auch gleich wieder in Erbrechen umschlagen konnte.

Das vorgeschnittene Brot aßen sie gemeinsam auf und genossen es. Die Sonne schickte ihre letzten warmen Strahlen über den Plabutsch, ehe sie für die andere Hälfte der Erdkugel zu scheinen begann und es hier Abend wurde. Ihre vielen Besuche an diesem Tag führten zur körperlichen Ermüdung und Erschöpfung. Sie schlief ein. Die Kinder fuhren mit Oma und Opa nach Hause, ihr Mann blieb. Als ich an diesem frühen Abend aus dem Patientenzimmer ging, saß er an ihrem Bett und hielt ihre Hand, mit der sie immer und immer wieder versuchte, sein Gesicht zu berühren. Seine Augen, seine Nase, seinen Mund. Sie berührte ihn mit ihren Fingern und malte zärtlich Kreise in sein Gesicht. Sie fuhr ihm in sein Haar. Dabei neigte er seinen Kopf, damit sie seine Haare leichter erreichte. Dann roch sie an ihrer Hand und war sichtlich erfüllt. Sie schlief ein.

Es war der Geruch von ein wenig Kuhstall, ein bisschen Haarshampoo und Angst. Aber das getraute er sich nicht, ihr zu sagen. Stattdessen küsste er sie auf die Stirn. Sie lächelte. Es war der Moment, an dem wir unsere Zustimmung geben. Die Zustimmung an die Verzweiflung, aber auch die Zustimmung an die Erlösung als Antwort auf einen unhaltbaren Zustand. Ein Blick zurück, ein leises *Gute Nacht,* dann ging ich aus dem Zimmer. Ein Schritt brachte Erleichterung, der andere Wehmut. Der dritte Abstand, der vierte ein zerrissenes Herz. Der fünfte eine Träne und der sechste hätte den fünften fast zur Umkehr gezwungen:

> *... Soweit das Ohr, soweit das Auge reicht,*
> *du findest nur Bekanntes, das ihm gleicht.*
> *Und deines Geistes höchster Feuerflug*
> *hat schon am Gleichnis, hat am Bild genug.*
> *Es zieht dich an, es reißt dich heiter fort,*
> *und wo du wandelst, schmückt sie Weg und Ort.*
> *Du zählst nicht mehr, berechnest keine Zeit,*
> *und jeder Schritt ist Unermesslichkeit.*
>
> Aus Prooemion, J. W. v. Goethe

Nichts mehr davon hören, nichts mehr davon sehen war nun wohl für die nächsten Stunden meine Bestimmung als Krankenschwester, denn mein Dienst war zu Ende und ich übergab sie beide in die Hände meiner Kollegin. Unsere Patientin schlief und schlief und erwachte nur noch ein einziges Mal, so erzählte es mir die Nachtschwester am nächsten Morgen. So gegen 23.00 Uhr schaute sie sich im ganzen Zimmer um, erkannte ihren Mann an ihrer Seite und die junge Krankenschwester. Sie nahm die Hand ihres Mannes, schloss ihre Augen und schlief wieder ein. Atmete in tieferen Zügen und unter merklich größerer Kraftanstrengung, bis die Atmung nach zehn Minuten ruhiger und flacher wurde. Kurz vor Mitternacht war dann keine Atmung mehr zu sehen, zu hören und zu spüren. Ausgeatmet hatte sie das Leben, ihren Geist. Beendet die letzte schöne Zeit.

Als ich in der Früh in den Dienst kam, da war (...). Ja, was war da eigentlich noch zu sehen? Vom schweren Schicksalsschlag in dieser Nacht noch zu erkennen? Der Totenbeschauzettel, ausgefüllt vom Assistenzarzt, der Eintrag im Sterbeheft und das leere Zimmer. Das leere, frisch geputzte und zum Bezug wieder fertige Bett, das auf die nächste schlechte Nachricht wartete.

Eines Morgens wachst du nicht mehr auf,
die Vögel aber singen, wie sie gestern sangen.
Nichts ändert diesen Tageslauf.
Nur du bist fortgegangen.
Du bist nun frei,
und unsere Tränen wünschen dir Glück.

(J. W. v. Goethe)

Kurze Zeit später, gleich nach der Geburt der zweiten Tochter, erkrankte die damals diensthabende Nachtdienstschwester selbst an Krebs. Sie wurde operiert und therapiert, rehabilitiert und von Neuem motiviert. Musste ganz von vorne anfangen, wieder sprechen und gehen lernen, wie ihre eigene kleine Tochter. Sie konnte das Kind nicht alleine halten, liebkosen, wickeln, tragen oder beschützen. War auf fremde Hilfe angewiesen. Sie wusste nicht, wie ihr Morgen wird, aber wir alle wünschten ihr immer wieder aufs Neue einen guten Tag mit ihren Kindern und ihrem Mann! Und nur noch gute Nachrichten.

***

Knappe vier Monate später bekam eine 38-jährige Kindergartenpädagogin eine schlechte, aber nicht so grausam hoffnungslose Nachricht, wie unsere junge Landwirtin und Mutter zuvor. Auch sie wollte nur bei einer Vorsorgeuntersuchung Blut abnehmen lassen und schauen, *ob alles o. k. ist.* Dem war aber leider nicht so. Ihre Laborwerte waren auffällig, weshalb sie für einige Tage ins Krankenhaus musste, was für sie bereits eine gewisse Ausnahmesituation darstellte. Spitäler und Arztpraxen hatten für die alternativ denkende Frau so gar nichts Positives an sich. Wenn, dann eher etwas Traumatisches, dessen Ursache und Wurzeln sich in der Kindheit manifestiert haben mussten. Sie war wegen der vielen Untersuchungen bereits zehn Tage lang bei uns, als die Ergebnisse der entnommenen Gewebeproben eine eindeutige Diagnose zuließen. Es handelte sich in ihrem Fall zwar um einen bösartigen, aber eventuell doch operablen, therapierbaren Tumor.

Wieder ein Déjà-vu. Als hätte das damals, vor vier Monaten, nicht für längere Zeit gereicht, saß ich nun wieder mit einer jungen Krebspatientin in diesem Raum der schlechten Nachrichten. Nur mit dem gravierenden Unterschied, dass die junge Kindergärtnerin eine Rettungsleine, in Form einer möglichen medizinischen und chirurgischen Maßnahme, zugeworfen bekam. Es blieb allerdings ein Angebot, denn zu unserem großen Erstaunen lehnte sie jegliche Art von schulmedizinischer Therapie und Behandlung ab. Während ihre Mutter, die an diesem Tag zu Besuch kam, geschockt war, reagierte sie wiederum relativ gefasst. Sie ersuchte um alle Papiere und Befunde, um damit so schnell wie möglich aus dem Krankenhaus zu verschwinden. Sie waren ihr irgendwie nicht ganz geheuer, diese schulmedizinischen Ausdrücke und Möglichkeiten zur eventuellen Wiederherstellung der Gesundheit. Diese Chemotherapie war ihr merklich ein Gräuel, bei der ihr schließlich ihre geliebten schönen langen Haare ausgehen würden.

Sie blieb außergewöhnlich ruhig und sachlich und wollte sich nur die Papiere und Unterlagen aushändigen lassen und dann zu einem Spezialisten, wie sie sagte, gehen. Einem *Naturheiler.* Einem *Guru,* wie unser Herr Oberarzt solcher Art selbsternannter Menschenheiler nannte. Er, unser grauhaariger gefühlvoller Oberarzt, wurde noch hinzugezogen, um sie von ihrer raschen Abreise auf Revers vielleicht doch noch umstimmen zu können. Ihrer verzweifelten Mutter wäre es ein großes Anliegen gewesen, sich wenigstens anzuhören, *welche* Möglichkeiten es denn da eigentlich gegeben hätte. Aber nein, sie wollte unter keinen Umständen länger bleiben, geschweige denn sich informieren oder etwa therapieren lassen. Und, *des Menschen Wille* ist bekanntlich *sein Himmelreich.*

Die junge Frau wollte unter keinen Umständen, dass ihr Leben innerhalb der Krankenhausmauern gerettet wird. Total voreingenommen von der Human- und Schulmedizin, prallten dementsprechend alle gut gemeinten

Worte regelrecht an ihr ab. Sie unterschrieb den Revers, bedankte sich bei allen für die fürsorgliche Betreuung und die guten Ratschläge. Ihr weiteres Leben aber wollte sie wieder selbst in die Hand nehmen. Nach unseren Empfindungen natürlich einerseits schade. Andererseits war zumindest dieser Wunsch legitim und aus humaner Sicht auch zu akzeptieren und Punkt.

Obwohl unsere Landwirtin und Mutter vier Monate zuvor wahrscheinlich alles, alles Erdenkliche dafür gegeben und getan hätte für so eine Chance, unsere Kindergärtnerin ließ diese Möglichkeit außer Acht und suchte diesen einen, ihren persönlichen *Gesundheitsguru* auf. Ihre ganzen Ersparnisse, ihr ganzes Geld setzte sie ein, welches er auch ohne jegliche Skrupel annahm.

Und was hatte sie dafür erhalten? Höchstwahrscheinlich nur die Hoffnung auf Heilung durch Halbwahrheiten und besinnliche Handauflegungen. Einen teuren Beistand – für nichts? Am Schluss musste auch noch das geliehene Geld der Mutter herhalten, um diese Scheinbehandlungen weiterzuführen. Es war eine Art Fass ohne Boden, aber die Tochter vertraute bedingungslos. Zum großen Leidwesen der Mutter, die *das gequälte Leiden* ihrer Tochter, wie sie es bezeichnete, von der Ferne betrachten musste, denn Besuche waren in dieser geschützten, sektenhaft anmutenden Einrichtung nicht gerne gesehen und wurden ihr auch zeitweise untersagt. Abgesehen von jenen Besuchen, bei denen sie den gewünschten finanziellen Beitrag leistete, der für die weitere Behandlung ihrer Tochter erforderlich war.

Von all dem erzählte uns die Mutter, als sie mehrmals unseren Herrn Oberarzt kontaktierte, doch ihm waren die Hände gebunden. Gegen den Willen der Tochter konnte er eben nicht behandeln. Selbst wenn die Mutter gut und gerne Medikamente oder Präparate in diese dubiose Heilanstalt geschmuggelt und der Tochter heimlich verabreicht hätte, wie sie vorschlug. Der Wunderheiler meinte sogar, *sie bringe bei ihren Besuchen nur negative Energie mit und schade durch ihre Einstellung dem Heilungsprozess seiner Klientin.* Vom *Karma* und von *Energieströmen* war da die Rede und vom Schlechtmachen seiner Behandlungen. Der Gesundheitszustand verschlechterte sich aber ohnehin von Tag zu Tag, nur die geforderten Geldbeträge erhöhten sich jede Woche. Scheinbar hatte das Geld, der schnöde Mammon, keine negativen Auswirkungen oder Schwingungen auf die Energieströme und das Karma des Wunderheilers. Doch egal wie schlecht es ihrer Tochter ging, sie fühlte sich von seiner Gegenwart angezogen und in seiner Obhut wohl! Sie glaubte ihm alles, was er sagte, und vertraute ihm von ganzem Herzen.

Sie lag auf lauter weichen, mit Pailletten bestickten Pölstern, die das Raumlicht reflektierten. Von der Decke hingen hauchdünne bunte Tücher.

Sie hörte den ganzen Tag meditative Musik und wurde mit Klangschalen und Räucherungen stimuliert. Die Mutter meinte, dass dies ein durchaus positiver Ansatz für ein meditatives Wellnessprogramm sei, aber für die Krebsbehandlung ihrer Tochter wäre dieser Scharlatanerie völlig ungeeignet. Außerdem wurden ihre Schmerzen stets mit Mitteln behandelt, die sie vollkommen benebelten und ein Gespräch mit ihr unmöglich machten. Bedingungslos hörig sei sie ihm, diesem Idioten, sagte die Mutter. Mit allen Zellen ihres Körpers sei sie ihm hörig. Mit den guten und den schlechten Zellen ihres Körpers sei sie ihm verfallen. Und diese schlechten Zellen, die Tumorzellen nämlich, wolle er ihr aus dem Körper vertreiben. Einfach so! *„Ha"*, lachte sie in sarkastischem Tonfall laut auf. *„Dass ich nicht lache! Das ist doch lächerlich, oder?"* und drehte sich in Richtung unseres zuhörenden Oberarztes, der mit seiner Kopfbewegung staunend verneinte. So fuhr sie fort: *„Mit positiven Schwingungen, Packungen, Streicheleinheiten, Räucherstäbchen, Räucherschalen, Wasserschalen, Musik, Trommelschlägen und was weiß ich noch alles, will er den Krebs aus ihrem Körper vertreiben. Dieses windige, geldsüchtige, selbstgerechte Arschloch! Auf die Schulmedizin schimpft er und prophezeit jedem, der sich auf sie einlässt, Tod und Verderben. Dieses Arsch...",* da fiel ihr unser Herr Oberarzt ins Wort, um diese nicht ganz mädchenhaften Sprache und dem wiederholten Wortlaut, den sie für den Heiler ihrer Tochter verwendete, zu beenden. Aber was solls, er wusste, dass sie sich jemandem mitteilen musste. Das war schließlich ihre einzige Möglichkeit für eine mentale Unterstützung, denn sie musste ohnehin tatenlos zusehen, wie ihre Tochter zu Grunde ging. Sie entschuldigte sich stets für ihre Bemerkungen und bedankte sich für das geliehene offene Ohr seinerseits und fragte danach vorsichtig, ob sie denn wieder vorbeikommen dürfe, wenn sie jemanden zum Reden brauchte. Unser guter alter Oberarzt, ein Meister seines Faches, ließ ihr diese Möglichkeit stets offen. Humanmediziner eben!

Natürlich können wir im Nachhinein nicht behaupten, dass die Chemotherapie, die Operation oder die Kombination von beiden eine Option zur vollkommenen Genesung gewesen wären. Wir wissen es schlicht und einfach nicht, aber versucht hätten wir es auf jeden Fall! Ich möchte auch weder werten noch beurteilen, was richtig und was falsch war. Es hat, nach den jahrelangen Erfahrungen einer männlichen Krankenschwester, nämlich jegliche Therapie- und Behandlungsmethode ihre Vor- und Nachteile. Selbst den Drogen zugeschriebene, natürliche Präparate werden durch Beforschung in der Schmerztherapie heutzutage, vorsichtig gesagt, etwas legaler, und wenn ich dann an die vielen Nachteile denke, die durchaus verheerenden globalen

Auswirkungen der pharmazeutischen Industrie im fernen Indien und so weiter, dann weiß ich nicht, was von beiden das größere Übel nach sich zieht und wer den höheren Preis für die Erhaltung der Gesundheit bezahlt? Die Schulmedizin oder die ehrliche Alternative?

Unsere Kindergärtnerin bezahlte! Sie bezahlte alles! Zuerst mit ihrem Geld, dann mit dem Geld ihrer besorgten Mutter und zum Schluss mit ihrem eigenen Leben! All das viele Geld konnte ihr nicht helfen. In keiner Weise! Sie musste sterben. – Punkt.

Kein Angehöriger konnte oder durfte zum Schluss an ihrer Seite sein, nur fremde Menschen dieser privaten Einrichtung und der Guru selbst. Eine teure und auf Lügen aufgebaute Sterbehilfe war es für sie und mehr nicht.

Wie auch immer Reichtum entsteht,
er nährt sich stets auf Kosten anderer.

***

Aller Reichtum und alles Glück dieser Welt soll bekanntlich nichts wert sein, wenn die Gesundheit fehlt und das Schicksal so hart auf Menschen einschlägt, dass der Sinn des Lebens verlorengeht. Was diesen Sinn und das Glück des Lebens angeht, gibt es eine buddhistische Erzählung:
Ein König sucht den weisen Lehrer seines Landes auf und fragt ihn: „Was ist es wohl, das ein glückliches Leben ausmacht?" Die Antwort lautete: „Der Großvater stirbt, der Vater stirbt, der Sohn stirbt." Der König war empört über die Antwort des Weisen und forderte entrüstet eine Erklärung.

***

Eine Familie war im Entstehen. Der Sohn, ein Bankangestellter, hatte vor Kurzem geheiratet. Seine Frau war eine liebenswerte, umgängliche Person, die sich mit ihren Schwiegereltern sehr gut verstand. Sie wurde schwanger und zur großen Überraschung und Freude aller, erwartete sie Zwillinge. Das Einfamilienhaus wurde ausgebaut, vorfinanziert und eingerichtet. Alles lief bestens. Man blickte einer glücklichen zuversichtlichen Zeit entgegen. Der Schwiegervater und zukünftige Opa feierte mit allem, was Rang und Namen hatte, seinen 60. Geburtstag. Der Herr Pfarrer, der Bürgermeister, Nachbarn, Freunde, Vereine, Onkel, Erbtante, Jung und Alt waren gekommen. Geschenke, Gratulationen, Glückwünsche, ein musikalisches Ständchen von einer Abordnung der Stadtmusik, Ansprachen, Ehrungen, Trinklieder, Wein, Bier, Cognac, Torten, Zigarren, Herz was willst du mehr! Es war ein tolles Fest. Das junge Ehepaar war in der guten Hoffnung und steten Zuversicht, in wenigen Tagen Eltern von Zwillingen zu werden. Doch anstelle eines erfreulichen Geburtstermins oder Geburtstages der Kinder wurde es der Tag, an dem sich alles, alles nur Erdenkliche zum Schlechten wenden sollte. Bei der Geburt der beiden kleinen Mädchen kam es plötzlich zu einer Komplikation. Ein Mädchen starb. Warum, war vorerst nicht bekannt. Keine der ärztlichen Notfallmaßnahmen konnte das Baby retten. Beim ersten routinemäßigen Bluttest stellte man eine angeborene Immunschwäche fest, die auch im Blut des zweiten Mädchens positiv ausgetestet wurde. Es kam, wie es kommen musste. Auch das zweite Baby starb nach nur wenigen Tagen. Man testete daraufhin auch die Eltern der verstorbenen Mädchen und kam zu dem schrecklichen Resultat, dass auch sie beide unheilbar krank waren. Beide waren mit einem Virus infiziert. Ihnen war es nicht einmal vergönnt, sich richtig als Mutter und Vater zu fühlen, so schnell kam der Tod in ihre Familie und zerstörte das ganze Glück. Wer von den beiden wen angesteckt hatte, wurde erst später im Labor festgestellt, da war die Ehe bereits geschieden, was die ganze private Angelegenheit, menschlich betrachtet, noch trauriger machte. Einige Tage nach der Rechtswirksamkeit dieser Scheidung kam die Exfrau ins Krankenhaus und verstarb ebenfalls an dieser heimtückischen Krankheit. Und er, der früher so vitale und strebsame junge Mann, musste nach mehreren Monaten Betreuung durch seine Eltern auf unserer Station aufgenommen werden. Da lag er nun, dieser 38-jährige junge Mann, vor uns im Krankenbett. Er war sichtlich gezeichnet von einer zusätzlichen Infektion, die sich auf seine Muskeln, das Herz und das Gehirn auswirkte. Er war halbseitig gelähmt, im Sprachzentrum und im Schluckakt stark eingeschränkt und wurde über eine Magensonde ernährt. Ohne fremde Hilfe und Pflege war ihm keine Lebensaktivität, war ihm nichts mehr möglich. Ein vollkommener Pflegefall war er, den wir und seine sich aufopfernden Eltern bei uns betreuten. Wochenlang, ohne dass er auch nur einen Hauch an Lebensqualität erlangte. Ein Mann, der wie ein Säugling gewickelt und gepflegt werden musste. Ein Mann, dem man den Mund nicht mehr mit Pflegestäbchen befeuchten konnte, weil er mit seinen angespannten Kiefermuskeln den Wattebausch am Stiel abbiss und sein überquellender Speichel im Mund ununterbrochen aus dem Mundwinkel rann. Während einer Körperpflege, die wir zu zweit am Krankenbett durchführten, kam es zu einem weiteren Zwischenfall. Der Patient verbiss sich so stark in die Brust der Kollegin, dass diese leicht blutete. Es war ein großes Glück, dass ihr außer einer schmerzhaften Wunde kein infektiologischer Schaden zugefügt wurde. Er konnte sich nicht mehr mitteilen und auch seine Sehkraft war mittlerweile sehr schwach. Berührungen bei der Pflege lösten bei ihm einen unberechenbaren Zustand aus, in dem er, mit der relativ intakten, gesunden Hand wild um sich schlug.

Ein Mensch im Elend, das war nun geblieben vom großen Glück.

An einem herbstlichen Samstagnachmittag, die Sonne schien gerade noch ins Zimmer herein, hauchte auch er seinen letzten Atemzug aus. Sein Körper bäumte sich zuvor noch einmal auf und ein herzzerreißender greller Schrei kam aus seinem Mund. So, als wollte er sie noch einmal kundtun und hinausschreien, diese *gottverdammte*, schicksalhafte, beschissene Ungerechtigkeit, die seiner Familie zuteil wurde. Dann legte er sich hin und starb.

Wir machten ihn noch einmal sauber und beteten, wie es bei uns üblich war, gemeinsam mit den Eltern. Besprengten ihn mit Weihwasser und zeichneten ihm ein Kreuz auf seine Stirn, den Mund und die Brust. Als Zeichen der christlichen Verbundenheit. Die Eltern waren am Boden zerstört und bedurften unserer Hilfe und Gespräche. Was tun? Was sagen, wenn der einzige Lebenssinn bereits auf dem Totenbett lag. Der Tod nicht nur als erlösendes Ende, sondern als Auslöscher des Lebensglückes auftrat? Der Tod, der wie beim Stammbaum meines Onkels in umgekehrter Reihenfolge über sie kam. Er löschte alles Leben aus, bis auf das der ältesten Generation. Es gibt keine tröstenden Worte für Großeltern, die hier auf Erden zurückbleiben und den Kindern und Kindeskindern ins Grab hinein nachschauen müssen. Ihnen waren der Reichtum und alles Geld dieser Welt nichts mehr wert. Keiner kann hier den richtigen Rat geben, weise Worte sprechen oder Recht behalten. Nur schweigen und schweigend Anteil nehmen. Mehr nicht!

Wer denkt in so einer Situation noch an die schöne Zeit oder die große Geburtstagsfeier? Den Festtagsbraten, die Torten, die Musik, die Ehrungen, die Geschenke, die Lieder und Gratulationen. An den Wein, das Bier, den Cognac, die Zigarren? Überlegungen, die der (Groß-)Vater am Tag darauf anstellte. Es war Sonntag. Er brachte uns all diese Verbrauchsgegenstände, die er zu seinem Geburtstag geschenkt bekommen hatte. Viele, viele Flaschen Sekt, Wein, Spirituosen, kleine und große Zigarren. Er verteile sie an uns, weil er selbst daran keine Freude mehr verspüren konnte. Es war ihm allerdings ein Bedürfnis, uns damit zu beschenken. Ich habe heute noch eine solche Zigarre in meinem Humidor, und wenn ich ihn öffne, denke ich an diese Zeit und das schreckliche Schicksal, das diese Familie ereilte.

Zurück zur Antwort unseres Weisen an den empörten König aus der buddhistischen Erzählung.

„Was wäre das für ein Unglück“, belehrte der Weise, *„wenn zuerst der Sohn, dann der Vater und zuletzt der Großvater sterben würden?"*

Kurzschluss

Wovon wir Menschen nicht gerne sprechen und woran wir nicht gerne denken, das sind die Fehler, die wir im Leben bereits gemacht haben. Situationen, in denen wir überreagiert oder überhaupt falsch reagiert haben, unnötig laut wurden oder Mitmenschen mit unpassenden Worten verletzt haben. Wer glaubt, dass nur eine physische Art der Verletzung schmerzhaft ist, der irrt sich gewaltig. Blessuren, Verstauchungen, Verrenkungen und auch Frakturen heilen, aber psychische Gewalt und deren Wunden hinterlassen oft unschöne große Narben, die nicht mehr ganz abheilen. Die Kurzschlussreaktion oder eine Affekthandlung kann der Grund für ein solches Fehlverhalten sein. Mancher von uns musste bereits eine solche bedrückende Situation miterleben, in der man sich fragte, *Ist das jetzt wirklich gerade passiert?*". Die Beteiligten breiten zu oft den Mantel des Schweigens darüber, weil sie sich dafür schämen.

Von kleineren Auseinandersetzungen bis zu schwerwiegenden Delikten kann im Zivilleben, aber auch im Krankenhaus, alles vorkommen. Ständig hört man in den Medien davon, dass jemand auf seine Familienmitglieder losgegangen ist, sie verletzt oder gar getötet hat. Besonders gefährdet sind Menschen, die aus räumlichen, situativen oder sozialen Gründen in sehr enger Beziehung zueinander stehen. Zudem braucht es mindestens eine bestimmende tonangebende Person dafür, die einer oder mehreren untergebenen Personen gegenübersteht. Dadurch entsteht einerseits ein Machtverhältnis und auf der anderen, der untergebenen Seite, eine ungewollte Abhängigkeit. Über lange Zeit kann dieses Spielchen natürlich funktionieren, aber eine klitzekleine Kleinigkeit vermag es, die Situation kurzerhand umzupolen.

Oft genügt ein Funke für eine riesige Explosion.

So eine Situation stellt sich in der Pflege, genauer gesagt in der Langzeitpflege, sehr leicht ein. Vor allem im privaten Bereich. Wobei das Fehlverhalten nicht immer und automatisch von den Pflegenden, sondern auch vom Gepflegten selbst ausgehen kann. Das Alter, das persönliche Schicksal, unterschiedliche Einstellungen und Vorstellungen, selbst ganze Biographien machen Menschen zu dem, was sie vielleicht eigentlich gar nie sein wollten. Im falschen Moment kommt es zur emotionalen affekthaften Eskalation, die im Nachhinein betrachtet niemanden dienlich war.

In unserem Fall geht es um eine intelligente und geschäftstüchtige Frau, eine ehemalige Apothekerin, beseelt mit einer zielstrebigen Hartnäckigkeit, was ihre kaufmännische Tätigkeit anbelangte und einer resoluten Penetranz, was ihren Stand als Familienoberhaupt betraf. Sie war durch und durch herrschsüchtig, was sich auf alle im Hause Magistra Hoiss wohnenden Personen absolutistisch niederschlug. Solange sie nur irgendwie konnte, es ihre Gesundheit erlaubte, war sie die einzige, mit eiserner Faust herrschende Autorität im Apothekenhause. Sicherlich verhalfen ihr das berufliche Geschick und ihre alchemistischen Fachkenntnisse zu Glanz und Ruhm, zu Ansehen und Erfolg, zu Geld und Wohlstand, aber auch das große Vermögen vermochte es nicht, ihr strenges Gesicht lieblich oder gütig zu zeichnen. Alles in allem, ohne Schönfärberei durch die Zensur, war sie über die Jahre doch ein verhärmtes altes Luder geworden! Ein Luder inmitten von teurem Porzellan, Kristallgeschirr, sitzend oder liegend auf überaus schmucken Einrichtungsgegenständen im Biedermeier und Jugendstil, vom echten Schmuck, aufgeteilt auf mehrere versperrbare Kassetten, erst gar nicht zu reden. Ja, das war die eine Seite.

Auf der anderen Seite, ganz in der Hierarchie, da war ihre, zur Schüchternheit erzogene, unselbstständige Tochter, die nichts anderes zu tun hatte, als ihrer Mutter untergebenen zu sein. Immerhin hatte sie ihre Tochter einst unter Schmerzen entbunden, wie sie bei jeder Gelegenheit zu erwähnen pflegte, und so erzogen, um bewusst als winziges Nichts an Persönlichkeit gegenüber ihrer Mutter zu gelten. Ohne das Recht zur Bildung einer eigenen Meinung. Ohne das Recht auf Mitsprache über eine etwaige Ausbildung, ihre Lebensgestaltung oder ihr Liebesleben. Diese Themen standen im Hause Magistra Hoiss überhaupt nicht zur Debatte. Sie wurde nur angelernt, um im elterlichen Haushalt unentgeltlich alle Arbeiten zu verrichten, für die man sonst eine oder zwei Haushaltskräfte hätte anstellen und natürlich auch bezahlen müssen. Außerdem hätten diese Angestellten neben ihren Pflichten auch Rechte besessen, die Frau Magistra Hoiss ihrer Tochter selbstverständlich nicht einräumte. Sie war eben nur der Haustrampel, der die schmutzigen, lästigen und aufwendigen Arbeiten so zu verrichten hatte, wie es die Matriarchin für richtig hielt. Zwar musste sie nie Hunger leiden, war auswärts stets gut gekleidet und hatte auch ihr eigenes Zimmer, aber dennoch glich ihr Lebensumfeld vielmehr einem goldenen Käfig. Erzogen, keine Wünsche zu äußern, sondern zu funktionieren.

Sie wurde zu verschiedenen Tätigkeiten im Hinterzimmer der Apotheke herangezogen und dort auch nur für die einfachen, niedrigen Dienste benötigt. Vom Bodenreiben und Fensterputzen bis hin zum Reinigen der Reagenzgläser und Arbeitsflächen, das damals noch ohne Schutzhandschuhe erfolgte, obwohl es sich dabei oft um Säuren und Basen handelte. Es gab keine Wehleidigkeit, kein Weinen, kein Jammern oder sich beklagen. Nur ein angeordnetes Funktionieren wurde geduldet. Einkaufen, putzen, waschen, trocknen, bügeln und kochen waren selbstverständlich ihr tägliches Geschäft und Aufgabengebiet. Arbeiten, die notwendig waren und für die sie, wenn überhaupt, nur selten gelabt wurde. Wenn doch, dann nur von ihrem Vater, dem Herrn Ingenieur. Er war ein ehrsamer Beamter und etwas kriegstraumatisiert, hörte das Geschimpfe seiner Frau sehr schlecht, aber das Geflüster seiner Tochter relativ gut. Zwischen den beiden bestand ein, von der Mutter unterdrücktes, Vertrauensverhältnis. Der Herr Ingenieur saß seit seiner Frühpensionierung täglich im Büro, rechts neben dem Geschäftsraum der Apotheke. Die Tür zum Büro des Herrn Ingenieurs hatte laut Anordnung der Gattin stets geschlossen zu sein, damit sich dieser in aller Ruhe und Genauigkeit seinen, beziehungsweise ihren Geschäftsbüchern widmen konnte. Außerdem würde der Herr Ingenieur von der Kundschaft sowieso nur abgelenkt werden und könnte im Zuge dessen womöglich einen gravierenden finanztechnischen Fehler machen, was wiederum nach außen hin als unsauber wirken könnte und (...)! In seine Abgeschiedenheit wurde dem Mann, der seit halb acht Uhr morgens im Büro saß, dafür um halb zehn eine kleine Jause sowie eine Schale Milch serviert. Von der Tochter, versteht sich. Tür auf, Tür zu. Die Mutter legte sehr großen Wert auf Pünktlichkeit und Ordnung. Um dreizehn Uhr verließ er diesen Raum, um zum Mittagessen im ersten Stock zu erscheinen. Danach blieb er für eine Stunde am Wohnzimmersofa liegen, um wie angeordnet zu ruhen. Diese war ihm die zweitangenehmste Form der Anordnung. Abends, nach Geschäftsschluss, körperliche Reinigung und im Freizeitanzug zum Abendmahl. Punkt achtzehn Uhr dreißig wurde dieses im Speisezimmer eingenommen. Das vom Hausarzt Dr. Bellary (seines Zeichens Kriegskamerad des Herrn Ingenieurs, beide im selben Sanitätszug an vorderster Front und trotzdem nicht allzu hoch dekoriert) verordnete tägliche Glas Rotwein wurde von der Gattin gebilligt, zum Abendessen kredenzt und war ihm die liebste Anordnung im Hause Hoiss. Auch die Tochter kam mit der Kundschaft so gut wie nie in Berührung und somit auch zu keinem noch so kleinen Lob von außen. Ihr spärlicher, aber doch vorhandener Kontakt zur Außenwelt beschränkte sich auf Einkäufe und Sparziergänge sowie auf einen etwas gehemmten, kühlen Kontakt zur Apothekengehilfin Herma Wonisch. Frau Wonisch war eine angelernte Person mit integriertem Zickzackkurs und

Vitamin B. Protektion durch Beziehung, weil sie die Nichte vom ehemaligen Herren Bürgermeister war, und Zickzackkurs, weil sie sich die Vorteile ihrer Position zunutze machte, in dem sie nach oben leckte und nach unten trat, indem sie der Apothekerin auf die charmanteste Art in den Allerwertesten kroch und der Tochter über den frisch gebohnerten Boden lief, Substanzen verschüttete und von Zeit zu Zeit (un)absichtlich den Aufwischkübel umtrat. Es war eine eigene kleine raue Welt, in der sich die Tochter bewegte und aus der es kein Entrinnen gab. Ein Käfig mit Auslaufmöglichkeit. Die Gefahr, dass ihre Tochter Mut fassen würde, um aus diesem auszubrechen, bestand für die Mutter nicht. Dafür hatte die strenge, asketische Erziehung viel zu sehr an Wirkung gezeigt. Eine Flucht war ausgeschlossen. Der Herr Ingenieur verstarb eines Tages recht plötzlich und alleine in seinem Büro, in dem er jahrelang heimlich, aber ständig, Tropfen für Tropfen, Schluck für Schluck, Flasche für Flasche Alkohol zu sich genommen hatte. Egal, ob aus Kummer, Sorge oder Langeweile. Danach fragte niemand. Erst recht nicht seine Frau. Gott sei Dank hatte niemand im Kundenbereich etwas davon mitbekommen, was sich da hinter verschlossener Türe abspielte. Zum Schluss trank er ja bereits den hochprozentigen Alkohol der Apotheke selbst. Zuerst noch auf reduzierter, wasserlöslicher Basis, später dann auch unverdünnt, weshalb er an diesem Donnerstagmittag um zwölf Uhr dreißig auch nicht zum Mittagessen in den ersten Stock erschien. Als ihn die Tochter holen wollte, lag er neben seinem Schreibtisch am Boden, in seinem eigenen, im Schwall erbrochenen Blut. Mausetot. *„Es war eine Ösophagus-Blutung, eine Blutung der Krampfadern in der Speiseröhre. Niemand hätte ihm helfen können"*, sagte Dr. Bellary bei der Leichenbeschauung tröstend zur Tochter. Während der Leichenbeschauung blieb die Tür zum Büro wie immer geschlossen und die Apotheke geöffnet. Seine Tochter hatte ihn noch gewaschen, ihm den schwarzen Anzug angezogen, darunter ein frisch gewaschenes, gebügeltes weißes Hemd und die dazugehörige schmale dunkle Krawatte umgebunden. Dr. Bellary bekam einen Cognac und dann noch einen. Er blieb nach der Beschauung im Ledersessel sitzen und wartete neben seinem alten Freund und dessen Tochter auf die Bestattung. Als sie den Herrn Ingenieur durch den Hinterausgang über einen Kiesweg durch den Garten zum Leichenwagen trugen, war Stille im Hause Hoiss. Trockene Tränen begleiteten seinen letzten staubigen Weg.

Die Tochter wusch das Blut vom Fußboden, zog sich um und ging wieder ihrer Haushaltstätigkeit nach. Keine Zeit zum Weinen, keine Zeit, um zu trauern. Von diesem Tag an wurde der besitzergreifende Einfluss der Mutter ihr gegenüber noch größer und umfangreicher. Sie hatte ja nur noch sie, um jemanden zu beschuldigen, zu beschimpfen und zu nörgeln. Sie begann auch gewalttätig zu werden. Verbale Äußerungen und kleinere Schläge mit der Hand waren nun an der Tagesordnung. So wurde die Lebenssituation der Tochter über die Jahre hinweg immer extremer.

Mittlerweile war die heroische Mutter nicht mehr berufstätig, hochbetagt, bereits pflegebedürftig und trotz Abhängigkeit von ihrer Tochter immer noch herrschsüchtig. Sie wurde nun Tag und Nacht betreut und gepflegt, ordnete aber dennoch genauestens an, was, wann, wo und wie zu geschehen hatte. Die Tochter machte unterdessen alles so, wie es die Mutter als oberste Instanz befohlen hatte. Solange, bis sie selbst am Ende ihrer physischen und psychischen Kräfte angelangt war.

Jeder, der anstelle der Tochter in diese Rolle hätte schlüpfen müssen, wäre innerhalb von wenigen Stunden auf irgendeine Weise mit dem Gesetz in Konflikt gekommen. Rund um die Uhr war die Tochter im pflegerischen Einsatz und zählte selbst keine vier Stunden Schlaf pro Nacht und sogar diese konsumierte sie nur mehr auf Etappen! Die Mutter klingelte mit einer kleinen Glocke. Sie rief den Namen der Tochter *„Hallo – Christine"* oder *„Hilfe"* so stimmgewaltig, dass es im ganzen Haus nicht zu überhören war. In den Rollstuhl ließ sie sich nach einiger Zeit auch nicht mehr setzen, da ihr das zu beschwerlich vorkam und sie damit ja auch in die Öffentlichkeit transportiert werden hätte können, in der man dann ihre Schwäche zur Schau gestellt, den Einsatz der Tochter wahrgenommen und sie am Ende gar dafür gelobt hätte. *„Nein und nochmals nein! In den Rollstuhl auf keinen Fall!"*. Im Bett blieb sie und den Radio von der Küche und den einzigen Fernseher vom Wohnzimmer ließ sie sich zu ihr ins Schlafzimmer stellen. Die Tochter konnte ja schließlich bei ihr das von der Mutter gewünschte, gewählte und für gut befundene Programm sehen und hören. Zu diesen ausgewählten Programmen ließ sie sich, unter Einsatz von drei Pölstern, aufrichten und positionieren. Einmal aufgerichtet, lehnte sie mit dem rechten Ellbogen auf dem rechten Oberschenkel und hielt die Hand zum Kinn. So (unter)stützte sie ihren Kopf in aufrechter Haltung zum Geradeausschauen und Fernsehen. Durch dieses, zwar in Abständen, aber immer wiederkehrende Halten des Kopfes wurde sie an dieser einen Stelle am Kinn offen und wund!!!

Von all dem, diesem Martyrium der Tochter und der Egozentrik der Mutter, konnten Außenstehende nichts bemerken. Kein Zutritt und somit auch kein Einblick. Kein Beklagen der willenlosen Tochter. Kein Hilferuf und deshalb auch keine Hilfe! Kein Kläger, kein Richter! Nur Dr. Bellary hatte es einmal gleich nach dem Begräbnis vom Vater, das im kleinsten Bekanntenkreis abgehalten wurde, versucht, als sie im Gasthof Kirchenwirt beim, vom Herrn Ingenieur verfügten, Leichenschmaus zusammensaßen. Da hatte sich Bellary getraut, der Witwe einen guten Rat bezüglich *Testament, Vermögen, Haushaltshilfe, Pflegerin, zur Erleichterung für Christine* und so weiter (...) zu geben. Mehr hatte er gar nicht sagen müssen. Und mehr konnte er auch gar nicht sagen, denn die gnädige Frau war währenddessen einfach aufgestanden, hatte sich bei ihm verabschiedet und ist nach Hause gegangen. Die Wirtshausrechnung schickte sie ihm im Nachhinein zu, welche er auch kommentarlos beglich. Seit damals hatte er das Haus Hoiss nicht mehr betreten und deshalb ist dementsprechend auch nichts mehr passiert.

Solange, bis die Tochter eines Tages aus heiterem Himmel eine Handlung setzte, die wohl niemand im Vorhinein erwartet hätte.

Es war ein anstrengender Tag. Ein Tag wie jeder anderer in Christines damaliger Zeit. Wieder einmal rief die Mutter ihre Tochter zu sich, die gerade zwei Minuten zuvor das Schlafzimmer verlassen hatte, um an ihr herumzunörgeln und sie mit Spitzfindigkeiten zu drangsalieren. Sie ließ es sich, wie immer, gefallen. *Ja, Mama! Mach ich, Mama!* Dann sollte die Tochter ihrer Mutter ein Stück Schokolade in den Mund geben, was sie ebenfalls widerspruchslos tat. Die Mutter konnte ihre Hände zwar bewegen, war aber durch ihre Arthrose nicht mehr in der Lage, kleine feinfühlige Handgriffe zu tätigen, da ihre Fingerstellung bereits einer Verformung gleichkam. Wobei ihr feinfühlige Handgriffe selbst in ihrer aktiven Zeit nicht geläufig waren! Die Mutter lutschte kurz an der eingegebenen Schokolade und spuckte sie dann wieder aus. Wohin? Auf den Boden natürlich, von dem Christine sie wieder aufhob und den braunen Fleck wegwischte. Jetzt wollte sie etwas zu trinken haben. Auch diesen Wunsch erfüllte ihr die pflegende Tochter und unterstützte sie dabei.

Blaulicht mit Folgetonhorn!

Die beiden Damen erreichten mit dem Notarztwagen unsere Ambulanz. Die Mutter lag etwas zyanotisch (kurz- und schnell-atmend, mit bläulich verfärbten Lippen wegen eines Sauerstoffmangels) auf der Rettungsliege und trug deshalb die Rot-Kreuz-Sauerstoffmaske im Gesicht, wodurch sie sich nur sehr undeutlich artikulieren konnte. Dabei wirkte sie jedoch etwas nervös und verwirrt. Tochter Christine verhielt sich hingegen auffällig ruhig, eher gedanklich abwesend und wirkte dadurch ebenfalls etwas neben der Spur. Zudem stand sie auch immer etwas abseits vom Geschehen. Vorerst wurde ein akuter Sauerstoffmangel im Blut diagnostiziert und weil die Ursache im Unbekannten lag, musste man sie auch zur weiteren Beobachtung bei uns auf Zimmer 09 stationär aufnehmen.

Solange es der Mutter, unserer Patientin, noch relativ schlecht ging, war sie pflegeleicht und gut zu versorgen. Zeitlich gesehen betraf das die folgende Nacht und den ganzen darauffolgenden nächsten Tag! Bereits am zweiten Aufenthaltstag jedoch kam das wahre *Ich*, ihr ungestümes Wesen wieder zum Vorschein, das auch vor uns Schwestern nicht Halt machte. Nur gegenüber der Ärzteschaft, den Akademikern eben, war der Tonfall ihrer Stimme etwas angenehmer, ihre Ausdrucksweise und die Wortwahl eine Feinere. Uns gegenüber trat die ältere Dame im Sonderklasse-Zimmer eher wie ein Feldwebel auf, deren nähere Umgebung einer Art Kasernenhof glich. Ihre Befehlsgewalt nahm immer größere Dimensionen an. Die Anordnungen waren klar und präzise formuliert und hatten eins zu eins durchgeführt zu werden und Punkt und aus. So und nicht anders durften wir, das Pflegepersonal, agieren. So, wie die gnädige Frau ihre Befehle verteilte, konnte von ressourcenbetonter Pflege keine Rede sein. Höchstens von ganzheitlicher Bedienung. Ein Achtstundendienst auf der Seite von Zimmer 08 war somit nur schwer auszuhalten, ein ganzer Tag fast die Hölle und erst die zwölf Stunden dauernden Nächte! Die alte Frau war ein harter, zäher und durchaus bösartiger Brocken aus Fleisch und Blut, der uns Schwestern als persönliche Dienstboten missbrauchte.

Selbst die Tochter schien zunächst die Verhaltensweise der Mutter als normal einzustufen, sprach ihr aber, im Beisein der Pflegepersonen, immer gut zu. Sie solle uns *Schwestern nicht so verbal attackieren und uns bei unserer Pflegearbeit nicht behindern, die geleistete Hilfe annehmen und sich benehmen.* Dann kamen wir in unserem Anamnesegespräch, das dazu diente, den Allgemeinzustand des jeweiligen Patienten einzuschätzen sowie Informationen über pflegerelevante Ressourcen und Probleme zu sammeln, zu dem Punkt, wo es um die private, pflegerische Versorgung vor und nach dem stationären Aufenthalt ging. Dieses Gespräch führte man im Vier-Augen-Prinzip mit dem Patienten oder einem zuständigen Angehörigen. In diesem speziellen Fall bestand die Patientin darauf, alles zu dritt zu besprechen. Mutter, Tochter und Schwester. Bei vielen anderen Patienten kamen im Zuge dessen Versorgungsprobleme in den Lebensaktivitäten zur Sprache, hier allerdings war das anders! Die Tochter antwortete auf jede Frage, aber das nur in kurzen, knappen Sätzen. Die Mutter hörte genau zu. Sie nickte, schüttelte den Kopf oder gab ihre Kommentare in Form von Seitenhieben gegenüber der Tochter dazu ab. Diese aber sehr gezielt und unterschwellig. Zwischendurch wechselten sie gegenseitig einen Blick, als wollten sie sich gedanklich austauschen oder nichts Falsches, Gegenteiliges sagen. Ich spürte es genau.

Irgendetwas war auffällig an diesem Aufnahmegespräch. Es lag etwas in der Luft, aber was? Die Anspannung in beiden Gesichtern. Ein verhaltenes Frage-Antwortspiel mit ständigem Augenkontakt. Alles war ziemlich merkwürdig und die öffentlichen Demütigungen gegenüber der Tochter waren es auch. Die gnädige Frau Magistra Hoiss betonte so zum Beispiel, dass unsere Pflege hier auf der Station ebenso unzureichend ausgeführt wurde, wie die ihre zu Hause. Sie würde nur immer rasch abgefertigt und dann alleingelassen werden. Sie war davon überzeugt, dass man eine derartige Unzulänglichkeit eigentlich dem Primarius melden müsste, welcher uns, ihrer Meinung nach, alle miteinander hinauswerfen würde, wenn er ein Mindestmaß an Führungsqualität aufzuweisen hätte! Große Worte von jemanden, dem wir Schwestern nichts zu Leide getan hatten! Und als hätte sich die Tochter in den letzten Jahren jemals erlaubt, sich einfach nur Zeit für sich selbst zu nehmen! Etwas selbst zu entscheiden und zu tun. Sie hatte eine relativ hohe Toleranzgrenze, was diese Art von Äußerungen und Beleidigungen betraf, aber jetzt und hier vor fremden Menschen wurde aus dieser Toleranzgrenze eine überschrittene Schmerzgrenze, die der Tochter nun doch merklich die Tränen in die Augen trieb und mich dazu veranlasste, eine dementsprechende Maßnahme zur Veränderung der Allgemeinsituation zu setzen.

Warum? Warum war diese Frau so bösartig und ihre Tochter ihr so schutzlos untergeben? Warum?

Ich beendete das Gespräch im Zimmer 09 mit einem Dank und verließ den Raum. Im Apothekenzimmer erzählte ich meiner Schwesternkollegin von dieser merkwürdigen Situation, und wir wurden uns einig, unseren Assistenzarzt darüber zu informieren. Als er kam, führten wir ein Sechs-Augen-Gespräch. Diesmal aber nur zwischen Tochter, Schwester und Arzt in einem neutralen Rahmen. Im Untersuchungszimmer der Station. Zwar der berüchtigte Ort der schlechten Nachrichten, aber immerhin der einzige ohne Glaswände und Störfaktoren. Wir begannen wieder mit unserem gedanklichen Frage-Antwort-Katalog und siehe da, ihre Antworten wurden länger, ausführlicher und ihre Stimme ruhiger. Zeitweise monoton, teilweise emotional. Manchmal auch so, als würde ihre Stimme im nächsten Moment brechen. Beim wiederholten Nachhaken in die bestehende private Pflegesituation begann sie plötzlich bitterlich, fast hemmungslos zu weinen und verlor ihre sonst so beharrliche Selbstdisziplin in ihren Ausführungen. Sie weinte, sprach einige Worte und weinte wieder. Immer wieder beteuerte sie ihre Schuld, von der bis dahin keine Rede war. „Es hätte nicht so weit kommen dürfen!" Sofort wurde dem Assistenzarzt und mir klar, dass hier etwas vorgefallen sein musste, das unsere Kompetenz überstieg. Rasch wurden sowohl unser erster Oberarzt sowie auch ein diensthabender Psychologe hinzugezogen. Er war es, der von nun an die Fragen stellte, nachdem wir die Situation erklärt und der Tochter etwas zu trinken angeboten hatten. Ruhe und Gelassenheit saßen jetzt Ehrlichkeit und Vertrautheit gegenüber. Genau das war es, was sie jetzt dringend brauchte, um das seit Jahren Erlebte wieder ins Gedächtnis zurückzuführen und schließlich auch in Worte zu fassen. Der Psychologe und unser Herr Oberarzt waren die richtigen Gesprächspartner, der Assistenzarzt und ich wurden die stillen Zuhörer im Hintergrund. Nun waren die Fragen kurz und prägnant und die Antworten präzise und ausführlich. So erfuhren wir viel über ihren Vater, den Herrn Ingenieur, ihren eigenen Lebensverlauf, die Apothekengehilfin Frau Wonisch, den Hausarzt Dr. Bellary, der mittlerweile ebenfalls verstorben war, und viele andere interessante Einzelheiten des schrecklichen Familienlebens im Hause Hoiss. Das Gespräch verlief ruhig und angenehm und wurde niemals in eine Richtung gelenkt, in der man einen Schuldigen suchen oder finden wollte. Frei und ohne Vorbehalt konnte sie mit selbstgewählten Worten davon erzählen, was ihr Gedächtnis im Stande war preiszugeben. Alles, was sie bedrückt und unterdrückt hatte, ohne Zensur, ohne Korrektur. Im eigenen Tempo. Niemand trieb sie an oder stichelte von der Seite. Sie lachte und weinte, wechselte die Mimik im Sekundentakt, gestikulierte mit Händen und Füßen, um dann darauffolgend für Minuten wieder ganz ruhig und nachdenklich still im schwarzen Ledersessel des Untersuchungszimmers zu sitzen. Schließlich kam die Wahrheit ans Licht. Eine Wahrheit, die sehr befreiend war, wie sie es selbst beschrieb. Sie konnte sich alles von der Seele reden und erzählen, was am Tag der Einlieferung nach dem Ausspucken der Schokolade geschehen war.

An diesem Tag nahm sie das Trinkglas, das immer in Reichweite der Mutter stand und rückte ihr den Strohhalm zurecht. Es war immer der gewünschte Tee mit den ebenfalls gewünschten zwei Stück Würfelzucker im Glas. Normaler Kristallzucker durfte nicht verwendet werden, denn diesen konnte man nicht so genau dosieren und der Haustrampel, den sie ja unter Schmerzen gebären musste, schon gar nicht. Umgerührt und aufgelöst musste der Zucker sein! Wohltemperiert und nicht zu heiß, selbstverständlich! Die Mutter trank einen Schluck und dann (...), dann schlug sie der nichtsahnenden Tochter mit ihrer linken Hand das Glas aus deren rechten Hand und spuckte ihr die angesaugte Flüssigkeit ins Gesicht! Rufzeichen ohne Ende!!! ☹

Was folgte, war eine Kurzschlusshandlung, die im Affekt gesetzt wurde. Die Tochter nahm einen Kopfpolster und drückte ihn der Mutter so lange ins

Gesicht, bis diese erste Anzeichen einer Erstickung und der damit verbundenen Bewusstlosigkeit aufwies. In diesem Moment, in dem die bösartige Mutter so willenlos in ihr Bettgemach versank, da verließ die Tochter die Kraft und der Mut und sie legte den Polster auf die Seite. Die Atmung der Mutter hatte zwar eine kurze Pause gemacht, aber nicht ganz aufgehört. Sie befand sich in einem bewusstseinsgetrübten Zustand, aber sie lebte. Aus Angst vor einer Verschlechterung und einer gewissen Angst vor sich selbst, rief sie die Rettung. – Den bedauerlichen Rest kennen wir schon.

Niemand von uns konnte und wollte diese Frau nach dem Gespräch verurteilen. Stattdessen machte sich ein gewisses Maß an verständnisvollem Mitleid breit! Warum die Tochter sich nicht gleich selbst angezeigt hatte und warum die Mutter es nicht tat, war unserem Psychologen schnell klar. Die Mutter war zu stolz auf ihre gelebten Leistungen, auf ihre Apotheke und das selbstgeschaffene große Eigenheim. Niemals, und auch jetzt noch nicht, hätte sie das alles aufgegeben und wäre in ein Heim gezogen. Freiwillig unter keinen Umständen! Deshalb hoffte sie, nach einem Abklingen der Akutsituation, wieder in ihre selbstbestimmte Welt im Hause Hoiss zurückkehren zu können. Dass sie sich aber durch diese argwöhnische, gewohnte Art und Weise, ihre eigene dressierte und zugleich schikanierte Tochter zum Feind machte, soweit gingen ihre egoistischen Gedanken nicht. Rein narzisstisch und fern von jeglichen Verantwortungsgefühlen gegenüber ihrer einzigen, sich aufopfernden Tochter, schien diese Frau zu sein. Übrig geblieben von dieser Rolle als selbstverliebten alten Menschen ist ihr allerdings nicht sehr viel. Sie kam in eine neue und nicht mehr so selbstbestimmte Umgebung. In eine Seniorenresidenz für betuchte ältere Menschen. In ein Einzelzimmer, um andere Damen vor etwaigen physischen und psychischen Schäden zu bewahren. Ein Fernseher sowie ein Radio waren standardmäßig vorhanden und die gewünschten Programme für niemanden mehr eine Diktatur. Das war das Ende einer Tyrannei. ☺

Die Tochter musste zwar das Haus verkaufen, aber in ihrer neuen Wohnung konnte sie schalten und walten, wie es ihr beliebte. Ging ihr der strenge Regimentston ab, so konnte sie diesen bei einem Kurzbesuch im Pflegeheim ihrer Mutter vorübergehend wiederbeleben. Diese Besuche erlaubte ihr auch der Richter, der sie nach ihrer Selbstanzeige von der bewussten Tötungsabsicht freisprach und sie in ihre psychologisch gut betreute Freiheit entließ. In ihrem achtundfünfzigsten Lebensjahr konnte sie erstmals selbst entscheiden, wohin sie gehen wollte, woher sie kam und was sie zu tun hatte!

Eine heikle Angelegenheit war so eine dermaßen andersartige Verhaltensweise von Patienten, die noch dazu von Angehörigen, auch gegenüber fremden Pflegepersonen, oftmals als normal angesehen wird. Handelt es sich doch bei jeder Einlieferung ins Krankenhaus um eine Art Ausnahmesituation, in der man schließlich nie weiß, was einen erwartet und warum man eigentlich hier war. Nach Meinung der Angehörigen konnten durch die außergewöhnliche Situation schon einmal naturgemäß Bösartigkeiten auftreten. Im Akutfall, wie etwa einer Elektrolyte- oder Blutzuckerentgleisung, können manche sogar fern von jeglicher Realität sein. Dabei müssen wir sogar mit einer gewissen Impertinenz rechnen, die in Gewalttätigkeiten gipfelt und unsere Schwesternarbeit unheimlich schwierig macht. Alle ausgesprochenen Gemeinheiten und verbalen Äußerungen ihrerseits sind dann als situationsbedingt entschuldbar einzustufen. Aber wehe, aus unserem Mund klingt eine Frage oder eine Anregung zu fordernd, wird unser Handeln zu ressourcenbetont oder energisch, dann ist der sogenannte Ofen aus. Dann *brennt der Hut!* – Vor lauter Engstirnigkeit, Verständnislosigkeit, Ignoranz und Intoleranz unserer, teilweise schwierigen Kundschaft. Manchmal werden solche absurden Situationen zur abartigen Realität. Ärzte und Schwestern, die vor tobenden, mit Infusionsständern und anderem Zeug bewaffneten Patienten davonlaufen und sich im Apothekenzimmer einsperren. *„Ja, so schaut's leider für uns aus, im Schneckenhaus!"*

Arm

Auch wenn es die Zwei- oder gar Dreiklassenmedizin geben mag, so stellt sich die Frage nach der Armut und dem Reichtum unserer Patienten für uns Schwestern in der Pflege prinzipiell nicht. Jeder Kranke oder Verletzte, egal welcher Religion, Partei, Klasse oder Rasse, wird gleichbehandelt. Wir Schwestern werden auch nicht freundlicher, wenn uns jemand einen Hunderter unter die Nase hält. Zugegeben, die Krankenzimmergestaltung richtet sich sehr wohl nach der Honorarnote der Krankenkasse, aber die Pflege als solche ist und bleibt ein neutraler Boden. Zwar pflegen wir hier Frau Müller im Vierbettzimmer und dort die gnädige Frau im Zweibettzimmer, aber was dem einen sein Vorteil sein kann, wird dem anderen zum Nachteil und umgekehrt. Ein Patient ist aus der neutralen Sicht der Pflege auch weder *arm* noch *bemitleidenswert*. Ein Mensch wird zum Patienten, weil er krank oder verletzt ist und das allein ist Grund genug, um sich um ihn zu kümmern, ihn zu untersuchen, zu operieren, zu therapieren und eben zu pflegen.

Natürlich haben die gnädige Frau und der gnädige Herr im Sonderklassezimmer den eigenen kleinen Kühlschrank, die gratis Tageszeitung und einen Fernseher, aber glauben sie einer männlichen Krankenschwester, glücklicher oder zufriedener sind sie deshalb auch nicht. Ganz im Gegenteil. Zusatzkassapatienten erwarten sich oft mehr, als die Medizin und die gesamte Pflege zu leisten im Stande ist. Krankheit, Schmerz und Leid verteilen sich jedoch gleichmäßig über alle und jeden. Egal, ob erste, zweite oder dritte Klasse.

Die Medizin verliert ihren Witz
im Krankenbett;
Pflege hingegen
findet ihren Humor gerade dort.

Früher, wenn wir *armen Hascherln* mit einem Gips, verstauchten Gelenken, Fieber, Husten oder Heiserkeit im Bett lagen und die Mutter oder Großmutter für uns eine eigene, süßere Krankenkost kochten und uns verordnete Medizin als Sirup verabreicht wurde, genossen wir diese vollkommen behütete und verhätschelnde Fürsorge. Wir hatten unsere persönliche, private Krankenschwester. So manche Väter und Großväter wollten aus diesem Grund ihr Krankenbett erst gar nicht wieder verlassen. So mancher Fieberthermometer kam unter die Nachttischlampe, Wassertropfen mussten als kalter Schweiß auf der Stirn herherhalten, und wenn es schnell gehen musste, steckte der Finger im Hals. Lauter kleine Betrügereien, um ins mütterliche Verwöhnprogramm zu kommen oder weiter dort zu verharren. Das gab es früher, gibt es heute und wird es morgen noch geben.

In den Spitälern verfolgen wir heutzutage allerdings ein etwas anderes, moderneres Pflegekonzept. Man könnte fast sagen, dass es das Gegenteil davon darstellt. Moderne Pflege ist *Ressourcen orientiert*. Sie unterstützt den Patienten in allen Lebensaktivitäten, aber sie fordert und fördert auch seine Selbstständigkeit. Kein: *„Lassen Sie mich das für Sie machen"*, sondern vielmehr *„Versuchen Sie es mit meiner Hilfe!"*. Ein Großteil unserer Patienten versucht es natürlich noch nach wie vor mit der *„Ich bin krank und deshalb bin ich arm"*-Masche. Menschen, die ständig in unserer Mitleidstasche wühlen. So wie sie es wahrscheinlich auch zu Hause in ihrem privaten Bereich machen. Sie bezeichnen sich als *arme Haut* und versuchen durch ihr beständiges Gejammer zu einem kleinen, aber feinen Vorteil zu kommen. Sie verwenden alte Leierkastensprüche, die jedoch nur noch bei sehr wenigen Schwestern etwas bewirken.

Überhaupt gibt es in unserem mitteleuropäischen Raum keinen Grund für das ständige Gejammer oder um sich arm zu fühlen. Jeder, der es will und sich in irgendeiner Form einbringt, ist grundversichert. Selbst jene, die nicht versichert sind, werden jederzeit im Krankenhaus versorgt. Der Staat bezahlt! Es gäbe auch für jeden ein Dach über dem Kopf sowie eine tägliche Mahlzeit auf dem Tisch. Man muss die Sozialleistungen nur annehmen können. Ich kenne auf der großen weiten Welt, unseren gesamten Erdball, nur wenig bis gar keine Länder, in denen die Sozialleistungen ein so hohes Niveau erreicht haben, wie bei uns. Wenn wir dagegen an die vielen notleidenden Menschen und vor allem die Kinder in den Dritte-Welt-Ländern mit ihren Hungerbäuchen denken, denen die Grundnahrungsmittel zum Überleben fehlen und erst recht die medizinische Versorgung (...)! Sie haben keine modernen Schuhe, kein frisch gebügeltes Hemd, keine Markenunterwäsche, geschweige denn ihr tägliches Brot. Lästige Fliegen und Mücken sitzen auf ihren Gesichtern und sie müssen es hinnehmen und ertragen.

Na, wer ist jetzt eine *arme Haut*, ein *armer* Mensch?

Keiner von uns! Wir fühlen uns nämlich im Grunde nur benachteiligt und dadurch arm oder ärmer als andere. Was hilft dem Erkrankten, dem Verunfallten, dem Gehandicapten oder Menschen mit besonderen Bedürfnissen unser Bedauern, unser Mitleid und unser tröstendes Wort, wenn es im Gegenüber nichts bewirkt? Ja, natürlich wirkt diese Art gefühlvolle

Zuwendung in der Akutphase sehr empathisch, aber spätestens wenn der Betroffene von seiner verarmten Situation die Nase voll hat, schätzt er jene Menschen in seiner Umgebung, die ihm dabei behilflich sind, wieder Mensch zu werden. Der querschnittgelähmte junge Exsportler wollte nach seinem Reha-Aufenthalt nicht als arm abgestempelt werden. Im Gegenteil, er versuchte sich wiederaufzubauen, zu trainieren, sich zu stärken und zu integrieren, um als *normaler* Mensch zu leben. Die reitsportbegeisterte junge Frau, die mit ihrem treuen teuren Pferd zu Sturz kam und wegen einer inkompletten Querschnittlähmung ebenfalls abhängig vom Rollstuhl wurde, fühlte sich auch nicht arm. Sie trauerte zwar Monate lang um ihr geliebtes Pferd, das eingeschläfert werden musste, kämpfte aber zugleich um ihr Geh- und Stehvermögen. Weder ein Erblindeter noch ein Gehörloser bezeichnen sich selbst als *armen* Menschen! Selbst der bis zum Hals vorübergehend gelähmte Beamte, der vom Fahrrad fiel, fühlte sich samt seiner Trachealkanüle im Hals nicht *arm*. Er musste mit einer Pusteglocke nach uns Schwestern läuten, hatte oft Angst, zu ersticken, wenn seine Atemkanüle voller Speichel war, und konnte sich nur schwer mitteilen. Die Körperpflege war für ihn eine Qual. Das Umdrehen, Lagern oder Positionieren eine besonders heikle Angelegenheit und das Ankleiden eine für ihn nur schwer tolerierbare Lebensaktivität. Gemeinsam aber schafften wir es, ohne uns dabei *arm* zu fühlen. Später einmal schrieb er uns einen Brief und legte diesem ein Foto bei. Da stand er. Wieder aufgerichtet grüßte er uns herzlich aus der zweiten Reihe eines Gruppenfotos von einem Familientreffen. Sie alle und noch viele andere waren meine Patienten und wollten nicht als *arm* bezeichnet werden. Sie wollten nicht, dass ihnen bei allem unter die Arme gegriffen wird. Ganz im Gegenteil verinnerlichten sie das ressourcenbetonte-Unterstützungsangebot, übernahmen es in ihr Denkschema und verzichteten auf Hilfe aus Mitleid. Kein Mitleid zur Förderung des Selbstmitleides. Stattdessen Hilfe zur Selbsthilfe. Eine Unterstützung und Möglichkeit, sich trotz des Verlustes von bestimmten Fähigkeiten weiterentwickeln zu können. Mehr wollten sie nicht und mehr brauchten sie nicht. Sie alle nahmen ihr Leben wieder selbst in die unterstützte Hand.

Ein Gebrechen oder Leiden kann oft sehr schnell und ohne Vorwarnung im Körper entstehen. Mechanisch, organisch oder seelisch. Dieser Umstand wird dann als Schmerz wahrgenommen. Kurz oder lang, krampfartig oder brennend, ziehend oder stechend, oberflächlich oder tief, wellenartig oder anhaltend, stark oder schwach, lokal oder ausstrahlend (...). Das Vokabular rund um das Erleiden von Schmerzen ist lang. Es gibt sie eben in allen Arten und Weisen, je nach Ursache und Herkunft des Übels. Was allerdings in den Köpfen der Menschen zum Großteil verlorengegangen ist und nicht mehr als normal angesehen wird, das ist das Aushalten eines gewissen Maßes an Schmerzen. Wer krank ist, fühlt sich nun mal unwohl und leidend; Wer Fieber hat schwitzt oder halluziniert und wer sich verletzt, fühlt den Schmerz der traumatisierten Zellen. Diesen Schmerzpegel können und wollen Menschen aber nicht mehr ertragen. Den Nadelstich der Impfung, die Halsschmerzen bei Angina, den Kopfschmerz beim Wetterumschwung, die Mattheit bei Fieber, die Gelenkschmerzen beim grippalen Infekt und die vielen unangenehmen Kleinigkeiten, die aber leider dazugehören.

Es gibt einen großen Unterschied zwischen Empfindsamkeit und Empfindlichkeit. Meines Erachtens ist es gut, empfindsam zu sein und in den eigenen Körper hineinzuhören und auf bestimmte Dinge reagieren zu können. Achtsam zu sein. Krankmachende Einflüsse zu erkennen und zu unterbinden. Das alles unterstützt die eigene Gesundheit. Natürlich braucht kein empfindsamer Mensch mit einer diagnostizierten Erkrankung oder Verletzung starke Schmerzen erleiden, keiner. Die Medizin heutzutage legt großen Wert darauf, dass die Verträglichkeit der entsprechenden Medikamente und deren Dosierung individuell angepasst zur Anwendung kommen. Leichter gesagt als getan, denn diese medizinische Arbeit ist eine hohe Kunst. Gegen die Empfindlichkeit ist allerdings kein Kraut gewachsen. Sie wird in erster Linie anerzogen. Kinder, deren Eltern auf Schmerzen überempfindlich reagieren oder die kurzen Schmerztränen der Kinder durch Mitleidsbekundungen aufwiegen, werden zu regelrechten *Heulsusen*. Dieses Phänomen konnte ich sowohl bei unseren eigenen Kindern als auch bei den vielen anderen Kindern, die ich in meiner Ausbildung zu betreuen hatte, beobachten. Es beginnt bereits beim einfachen Hinfallen des Kindes. Manche Eltern, so wie meine Frau und ich und auch unsere Eltern früher, waren der Meinung, dass Kinder nach solchen Hoppalas durch das Nichtreagieren oder durch bewusste Ablenkung ihren Fallschmerz schadlos übertauchen. Zumeist vergessen sie dann sogar aufs Weinen und mitleidserregende Schreien. Auch später, wenn sie mit kleineren Blessuren oder Verletzungen und tränenüberströmten Gesichtern angelaufen kamen, waren ein ruhiger Tonfall, das Schmerz-Wegblasen und das Aufkleben eines Trostpflasters die beste Medizin. Man ist dadurch natürlich herausgefordert, denn die „Komm zu mir, du armes Kind"-Mitleidstour wäre die einfachere, lindere und liebere Form, glaubt man zumindest. Immer wieder wird diese von überfürsorglichen Eltern praktiziert. Kommt so ein armes Kind dann mitsamt seinen Eltern einmal verletzt oder erkrankt in die Kinderklinik oder eben gegebenenfalls auf die Kinderchirurgie, so erlebt das Personal seine blauen Wunder. Jede Blutabnahme, jeder Venenzugang, jedes Röntgen, jedes Eingipsen und jede Wundversorgung werden zur Tortur für alle Beteiligten. Oft genug begleitete ich meine eigenen Kinder auf solche Ambulanzen und Stationen, aber wie es eine gewisse Grenze an zu akzeptierenden Umständen gibt, muss es gleichzeitig auch eine Stufe der Toleranz geben, denn die Leidensumstände bringt man bereits mit ins Krankenhaus. Dort hofft man auf eine Diagnose und Hilfe. Denn ohne Diagnose gibt es schließlich keine Therapie und ohne Therapie auch keine Genesung. Wie schnell es geht oder besser gesagt wie lange es dauert, bis die Therapie greift, ist individuell unterschiedlich und steht wiederum im Zusammenhang mit den beiden Eigenschaften der Empfindlichkeit und der Empfindsamkeit. So tut sich zum Beispiel der Onkel Doktor gar nicht mehr so leicht, wenn eine Mutter mit ihrem an Angina erkrankten Kind in seine Ordination kommt. Therapiert er human mit Tee, Gurgelwasser und einem Saft zur Fieber- und Schmerzbekämpfung, so würde es begleitet von nächtlichen Schlafpausen, Fieberschüben, Gejammer und Weinen sieben bis zehn Tage dauern, bis das Kind wieder gesund ist. – Eigentlich normal! Die Mamis und Papis sind allerdings bereits nach drei Tagen und Nächten so genervt und körperlich *fertig,* dass sie entweder erneut den Kinderarzt aufsuchen oder zu einem anderen wechseln. Beim zweiten Besuch oder eben anderen Arzt wird ein Antibiotikum verschrieben! *Ja, was bleibt ihm übrig? Er hat so gut wie keine andere Wahl!* Siehe da, nach zwei Tagen schlafen alle wieder gut. Auch die Mamis und Papis. Kein Weinen, kein Fiebern und kein Gejammere des Kindes mehr. *Ein guter Arzt, der zweite Arzt. Oder? Warum nicht gleich?"* Zum anderen, dem Humanmediziner, gehen sie nicht mehr. *Der kann ja nichts! Der wird bestimmt nicht weiterempfohlen (...)."*

Was das Kranksein und Gesundwerden betrifft, so werden in Folge dessen jedoch alle immer abhängiger und resistenter. Aus kleinen körperlichen Gebrechen werden große Probleme, weil man stets *mit Kanonen auf Spatzen schießt.* So bildlich versuchte unser erster Oberarzt den Patienten die Antibiotikatherapie zu erklären. Trotzdem liegt die Schmerztoleranz am Boden. Warum? Weil man Krankheiten, Diagnosen und Therapien im schmerzlosen Internet findet. Die damit verbundenen Leiden aber nicht. www.leiden-schaft. at.

Wegen der zu vielen Menschen, die aus den unterschiedlichsten Beweggründen ins Krankenhaus strömen, sind unsere Ambulanzen fast permanent total überfüllt und überfordert. Dadurch steigt die Wartezeit. Alle fühlen sich schwer krank oder hilfsbedürftig. Viele von ihnen könnten ihre Blessürchen aber auch zu Hause mit Hilfe des Hausarztes auskurieren. Natürlich ist es im Krankenhaus angenehmer: Das Bett wird gemacht, das Essen und die Getränke serviert, ein breites Frühstückssortiment geboten, freie Menüauswahl zu Mittag wie am Abend und der Arzt kommt täglich ans Krankenbett. Im Winter ist es schön warm, das Warmwasser kostet nichts und außerdem *hat man ja schon viele Jahre in den Krankenkassa-Sozialtopf eingezahlt und für sich selbst nicht viel benötigt,* verkündeten viele Patienten ganz offen.

Als wir noch Sonderklassezimmer führten, begrüßten uns immer unsere stationseigenen Stammgäste, die sich regelmäßig durchuntersuchen ließen und sich dabei einige Wochen mit Sack und Pack einquartierten. Manche hatten sogar ihre eigene Kaffeemaschine mit im Gepäck. Meistens zogen sie über die Feiertage ein, die alleinstehenden älteren Hofratswitwen, Geschäftsleute und Zinshausbesitzer. Sie machten auch gar keinen Hehl daraus, was sie dazu bewegte, ins Krankenhaus zu kommen. Die erstklassige Versorgung, Rundumbetreuung und scheinbar kostenlose Therapie. Wenn es schön war, so gingen sie im Park spazieren und in die Kantine ein Achtel Wein trinken. Wenn es regnete, rauchten sie ihr Zigaretterl beim Zimmerfenster hinaus. Zwar nicht offiziell und ohne Erlaubnis, aber wo kein Richter, da kein Kläger. In diesen Tagen bereits undenkbar. Dafür kommt heutzutage die Rettung eine halbe Stunde vor Mitternacht mit Blaulicht angefahren und bringt eine sehr betagte, 97-jährige Patientin aus dem Seniorenheim in unsere Ambulanz. Sie verweigert bewusst seit fünf Tagen die breiig-flüssige, von fremder Hand eingegebene Nahrung. Ihre letzte bewusste, menschenmögliche Handlung, um zu zeigen, dass sie nicht mehr kann und mag! Die Seniorenheim-Nachtpflegerin fürchtet jedoch eventuelle Konsequenzen, die auf sie zukommen könnten, und der gerufene Notarzt schickt sie wegen akuter Austrocknungsgefahr zu uns ins Haus!

In einer anderen Nacht um 01:00 Uhr kommt ein Herr, dem sein rechtes Daumengrundgelenk bereits seit volle zwei Wochen schmerzt. Da er gerade am Heimweg von einer dienstlichen Veranstaltung war, an unserem Krankenhaus vorbeifuhr und die Ambulanz ja einen vierundzwanzigstündigen „*Versorgungsauftrag*" hat, dachte er, lässt er seine Hand gleich einmal anschauen und *durchchecken!*

Armer Mensch!

Dieses Mal ist es vier Uhr in der Früh, ein 23-jähriger Student erreicht uns mit einem Taxi von seiner Wohngemeinschaft aus, weil er seit Mitternacht(!)

zweimal (!) am WC war und er einen ungewöhnlich dünnen Stuhlgang zu beklagen hatte.

Dann taucht schließlich um fünf Uhr morgens eine kleine Gruppe angesoffener Jugendlicher bei uns auf. Einer davon hatte sich beim Sturz die Schulter verletzt, eine die Hand an einem zerbrochenen Glas aufgeschnitten und zwei andere, die die Verletzten unter ihnen nur begleiteten, kotzten unterdessen alles ohne Scham auf den Boden, was sie in den Stunden zuvor an alkoholischen Getränken zu sich genommen hatten. Darunter die vielen schlecht gekauten, groben Bestandteile von Spaghetti, Chips und Popcorn. Eine schöne Bescherung für die übernächtigen und nüchternen Mägen der Ambulanzschwestern und Pfleger.

„So, bitte Herr Doktor. Hier bin ich. Ich bin krank und ich bin arm. Wo ist mein Krankenbett, wo meine Schwester?"

Durch die immer lauter werdenden und unzähligen unsinnigen Hilferufe der ach so armen Menschenseelen kann es passieren, dass eine Stimme in der Möchtegern-Patientenmasse so lange vergeblich ruft und überhört wird, bis sie schließlich ganz ausbleibt und verstummt. Ein Armutszeugnis der Gesellschaft!

„Arm ist nicht der, der wenig hat,
sondern der, der viel braucht!"

(Peter Rosegger)

Das Totenbett

Es kommt der Tag, es kommt die Stunde, in der uns das unvorhersehbare oder auch wohlvorbereitete Ende ereilt. Das Ende durch den unausweichlichen Tod. Aus der Sicht der Astrophysiker ist das das absolute Ende und Aus des Lebens. Für Menschen, die an einen Gott oder das Göttliche glauben, existiert ein Danach. Etwas Annehmbares, Wünschenswertes wie etwa die Auferstehung, die Wiedergeburt, die Metamorphose oder andere kulturell-religiöse Möglichkeiten, die uns für das, was uns nach dem irdischen Leben erwartet, in Aussicht gestellt werden. Eine spirituelle Hoffnung. Ein Gedankengut, das zwar einerseits wissenschaftlich nicht nachweisbar ist, andererseits auch nicht widerlegbar, und deshalb durchaus eine Berechtigung, einen Platz hat.

Sie kommen mir oft in den Sinn,
die Menschen, denen ich den
letzten Löffel Suppe gab.

Sicher ist, dass alles, was lebt, auch einmal sterben muss. Auch wenn wir uns im Laufe unseres Lebens oftmals tiefgehende Gedanken über eine utopische Unsterblichkeit machen. Wer stirbt schon gerne? Jedes Leben, das entsteht, endet auch. Das eine früher, das andere später. Für jede Pflanze, jedes Tier und eben auch den Menschen gibt es diese Gewissheit, die wir gut und gerne als einzige Gerechtigkeit bezeichnen. Dabei ist am Tod weder etwas gerecht noch ungerecht. Zwar empfinden wir Hinterbliebenen den Tod, das Sterben eines geliebten Menschen, oft als ungerecht, wenn es vor seinem 70. Geburtstag passiert. Oft sogar dann noch, wenn der Betreffende die 80. Lenze überschritten hat. Es möcht' nun mal jeder hundert werden, weshalb wir dieses sensible Thema nur zu gerne verdrängen und es aus den Tagesthemen ausblenden. „Rede nicht immer übers Sterben", „Lass den Tod im Krankenhaus". Der Tod ist für viele eine unangenehme Gestalt. Ein angsteinflößender Lebenszerstörer. Ein Spaßverderber, der in der heutigen Spaßgesellschaft tabu ist. Trotzdem kommt der Tod dann, wenn er möchte und bittet dabei auch nicht erst höflich um Einlass. Ich habe ihn bei Kindern zu früh kommen gesehen und für alte Menschen im Kranken- und Siechenbett gebetet, dass er endlich sie endlich erlösen möge. So oder so. Traurig ist der Moment allemal. Dennoch ist das Gefühl der Trauer genauso wichtig, wie jenes der Freude. Für mich! Ich nutze diese Emotion sogar, wenn ich nach einem Tag- oder Nachtdienst sehr übermüdet mit dem Auto nach Hause fahre. Wenn ich nämlich merke, dass ich unkonzentriert bin oder gar meine Augenlider schwer werden und langsam nachgeben, dann denke ich daran, wie es wäre, wenn ich jetzt durch irgendeinen Schicksalsschlag plötzlich sterben müsste. Wie ginge das Leben ohne mich weiter? Wie ginge es meiner Frau, meinen Kindern, meiner ganzen Familie damit? Wer von meinen sparsamen und ehrsamen Freunden und Verwandten würde mir einen Blumenkranz, wer nur ein kleines Gesteck an die Bahre stellen lassen? In Gedanken zähle ich sie sogar und schmunzle dabei, wenn ich mir vorstelle, wem ein großer Kranz sicherlich zu teuer wäre! (…) Über all das denke ich angestrengt nach und plötzlich bin ich nicht mehr müde und komme gesund und munter zu Hause an!

Aber nicht nur in unserem Gedankengut ist der Tod allgegenwärtig. Berufsbedingt begegnen wir Schwestern ihm fast täglich. Sehen gleichzeitig aber auch, dass er von Patienten und vor allem deren Angehörigen bewusst verdrängt wird. Er wird nicht als Erlösung vom Leiden im Leben wahrgenommen, sondern mittlerweile viel häufiger als abschreckendes Beispiel, eines Versagens der ärztlichen Kunst. Sogar das Leben der 97-jährigen Großmutter *muss* unter Einsatz aller zu Verfügung stehenden Mittel zu jedem Preis erhalten und gerettet werden. Aus welchen Gründen auch immer? *„Aber … bitte schauen Sie, dass sie nicht stirbt!"* Selbst, wenn der liebe Gott persönlich seine Hand nach einem von uns ausstreckt, hängen wir Schläuche und Kabel an die sterbenden Körper und pfuschen ihm somit ins göttliche Handwerk. Wir beleben und reanimieren uns zurück ins Leben, egal wie schlecht das Danach auch ausschauen mag. Hauptsache man hat überlebt. Diese Meinung einer männlichen Gesundheits- und Krankenschwester mag für manche befremdlich klingen, denn aus eben diesem Grund, so möchte man meinen, nämlich dass man Leben retten möchte, interessiert man sich doch für einen solchen Gesundheitsberuf. Oder? Sehr richtig! Dieser Gedanke bildet die Grundlage für das Konstrukt an Erfahrungen, die man dann im Laufe seines Berufslebens macht. Diese Erfahrung ist es auch, die mich gelehrt hat, jeglichen Zugang, den medizinischen, den pflegerischen wie auch den ethischen, stets gleichermaßen in meine Betrachtungen mit einzubeziehen. Alles in allem abzuwiegen und dem Schicksal, der Natur, dem Göttlichen, der Schöpfung oder wie auch immer man es bezeichnen möchte, eine Chance zu geben, ebenfalls mitzumischen. Für diesen Fall hatte unser alter Oberarzt immer einen gängigen Spruch auf den Lippen, der nichts versprach, aber auch nichts ausgeschlossen ließ. *„Wir haben unser Bestes getan und angewendet, jetzt* *entscheidet der liebe Gott!"* Ich weiß zwar nicht, in welchem Verhältnis unser Herr Oberarzt zum lieben Gott stand, und er hat ihn auch sicherlich nicht regelmäßig in der Kirche gesehen, aber den Angehörigen gab er damit Trost und Hoffnung zugleich.

Tod und Trauer gehen bei uns im Krankenhaus täglich ein und aus, wie zwei Angestellte. Der Tod kommt erlösend, überraschend, plötzlich, schleichend, langsam, erwartet und unerwartet. – *"... denn ihr kennt weder den Tag noch die Stunde!"* (Matthäus 25:13) Selbst wenn wir altgedienten Schwestern durchaus dazu in der Lage sind, zu erkennen, ob und in welche Richtung das Leben seinen Verlauf nimmt, so können wir in keiner Weise den Sterbeprozess beeinflussen! Auch wenn wir oft gefragt werden: *"Wie lange wird es denn noch dauern, Schwester?"* Wie um alles in der Welt sollen wir so eine Frage beantworten können? Wir sind ja schließlich keine Todesengel und warten ebenso wenig mit der berühmt-berüchtigten Todesspritze hinter der Zimmertür oder drehen an lebensnotwendigen Apparaten herum. Ganz im Gegenteil wollen wir unsere Patienten anders loswerden. Nämlich auf die angenehme, kultivierte, therapierte, gepflegte und kurierte Variante. Durch den Ein- und Ausgangsbereich im Erdgeschoss und nicht über die Edelstahlabteilung im neonhellen Keller.

Wir Menschen leben zwar statistisch und praktisch gesehen immer länger, werden also immer älter, und trotzdem akzeptieren wir den absolut unumgänglichen Tod nicht. Warum eigentlich nicht? Warum verbannen wir ihn hinter die 100-Jahre-Grenze? Haben der Tod und das Sterben in unserer vitalen megageilen konsumbegeisterten Welt, in der die Menschen mit neunzig immer noch Auto fahren und shoppen gehen, wirklich keinen Platz mehr? Sterbebegleitung, Sterben und Tod werden so gut es geht aus dem Privatleben ausgeklammert. *„Aus Angst, mit all dem nicht umgehen zu können"*, wird der Sterbende in dieser letzten Phase und Konsequenz noch schnell ins Krankenhaus gebracht. Weil es da selbst für die Sterbenden noch Hoffnung gibt und sich niemand *„Es ist genug!" sagen* traut.

Meine liebe kleine und seit ihrer frühesten Kindheit gehbehinderte Großmutter traf in unserem Heimathaus in drei Todesfällen eine Entscheidung, indem sie sagte: *„Es ist genug! Er/Sie wollte zu Hause sterben!"* Sie tat es für ihren Mann, ihre Schwester und eine ihrer besten Freundinnen. Auch wenn sie dadurch unwiederbringlich geliebte Menschen verlor. Viele Jahre später durfte ich dann für sie entscheiden. Meine Mutter (63), meine Tochter (12) und ich (damals 38), wuschen sie, zogen sie an und richteten sie her. Unser Sohn (14) tröstete seinen Opa. Gemeinsam beteten wir, besprengten sie mit

Weihwasser und bedankten uns bei ihr für ihre guten Taten. Ich hoffe, dass diese Entscheidung eines Tages auch jemand für mich treffen wird, der mit beiden Beinen fest im Leben steht und die nötige Kraft dazu besitzt. Weil diese Verantwortung niemand mehr übernehmen möchte, müssen wir uns dann den Sterbenden annehmen, wobei die Betreuung aus Mangel an Zeit zu einer ungewollten Routinearbeit verkommt. Obwohl ich auf meiner Station nach wie vor noch das Totenkreuz, das Weihwasser und das persönliche Gebet in der Sterbestunde konsequent verwende *(...jetzt und in der Todesstunde, Amen.)*, so zweifle ich daran, dass das Sterben im Krankenhaus respekt- und. würdevoller abläuft als zu Hause in den eigenen vier Wänden. Benötigt das Sterbebett die fachmännische Hilfe und Pflege oder gar die ärztliche Unterstützung? Ist die angeordnete, elektronische Aufzeichnung des für immer stillstehenden Herzschlages wirklich so wichtig, dass sie die Sterbestunde eines Menschen überwiegt? Wäre ein beruhigendes Gespräch, ein Gebet oder eine haltende Hand nicht wichtiger als dieses Stück Papier? Ein guter Arzt, eine gute Schwester erkennt die Anzeichen des Todes auch ohne Nulllinien-Elektrokardiogramm. Meine zweite Großmutter, väterlicherseits, war wegen ihres fortgeschrittenen Alters von 82 Jahren und wegen eines Herzinfarktes auf der Intensivstation. Mein Vater saß bereits stundenlang bei ihr, als ich nach dem Dienst zu ihr ans Sterbebett kam. Er ging für fünfzehn Minuten hinaus, um eine Zigarette zu rauchen und ich erzählte ihr von ihrem ersten Urenkelkind, von den Osterfeiertagen und dass alles gut sei. Dass wir, wie sie früher, Palmbüschel gebunden hätten und so und so viele Ostereier dafür bekommen hätten und, ... dass sie ruhig und mit bestem Gewissen sterben dürfe. Dass sie dort im Himmel sicherlich schon von ihrem früh verstorbenen Mann, ihrem zweiten Sohn, der Schwiegertochter und ihrem Enkelkind (!) erwartet werden würde. Als die Herztöne langsamer wurden und sich die EKG-Kurve am Monitor abflachte, wünschte ich ihr eine gute Reise. Sagte ihr, dass wir sie alle lieb haben und bedankte mich für ihre Herzlichkeit und Gastfreundschaft als Oma. Sagte ihr, dass sie eine herzensgute, alleinerziehende Mutter war und der liebe Gott ihr alles lohne würde ...! Dann war die Nulllinie zu sehen und ich hielt ihre warme, altersgeschwächte, aber mollige Hand. Der Intensivmediziner stand am Bettende, die Schwester hinter mir. Sie hatten meine erzählenden Worte gehört. Die Schwester schaute den Arzt an, der Arzt schaute mich an. Ich nickte mit dem Kopf und sagte: *„Jetzt schläft sie ein!"* Sie nickten ebenfalls mit dem Kopf und sagten: *„Ja, jetzt schläft sie ein!" „Schlaf gut, liebe Oma und bis auf ein Wiedersehen"*, flüsterte ich noch und hielt ihre Hand ganz fest. Meine Tränen kullerten über mein Gesicht, auf meine Hände, dann weiter auf ihre Hand und es war gut so! Als die Zigarettenpause meines Vaters vorbei war, war sie schon gestorben und ich durfte ihren trauernden Sohn trösten.

Jeder Tod hat sein eigenes Gesicht, hat seine ganz eigene Stimmung. Manche Menschen holt er im Schlaf, diese gesegneten Seelen. Andere wieder mitten in einer Tätigkeit, ihrer Arbeit oder nach einem Unfall. Die Verunglückten, schwer Verletzten, bis zur Unkenntlichkeit Entstellten, Ertrunkenen, Verbrannten, Vergifteten, Ermordeten oder Selbstgetöteten. So ein Tod hat ein schreckliches, angsteinflößendes Gesicht. Ein angsteinflößendes Gesicht machte auch eine Kollegin von der Pflegehilfe im Nachtdienst, wenn sie gruselige alte wahrheitsgetreue Geschichten über den Tod und das Sterben erzählte, bei denen uns jungen Schwestern direkt mulmig zumute wurde. Sie behauptete, dass man das Schreien und Wimmern einer gefangenen Seele hören könne und ihr unbedingt helfen müsse, damit sie in Frieden an ihrem Bestimmungsort ankommen könne. Oder, dass beim selbstständigen Abrinnen von Wasser aus der Wasserleitung, (das ja eigentlich durch Luftbläschen in der Leitung geschieht), immer ein Mensch im Hause sterben würde. Sie meinte, dass die Seele eines frisch Verstorbenen nur durch ein geöffnetes Fenster oder eine Tür entweichen könne. Über das schlechte Omen bei (…). Den Scheintod von (…). Der Vorkommnisse in der Pathologie (…) und viele, viele Schauergeschichten mehr.

Damals, vor zwanzig Jahren versorgten wir noch alle Verstorbenen auf der Station. Sie wurden gewaschen, frisch gemacht, umgezogen und aufgebahrt. Ein hölzernes Kreuz wurde aufgerichtet, eine weiße Deckserviette aufgebreitet, das Weihwasser und eine Kerze draufgestellt. Wenn diese Kerze nun zu stark flackerte, was durch den Windzug beim geöffneten Fenster gleich einmal der Fall war, so wurde dies schon wieder interpretiert und als schlechtes Zeichen gedeutet. Die Seele hätte noch mit dem unruhigen Körper zu kämpfen. Er wolle sie nicht loslassen und solcherlei Unfug, der sicherlich noch aus einer Zeit stammte, wo man Menschen mit diesen Unsinnigkeiten einzuschüchtern und zu bekehren versuchte. Halbwahrheiten vermischt mit Unwahrheiten aus uralten Erzählungen, die bestimmt älter waren als unser damaliges Krankenhaus. Durch das Geschick der Erzähler überliefert und die Leichtigkeit der Menschen beibehalten, überdauerten diese Geschichten viele Generationen, auch wenn sie völlig frei erfunden waren und zur Abschreckung dienen sollten.

Im realen menschlichen Todesfall steht jedenfalls der pietätvolle Umgang mit dem Menschen im Vordergrund.

Am Totenbett

Am Land war und ist es teilweise heute noch immer üblich, dem Verstorbenen eine „schöne Leich" zu bereiten, womit man die würdevolle Verabschiedung von dieser Welt bezeichnete. Vom alten Ritus der Aufbahrung, bis zur kirchlichen Begräbnisfeier mit anschließender Erdbestattung. Alles wird liebevoll und dem Leben des Verstorbenen entsprechend gestaltet. Man trifft die Auswahl des Sarges, die Blumendekoration, die Anzahl an persönlichen Einladungen von Verwanden, Freunden, Nachbarn und Vereinen, die Gestaltung des Wachegebetes, der Begräbnismesse, der musikalischen Einlagen, Gesänge und Texte und des obligaten Leichenschmauses. Das Totenmahl, das stattfindet, während die Seele in den Himmel fährt.

Viele Sterbende in unserem Bundesland sind christlich gläubig und möchten, wenn es die Zeit noch zulässt, das Sakrament der Krankensalbung erhalten. Dazu wird ein Priester angerufen, der dann für diese Zeremonie auf die Station kommt. Wir beten und singen miteinander, der Patient wird gesegnet und gesalbt und erhält dadurch die nötige Stärkung auf seinem letzten Weg. Früher sprach man dabei von der letzten Ölung. Es ist das allerletzte Sakrament, das einem christlichen Menschen zuteilwerden kann. Emotionen, Tränen und Dankbarkeit sind zu spüren und dann, nach einer gewissen Zeit, kommt er, der Tod.

In unserer Geschichte hatte diese letzte Ölung bereits eine Woche zuvor stattgefunden. Der sterbende Patient und Gatte lag brav im Bett und war bereit, zu sterben. Die zukünftige Witwe saß ebenfalls jeden Tag mehrere Stunden am Sterbebett und wartete, doch es geschah nichts. Als hätte der Tod gerade keine Zeit, um bei uns vorbeizuschauen. Oder hatte er ihn beim täglichen Rundgang gar vergessen? Er konnte und konnte einfach nicht sterben, der ältere Herr auf Zimmer 403. Einfach nicht sterben. Essen konnte er nicht mehr, trinken konnte er nicht mehr, sprechen konnte er auch nicht mehr. Aber das Sterben blieb aus. Die Gattin versuchte immer wieder, ihm etwas Nahrhaftes in den Mund zu stecken, aber er machte seine Lippen nicht auf. Er presste sie stattdessen bei Berührungen so fest zusammen und gab damit zu verstehen, wie sehr er alles ablehnte, was ihm das Leben noch verlängern würde. Regelmäßig schimpfte sie mit ihm und erzählte von den hunderten Dingen, die zu Hause und in der Ortschaft, in der sie wohnten, so vorgefallen waren. Schließlich war er früher der Feuerwehrhauptmann, Mitglied im Kameradschaftsbund, bei den Eisschützen, im Pfarrgemeinderat, Gesangsverein, Wasserleitungsobmann und im Ausschuss des Abwasserverbandes.

Ein angesehener Gemeindebürger und Funktionär. So einer stirbt nicht so einfach. So einer beendet sein Leben mit Bedacht und wird dann von hunderten Mitmenschen betrauert. Die *Witwe in spe* hatte ihre Sitzwache bis am frühen Abend abgehalten und wurde von einem ihrer Söhne wieder abgeholt. Sie verabschiedete sich wie immer mit einem Kuss auf die Stirn und einem Gruß ins Schwesternzimmer. Beim abendlichen Pflegedurchgang hielt er seine Augen geschlossen, aber er atmete noch. Erst gegen 23.00 Uhr hauchte er sein Leben aus und legte es nun doch in Gottes Hände.

Wir richteten sein Totenbett, natürlich auch ihn her. Die Hände, damals noch über den Bauch gefaltet, das Totentuch im Gesichtsbereich halb aufgeschlagen und eine Blume auf der Brust. Wenn der Mund zu weit offenstand, nahmen wir eine Mullbinde und banden die hängende Kinnlade hinauf. Das sah zwar etwas ungewöhnlich aus, fast so wie bei einem dekorierten Osterei, war aber üblich. Der Tote hatte dann um den ganzen Kopf diese Binde und am Schädeldach eine weiße Schleife. Diese altmodischen, extravaganten Totenbetttraditionen werden heutzutage, wie die Totenwäsche, aus ethischen Gründen nicht mehr praktiziert. So und nicht anders wurden die Verstorbenen damals bei uns aufgebahrt. So und nicht anders lehrten mich meine älteren Schwesternkolleginnen diese letzten Tätigkeiten für unsere Patienten, die sie bis zum Hinausfahren aus der Station auch blieben. Selbst beim Hineinheben in den kalten ekelhaften Blechsarg im Keller waren sie immer noch meine Patienten. Und ich halte es heute noch so. Entweder gehe ich selbst mit in die Pathologie oder verabschiede mich an der Eingangstür der Station, in dem ich mich neben dem vorbeifahrenden Leichnam bekreuzige. Es ist schließlich immer noch mein Patient, für den ich als männliche Krankenschwester verantwortlich war und bin.

Jetzt war er endlich verstorben, unser Herr Maier. Er, der so lange und pflichtbewusst für seine Familie und die Ortsbewohner gelebt, sich eingesetzt und schwer gearbeitet und viele seiner Kameraden zu Grabe getragen hatte. Selbst die Trauerreden hatte er dabei gehalten und anschießend beim Leichenschmaus das eine oder andere Krügel Bier auf das Wohl des Verstorbenen getrunken. Ihm, dem die Jugend und auch seine alten Freunde wichtig waren. Dieser Mann lag nun am Totenbett, bereit zum Abschied nehmen für das Wachegebet und das große Begräbnis mit anschließender Himmelfahrt.

Wir Schwestern gaben unser Bestes. Friedlich verstorben lag er da, das Licht war gedimmt und die Gesamtstimmung auf Station zur vorgerückten Stunde eher ruhig. Ich führte das Benachrichtigungstelefonat über die Todesnachricht und wählte die passenden beileidsbekundenden Worte, mit dem

Hinweis, dass der Gatte bei uns auf der Station bleibt, bis sie sich von ihm verabschiedet hatten. Üblicherweise beanspruchte dies durchschnittlich einen Zeitrahmen von zwei Stunden, wobei das Telefonat um 23:15 Uhr getätigt worden war. Um 0.30 Uhr erschien sie in Begleitung von zwei ihrer insgesamt vier Söhne. Schon am Eingang war klar, wer nun die Station betrat, denn ein lautes Weinen und Klagen schallte über die Gänge. Sie war, für die tieftrauernde Witwe passend, in schwarzes Gewand gehüllt, trug schwarze Strümpfe, schwarze Schuhe und ein schwarzes Kopftuch, das damals auch noch bei vielen älteren Frauen üblich war. Sie kamen zum Schwesternstützpunkt und klopften an. Nach den Beileidsbekundungen und neuerlich aufschwellendem lautem Weinen zogen wir in Richtung Totenzimmer weiter, das sich unmittelbar neben dem Schwesternstützpunkt vulgo Apothekenzimmer befand. Die Stimmung wurde beim Herantreten ans Totenbett der Situation gerecht sehr emotional. Ein scheinbar nicht mehr aufhörendes lautes Klagen, Schluchzen und Weinen setzte ein. Wurde mehr, wurde weniger, wurde lauter, wurde leiser und dauerte an.

Das Weinen der Witwe Maier verstummte allerdings relativ bald. Dafür begann sie aber mit ihrem just verstorbenen Mann in einem etwas gepflegteren Deutsch zu schimpfen.

„Ich habe es dir immer gesagt! Du musst mehr daheimbleiben. Nicht überall dabei sein, wenn wo eine Musik spielt. ... Wissen Sie, Herr Pfleger, er war ja für alle und jeden immer und stets bereit.“ Noch bevor ihre klagende Stimme verklang, begann sie mit dem Gebet *„Vater unser im Himmel, geheiligt werde dein Name ...“*.

So wechselte sie in ihrem Klagegebet eben zwischen Klage und Gebet hin und her.

„... Dein Reich komme, dein Wille geschehe, ... sollen wir einen Schweinsbraten mit Reis oder ein Gulasch zum Leichenschmaus machen lassen? ... wie im Himmel, so auch auf Erden. Kohlrabi, eine dick eingebrannte Kohlrabisauce hat der Vati so gern gegessen“, sagte sie, während sie sich zu ihren beiden Söhnen umdrehte. *„Aber zum Schweinsbraten passt er nicht, der*

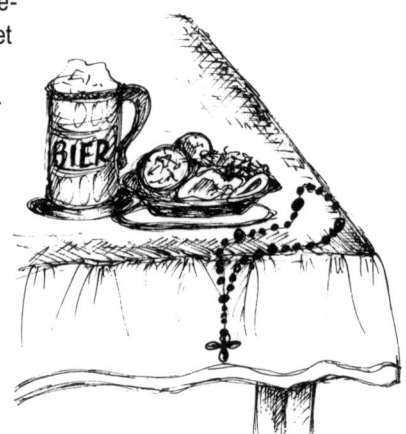

eingebrannte Kohlrabi. Da müssen wir ein Rindfleisch bestellen! ... *Unser tägliches Brot gib' uns heute und vergib uns unsere Schuld, wie auch wir vergeben unseren Schuldigern* ... *Aber einen Schweinsbraten mit Kraut und Knödel hat er auch gern gegessen. Das wäre ein guter Leichenschmaus.* ... *und führe uns nicht in die Versuchung, sondern erlöse uns von dem Bösen, Amen.* ... *Und ich hab' dir immer gesagt, dass du mehr essen musst, Vati. Du hast in letzter Zeit immer weniger gegessen und nur mehr getrunken. Du musst essen, du musst, hab ich dir immer gesagt und jetzt bist du gestorben. ...Schaut's her"*, sagte sie, während sie sich wieder zu ihren Söhnen umdrehte. *„... Gegrüßt seist du Maria, voll der Gnade, der Herr ist mit dir ..."*

Einige Gebete lang wurden alle wichtigen organisatorischen Maßnahmen für die „schöne Leich" besprochen. *„...heilige Maria Mutter Gottes, bitte für uns Sünder..."* Auch der Verstorbene wurde immer wieder mit den Dialektworten, *„sogst net a Vati?"*, was so viel zu bedeuten hatte wie, *„Ist es nicht so?"*, befragt und darüber in Kenntnis gesetzt, was beim Begräbnis wie ablaufen sollte. Nur, dass er nicht mehr mitreden konnte. Er, der Funktionär und Familienvater, der diese Abläufe so sehr schätzte und liebte. Dafür wurde jetzt an Ort und Stelle alles Wichtige besprochen. *„...jetzt und in der Todesstunde, Amen!"* Besprochen wurde, dass die Musikkapelle das Lied vom *alten Kameraden* spielen würde, *„weil der Vati das immer gerne gehört hat"*, und dass die Sargträger von der Freiwilligen Feuerwehr sein sollen. Die Dorfsirene dann beim Versenken des Sarges erklingen würde und die Salutschüsse vom Kameradschaftsbund in die Waldrichtung abgefeuert werden sollen, damit sich keiner, wie sonst immer, schreckt und sich die Ohren zuhalten muss. *„...Die Ehre sei dem Vater, dem Sohn und dem Heiligen Geist, ..."* Dass der Herr Pfarrer über das Leben und Wirken vom Vati erzählen und die Grabreden nicht gar so in die Länge gezogen werden soll. *„... wie im Anfang, so auch jetzt und alle Zeit, und in Ewigkeit, Amen!"*

Wobei niemand außer mir bemerkte, dass die Witwe in ihrer Trauer und Aufregung die verschiedenen Rosenkranz-Gebete vermischte und verwechselte. Es gibt nämlich für die verschiedenen christlichen Gebräuche und Zeiten im Jahreskreis der katholischen Kirche auch unterschiedlich gebräuchliche Gebetstexte. So wie zum Beispiel das kleine Jesuskind zur Weihnachtszeit *zu Betlehem geboren worden ist* und später als Erwachsener *gekreuzigt worden ist,* so gibt es auch für die Totenwache eigene Textzeilen. Die Witwe ließ allerdings anstelle des Kindes gleich *die ganze heilige Jungfrau Maria zu Elisabeth tragen, den heiligen Geist im Tempel aufopfern, Jesus die schweren Sünden tragen* und brachte so die theologische Lehre etwas durcheinander. Die Geißelung und die Dornenkrone passten dann allerdings wieder ins katholische Konzept. Einerseits war es trotz Trauerstimmung recht amüsant zu hören, wie sie sich mit allen im Raum unterhielt. Klage, Gebet und Begräbnisordnung in langen Sätzen ohne Punkt und Beistrich ausführte und alles unter einen Hut brachte und dabei sogar auf kurze Atempausen nicht vergaß. Nach circa einer dreiviertel Stunde, so gegen 01:15 Uhr, beendete sie ihr Gebet und auch alles andere, was sie gesagt hatte, mit dem Kreuzzeichen. Zuerst bekreuzigte sie sich, dann ihren verstorbenen Mann, dann kamen die Söhne dran. Sie deckte ihn höchst persönlich zu und sagte zum Schluss wieder im Dialekt: *„So pfiat di' Gott, Vati, und kum guat umi!"*

Über das zugedeckte Totenbett sprengte sie das bereitgestellte Weihwasser, blies die flackernde Kerze aus und verließ mit den Worten *„Kemmt's, Buam, gemma huam"* den Raum. Die *„Buam"* taten wie ihnen befohlen, verabschiedeten sich höflich von uns und nahmen die persönlichen Sachen sowie die Amtspapiere mit. Nun war Ruhe eingekehrt. Ruhe und Frieden für die arme Seele und auch für unsere Seelen. Und ich bin mir sicher, dass unser Herr Maier eine „schöne Leich" hatte und der Leichenschmaus mit Schweinsbraten, Kraut und Knödel und anschließendem Umtrunk ganz in seinem einst umtriebigen Sinne war.

Im Totenbett

Ein Mann mittleren Alters, der etwas zurückgezogen und alleine in seiner Wohnung lebte, war selbst mit seinem Auto zu uns ins Krankenhaus gefahren. Er setzte sich in den Ambulanzbereich und wartete nach der Anmeldung geduldig auf seinen Aufruf. Nun war an diesem Tag wieder einmal die Hölle los und die unzähligen Halbkranken wollten ihre Schnupfendiagnose schwarz auf weiß vom Oberarzt auf Papier gedruckt haben. Das bedeutete gleichzeitig stundenlanges Warten für die wirklich und akut kranken Menschen, die eigentlich schnelle Hilfe benötigen würden. Es war ein Klassiker. Der Herr war leise und geduldig und ging im Trubel der Labello- und Taschentuchsüchtigen einfach unter. Als er dann schon beinahe und fast *„der Nächste, bitte"* war, fiel er, so wie er war, ruhig sitzend von der Wartezimmerbank hinunter auf den Boden. Plötzlich hatten die vielen Schnupfnasen rund um ihn herum auf ihre Eigennützigkeit vergessen. Um den reglos am Boden liegenden Mann, dem es nun scheinbar noch schlechter ging als den hüstelnden und niesenden

Damen und Herren, bildete sich eine Menschentraube. Einer von ihnen kniete sich zu ihm und drehte ihn (alle Achtung!) in die stabile Seitenlage. Drei andere klopften inzwischen an diese Art Ambulanztür, an der zu lesen stand „Bitte nicht klopfen, sie werden aufgerufen!". Sie ignorierten diese, für diesen Fall außer Kraft gesetzten Regeln und hämmerten was das Zeug hielt an diese Türen, woraufhin aus allen nur möglichen Türen weiß gekleidete und bemantelte Schwestern und Ärzte erschienen. Die Rettungskette hatte funktioniert, die erste Hilfe durch Laien dauerte nur ein bis zwei Minuten, wenn überhaupt, und das Notfallteam der Aufnahme konnte an Ort und Stelle loslegen. In diesem Fall allerdings umgeben von mindestens fünfzig Schaulustigen Schnupfnasen, wobei jene, die weiter hinten Stehenden *nur* mit einem Bekannten telefonierten und erzählten, was gerade geschehen war, und die weiter vorne Stehenden frech, aber über sich und allem anderen erhaben, diese dramatischen Szenen per Handy mitfilmten. Zum Glück war das Verwaltungspersonal samt Portier gleich zur Stelle und zerstreute die lüsterne Meute.

Dem Notfallteam gelang es relativ rasch, ihn wieder ins irdische Leben zurückzuholen, aber sein vorbelastetes Herz hatte leider einen zu großen irreversiblen Schaden erlitten, den kein Arzt, kein Kardiologe mehr zu heilen vermochte. Von seiner Krebserkrankung, deren Therapie er Monate zuvor in einem anderen Krankenhaus abgelehnt hatte, wussten unsere Ärzte erst, als sie seine Akte anforderten. Er wurde dann im bereits erwähnten Begleitzimmer aufgenommen, palliativ betreut und versorgt. So lange, bis auch er seinen verbleibenden restlichen Lebenshauch ausgeatmet hatte. Er war mit einer Bundfaltenhose, weißem Hemd, Krawatte und einem Trenchcoat gekommen und schließlich mit einem blau gemusterten Patientenhemd von uns gegangen.

Seine Exfrau, von der wir eine Telefonnummer in seiner Brieftasche fanden, nahm die Todesnachricht zwar entgegen, wollte aber nicht kommen. Sie gab uns aber die Nummer der gemeinsamen Tochter, die auch schon lange keinen Kontakt mehr zu ihm hatte. Sie wiederum wirkte äußerst betroffen am Telefon und wollte auch, sobald sie konnte, noch kommen, um sich von ihm zu verabschieden. Wir bereiteten alles vor, richteten den Verstorbenen schön her und bahrten ihn im Zimmer auf. Einer Patientin auf der Station, die bereits drei Blumensträuße geschenkt bekam, bettelten wir eine Blume ab, um sie ihm auf die Brust zu legen, den Rosenkranz dazu und (...).

Dann war sie auch schon da, die Tochter. Zwischen der Todesnachricht und ihrem Eintreffen im Krankenhaus waren kaum dreißig Minuten vergangen. Sie kam und wurde ins Totenzimmer, zum Totenbett geführt. Wir schlugen das Leichentuch zurück, sodass der Kopf- und Halsbereich sichtbar wurde. Das war bei uns so üblich, wenn die Angehörigen zur persönlichen Verabschiedung kamen. Wir stellten ihr einen Sessel zum Bett. Doch sie wollte sich nicht setzen. Sie wollte sich nicht nur nicht hinsetzen und seine Hand halten, sondern sich auf eine mir bis dahin sehr befremdende Art und Weise von ihm verabschieden. Sie zog ihre Jacke aus, hängte sie über das Bettgestell, zog auch ihre Straßenschuhe aus und legte sich neben ihren Vater ins Bett. Ich hatte das zuvor erst zwei-/dreimal in Sterbeprozessen erlebt, wenn Eheleute oder Lebensabschnittspartner sich als Zeichen der Zusammengehörigkeit oder der Zuneigung vor dem Sterben zum Sterbenden legten. Ihn streichelten und begleiten. Nur gab es in diesem Fall einen klitzekleinen Unterschied! Nämlich, dass sich unser Verstorbener in keiner Sterbephase befand, sondern bereits seit einer Stunde tot war. Gut, es war zwar noch keine Leichenstarre eingetreten, man konnte auch keine Leichenflecken erkennen und sein Körper war auch noch nicht ganz kalt, aber recht blass lag er dennoch da in seinem Totenbett. Und außerdem war sie seine Tochter und nicht seine Frau, Lebensgefährtin oder Geliebte.

Anfangs meinten wir zwei anwesenden Krankenschwestern, dass die Tochter eventuell geglaubt hätte, er sei noch nicht so richtig tot, mit Haut und Haar gestorben. Als sie dann die Blume auf seiner Brust zur Seite schob, den Rosenkranz auf den Nachttisch legte, auf dem das Totenkreuz aufgestellt war, das Weihwasser bereitstand und die Kerze brannte, die sie übrigens ausblies (!), waren wir uns allerdings sicher. Mit dieser Frau stimmt irgendetwas nicht und wir waren uns ebenfalls im Klaren darüber, dass es sich hier um keine normale Verabschiedung handeln würde. Sie lag da tatsächlich unter dem Totentuch neben ihm und wahrscheinlich hätte man damals einen Tennisball in die weit geöffneten Münder der erstarrten Gesichter von meiner Kollegin und mir stecken können, so überrascht und sprachlos waren wir in diesem Moment. Seitlich liegend und mit einer Hand über ihn gebeugt, begann sie den toten Vater zu streicheln und mit ihm zu sprechen. Mit leiser Stimme und in einem angenehmen Tonfall sprach sie. Es klang für uns ungewollte Zuhörer so, als hätte man eine meditative CD aufgelegt, so monoton und ruhig redete sie auf ihn ein. Da mir diese ganz und gar ungewöhnliche Art und Weise der Verabschiedung noch nie zuvor untergekommen war, musste ich vorerst einmal aus dem Begleitzimmer hinausgehen, um einen klaren Kopf zu bekommen.

Nach einem kurzen Gedankenaustausch zwischen meiner Kollegin und mir, kamen wir zum Schluss, dass dieser Vorfall relativ rasch unserer Stationsärztin weitergemeldet werden sollte, damit sie sich selbst ein Bild davon machen könnte, ob das nun normal oder eben nicht normal war, was in diesem Raum gerade vor sich ging. Mindestens genauso baff, wie auch wir von der Pflege zuvor, verließ sie nach wenigen Minuten der Beobachtungsphase wieder das Zimmer und meinte, dass das Geschehen nicht so ganz ihren Vorstellungen von einer normalen Verabschiedung entspricht.

So erging nun eine neuerliche Meldung an unseren Abteilungsoberarzt, meinen väterlichen Freund, der diese, am Telefon geschilderte vorliegende Situation vorerst als *„blöden Scherz"* deutete, doch die verzweifelte Stimme der Stationsärztin dann doch richtig einschätzte und uns zur Hilfe kam. Hilfe, die wir dringend benötigten, denn die Tochter war gerade dabei, in den kälter werdenden, verstorbenen Körper ihres Vaters wieder Wärme und Energie einzureiben, was unser lieber Herr Oberarzt dann in seiner charmanten, diplomatisch toleranten, aber dennoch eindringlichen Art und Weise relativ schnell und wirksam zu unterbinden wusste. Nun benutzte sie endlich den, extra für sie bereitgestellten Sessel neben dem Totenbett, und die Sache im Totenbett hatte wieder die richtige Form angenommen. Nämlich, dass nur einer *in* einem Totenbett lag und alle anderen rundherum die nötige Distanz, Akzeptanz und Pietät aufwiesen, die so ein Totenbett auch brauchte.

Ums Totenbett

Einer unserer lieben Verstorbenen hatte in den letzten zwanzig Jahren vor seinem Hinscheiden alleine und sehr zurückgezogen gelebt und sich in seiner, durch die Polizei geöffneten Wohnung, in der er schon länger am Boden lag und deshalb mit der Rettung zu uns gebracht wurde, sicherlich mit niemandem mehr Bett und Tisch geteilt. Er war in keinem guten Zustand. Weder körperlich noch geistig. Er hatte mit Sicherheit über lange Zeit ausgiebig hochprozentigen Alkohol getrunken und sich gehen lassen. Er hatte ja niemanden, um den er sich kümmern musste und somit auch niemanden, der sich um ihn kümmerte. Die paar Trankler vom Beisel vis-à-vis waren zwar am Monatsersten nach der Pensionsauszahlung seine *Freind,* aber schon zwei Wochen später, ebenso wie sein Geld, nicht mehr so zahlreich vorhanden. Noch am Einlieferungstag verstarb er, und keiner war bei ihm. Weder ein Freund, da es sich bei seinem Todestag bereits um den 21. des Monats handelte, also „ka Göld, kane Freind", und auch sonst kein zuständiger Angehöriger oder Nachbar. Einzig und allein diese eine, angebliche Tochter, von der ein Nachbar bei der Wohnungsöffnung einer Polizistin erzählte, war eine mögliche Angehörige. Der Nachbar wusste zwar die Landeshauptstadt zu nennen, in der sie seit vielen Jahren lebte, aber mehr wusste auch er nicht. Es war dann auch diese Polizeibeamtin, die mir in meinem Dienst dabei behilflich war, diese eine (un) bestimmte Person ausfindig zu machen. Glücklicherweise meldete sie sich relativ rasch bei uns und kündigte ihr Kommen innerhalb der nächsten zwei bis drei Stunden an, aufgrund dessen wir seinen Leichnam zunächst noch in einem separaten Zimmer mit allem, was zu einer Krankenhausaufbahrung dazugehört, auf der Station behielten. Sessel wurden zum Bett gestellt, damit sie Platz nehmen und sich in aller Ruhe verabschieden konnte. Doch auch sie war eine recht außergewöhnliche Person mit einem erscheinenden Auftreten, das mich auf Extravaganzen schließen ließ, aber ich konnte mich natürlich auch täuschen.

Sie kam! Sie kam mit einer großen Tasche, einem relativ bunten langen Kleid, Bändern in den Haaren, runden Ohrringen, zahlreichen Armreifen an den Handgelenken und weißen Schuhen an den Füßen. Wir zeigten ihr das Zimmer, in dem der tote aufgebahrte Vater lag. Leichentuch geöffnet, Sessel angeboten, Tochter saß, alles schien in Ordnung zu sein. Ruhe und pietätvoller Rückzug der männlichen Krankenschwester zur persönlichen Verabschiedung der Tochter. Der übliche Ablauf.

Als wir nach einer halben Stunde von der Pflege wieder ins Totenzimmer kamen, hatte sich die Stimmung im Raum etwas verändert. Aus einem kleinen CD-Player klangen Töne von Meditationsmusik und ich verschwand in einem dichten Nebelrauch von Räucherstäbchen. Opium, Orientmischung und Sandelholz lagen in der Luft. Dazu kamen noch Klangschalen, Weihrauchgeruch aus einer separaten Duftlampe und stark riechende Salben oder Cremen, mit denen sie den Verstorbenen eingerieben hatte und in Form von Symbolen *bezeichnete*. Dafür hatte sie ihn ganz abgedeckt, das Totenhemd zur Seite geschoben und den Totenerkennungszettel vom Fuß entfernt. Sie hatte sozusagen gerade mit ihrer ganz persönlichen Einbalsamierungszeremonie begonnen und besprengte uns eintretende Personen mit Wasser. Sie tanzte ums Totenbett und machte recht merkwürdige Bewegungen mit ihren Händen. So, als würde sie Fliegen oder Insekten aus der Luft verscheuchen. Tücher waren am Boden und über dem Leichnam aufgebreitet. Kleine Schüsselchen mit Wasser standen darauf herum. Es war kein gewöhnliches Wasser. Nein, es war ein *echtes Heil- oder Naturwasser* mit *hochpotenter positiver Energie*.

Wir hatten es also mit einer Frau zu tun, die sich ihr esoterisches Wissen höchstwahrscheinlich aus Fachbüchern und Ratschlägen zusammengebastelt haben dürfte, denn die Vielfalt an guten und heilenden Mittelchen war sensationell und ausreichend übertrieben. Und weil nach unserer Einschätzung nach Gefahr in Verzug war, dass unser Pathologe diesen Leichnam als *geschändet* oder *unbrauchbar* bezeichnen und der Rauchmelder alsbald Alarm schlagen würde, so öffneten wir die Fenster, beendeten die Räucherorgie und auch die Einbalsamierung des Leichnams. Unsere liebe, wieder dazu geholte Zimmerärztin nahm sich der geschockten, erbosten und zugleich verunsicherten Tochter an und ging mit ihr hinaus ins Untersuchungszimmer. Dort konnte sie ihr in Ruhe und Frieden erklären, was in einem Krankenhaus erlaubt und auch nicht erlaubt war. Danach blieb die Tochter im Sessel sitzen und hielt die Hand ihres Vaters, so wie das auch andere vor ihr und nach ihr bei ihren verstorbenen Angehörigen machten. Ein lang anhaltendes Andenken an diese einzige Einbalsamierung, die wir auf der Station jemals miterlebten, legte sich in Form des penetranten Geruchs der Räucherzeremonie übers Zimmer.

***

Einige Monate nach diesem Vorfall, es war in der kalten Winterzeit, kam die Witwe eines bei uns auf der Station verstorbenen Mannes noch einmal zu Besuch. Sie meldete sich jedoch weder bei uns an, noch klärte sie irgendjemanden über ihr geplantes Vorhaben auf. Schnurstracks ging sie eilenden Schrittes in das vollbelegte Krankenzimmer, in dem ihr Mann vor Tagen verstorben war und setzte sich in Anwesenheit aller männlichen Patienten dieses Zimmers zum Tisch. Der Tisch stand in der Mitte. Sie begann die vielen verschiedenen mitgebrachten Dinge daraufzustellen. Wasserschälchen, Kreuze, Ringe, ein Pendel, Blütenblätter, (…) und vom Geruch her recht aufdringlich riechende Räuchertürmchen und Schalen. Anfangs waren die Patienten der Meinung, die Dame gehöre zu den jeweils anderen Mitpatienten, aber irgendwann wurde dann allen klar, dass es sich hierbei um eine Art *Ausräucherei* der besonderen Art handelte, wobei es sich eigentlich alles um den Geist ihres, bereits vor Tagen verstorbenen Mannes drehte, der hier und jetzt, an Ort und Stelle, auf Biegen und Brechen, mithilfe aller zur Verfügung stehenden esoterischen Mitteln durch diese Aktion befreit werden sollte. Zuerst hatte sie nur leise gemurmelt und vor sich hingesprochen, dann die (Patienten) Betten mit Wasser besprengt und ausgependelt, die Blütenblätter verteilt, das Fenster weit geöffnet (Winter!) und dann von der Tür her die einzelnen Betten weiterführend zu räuchern begonnen. Dies war dann auch jener Moment, in dem ein Herr vom zweiten Bett aus besagtem Zimmer zu uns ins Apothekenzimmer kam und uns fragte, ob es bei uns öfter solche Geisteraustreibungen ums Totenbett gebe und uns anschließend die prekäre Situation auf Zimmer

03 geschildert. Sein Bett war ihres Erachtens nach am stärksten betroffen, denn in diesem war ja schließlich und endlich auch ihr Mann gestorben (!), weshalb dieser Platz besonders intensiv gereinigt werden musste.

Als männliche Schwester und fünfter Mann in diesem Zimmer sorgte ich nun für Ordnung, indem das Fenster geschlossen, die Tür geöffnet und der Dame eindeutig, um nicht durch die verstreuten Blütenblätter zu sprechen, eindringlich und direkt mitgeteilt wurde, dass sie ihren Kompetenzbereich etwas zu weit überschritten hatte. Sie ihr gesamtes mitgebrachtes Eigentum wieder einpacken und unter dem Einfluss ihrer positiven Schwingungen, samt dem Geist ihres Mannes unser Haus wieder durch die Eingangstüre verlassen solle. Dazu wurden da oder dort noch einige Wortmeldungen unserer männlichen Patienten hinzugefügt, die dann unverblümt und aussagekräftig genug waren, um den Abschied dieser räuchernden Witwe etwas zu beschleunigen. Die positiven Schwingungen und die gute Energie waren in diesem Zimmer in Form von Gelächter noch länger zu spüren, und wer weiß, vielleicht wollte der Geist ihres Mannes gar nicht ausgeräuchert werden, weil es ihm bei uns so gut gefiel. Ab und zu, wenn ich nachts in dieses Zimmer 03 gehe, da (…).

Anonymes Totenbett

Besonders traurig ist das Schicksal jener Patienten, die bei uns versterben und keinen Angehörigen hatten, außer das löbliche Sozialamt. Kein Besucher, kein Freund, kein Nachbar, kein Verwandter und damit auch kein Hinterbliebener, der sich für irgendetwas zuständig fühlt. Ein einsames Totenbett, an dem nur eine von uns Schwestern steht und betet. Außer es war noch Zeit und wir konnten einen Seelsorger für das Sakrament der Krankensalbung ans Sterbebett holen. Mehr Zuwendung wurde auch einem erst 60-jährigen Mann nicht mehr zuteil, der nach einem einsamen und zurückgezogenen Leben plötzlich im anonymen Totenbett lag. Niemand sorgte sich um seine letzte Ruhe. Um sein Seelenheil. Keine „schöne Leich", kein Begräbnis in jenem Sinne, wie wir es sonst kennen. Keine persönlichen Gedanken oder Beileidsbekundungen. Ein deprimierender Gedanke, dass es Menschen gibt, um die niemand trauert und die niemandem abgehen. Der gute anonyme Mann lag über Wochen in der Kühlanlage unserer Pathologie, ehe sich, nach langem Bemühen, das Sozialamt um ihn kümmern musste. Vier fremde Männer von der Bestattung und eventuell ein Priester, „… der da ging, mit ihm allein!".

Das traurigste Totenbett ist jenes, das niemanden traurig macht! Es gibt nämlich immer noch Menschen, die sich während des Lebens nie um andere gekümmert haben und um die sich auch im Tode dann niemand kümmert. Sie sind gestorben, aber niemand weint um sie, weil sie scheinbar keinem abgehen. Niemand erleidet in der Sterbestunde einen Verlust! Das Sozialamt bezahlt das einfachste Begräbnis, „a billige Leich'", zu der niemand eingeladen wird und zu der auch keiner kommt.

Vergleichbar mit dem Schicksal eines flüchtenden Menschen, der voller Hoffnung war und trotzdem als Nobody im Niemandsland unbekannt und unerkannt im Meer ertrinkt. Niemand weiß von seinem Tod. Er gilt als vermisst und in den meisten Fällen vermisst diese Menschen gar niemand. Eine humane Katastrophe! Es gibt tatsächlich Menschen auf dieser schönen Welt, die von niemandem erwartet und von niemandem vermisst werden. Von zu Hause vertrieben, deshalb geflüchtet. Zumeist hungrig nach Heimat und deshalb heimatlos.

Doch fand er nur ein Flüchtlingsland,
aber keine Heimat!

Weder vermisst noch erwartet hat man vor einigen Jahren auch einen jungen Schwarzafrikaner, der bei uns auf der Station gelegen ist. Als unbekannter Flüchtling war er staatenlos und nicht versichert. Für die große global denkende Gesellschaft ein Niemand. Sein geschwächtes Immunsystem und die aktuellen Blutwerte ließen leider auch auf keine Wunder mehr hoffen. Er verstarb in meinem Dienst. Als zuständige Schwester waren ich und natürlich der diensthabende Oberarzt so etwas wie seine letzten Angehörigen. Ich gab ihm seinen letzten Schluck Wasser, vernahm seine letzten Worte (in englischer Sprache), hielt seine Hand, hörte die letzten Atemzüge und schloss auch seine Augen. Ein Gebet in deutscher Sprache gesprochen, ihm das Totenhemd angezogen, ihn und mich bekreuzigt und mit Weihwasser besprengt, eine Blume aus der Teeküche auf seine Brust gelegt, ein Kreuz aufgestellt und eine Kerze angezündet.

In Ausübung meiner Dokumentationspflicht schrieb ich über ihn einen Eintrag im Pflegebericht und rief den Arzt zur Totenbeschauung. Er schrieb seinen Bericht, und wahrscheinlich waren wir beide seit Jahren die einzigen, die etwas Schriftliches über ihn verfassten. Vielleicht sogar seit seiner Geburt. So ungewiss seine Vergangenheit war, war dann leider auch seine Zukunft als Toter. Er lag drei Wochen lang im Kühlfach unserer Pathologie, ehe geklärt war, wer nun für ihn zuständig sei. Schließlich kümmerte sich eine Beamtin des Sozialamtes um seine Bestattung beziehungsweise Einäscherung. Niemand hatte eine Träne um ihn vergossen, und seine Angehörigen in Afrika wissen wahrscheinlich bis heute nicht, dass er so jung und anonym gestorben ist.

Totenbett-Erbe

Traurig wie beschämend waren ebenso Angehörige eines Verstorbenen, die sich sogar am Totenbett stritten. Sie stritten um Hab und Gut, um Wohnungsschlüssel und den Erbschmuck. Sogar das Gebiss der verstorbenen Erbtante wollten sie damals mitnehmen. Zwar hätte es ihnen nichts eingebracht, aber haben wollten sie es doch! Über diese liebe Erbtante etwas Gutes zu sagen, fiel ihnen nicht leicht. Hatte sie doch zu Lebzeiten eine fremde Wahlnichte als Erbin angenommen, die in den letzten zehn Jahren für sie gesorgt, sie in ihrem Haus gepflegt und ihr den schweren Gang ins Pflegeheim erspart hatte. Sie war es, die sie spazieren führte und rund um die Uhr für sie erreichbar war. Sich aufopferte und auf eigene Interessen verzichtete, was allerdings keinem der eigentlichen Neffen und Nichten in den Sinn gekommen wäre. Aber verzichten auf etwas, nein, das wollten sie dann doch nicht, weshalb auch das Testament angefochten wurde. Und das von jeder Seite! Verklagen wollten sie sie auch, die böse fremde Erbschleicherin. Bekommen haben sie nichts. Von uns zumindest, nicht einmal das Gebiss. Das hatte ich, den Angehörigen zu Fleiß, der toten Tante höchst persönlich und pietätvoll wieder in den sonst so eingefallenen Mundraum gesteckt und dann *aus ethischen Gründen* und wegen der *Totenstarre* nicht mehr entfernt, versteht sich! Ich glaube, so sicher wie sich ihre Totenstarre wieder gelöst hat, so löste auch das Testament, dass sie im Krankenhaus unter Zeugen selbst noch einmal zugunsten der Wahlnichte aufgesetzt hatte, Gerechtigkeit aus. Und der erahnten Ungerechtigkeit machte sie dadurch, kurz vor ihrem Abtreten, aber noch zur rechten Zeit einen Strich durchs Erbrecht. Bravo Tante!

Beim Totenbett

Dass Krankenschwestern den Tod voraussagen können, ist ein Märchen. Wie wir aber wissen, haben Märchen, Mythen und Sagen, die teilweise über Jahrhunderte weitererzählt worden sind, zumeist eine volkskundlich wertvolle Kernaussage. Sie sind lehrreich und belasten, wenn man sie richtig erzählt, im Normalfall nicht. Dieses Prinzip, möchte ich behaupten, trifft auch auf das zu, was die Erfahrung einer Krankenschwester angeht. Wir können nichts erahnen, aber wir bekommen über die Jahre ein Gefühl dafür, in welche Richtung sich Körper, Geist und Seele entwickeln. Wir können Angehörigen Bescheid geben, ab wann es angebracht wäre, zu kommen, um sich noch persönlich von ihnen verabschieden zu können. Wir sprechen die Sterbephase an, geben dem Tod einen Namen und schaffen so eine Atmosphäre, die zwar bedrückt, aber weniger belastet.

Eine außergewöhnlich schnelle und ungewöhnlich rasche Sterbestunde erlebte ich mit einer erst 60-jährigen Patientin, die kurz zuvor erst bei uns eingeliefert wurde. Ja, natürlich war ihre bösartige Lungenerkrankung bereits bekannt, aber dass Patienten innerhalb der ersten zwei Stunden auf der Station versterben, das war nicht alltäglich. Erst recht nicht, wenn der Patient zuvor noch voll ansprechbar und orientiert war.

Diese Frau kam mit akuten Luftproblemen zu uns ins Spital. Sie litt an einem bereits diagnostizierten Lungentumor, den man aber nicht mehr mit einer Chemo therapieren konnte. Eine palliative Chemo lehnte sie ab. Bei ihrer Einlieferung war sie imstande, mir ihre eigene Handynummer, die Nummern ihrer Tochter und die ihres Sohnes auswendig anzusagen! Und das soll was heißen, wo ich selbst bei meiner eigenen Nummer schon überlegen und nachdenken musste. Kunststück! Man rief sich ja schließlich nie selber an! Ihre Kinder eilten auf die Station und setzten sich zum Krankenbett. Die Tochter kam von zu Hause, der Sohn mit Schwiegertochter und Enkelkind von der Hochzeit eines Freundes. Diesem Anlass gemäß waren sie in Tracht gekleidet. Mit Dirndlkleid und Lederhose.

Zunächst verlief die Aufnahme der Mutter relativ normal und bedenkenlos, weshalb einer Rückkehr zur Hochzeitsgesellschaft eigentlich nichts im Wege stand. Wir unterhielten uns über die gute köstliche Mehlspeise, die es bei einer solchen Landhochzeit in rauen Mengen zu essen gab, und auch über die herrlichen südsteirischen Weine, die dort kredenzt wurden. Übers Brautstehlen, unsere eigenen Hochzeiten und das Tanzen. Doch plötzlich, von einem Moment zum nächsten, war sie nicht mehr ansprechbar und auch nicht mehr zu erwecken, sodass ich beiden Kindern riet, doch dazubleiben, weil sich das Krankenbett urplötzlich zu einem Sterbebett verwandelt hatte. Wir gaben ihr hochdosierten Sauerstoff durch die Nase und positionierten sie mit erhöhtem Oberkörper, um ihr die Atmung zu erleichtern. Kurze Zeit später, in etwa einer Dreiviertelstunde, war es auch schon vorbei. Das irdische Leben beendet. Sie atmete nicht mehr, sie war fortgegangen.

So traurig es für die Kinder und den Enkel in diesem Moment auch war, so viele Tränen auch über ihre weinenden Gesichter rannen, so dankbar waren sie auch, die Sterbestunde ihrer Mutter gemeinsam miterlebt zu haben. Dass sie nicht lange leiden musste, sie ihre Hände halten und begleiten konnten, waren ihnen ein kleiner Trost. Sie saßen beim Totenbett ihrer Mutter und erzählten von ihrem Familienleben. Sie stellten ihr das beste Zeugnis aus, das man einer Mutter nur ausstellen konnte. Es fielen ihnen alte Geschichten ihrer Kindheit ein. Die Lausbübereien, die waghalsigen und übermütigen Kindereien sowie die Reaktionen ihrer Mutter darauf.

Wir bahrten sie auf, gaben ihr die Zeichnung ihres Enkelkindes in die Hand, beteten gemeinsam. Später deckten wir sie zu und brachten sie weg. Die Kinder konnten sie dabei bis zum Lift begleiten. Nach einigen Tagen kam vor einem Nachtdienst ein junger Mann auf Station, der mir vertraut vorkam. Es war der Sohn der verstorbenen Frau, der uns aus Dankbarkeit für unsere pietätvolle Arbeit mit seiner Mutter und den gefühlvollen Umgang mit ihnen als Angehörige eine Hochzeitsmehlspeise und eine Flasche vom südsteirischen Wein mitbrachte.

Eine dieser Dankbarkeiten, die mir Rückhalt gaben, wenn ich darüber nachdachte, ob ich meine Arbeit richtig mache!

Einsames Totenbett

Es ist nicht alles Gold, was glänzt.
Das wissen wir Menschen seit der Entdeckung der Kontinente.
Dass aber das einsame Totenbett nicht nur fremde Menschen betrifft,
wissen wir erst seit der Corona-Krise.

Gesunde Ernährung

Abgesehen davon, dass man uns Schwestern heutzutage nicht mehr als Krankenschwestern, sondern als Gesundheits- und Krankenpflegepersonen bezeichnet, haben sich auch unsere Arbeit im Allgemeinen sowie auch unsere Aufgabengebiete ebenso sehr stark verändert. Waren es früher vorwiegend weibliche Personen, die in einem Spital zur Versorgung der Kranken angestellt wurden und die halb lateinisch, halb deutsch gesprochenen Sätze der Herrgötter in Weiß für ihre Patienten übersetzten, so sind es heute Männer und Frauen, die nach positiver Veränderung des Lehrplanes und des Krankenpflegegesetzes nun gleichermaßen Krankenversorgung und Gesundheitsförderung ausüben. Die meisten von uns sind deshalb auch privat eine Gesundheits- und Krankenschwester, von der verlangt wird, dass sie über Medikamente, Salben, Kräuter, Tees, Diäten und die gesunde Ernährung ebenso Bescheid weiß, wie über alle Krankheiten auch. Dass sie beim Camping- und Südseeurlaub oder auf All-inklusiv-Reisen alles mithat, was zu einer guten Reiseapotheke gehört. *„Damit sich der vollgefressene und aus allen Körperöffnungen und Poren ausscheidende Herr von nebenan seine Kohletabletten und Fieberzäpfchen ohne E-Card und Krankenschein besorgen kann.* Auf dass es allen im näheren Umkreis, der sich auf Urlaub befindlichen Krankenschwestern, gut geht. Soviel zum gesundheitsförderlichen Privatleben.

Gar nicht zu reden von den viele Standardfragen und Phrasen, wie *„Der Arzt hat gemeint (...), was sagst denn du dazu"*, oder *„Das müsstest du doch eigentlich wissen!"*, werden wir in einem gewissen Ausmaß dazu genötigt, unser Wissen an den Mann und an die Frau zu bringen. Auf Herz und Niere werden wir geprüft und über viele unnötige Einzelheiten ausgefragt. Natürlich wissen wir so manches, oft sogar etwas, das wir gar nicht wissen wollten! Über die hunderten Wehwehchen der Menschen, ihre Ängste und Sorgen, über ihre Verwandten und Freunde, über Gott und die Welt. Bei den Visiten, von Bett zu Bett, sind wir das Bindeglied zwischen Arzt und Patient. Wir hören zu, wenn der studierte und erfahrene Mediziner/Chirurg/Gynäkologe/Pädiater/Neurologe/Psychiater/ (...) mit dem Patienten spricht. Wir hören, was er ihm erklärt und auf so manche Visite folgt dann eine Nachvisite, um die vielen dadurch entstandenen Unklarheiten wieder zu beseitigen. *„Was hat er eigentlich gesagt, der Herr Oberarzt?"*, wurden wir Schwestern früher fast täglich gefragt. Die heutige Generation an Patienten ist da anders. Sie ist *„Google*-fest" und fragt nur selten nach. Anders ist die Situation bei persönlichen Problemen. Wenn es ums Eingemachte und die emotional betonte Seite, die das Leben über den Haufen wirft, ging. Dann suchen sie und ihre Angehörigen ein geliehenes Ohr, eine Schulter, an der sie sich ausweinen können. Wir hören zu, schweigen, erklären, informieren, korrigieren, diskutieren und begleiten sie. Wir teilen mit ihnen unsere eigenen Erfahrungen, erzählen teilweise auch von eigenen privaten Erlebnissen und stellen damit viele hunderte, oft verzweifelte Menschen zufrieden. Pflege ist schließlich mehr, als Essen eingeben und Inkontinenzhosenwechsel. Viel mehr sogar! Aber Pflege hin, Pflege her, irgendwann im Verlaufe eines Tag- oder Nachtdienstes steigt das Bedürfnis einer Schwester eine Pause einzulegen und sich dem Thema *„iss' was Gscheit's"* zu widmen. Wenn wir uns dabei die aktuelle Ernährungslehre vor Augen führen, so sollte ein gesunder Körper ausreichend Flüssigkeit, Vitamine, Spurenelemente, ungesättigte Fettsäuren, Mineralstoffe und noch viele andere gesunde Sachen in regelmäßigen Abständen zu sich nehmen. Und dazu zählen auch wir gesunden Krankenschwestern! Wir sollten den biologischen Anbau in unseren regional eingekauften und verwendeten Produkten bevorzugen, möglichst wenige dieser kleinen gesunden Inhaltsstoffe durch kochen, braten und backen zerstören und die Speisen gleich nach dem Zubereiten auch verzehren. Würden uns nicht ständig zwei Störfaktoren in die Quere kommen.

In unserer und anderen Großküchen wird täglich für viele hunderte, oft auch tausend Menschen gekocht. Die Mahlzeiten werden hergestellt, angerichtet und gewärmt verschickt. Frühstück, Mittagessen und Abendessen. Mit der notwendigen Liebe fürs Zubereiten und Kochen und den dafür bereitgestellten Nahrungsmitteln gehen Männer und Frauen des guten Geschmackes in ihren Küchen täglich an die Arbeit, um unser lukullisches Verlangen zu stillen. In verschiedenen Variationen und abwechslungsreichen Menüs werden Aussehen, Geruch und Geschmack, trotz Einhaltung aller Aspekte der Ernährungslehre und dem gestrengen Auge der Diätologin, was meinen persönlichen Geschmack anbelangt, gut getroffen und wir Verzehrer zufriedengestellt. Die Portionen sind nach österreichischem Maßstab groß genug und der Preis im Vergleich dazu himmlisch und im leistbaren Bereich. Die beste Voraussetzung also, für eine gesunde Ernährung.

Der Faktor Zeit als ständiger Begleiter einer Schwester erlaubt es uns allerdings nur selten, das Mittagessen zu Mittag, das Abendessen am Abend (…) zu verzehren. So holen oder bekommen wir eine Mahlzeit um die Mittagszeit und stellen das Tablett im Bereich des Strahlen abgebenden Mikrowellenherdes in Warteposition. Ohne Warmhalteplatte, aber sauber abgedeckt. Zu diesem Zeitpunkt sind der Spinat, die Pilzsauce, das Rindfleisch mit Kohlgemüse, der Fisch und andere Gerichte bereits zwei, drei bis vier Stunden alt. Genügend Zeit für alle einst darin befindlichen gesunden Inhaltsstoffe, um sich langsam aber stetig zu verflüchtigen. Lässt es der Arbeitsaufwand der Pflege endlich zu, dass eine Schwester ihre Stärkung einnimmt, ist es meist bereits fünfzehn Uhr. Wird dieses gesunde, aber mittlerweile eiskalte Essen im Mikroherd erwärmt, hat meist der zweite Störfaktor, der Mensch, seinen großen Auftritt. Denn ausgerechnet dann, wenn der Spinat die ersten strahlenbelastenden Runden gedreht hat, läutet die Patientenglocke im Zimmer so und so. Dort angekommen, erklärte mir beispielsweise der nette ältere Herr im Bett drei, dass er gar nicht angeläutet hatte. Auf dem Weg zurück läutet es abermals. Wieder dasselbe Zimmer, wiederum dasselbe Bett. Also zurück zum Schauplatz, wo der ungestüm herumduckende Herr im dritten Bett gerade ungeschickt versuchte, das regionale Radioprogramm einzuschalten, um seinen Nachmittagsschlaf melodiös zu unterstützen. Nun, diese Situation hatten wir nach wenigen Minuten also im Griff. Nichts wie zurück zum Spinat mit gekochtem Rindfleisch und Kartoffeln. Den Teller hatte meine Kollegin mittlerweile auf den Tisch gestellt und ihre Portion gewärmt. In der Zwischenzeit war allerdings auch sie unterwegs zu einem Glockenruf einer Patientin, die eine halbe Stunde zuvor noch in ihrem wohlig weichen weißen Bettchen versorgt wurde und eigentlich keinen besonderen Grund gehabt hätte, die Notrufglocke zu betätigen. Eigentlich, aber *„meistens kommt es anders und öfter als man denkt"*. Mein Spinat war mittlerweile, wie jeder mikrowellengewärmte Spinat, im äußeren Bereich des Tellers etwas dunkler als in der Mitte und hatte eine grauslich unappetitliche Haut bekommen. Aber was soll's! Damit konnte man noch leben, dennoch relativ genießbar, auch wenn das Rindfleisch seitlich eher wie zu lange gebraten und nicht mehr wie saftig gekocht aussah. Und warm, so richtig warm war es auch nicht mehr. Also raus mit der Portion meiner Kollegin, zudecken und auf den Tisch und rein mit meiner Portion, aber diesmal nur eine Minute, Stufe eins.

Abermals ertönte die Rufglocke und ich war wieder dran. Zimmer 02. Besucher waren gekommen, welche die ruhende, schlafende Tante geweckt und so lange befragt hatten, ob sie etwas benötigte, bis dieser wirklich eine Sache in den Sinn kam, die sie nun unnötigerweise vielleicht doch benötigen könnte. Nämlich die Leibschüssel für fünf Tropfen schwer herausgepressten Harn. Also Besucher raus, Schüssel rein. Warten. Stille. Man bildet sich ein, in der Ferne den Klingelton des Mikroherdes zu hören, ... *Ping!* Fertig! *„Bitte?"* *„Sind Sie schon fertig?"* Mit hochrotem Gesicht, weil sie gerade Tropfen Nummer drei herauspresste, *„Nein noch nicht, so schnell geht das nicht!"* Na gut,

Ruhe bewahren, Nerven schonen, auch wenn hungrige Männer sich damit schwer taten, trotzdem. *„Fertig!"* *„Ah, fertig!"* Schüssel raus, Besucher rein. Schüssel in den Spüler. Zurück in den Sozialraum.

Meiner Kollegin war es gelungen, den hellen Teil des Spinates zu kosten und zwei bis drei Bissen vom Rindfleisch herunterzuschneiden. Die gerösteten Erdäpfel hatte sie sich höchstwahrscheinlich zum Sattessen aufbehalten. Die hatten ja noch immerhin eine schöne Farbe und einen guten Geruch. Der Spinat auf meinem Teller hatte nun im Gesamten eine dunklere Farbe angenommen und das Fleisch sah auch nicht mehr ganz gesund aus. Aber immerhin sollten auch meine Kartoffeln noch zu essen sein, wenn sie nur annähernd so erhitzt gewesen wären wie mein Gemüt. Deshalb zurück zum Mikro und 1-2-3 und fertig. Da klopfte es an der Küchentür vor dem Sozialraum. Angehörige eines Patienten hatten nur eine kurze Frage und wollten nur schnell Bescheid geben, dass, (...) und außerdem und sowieso. *„Danke ich werde es dem Herrn Doktor ausrichten. Danke!"* ... – *Ping!* Zum dritten Mal fertiggewärmt. Das Kochen miteingerechnet schon die vierte Runde. – *Ping!*

Meine Kollegin ruft mich zu einer WC-Tür. Die darin sitzende Patientin war schwerhörig, hatte angeläutet und meldete sich auf ihr Klopfen nicht. Ich nahm eine Münze und öffnete von außen. Frau M. von Zimmer 04 schreckte auf und schaute mich entgeistert an. Auf meine Frage, was sie denn und ob sie denn etwas benötige, stand sie vom WC auf und schimpfte: *„Das ist ja eine Frechheit!"* Racks, da war die Tür wieder von innen zugesperrt, während aber auf der Station der Rufglockenton noch weithin hörbar ertönte, weil die Patientin im WC, auf der Suche nach dem Lichtschalter, die Rufglocke betätigt hatte. Dieser Glockenruf konnte jedoch nur von dieser Stelle aus, dem Inneren der Toilette, wieder storniert werden. Also versuche ich es mit energischerem Klopfen an der Tür. *„Was wollen Sie denn? Lassens mich in Ruh!"* Ja, sehr gerne, aber Sie haben schließlich angeläutet und uns elektronisch, wenn auch irrtümlich um Hilfe gebeten. Ich wäre ja gerne bei meinem Spinat geblieben, aber (...)!

Apropos, mein Mittagessen wartete!

Kurzerhand sperrte ich die Tür nochmals mit dieser Münze auf. Die Beschimpfungen zwecks *„unguter Patron eines Pflegers"* der betagten schwerhörigen Dame überhörend, quittierte ich den Notruf und ging meines Weges, den ich zuvor gekommen war. Ein Rückzug in Richtung gesundes warmes Mittagessen.

Am Gang trafen wir auf Angehörige eines Patienten, die den zuständigen Oberarzt sprechen wollten, der gerade in der Notfallambulanz saß und arbeitete. Sie wirkten einerseits verständnisvoll, andererseits aber auch sehr genervt und ließen, trotz Erklärungen und die Bitte darum, im Aufenthaltsraum zu warten, nicht locker. Mein Magen sprach mittlerweile aus, was sich der Mund nicht zu sagen getraute. Meine Teufelchen auf der linken Schulter meinte dazu: *„Sag diesen dämlichen Menschen, dass sie eben warten müssen und euer Essen nun zum vierten Mal kalt geworden ist!"* Zeig ihnen deinen grausigen Spinat mit dem lederähnlichen Rindfleisch aus dem Mikrowellenherd, vielleicht wollen sie kosten?" Es blieb allerdings beim Gedankengang. Na klar! Irgendwann, kurz vor dem Ende der Sackgasse, in die man uns zwei getrieben hatte, inszenierten wir Schwestern dann gut und gerne eine notfallähnliche Situation. Eine Schwester entfernt sich, läutet in der Küche Sturm oder ruft über die Freisprechanlage um Hilfe: *„Pfleger Gernot, Pfleger Gernot, bitte schnell in den Stützpunkt kommen. Pfleger Gernot, bitte!"* Dann eine Entschuldigung, während man rückwärtsgehend forteilt, denn jemand benötigt dringend meine (...). Später kamen wir dahinter, dass es sich bei diesen Angehörigen nur um neugierige Bekannte gehandelt hatte, die nicht einmal das Recht besaßen, um sich über dieses datengeschützte Wissen zu informieren. Unserem Spinat half diese Information aber auch nicht mehr weiter.

Die anfangs zur Seite gestellte Suppe wurde an diesem Tag zu unserer Hauptspeise, die Hauptspeise aus gesundheitlichen Gründen vom Speiseplan gestrichen, nur das Häufchen Erdäpfel als Sättigungsmittel verzehrt und die Nachspeise, das Erdbeer-Joghurt-Gelee, das vor lauter Zimmerwärme an Halt verloren hatte, in süßer flüssiger Konsistenz aus dem Dessertschüsserl getrunken. Ironie des Schicksals: Was dem Hauptgang mehrmals hintereinander an Temperatur verlorenging, hatte die Nachspeise an Temperatur gewonnen.

Ein Hoch auf die gesunde Ernährung!

Nun, auch wenn man die Leistungsstärke des Mikrowellenherdes um ein Drittel senkt und die Watteinstellung minimiert, wird aus einer Schöberlsuppe ein *„gekotzter Brei"* und dem Spinat eine, auf das Teller gepresste, ungenießbare Substanz. Vom Rindfleisch wollen und sollen wir uns in diesem Aggregatzustand kein Bild mehr machen!

Trotz alledem freuen wir Schwestern uns, wenn wir während des Essens nur einmal vom Tisch aufstehen und zur Patientenrufglocke gehen müssen, denn eine Kleinigkeit ist am Teller immer zu retten. Zwar werden es keine Vitamine, keine Spurenelemente, Mineralstoffe und ungesättigten Fettsäuren mehr sein, aber was soll's, es gibt eben keine gesunde Ernährung für eine im Dienst befindliche Gesundheits- und Krankenschwester.

Selbstbestimmung

„Solange ich für mich selbst bestimmen kann, leb' ich ja gerne. Bevor es mir aber so schlecht geht, wie dem armen Hascha mir da gegenüber, tu ich mich weg!" Verbale Äußerungen dieser Art von Patienten, die im Zimmer mit pflegebedürftigen Patienten liegen, hören wir Schwestern oft. Leise und hinter vorgehaltener Hand werden solche Sätze uns im Vertrauen ins Ohr getuschelt. Nur die wenigsten Patienten, die so sprechen, bedenken, dass sie sich, solange es ihnen noch gut geht, nicht „erlösen" wollen. Wenn die jeweilige Krankheit dann soweit fortgeschritten ist, fehlt vielen die Kraft, um diese Handlung noch selbstständig setzen zu können.

Ich kenne nur einzelne schicksalhafte Lebenssituationen aus meinem privaten Umfeld oder von Erzählungen meiner Patienten, wo es Menschen tatsächlich gelungen ist, ihre letzten Kraftreserven zu mobilisieren, um sich bei bereits fortgeschrittener Krankheit mit dem Jagdgewehr, Schlachtschussapparat oder Ähnlichem zu erschießen, aber es bleiben einige wenige Einzelfälle.

Abgesehen vom selbstbestimmten Leben und der Selbsttötung, haben die Menschen einen unterschiedlichen Zugang zum Thema Sterbealter. Die einen, die Jungen, sind durch die große Distanz zum hohen Alter der Meinung, dass sie mit 75 bis 80 Jahren ihr Leben bereits gelebt haben werden. Anders hört sich das schon bei jenen an, die den fünfzigsten Geburtstag hinter sich haben. Sie möchten doch zumindest ihren fünfundachtzigsten Geburtstag feiern und bis dahin mit ihrem Auto mobil bleiben. Befragt man dann wiederum Pensionisten, ist der Neunziger ein hoffnungsvolles Mindestalter und kein Grund, den Führerschein abzugeben, oder? Fragt man schließlich einen Neunzigjährigen, so antwortet er: *„Na ja, ein paar Jahre hätte ich schon noch gerne!"* Man möchte am liebsten alles selbst bestimmen. Das vom Schicksal gelenkte oder Unvorhersehbare ist uns Menschen unheimlich und wird gerne aus dem aktiven, vitalen, megageilen Leben verdrängt. Dabei durften viele Generationen vor uns so rein gar nichts selbst bestimmen. Unterdrückung, Leibeigenschaft, Knechtschaft, Sklaverei, Kriege, Freiheitsberaubung und Abhängigkeit waren jahrhundertelange Begleiter. Heute sind es moderne Infektionskrankheiten, die unsere Selbstbestimmung kurz- oder langfristig beeinträchtigen und bedrohen. Wir Schwestern erleben im Krankenhaus beide Seiten der Medaille. Die einen, die unbedingt hundert Jahre alt werden wollen, und die anderen, die mit siebzig schon bitten und beten, von ihrer

Krankheit, ihrem Leiden, erlöst zu werden. Sie wünschen sich einen raschen Tod. Sie verweigern das Essen samt der Medikation, weil sie ihre Lebenssituation als aussichtslos betrachten. *„Am liebsten in der Nacht einfach einschlafen."* Ja wenn das so einfach wäre!

Wir gesunden Menschen denken im heutigen Alltag viel zu wenig daran, was uns durch unsere Selbstbestimmung eigentlich so an Freiheiten und Eigenständigkeit geschenkt wird. Wir sind es gewohnt, Dinge dann zu erledigen, wenn wir sie erledigen wollen. Wir sind es gewohnt, selbstbestimmt handeln zu können. Selbstständig zu trinken und zu essen, was, wann und sooft wir wollen. Uns ins Auto, aufs Fahrrad oder Moped zu sitzen und los zu fahren. Einkaufen, shoppen, ins Kino, zum Tanzen in die Disco, auf ein Pläuschchen ins Kaffeehaus, zum Friseur, ins Theater, in die Kirche, zum Arzt oder ganz einfach nur auf die Toilette zu gehen. Selbstbestimmte Wege und Orte. Zur selbstgewählten Zeit. Menschen, die ihre Selbstständigkeit verloren haben, denken ständig an diese und wünschen sich nichts sehnlicher als ebendiese zurück. Ein plötzlicher Schlaganfall nimmt einem die Möglichkeit, einfach nur vom Sessel aufstehen und fortgehen zu können. Sich mitzuteilen oder sich mit seinen Mitmenschen zu unterhalten. Den Sonnenaufgang und die malerische bunte Herbstwelt in ihrer vollen Pracht zu sehen. Vogelstimmen zu hören. Am Stammtisch Karten zu spielen und dabei ein gutes Glas Wein zu trinken. Sich ohne Hilfe anzukleiden und fürs Ausgehen herrichten zu können. Tätigkeiten, die wir täglich und ohne darüber nachzudenken ausführen. Vielen Menschen bleibt aber nur noch das Nachdenken und Sinnieren über die schöne Zeit, die leider weit in der Vergangenheit zurückliegt.

Ein sehr alter Herr im Männerzimmer 06, der nach einem Schlaganfall in allen Lebensaktivitäten von fremder Hilfe abhängig und immobil war, lag seit Monaten im Pflegebett und kam zur stationären Behandlung wegen einer Lungenentzündung zu uns. Er aß unter Eingabe eine etwas breiige Kost, redete wenig bis gar nichts und war alles in allem sehr genügsam und geduldig. An einem Sonntagvormittag machten wir, wie jeden Tag, die Betten und waren gerade im Zimmer 06 mit der Morgenpflege beschäftigt. Zur Ablenkung und Unterhaltung der Patienten und aller im Pflegezimmer befindlichen Personen wurde das regionale Radioprogramm aufgedreht. Am Programm stand die *Operettenstunde* und wir Schwestern sangen, je nach Textwissen und Stimmvermögen, relativ frisch, frei und fröhlich mit. Da erklang im Radio das Duett, *„Meine Liebe, deine Liebe, die sind beide gleich, ..."* aus der Operette *Land des Lächelns*. Eine Melodie, die fast allen meiner Generation und der vorherigen Generationen im Ohr liegt. Wir Operetten begeisterten

Schwestern des Sonntagsdienstes kannten auch so manche Zeile der Liedertexte. Mit Begeisterung sangen wir mit und ernteten prompt Applaus von den drei anderen, mobileren Herren im Zimmer. Ich stand neben unserem pflegebedürftigen Herrn Felix und fragte den sonst so wortkargen Patienten, ob er diese Musik denn kenne, und sang die ersten beiden Zeilen noch einmal laut vor. Da schaute er mich mit großen Augen an, öffnete seinen Mund, formte ein lebensfrohes Lächeln auf seinen Lippen und sagte laut und deutlich: *„Le-har!"* Stille erfüllte nun den Raum, bemerkenswertes Staunen folgte ihr nach. Man hätte eine Stecknadel fallen gehört, so mucksmäuschenstill war es plötzlich. Wir waren allesamt total überrascht von dieser kurzen, aber eindeutig richtigen Antwort. Begeistert und fasziniert zugleich, begannen wir zu applaudieren. Wir schauten uns gegenseitig verwundert an und sprachen ihm unsere Bewunderung aus. Im Radio sang der Prinz *Sou Chong* derweilen das nächstfolgende Lied *„Dein ist mein ganzes Herz ...!"* Unser Herr Felix war sichtlich berührt vom, nur ihm allein geltenden Applaus und dem Umstand, den richtigen Namen des Komponisten *Franz Lehar* ausgesprochen zu haben. Dieses eine selbstbestimmte Wort, *„Le-har"*, sein Blick und seine Emotionen, die ihm teilweise in Form von Freudentränen über die frisch gewaschenen Wangen kullerten, kamen uns an diesem Tag des Herrn wie ein kleines Sonntagswunder vor. Innerlich gerührt, gingen wir beschwingt weiter unserer Arbeit nach und stimmten gemeinsam in den Liedtext *„dein ist mein schönstes Lied"* ein. Selbst zwanzig Jahre später denke noch gerne daran, wenn ich die beiden singen höre *„meine Liebe, deine Liebe, hat denselben Sinn: Ich liebe dich und du liebst mich und da liegt alles drin."*

Es gibt so viele Patienten, die sich in einer misslichen, belastenden, oft hoffnungslosen Situation befinden. Denen gar eine bittere Pille mit selbstgewähltem Ende lieber ist, als der Duft von frischgekochtem Kaffee. Sie wirken trübsinnig, freudlos, kraftlos, mutlos, sie resignieren, sind schwer motivierbar, stimmungsmäßig eher abgeflacht, wollen keine Musik hören, finden kein Programm im Fernsehen, das sie interessiert, empfinden Besuche als störend, das Licht zu hell, den blauen Himmel zu blau, den guten Duft von Suppe ekelhaft, freundliche Worte als unpassend und die Hilfe von uns Schwestern unzumutbar, aber leider notwendig! Aber womit könnte man diesen Menschen eine kleine Freude bereiten, ihnen den umgangssprachlichen Tag versüßen, wenn die bittere Medizin am Speisentablett liegt? Mary Poppins' Lied über *ein Löffel'chen voll Zucker, das bitt're Medizin versüßt,* kann nicht alle und jeden positiv stimmen. Zu viele negative Kleinigkeiten erlebten sie im Spitalsalltag, im Krankenbett. Ihnen fehlte das Lebensbejahende. Es wurde ihnen durch einen Schicksalsschlag, einen Unfall oder eine Diagnose genommen.

Die Lebensfreude durch eine Diagnose genommen wurde auch einem 72-jährigen Herrn, der noch selbst über sich bestimmen konnte und der nach wie vor im Besitz seiner geistigen und körperlichen Fähigkeiten war. Er war zuvor so gut wie nie krank gewesen und fühlte sich eigentlich auch relativ gesund. Nur beim Harnlassen, da haperte es seit einiger Zeit, weshalb seine liebe Ehefrau mit ihm auch ins Spital fuhr. Der körperlich fitte Vater und Großvater war ein sehr aktives Vereinsmitglied der Berg- und Naturwacht, des österreichischen Alpenvereins, der Freiwilligen Feuerwehr, der Eisschützen und ein begeisterter Autofahrer. Und ihn, gerade ihn ereilte die Nachricht, dass er an einem Blasenkrebs, einem Tumor erkrankt war. Die unangenehme Untersuchung und Entnahme der Gewebeprobe zeigte des Weiteren eine bösartige Entwicklung dieses Tumors! Für ihn, ein Schlag mitten ins Gesicht, ins Gesicht des Lebens. Am Tag des Diagnosegesprächs begleitete ihn seine Frau. Den erwachsenen Kindern hatte er am Telefon davon erzählt. Ein Psychologe wurde hinzugezogen, die therapeutischen Möglichkeiten besprochen und ihm ein positives Behandlungsbild gezeichnet. Die beiden Eheleute gingen nach dieser Schreckensdiagnose spazieren. Den ganzen Nachmittag saßen sie auf einer Holzbank im Park und redeten miteinander. Zum Abendessen war Herr Friedrich wieder zurück. Recht redselig war er und als gehoben konnte man seine Stimmung bezeichnen. Er unterhielt sich mit den Zimmerkollegen und schaute sich um 19.00 Uhr im Fernsehraum die Landesnachrichten an. Bei meinem Nachtdienstantritt grüßte er mich durch die Glasscheibe des Aufenthaltsraumes hindurch und ich grüßte zurück. – Dienstübergabe, Schichtwechsel und Dienstbeginn. Seine Frau kam nach den Nachrichten noch einmal vorbei und blieb bis nach dem Hauptabendfilm bei ihm. Dann legte er sich ins Bett und sie verabschiedete sich mit *„bis auf morgen"*. Bevor sie nach Hause ging, kam sie traurig und tränenbeladen zu mir ins Apothekenzimmer. Wir redeten über die Gerechtigkeit, über den lieben Gott, die bevorstehende, geplante Therapie. Sie weinte immer wieder und fragte nach, ob sie denn bleiben sollte, was ich jedes Mal verneinte. Ich beruhigte sie und meinte, sie könne getrost mit dem Taxi nach Hause fahren und morgen am Vormittag wieder zu Besuch kommen. Sie brauche schließlich, auch wenn diese Nacht nicht so gut ausfallen würde, trotzdem ihren Schlaf. Sie ließ sich überreden, ich rief ein Taxi und sie fuhr nach Hause. Die Nacht war eine pflegerisch aufwendige, aber dafür kurze. Durch die viele Arbeit verging nämlich auch die Zeit recht schnell. Der morgendliche Pflegerundgang begann und wir kamen ins Zimmer, in das unser Herr Friedrich vor einer Woche eingecheckt hatte. Es war mit vier Männern belegt, wobei der Patient vis-à-vis von Herrn Friedrich vollkommen pflegebedürftig war, weshalb wir ihn zu dieser frühen Morgenstunde, so gegen 05:30 Uhr, auch versorgten. Herr F. setzte sich auf, grüßte uns freundlich und ging auf die Toilette. Als wir das Zimmer verließen, kam er gerade aus dem WC zurück. Wir pflegten uns von Zimmer zu Zimmer und waren eigentlich zwischendurch immer wieder auf dem Stationsgang und hatten *„alles unter Kontrolle".* Fertig mit dem Rundgang und im Begriff, die Infusionen, Spritzen und Tropfen vorzubereiten, die Frühstückstabletts zu bestücken, die Dokumentation zu machen, den Kaffee zu kochen und (...), erschien plötzlich, aufgeregt und außer Atem, unsere damalige Chefin zum Dienst. Man sah es ihr sofort an, dass irgendetwas passiert sein musste, das gewiss etwas mit unserer Station zu tun hatte.

„Ja habt ihr denn das nicht mitbekommen, was da gerade passiert ist?" Zwei verdutzte Gesichter schauten ihr entgegen. *„Was passiert ist?" „Ja, was ist denn passiert?"* Uns war nichts Ungewöhnliches aufgefallen. Im Gegenteil, es war sogar relativ ruhig geworden in den letzten beiden Stunden. Keiner hatte geläutet oder etwas Zusätzliches benötigt. Nur die normale Routinearbeit war erfolgt. Doch war an diesem Morgen etwas außergewöhnlich Trauriges passiert. Etwas, durch das unsere Stationsschwester in diesem Moment keinen Ton, kein Wort herausbrachte. Unser Herr Friedrich lag tot in der Wartehalle unserer Ambulanz. Aber nicht, weil er dort plötzlich umgefallen, zusammengebrochen oder durch *Gottes Gnade* erlöst von seiner bevorstehenden Therapie worden war. Nein, er lag dort inmitten einer großen Blutlache und stark deformiert in seiner Körperhaltung.

Warum? Warum lag er dort? Was war geschehen?

„Die Dienstmannschaft der Notfallambulanz, die herbeigerufene Polizei und andere Angestellte waren vor Ort. Eine Ambulanzschwester wurde gerade daneben schocklagernd behandelt, und (...)", erzählte uns die Chefin. Wir im vierten Stock hatten von den Vorkommnissen rein gar nicht mitbekommen, wurden dann aber von der Polizei befragt. Die persönlichen Daten wurden aufgenommen. Jene des Patienten, unsere eigenen sowie eine Stellungnahme zum Ablauf der vergangenen Nacht. Befragt wurden wir zum Dienst allgemein, zu den besonderen Vorkommnissen in den Morgenstunden, (...).
„Alles nur Routine", sagte der Inspektor, *„damit der Tathergang nachvollziehbar protokolliert werden kann",* wie er meinte. Scheinbar, und das war die schlussfolgernde Annahme des damaligen zuständigen Kriminalinspektors, war unser Herr Friedrich nach der pflegerischen Versorgung seines Bettnach-

barn unsererseits und nach seinem Toilettengang noch einmal aus dem Zimmer gegangen. Wer weiß, was ihn dazu bewogen hatte, vielleicht der Anblick seines pflegebedürftigen Nachbarn? In einer selbstbestimmten Minute nahm er den Abfalleimer im Foyer zur Hand, drehte ihn um, stellte ihn zur Geländerbrüstung und stieg hinauf. Er sprang. Jetzt lag er tot im Erdgeschoss auf dem Boden. Beim Sprung musste er das Geländer im 3. Stock gestreift haben, denn dort fand man später seinen rechten Hausschuh. Nicht gerechnet hatte er sicherlich mit jener Ambulanzschwester, die gerade mit Blutproben in der Hand unterwegs ins Labor war. Just zu diesem Zeitpunkt, an dem er im Erdgeschoss am Terrazzoboden aufschlug, querte die Schwester diese Stelle und wurde dadurch fast zum ungewollten zweiten Opfer. Er verfehlte sie nur knapp! Noch am Leben, aber traumatisiert und schwer schockiert, lag sie nun etwas abseits und wurde von der Dienstmannschaft erst- und weiterversorgt. Die Gattin des Patienten wurde telefonisch verständigt und auch die erwachsenen Kinder, für die dieser Tag noch trauriger begann, als der gestrige endete. Für uns endete er kurz nach Sonnenaufgang im eigenen Bett. Allerdings gingen wir an diesem Morgen nicht über den Ambulanzbereich zu unseren Umkleidespinden, sondern nahmen einen Umweg, der uns nicht an jener Stelle vorbeiführte, die Bilder im Kopf hätten entstehen lassen, die man nur schwer wieder los würde. Schlimm genug, was da in selbstbestimmter Weise passiert war. Die Ambulanzschwester ist nach einer längeren Ruhe- und Auszeit wieder vollständig genesen. Gott sei Dank!

So wie die unliebsamen Konsequenzen eines Suizids im Vorhinein sicher nicht bedacht werden, so bedenken die Menschen auch die vielen pflegerelevanten Resultate nicht, die durch ihr gegenseitiges Wiederbeleben entstehen. Warum?

- Weil nicht jeder Gerettete mit einer Trachealkanüle im Hals, einer PEG-Sonde im Bauch und einem Harnkatheter in der Blase aufwachen und weiterleben möchte.
- Weil ein beweinter Tod oft mehr Seelenheil für alle Beteiligte verspricht, als ein Pflegefall, der die gesamte Familie belastet.
- Weil wir lernen sollten, dem lieben Gott nicht ständig ins Handwerk zu pfuschen!

Andererseits hat unsere immer moderner werdende Medizin den Tod ja auch so gut wie verdrängt oder gar besiegt, oder nicht? Dass Menschen nach einem Suizid auch zum Opfer ihrer eigenen Tat werden können und dann im unliebsamen Spital zu ihrem Unmut wieder erwachen, ist schon vorgekommen. Je nachdem, wie und unter welchen Umständen sie aus dem Leben scheiden wollen, kann es ihnen passieren, dass sie unvorhergesehen gerettet werden. Wieder zurückgeholt ins verhasste und ungewollte Leben. Im letzten Moment gefunden, entdeckt und wiederbelebt. Manche der vermeintlichen Lebensretter wurden im Nachhinein von den Geretteten davon in Kenntnis gesetzt, dass ihre Heldentat der größte Blödsinn war und sich dieser *Held* in Zukunft lieber um seinen eigenen Scheißdreck kümmern sollte als um den eines lebensmüden Menschen. Ja, ja. Passiert und kommt vor. Ich kenne sogar jemanden, der als Lebensretter von einem fast Erhängten zum Dank krankenhausreif verprügelt wurde.

In den ersten Jahren als Schwester steckte in mir auch noch so etwas wie ein *„Allesretter"*, ein alles und immer *Reanimations-Wunderwuzzi.* Ich konnte mir keinen Zustand des Alters oder des fortgeschrittenen Krankheitsbildes vorstellen, in dem man von einer Herz-Kreislauf-Massage Abstand halten sollte. Erst die Erfahrung meiner Berufsjahre und der einzelnen Patienten-schicksale zeigten mir, dass nicht jeder Mensch, der gerade unterwegs zum Paradies war, aus diesem auch zurückgeholt werden sollte und wollte. Und dass es Menschen mit einer gewissen depressiven Grundstimmung gibt, die lieber vom Sterben reden wollten als über das Leben nachzudenken, musste ich ebenfalls lernen zu akzeptieren.

Prinzipiell versuche ich jeden Dienst-Tag, wenn ich ein Patientenzimmer betrete, gute Laune mitzubringen und damit eine positive Grundstimmung zu erzeugen. Das heißt nicht, dass ich immer laut herumsinge, pfeife oder gar mit alten, schlechten Witzen von Bett zu Bett hausieren gehe. Eine Portion Humor hat meiner Meinung nach aber noch keinem geschadet. Auch einem Krebspatienten nicht! Sonst fänden die roten Nasen oder die Clown-Doktors nicht so großen Zuspruch und hätten damit keinen Erfolg!

Die positive Einstellung und das Lachen
sind die Grundvoraussetzung für eine Genesung,
für jeglichen Heilungsprozess.

Leider gibt es auch hartnäckige Gute-Laune-Verweigerer, die sich gegen alles wehrten, was ihnen an Gutem widerfahren könnte, und prinzipiell eine festgefahrene *„Ich will nicht, ich kann nicht und ich mag nicht"*-Einstellung auf-wiesen. Ich war zwar auch von der frühen Morgenstunde, demnach auch vom Frühdienst nicht besonders begeistert, aber dennoch versuchte ich mich dem-entsprechend zu motivieren, um beim Betreten der Patientenzimmer mit dem Frühstück eine gewisse Portion gute Laune auszustrahlen. Das ist allerdings nicht einfach, wenn man bedenkt, dass die meisten Damen und Herren unsere Patienten gerade erst aus ihrem Schlaf erwacht sind. Mein Standardsatz war damals: „Guten Morgen, die Damen, die Hähne krähen". Was Morgenmuffel bezweifeln mögen, aber diese Banalität konnte so mancher erwachten Schlafmütze ein müdes Lächeln ins Gesicht zaubern. „Kaffee, Milch, Kakao oder Tee?", frage ich von Bett zu Bett, um ein wenig Abwechslung in die Getränkekarte zu bringen. Brot, Semmeln oder Milchgebäck. Schinken, Schnitt- oder Streichkäse. Wurst- oder Streichwurst. Honig, Marmeladevariationen, Joghurt mit und ohne Fruchtgeschmack. Müsli, Buttermilch, Müsliriegel, Obst und ... und mittlerweile sogar glutenfreie Gebäcksorten und laktosefreie Joghurts. Klingt wie bei einem Frühstücksbuffet im Hotel, ist aber das Sortiment, aus dem unsere Patienten schon in der Früh aussuchen und wählen können, mit Einschränkung der jeweiligen abgestimmten Diäten, versteht sich. Wie es sich für ein Krankenhaus mit Hotelcharakter schließlich gehört, wenn ich das Leitbild unseres Hauses richtig verstanden habe. Und trotzdem war diese frühe Stunde nicht jedermanns Sache. Die Morgenmuffel, die dem frühen Morgen so rein gar nichts abgewinnen konnten. Jene, die lieber schlafen wollten, weil die Unruhe in der Nacht zu schlafraubend war. Ihnen allen galt unser vollstes schwesterliches Verständnis, aber wir mussten unser Arbeitspensum im Tagesplan schließlich dennoch unterbringen und konnten uns dabei nicht auf individuelle Gewohnheiten konzentrieren. Die konnte der Genesene wieder ausleben, wenn er den Entlassungsbrief in Händen hielt und anschließend in die selbstbestimmten eigenen vier Wände zurückkehren würde. Kleinigkeiten ließen sich ja zwischenzeitlich ganz praktikabel in die Tat umsetzen, aber dass Frau M. sonntags gerne ein weiches Ei hätte, Herr W. sich trotz Diät gleich ein ganzes Buffet wünschte und vielleicht so ganz nebenbei ein Glas Sekt dazu (...), konnte in einem Krankenhausbetrieb, trotz Hotelcharakter, nicht umgesetzt werden. Tut mir leid, Herr Direktor, das geht einfach nicht. Selbstbestimmung hin, Hotelcharakter her!

Normalerweise gelingt es der männlichen Krankenschwester, über die delikaten Sonderwünsche hinwegzusehen und die unnötige Raunzerei zu überhören und es stattdessen erneut auf eine einfühlsame und diplomatische Art und Weise zu versuchen. Aber an einem bestimmten sonnigen Morgen war nichts zu machen. Weder mit dem nötigen Ernst noch mit dem schelmischen Lächeln. „Guten Morgen, meine Damen, die Hähne ..." „Geh' hörn's auf, sind's ruhig, Sie Schmähbruder", fauchte mich die Patientin von Bett Nummer Eins an, das sich immer gleich links neben der Eingangstür befand. Näher an den Sanitärräumen, aber etwas weiter weg von den Frischluft spendenden

Fenstern mit dem gutem Ausblick, was in den geruchsintensiven Spitalszimmern eine große Rolle spielte. Fensterbetten waren und sind nach wie vor sehr begehrt. Sie allerdings, die Patientin vom Einserbett, blieb von all meinen Aufmunterungsversuchen und dem sonnigen Morgen unbeeindruckt. Die Mitpatientinnen waren ruhig und etwas bedrückt still. Sie kannten mich und meine motivierende fröhliche Art, die Patienten am Morgen zu begrüßen, die kranken Menschen zu animieren und aus einem grauen Spitalsalltag einen kurzweiligeren Tag der Genesung zu machen. Nur bei dieser Patientin schien meine Methode an diesem Morgen nicht zu funktionieren. Es lag ein Trübsinn über dieser Frau, eindeutig erkennbar. Trostlosigkeit, Verzagtheit und Verdruss. Keine Musik durfte ich einschalten und mit meinem Glumpert von Frühstück sollte ich wieder „abfahren". Kein guter Zuspruch, keine Abänderung der Frühstücksvariationen veränderten etwas daran. Nicht mehr Milch, nicht weniger Milch oder etwa ein warmer süßer Kakao. Keinen erfüllbaren Zusatzwunsch oder überhaupt irgendetwas wollte sie haben. Keine Zuneigung, keine frische Luft, keine Nähe. Rein gar nichts, das sich positiv hätte auswirken können. „Ich kann nicht, i will nicht und i mag nicht!"

Sie keifte: „Schleichen dich mit dieser elendigen Kaffee-Bliet'schn." (ugs. für einen sparsam eingekochten Kaffee, bei dem man, wenn er in die Tasse eingeschenkt war, trotzdem bis zum Tassenboden sehen konnte.) Bringen könnte ich ihr schon etwas, aber das hätten wir „feigen Hunde ja eh nicht da", fauchte sie mich weiter an. Nach diesen wenigen, aber sehr eindrucksvollen Worten wurde es vorerst einmal wieder sehr still rund um mein sonst so reges und loses Mundwerk.

„Die Herman-Göring-Kapsel" wollte sie haben. Die, „bitte was?" „Die Kapsel, die man dem Hermann Göring ins Gefängnis geschmuggelt hat, damit er, der große Feldmarschall des Zweiten Weltkrieges, schnell und ehrenhaft in seiner Gefängniszelle sterben konnte und somit nicht vor das Sühnegericht gestellt und für seine Art der Kriegsführung gehängt werden würde", erzählte sie mir trocken und emotionslos, als wäre sie selbst Teil der Geschichte gewesen. „Nur drauf beißen muss man, dass sie aufbricht und das Gift schnell im Körper aufgenommen werden kann. Ein Schaum entsteht im Mund und ein bisserl zappeln und zucken tust dann noch, aber dann ist es gleich vorbei", fügte sie noch mit gesenktem Blick hinzu. Obwohl ihre glänzenden Augen eigentlich über etwas anderes als Mord, Tod oder Selbstmord sprachen, erzählte sie von Euphorie und großen Erfolgen, die in ihrer Erinnerung weit zurücklagen. „In der großen Zeit nämlich, die so viel versprach", wie sie behauptete. Voll Selbstachtung und mit der Möglichkeit selbst- und *vor allem mitzubestimmen, was man wann und wo machte. Sie war kreativ, konnte frei denken und handeln, solange sie brav ihre Parteimarken der BDM (Bund Deutscher Mädchen) ins Parteibuch klebte. Hoch gepriesen wurde die zukunftsreiche Zeit und Propaganda betrieben mit dem schönen und guten Vaterland, in dem plötzlich alles möglich war. Später oder besser gesagt, zu spät erkannte sie die eigentliche Kriegshetze, die betrieben wurde und hinter allen Parolen stand. Vieles wurde versprochen und schlussendlich nur wenig davon eingehalten. Geblieben war ihr von dieser Zeit nur die Erinnerung. Die Erkenntnis über das Unheil und Leid eines Krieges, den ja eh niemand haben wollte und der „Kriegs-Führer" scheinbar schon gar nicht? Die Industrie und die Großmächte wären daran schuld gewesen. Die anderen, die solange zurückgeschossen haben, bis dann alles hin war. Mann und Maus, und Kind. Gebracht hat er nichts, dieser sinnlose Krieg. Verloren hätte man alles, was zuvor so groß und mächtig war! Auch ihr ist nichts mehr übriggeblieben, als die Verachtung. Nichts. Nicht einmal die Möglichkeit, irgendetwas selbst zu bestimmen. Nichts. Nur der innerliche Groll oder Hass auf sich und die Welt hatte sich in ihr hartnäckig gehalten. Wurde zu ihrem treuen und ständigen Begleiter in ihrem Leben ohne Zukunft. Sonst nichts!*

Und Mann und Maus, und Kind?

Ja, früher. Früher schon. Sogar gerne! Aber, was die Männer betraf, waren die einen ihren Eltern nicht gut genug, nicht parteitreu genug! Die anderen, von den Eltern Auserwählten etwas zu außergewöhnlich. Und als die Eltern starben, wie auch immer (!), und ein guter Mann gefunden war, hatte sie zweimal einen Abortus und schließlich ein Alter erreicht, in dem „Frau" keine Kinder mehr bekommen konnte. Und er, der von ihr über alles geliebte Mann, verunglückte im Alter von nur 47 Jahren auf der Straße. Was sie dann, als große Ungerechtigkeit ihrem, bis dahin, (lieben) Gott nicht mehr verzeihen konnte. Deshalb keine Kinder, kein Mann, kein Gott, keine Freude. Ab und zu ein bisschen Selbstverachtung und Selbsthass, sonst nichts und Punkt.

Die Möglichkeit, ihr eigenes Ende selbst zu bestimmen, hatte ihr schlussendlich ein plötzlicher Schlaganfall genommen. Keine Körperkraft, keine Möglichkeit, kein Ausweg, keine Lebensfreude, kein Lebenssinn.

Morgens, mittags, abends, nachts

Ständig, immer, täglich, durchgehend, stets, vierundzwanzig Stunden am Tag, sieben Tage die Woche (...) haben wir unser Geschäft für alle und jeden geöffnet, und was haben wir von diesem verordneten Versorgungsauftrag?

- Trotz guter Arbeit eine schlechte Nachrede
- Seitenlange Beschwerdeschreiben
- Nicht mehr Menschen für Menschen, sondern Menschen und Mächte
- Aus humaner Sicht: zu wenig Personal, zu wenig Betten
- Aus politischer Sicht: zu viel Personal, zu viele Häuser mit zu vielen Betten

Resümee einer männlichen Krankenschwester: *„Keiner liebt es, jeder braucht es."*

Man möchte ... schnell drankommen, modernste Untersuchungsmöglichkeiten, Tipptopp-Personal, sofort eine Diagnose, bestes Essen und Service, individuelle Betreuung, Behandlung und Pflege, nach wenigen Tagen wieder gesund und munter nach Hause gehen; wenn möglich, wieder mit der Rettung fahren, die dann kein Krankentransportunternehmen ist, sondern ein Gesundheitstaxi auf Krankenschein, oder so!

Das ist nicht nur das Idealbild der Patienten, sondern auch der Werbeslogan unserer politisch geführten und motivierten Krankenhäuser, die wir uns angeblich gar nicht mehr leisten können!? Die zu vielen, einzelnen Häuser an ihren fixen Standorten können wir uns nicht mehr leisten, aber neue zu bauen, das können wir uns leisten!? Schwierig! Sehr schwierig! Man will unsere Leistungen kompensieren, den Umsatz steigern und noch mehr Patienten in noch kürzerer Zeit behandeln, um endlich einmal einen Gewinn aus dieser Tretmühle der Sozialleistungen, dem gedeckelten Fass ohne Boden, herauszuholen.

So, und jetzt versuch du, als einer von zigtausenden Angestellten, als entlohnter Bediensteter, diesem Leitbild-Slogan, *des Krankenhauses mit Hotelcharakter,* einmal nicht zu entsprechen

- Die Ambulanzwartezeit **nicht** zu verlängern,
- dem hundertsten Wartenden **nicht** gleich zu helfen,
- das vorprogrammierte Chaos **nicht** zu verhindern,
- das Arbeitsklima **nicht** zu vergiften,
- die ideale Bettenbelagsdauer **nicht** zu überschreiten,

- den optimalen Bettenbelag **nicht** zu unterschreiten,
- den Hospitalismus **nicht** zu verhindern,
- hauseigene Infektionen **nicht** zu vermeiden,
- den selbstständig denkenden Patienten **nicht** ohne Unterhose zur Untersuchung zu schicken,
- das kalte Wasser für Frau Maier, die warme Milch für Herrn Huber und die vielen gleichnamigen Antibiotika **nicht** zu verwechseln.

... denn, *„für die Gäste nur das Allerbeste!"*

Die Zeit der Normen und Zertifizierungen ist angebrochen. Auf Seiten der Arbeiter und Angestellten wird einheitliches Denken, Tun und Handeln eingeführt und des Menschen Handwerk genormt. Qualität durch unterschiedliches Können, durch Eigenständigkeit und Eigenart sind nicht mehr gefragt. In diesem Sinne wurden auch unsere Desinfektionsseifen und Lotionspender an der Wand hinter dem Waschbecken ab- und neu montiert. Sie hatten ab sofort so zu hängen, wie sie dies in anderen, genormten Abteilungen auch taten. Rechts ist rechts und links bleibt links, laut Standardverordnung Nummer 1234567. Wegen der jahrelangen Gewohnheit seiften wir uns plötzlich mit dem Desinfektionsmittel ein, cremten unsere Hände mit Seife und landete die Lotion als ungewollter „Gatsch"-Haufen in der Hand, wenn wir uns nur kurz zwischendurch die Hände desinfizieren wollten. Standardisierungen sind eben ein großer Vorteil und bestimmen die Tagesordnung. Demgegenüber steht aber die immer individueller werdende Behandlung und Pflege unserer Patienten im Krankenhaus mit Hotelcharakter. Auf dieser Seite wurde alles liberalisiert und gelockert. Wohin uns das im 21. Jahrhundert führen wird? Zu vollen Betten und leeren Kassen!

Noch gelingt es uns, das angeknabberte Nervensystem täglich nach dem Dienst so gut wie möglich zu pflegen, sodass es auch immer noch ein Morgen danach gibt. Aber wie lange noch? *„Bald kennt jeder einen, der einen kennt",* dem es über kurz oder lang nicht mehr gelingt, diesen psychischen Druck seiner Arbeit auszuhalten und den Anforderungen gerecht zu werden. Geschweige denn, mit Freude arbeiten zu gehen. Manche haben die Schnauze voll von ihrer gestrigen Rolle als Schwester, Pfleger oder Arzt im Krankenhaus, der Geriatrie oder ähnlichen Gesundheitseinrichtungen. Deshalb beginnen wir, so wie die heilige katholische Kirche, mit Laien zu arbeiten. Schlosser, Eisenbahner, Friseure, Sekretärinnen, Wurstverkäufer, Kellnerinnen und Köche werden mittlerweile umgeschult und der großen Meute der zu Pflegenden zum Fraß vorgeworfen. Wir hatten schon Praktikanten auf der

Station, die sich wegen des Stopp-Zeichens während der Pflege nicht ins Patientenzimmer getraut haben! Solche, die den ganzen Tag Servietten und Wäsche zusammenlegten, weil sie für die patientennahe Arbeit ungeeignet waren. Einige, vor denen sich die älteren Patienten fürchteten, weil sie voller Tätowierungen, Piercings und Kriegsbemalungen waren. Aber Hauptsache, wir Schwestern tragen unseren Ehering nicht bei der Arbeit! Wir werden kontrolliert, bewertet und durch Abklatsche auf unsere Sauberkeit überprüft. Und wehe, wenn unsere nicht ganz reine Luft und Umgebung den Standardwerten nicht entspricht! Wehe, wenn da ein Medikament, ein kleines weißes, blaues, gelbes, rotes, längliches, rundes, ovales, geteiltes, ganzes, halbiertes, nicht so wie verordnet *„morgens – mittags – abends oder nachts"* eingeteilt ist. Wehe dir, du mitdenkende männliche Krankenschwester!

Für die Einnahme von Medikamenten gibt es bestimmte Tages- und Nachtzeiten, die seit Jahrzehnten immer dieselben sind und auf den jeweiligen patienteneigenen Tabletten-Dispensern (Schachterln) aufgedruckt stehen: *morgens – mittags – abends und nachts.*

Nun ist es natürlich nicht nur wichtig, bestimmte Medikamente zu einer ganz bestimmten Tageszeit einzunehmen, sondern sie auch richtig ein- oder vorzuteilen. Somit kommt jeder Krankenschwester, die mit dieser überaus wichtigen Arbeit betraut ist, auch eine gewisse verantwortungsbewusste Rolle zu. Würden wir hier nicht unser Bestes geben, so könnten erzählte Krankenhauswitze wahr werden, in denen Patienten zwar täglich pünktlich Stuhlgang hätten, aber erst eine Stunde danach aus dem morgendlichen Schlaf erwachen! Und selbstverständlich urinieren Menschen, die gerade zuvor ein Diuretikum (harntreibendes Mittel) eingenommen haben, bei der anschließend geplanten Röntgenuntersuchung auf den Tisch. Ganz klar! Apropos! *CAVE!* Also Vorsicht, überprüfen sie die eingenommene Medikation ihrer Großmutter, wenn sie mit ihr eine längere Autofahrt planen. Es könnte in absehbarer Zeit zu peinlichen, geruchsintensiven Pannen kommen. Und glauben Sie mir, ich weiß, wovon ich rede.

Was in dieser Hinsicht noch eine nicht unwesentliche Rolle spielt, ist die notwendige, ärztliche Verordnungspflicht, die es uns Schwestern erst ermöglicht, die vorgeschriebenen Medikamente auch ordnungsgemäß zu verteilen. Wir arbeiten hier also Hand in Hand mit unseren Ärzten zusammen. Sie schreiben ihre Hieroglyphen in Form von Zahlen, Buchstaben, Strichen und Zeichen in die jeweilige Spalte der Fieberkurve und wir versuchen, diesen Anordnungen Folge zu leisten. Nun wissen wir Schwestern über so manchen noch so (un)schön schreibenden Humanmediziner Bescheid und sind imstande, das jeweilige Gekritzel im Zwei- und Vieraugenprinzip zu entziffern und zu deuten. Selbst dann, wenn das Geschriebene mit den winzig kleinen, vorgegebenen Spalten nicht übereinstimmt. Diese besondere Fähigkeit einer Schwester nenne ich persönlich kurz und gut *Fachkenntnis*.

Die vorgeteilten Medikamente für den nächsten Tag werden dann am nächsten Morgen dem jeweiligen Patienten zugeteilt. Mit Ausnahme der dementen und desorientierten Patienten, wie Frau Kronawetter eine war. Sie bekommen alle Tabletten und Kapseln von uns zur richtigen Zeit unter Aufsicht direkt verabreicht, damit sich diese blöden Witze nicht bewahrheiteten und selbstverständlich zur Sicherheit der Patienten.

An diesem Vormittag besuchte uns eine Kontrollperson aus einer höher gestellten Abteilung, ihres Zeichens ebenfalls diplomierte Krankenschwester, die der Thematik der trockenen Pflegetheorie bereits kundiger war als der gelebten und von mir geliebten Pflegepraxis. Sie überprüfte die Medikamen-ten-Dispenser der unter Aufsicht einzugebenden Patienten. Demzufolge also auch meine Arbeit vom Vortag, die ich auch vorschriftsgemäß mit meinem Namenskürzel unterfertigt hatte. Unausweichlich geriet sie an jener Stelle, an der sich die Schlaftablette von Frau Kronawetter in der handschriftlichen Verordnung meines mir bekannten Arztes etwas zu sehr an die Spalte *abends* lehnte, mit ihrer Arbeit ins Stocken. Ich möchte ihr an dieser Stelle zwar nicht unterstellen, dass sie sich zumindest ein kleines bisschen darüber gefreut hatte, etwas gefunden zu haben, aber sie notierte diese Erkenntnis als *groben pflegerischen Fehler* auf ihrer Liste und meldete diesen als solchen auch offiziell weiter.

Nun kann man sich über Menschen bekanntlich denken, was man will, und das tu ich auch weiterhin, aber so viel sei noch gesagt: Fachkenntnis ohne Hausverstand sind mir unheimlich. Punkt. Denn hätte ich, um diesen ihren Fehler nicht zu begehen, gehandelt und diese Schlaftablette für *abends* eingeteilt, so hätte die Patientin sie bereits zum Abendessen um 17 Uhr erhalten und eingenommen. Wäre sie dann, wie alle anderen Patienten noch einmal auf die Toilette gegangen, durch das Medikament schlaftrunken gestürzt und hätte sich dabei verletzt, dann hätte ich und jede x-beliebige Krankenschwester an meiner Stelle einen strafbaren, *bewusst grobfahrlässigen Pflegefehler* begangen! In diesem Fall hätte ich zwar die pflegetheoretische Kontrolle fehlerfrei überstanden, aber Frau Kronawetter wäre auf die Chirurgie verlegt worden und mein Dienstzeugnis im Akt eines Disziplinarrichters verschwunden. Aber so, mit dem Mut zum theoretischen Fehler, etwas Hausverstand und dem Drang zum Zusammenhalt im Team, hatte die gnädige Frau Kontrollorin aus der oberen Etage eben nur ein Haar in der Suppe gefunden und Frau Kronawetter *mit* und ich *ohne* sehr gut geschlafen. Nach dem Befinden der theoretischen Dame haben wir uns allerdings nicht erkundigt, weder morgens, mittags, noch abends und erst recht nicht nachts!

Das wird schon wieder

Es ist ein gutgemeintes verbales Trostpflaster. Eine Art Universalspruch zur Aufmunterung, wenn wir Aug' in Aug' dem im Bett liegenden Bekannten gegenüberstehen und uns dazu verpflichtet fühlen, etwas Positives zu sagen. Ist ja auch leicht auszusprechen dieser Satz, *„Na du wirst sehen, das wird schon wieder!"* Allerdings will es zu vielen Erkrankungsfällen so überhaupt nicht passen. Es kann für einen Krebspatienten, den Schlaganfallpatienten mit einer halbseitigen Lähmung oder einen verunfallten Querschnitt-Gelähmten sogar sehr verletzend sein und das Gegenteil von dem auslösen, was wir damit ursprünglich bewirken wollten. Wer weiß als Außenstehender, Angehöriger, Freund oder einfach nur Besucher, wie *es* und ob *es wieder wird.*

In unserer Kindheit hörten wir diese Zauberworte natürlich nur allzu gerne. Eine tröstende Stimme und die Hand auf unserem erhitzten Kopf waren *Balsam für die Seele*, wenn uns die Tränen übers Gesicht kullerten oder die aufgeschlagenen Knie wie Feuer brannten. Damals war es notwendig, dieses *Trostpflaster*. Die helfende Hand und auch die heilsame Stimme, gleich einem Märchenerzähler. Diese Rolle nahm auch ich immer dann ein, wenn unsere Kinder im Krankenhaus waren. Nach dem Dienst fuhr ich dann mit dem dicken Märchenbuch unter dem Arm zu ihnen. Jeder Abend wurde zu einem Ritual. Zähne putzen, waschen, Pyjama anziehen und ab ins Bett. Märchenbuch aufschlagen und los geht's mit der monoton erzählten Märchengeschichte. Einmal, als unsere Tochter aus Platzmangel unter erwachsenen Frauen lag, wollte ich schon mit meinen Erzählungen beginnen, da kamen die Mitpatientinnen herein, legten sich in ihr Bett und hörten gespannt zu. Am nächsten Abend lagen sie bereits in ihren Pyjamas mit geputzten Zähnen und frisch gewaschen in ihren Betten und warteten schon gespannt auf den Papa von Paula, der ihnen allen eine Gutenachtgeschichte vorlas. So ein Märchenerzähler, mit angenehmer, monotoner und leiser Stimme, wäre auch im Krankenhaus manchmal wünschenswert. Nur sollte dieses Märchen auch unbedingt ein Happy End haben. Ein Happy End, das im tiefsten Sinn der Erzählung aussagt, *„das Leben wird wieder gut!"* Wir Menschen brauchen das! Es darf wehtun, stechen, brennen, bitter sein, aber es muss wieder gut werden! Deshalb ist diese Märchenerzähler-Krankenschwesternrolle auch keine einfache. Es setzt einen Hausverstand voraus und dabei meine ich nicht jenen aus der Fernsehwerbung, sondern den echten, der sensibel und vorsichtig seine gefühlvollen Fühler ausstreckt nach den Antennen der empfindsamen Patientenmenschen. Es hilft einem Krebspatienten nämlich wenig, wenn er ständig mit seiner Erkrankung konfrontiert wird. Information ist wichtig, aber ein Chemopatient braucht Aussicht auf Erfolg und sei es nur ein mikroskopisch kleiner. Aber ein Erfolg ist ein Erfolg und viele kleine aneinandergereihte Erfolge können zur Heilung führen. Das ist wichtig! Kein Blabla, das man aus der Zeitung oder Illustrierten gelesen oder der Nachbar einer Schwägerin erzählt hat. Dieses *Daswird-schon-wieder-Blabla.*

In vielen Dienststunden, in denen wir unseren Patienten näher sind als ihre eigenen Angehörigen, Intimeres und Persönlicheres sehen, hören und mitbekommen, als alle anderen Menschen rund um sie herum, ist es unsere Aufgabe, stets sensibel mit ihnen und ihren Emotionen umzugehen. Realistisch, aber sensibel. Schließlich geht es ums Leben und ums nackte Überleben. Ich war auch einmal ein *Das-wird-schon-Wieder,* weil ich es in meiner Anfangszeit nicht besser wusste. Über die Jahre sollte sich aber wohl so viel Erfahrung angesammelt haben, dass ich nun behaupten kann:

Damals wussten wir noch nicht viel,
aber wir glaubten, schon alles zu wissen.
Heute sind wir zwar reich an Erfahrungen,
müssen aber wegen der ständigen Neuerungen immer wieder
umlernen, umdenken und sehr flexibel sein.
Und irgendwann einmal kommt auch für uns der Zeitpunkt,
wo wir mehr vergessen, als unser Gehirn in der Lage sein wird,
sich zu merken.

Zu früh, oder zu spät?
- Für unsere 92-jährigen hilfsbedürftigen Patientin war es immer noch zu früh, darüber nachzudenken, ob sie in ein Pflegeheim gehen sollte oder nicht? Sie meinte: *„Das wird schon wieder besser werden, und später einmal werde ich dann, irgendwann einmal (…).“*
- Für den 84-jährigen alleinstehenden Herrn Huber war es zu spät. Drei Tage und Nächte lang lag er nach einem Sturz in seiner kleinen vermüllten Wohnung am Boden, bis er schließlich durch die Feuerwehr geborgen und mit dem Roten Kreuz unterkühlt und voll von seinen eigenen Exkrementen eingeliefert wurde. Ein Schenkelhalsbruch, mehrere Rippenbrüche und Prellungen wurden diagnostiziert, therapiert und behandelt. Umsonst! Ein Schlaganfall am fünften stationären Tag ließ ihn dann zu jenem regungs-

losen Pflegefall werden, der jahrelang in einer städtischen Pflegeeinrichtung per Sonde ernährt werden musste.

- Den zweimal verlängerten Führerschein des 89-jährigen Herrn Schaller hat man leider zu spät eingezogen! Er verursachte einen schweren Verkehrsunfall, bei dem ein Kind getötet wurde. Späte Reue und Einsicht, gepaart mit einem belastenden Schuldgefühl kamen ebenfalls zu spät.
- Für die 39-jährige zweifache Mutter kam der Krebstod viel zu früh! Sie konnte sich allerdings noch von ihren schulpflichtigen Kindern und ihrem Mann verabschieden und mit ihrer, im Streit befindlichen Mutter Frieden schließen. Noch früh genug!

„Das wird schon wieder!" Wirklich? Wird alles wieder so werden, wie es war? Kann man alles rückgängig machen? Nein! Nichts wird wieder so werden, wie es früher einmal war.

Ich bin schon lange nicht mehr der Anfänger, der seinen Schwesterkolleginnen fragend auf die Nerven geht. Dem man alles zweimal erklären muss. Mittlerweile habe ich graue Haare bekommen und wiege zwanzig Kilogramm mehr als früher. Auch wenn mir nicht alles gefällt, was sich so um mich und an mir verändert, so ist es doch ein fixer, fortschreitender Prozess, dem ich mich nicht entziehen kann. Ich übe Kritik an meinem Verhalten und reflektiere mich selbst, gehe mit Fehlern der anderen diplomatischer um und versuche sie schadlos zu beseitigen. Dabei denke ich an einen Umstand, den man bei uns früher *Fast-Fehler-Erkennung* genannt hat. Man höre und staune, es gab eine Anlaufstelle, ein eigens eingerichtetes EDV-Meldesystem für nicht ganz, aber fast geschehene Fehler. Mitarbeiter wurden darauf *„eingeschult"*, fast begangene Fehler im unbewussten Handeln von Kollegen zu erkennen und zu melden. Fehler, die gerade noch rechtzeitig erkannt wurden, an höhere unbeteiligte Stellen weiterzuleiten. *Angeblich* nur, um diese ein zweites Mal zu vermeiden! Als Frühwarnsystem für die Mitarbeiter!? Hand aufs Herz, in Wahrheit sind das doch nur methodische Vorgänge, um Spitzeldienste zu legalisieren. Um Lästige zu beschuldigen und schuldig zu sprechen. Und einen Schuldigen, ein Bauernopfer braucht das System immer! Einmal fast schuldig gesprochen, steht man dann mit dem Rücken zur Wand und: *„Feuer frei!"*

Fast Fehler begangen? „Na, das wird schon wieder!" „Bis zur Weihnachtsfeier haben dich alle wieder lieb!"

Dabei wäre es die oberste Prämisse von Führungspersonen, ihre Mitarbeiter zu unterstützen, sie also gleichermaßen zu fördern, wie zu fordern. Nur so kann die Fehlerhäufigkeit minimiert werden. Meine Lehrmeister und Chefs hatten diese Tugend leider nicht. Leider!

Wie lange dauert es noch, bis alles wieder so ist, wie vorher? Angesichts der jüngsten weltweiten Corona-Virus-Krise 2020, die wohl niemanden unberührt ließ, bleibt diese Frage spannend. Nämlich inwieweit sich der Mensch in der Lage fühlt beziehungsweise er dazu bereit ist, nicht mehr in die alten Verhaltensmuster zurückzufallen. Denn, *wir sollten eigentlich nicht mehr so werden, wie wir früher waren! Oder wollen wir wieder das höchst Mögliche anstreben und ein neues Unheil heraufbeschwören?*

Unser Lernerfolg aus der Corona-Krise:
Gekippt und angelehnt
ist auch geöffnet."

Was uns eine derartige Krise aufzeigen und bewusst machen konnte, war, dass der Zusammenhalt trotz gesundem Abstand im Ausmaß eines Babyelefanten sehr guttut und im Urinstinkt des Menschen auch über Jahrhunderte nicht verloren gegangen ist. Dass Schutzmaßnahmen, die uns zur Isolation zwangen, auch über längere Zeit hinweg nicht umbringen, sondern stärken können. Dass unsere Kinder und Jugendlichen sich wieder über die, von Kaiserin Maria Theresia eingeführte Schulpflicht freuten und die Arbeiter und Angestellten lieber wieder länger, als *kurz-arbeiten* gingen. Wir Krankenschwestern wurden zwar, wie die anderen System-Erhalter, beklatscht und von oberster Stelle gelobt, aber sonst hatte sich für uns nichts geändert. Wir schoben Tag und Nacht Überstunden, bekamen sie ausbezahlt und bezahlten zur Freude des Finanzamtes beziehungsweise des Staates zigtausende Euro an Lohnsteuer brutto für netto. Aber was half uns das Jammern auf hohem Niveau, wo doch gleichzeitig so viele Menschen nach der Reihe ihre Jobs oder ihre Betriebe verloren. Was mich auf der Mehrleistungsseite trotz allem tröstete, war, dass diese Menschen mit unserem Teil, der an mehr erarbeiteten Steuereinnahmen, unterstützt wurden. Unser Beitrag war Solidarität auf höchster Ebene und darauf konnten wir mit Recht stolz sein! Wären doch nur die vielen Aktionäre in der Wirtschaft auch so solidarisch wie wir Schwestern!

Der Abstand zwischen den Menschen
fördert die Nähe zum Göttlichen.
Er lässt ihn aber auch vielerorts dessen Existenz verleugnen!

Ach ja, und dem lieben Gott sind wir Osterfleisch-Katholiken in dieser Zeit ebenfalls wieder ein Stück nähergekommen, obwohl wir die wahre Ostergeschichte – aus angeordneter Staatsverordnung – in der Praxis nicht umsetzen und zelebrieren durften. Na dann, mit Gottes Hilfe vielleicht im nächsten Jahr! Wir haben ja noch so viele schöne Jahre vor uns, und *da ist dann alles wieder gut, wir schaffen das, das wird schon wieder (…)*"

Und dann kam die Jugend

Es war schon immer eine Art gute Sitte, sich am Ende einer Feierlichkeit oder eines Besuches zu bedanken. Einen Dank an die Festgäste, die Dankesworte für einen Verstorbenen, den Dank an ein treues Mitglied, den Dank der Firma für den jahrelangen Einsatz und die Leistung, die gedruckten Dankesworte auf der letzten Seite eines Buches und den Dank der Patienten bei ihrer Entlassung. Wenngleich der zuletzt genannte am wenigsten emotional ausfällt, weil die meisten Patienten froh und glücklich sind, wenn sie unsere heiligen Hallen so schnell wie möglich wieder verlassen können, so tut uns Schwestern und auch den Ärzten ein *Dankeswort* sehr gut. Es ist immerhin eine Wertschätzung für unsere Arbeit.

Dankesworte – Beschimpfungen. Achtung – Verachtung. Menschliches – Unmenschliches.

So oder so, man bedankt sich höflich und geht! Das sagt uns nicht nur Knigge, sondern auch unsere Erziehung und auch die liebe Frau Lehrerin in der Volksschule. Mit dem gütigen, aber auch strengen Gesicht hatte sie es uns bestimmt hundert Mal eingetrichtert. Schließlich weiß man im Leben nie, *wem* man wieder einmal über den Weg laufen würde, von *wem* man Hilfe benötigte und *wer* in einer Notsituation zur Stelle war! Feuerwehrleute, Polizisten, Sanitäter, Ärzte und eben auch wir Krankenschwestern gehören zu diesen Berufsgruppen, denen solche Wiedersehensfreuden öfter zuteilwerden, als es uns lieb ist.

Auch ich habe mich beim behandelnden Arzt bedankt, obwohl er mir die Nadel für den Venenzugang zweimal unsanft und umsonst ins Gewebe rammte. Ein drittes Mal, er war dann schon nervös, eine Vene doppelt auffädelte und ich mich wie ein Versuchskaninchen fühlte. Ich habe mich sogar bei jener Schwester bedankt, die es beim Desinfizieren der Wunde meines, beim Holzhacken amputierten Daumengliedes geschafft hatte, so grob zu arbeiten, dass ich plötzlich lauter Sterne sah, mir schwarz vor Augen wurde und mir fünf Tage später beim Verbandswechsel die aufgeschnittene Binde so fest von der Schiene zog, dass ich glaubte, sie würde mir den amputierten Teil noch einmal wegreißen. *„Na bitte"*, sagte sie schnippisch. *„Wenn sie meinen, dass sie es besser können, dann machen sie es ruhig selbst."* Ich bedankte mich höflich und *machte es besser.*

Dankesworte – Beschimpfungen. Achtung – Verachtung. Menschliches – Unmenschliches.

Die Wiedersehensfreude zwischen Patienten, Arzt und Pflege ist schwer einschätzbar, aber aus eigener Erfahrung weiß ich, meine hält sich in Grenzen. Der Volksmund oder vielmehr der Aberglaube der Menschen verbietet es auf jeden Fall, beim Verlassen des Krankenhauses „auf Wiedersehen" zu sagen oder gar die geschenkten Blumen vom Krankenzimmer mit nach Hause zu nehmen. Denn dann, (…).

Was ich allerdings mit hundertprozentiger Sicherheit weiß, ist, dass es gerade die eine oder andere Art von Patienten-Dankbarkeit war und bleiben wird, die mich trotz der vielen Widrigkeiten im Berufsleben immer wieder aufs Neue dazu veranlassen, dort zu bleiben, wo ich bin, und das zu bleiben, was ich in den letzten 23 Jahren war. Eine männliche Krankenschwester mit Hirn, Herz, Härte und Humor.

Deshalb ist es an dieser Stelle nicht nur angebracht, *danke* zu sagen, sondern Menschen zu nennen, die mich unterstützt, Steine aus dem Weg geräumt und mir in schwierigsten Situationen beigestanden sind. Ich möchte *danke* sagen an jene, die mir wohlwollend, wenn auch mit einer gewissen Distanz gegenüberstanden. Besonders zu jener Zeit, als ich noch unerfahren und fern der Heimat Gefahr lief, täglich frisch, frei, fröhlich und fromm Fehler zu machen. Fehler, die diese Menschen für mich ausbügeln mussten und sich dabei in unbequemes Fahrwasser begaben. Wohl wissend über ihre eigene Anfangszeit.

Danke …

• den Menschen, die sich über mich geärgert haben.

• den Menschen, die sich über mein Kommen gefreut haben.

• den Menschen, die mich vermisst haben.

• dem Mädchen mit Trisomie 21, das mich heiraten wollte und mir bei jedem Dienst ein Bild malte.

• den Schwesternschülerinnen und männlichen Schülern, denen ich mehr oder weniger beibringen konnte.

• der Arbeitskollegin, die mich in ihrer freundschaftlichen Art unterstützt und immer wieder mental aufgebaut hat, wenn es dienstliche Verweise über mich hereinhagelte. Die kurz vor ihrem Pensionsantritt an Brustkrebs erkrankte und in mir denselben Freund fand, der sie mir über Jahre hinweg war.

• der gutherzigen, feinsinnigen Oberärztin, die in früheren Jahren ebenfalls gemobbt wurde und mir in Vieraugengesprächen immer einbläute, dass *die Zeit für mich arbeiten würde,* und die damit, wie ich heute weiß, Recht behielt, denn die *Ungustln* wurden weniger.

- dem spitzbübischen, schnurrbärtigen alten Oberarzt, der den „Buben" zwar öfter veräppelt, dafür aber auch stets den Arsch gerettet hat.
- dem älteren Patientengut für ihre Ratschläge und die unsauberen fetten Witze.
- dem ruhesuchenden Pulmologen, der mit mir oft ein abendliches Zigaretterl geraucht hat.
- der Pflegehelferin, die für unser erstes gemeinsames Kind meiner Patchworkfamilie zwölf Kasperlfiguren gestrickt und sie mir geschenkt hat.
- der Stationsschwester von nebenan, die mit mir die letzte erlaubte Silvesterzigarre im Haus geraucht hat.
- den Krankenschwestern, in die ich Hals über Kopf verliebt war und denen ich früher oder später das Herz gebrochen habe.
- der Schülerin, der ich trotz Vorwarnung meiner Chefin im Nachtdienst gar nicht aufdringlich erschien.
- meiner Pflegekollegin, die kein Problem damit hatte, urinierende, stuhlschmierende, erbrechende und stark blutende Menschen zu versorgen, aber beim Geruch von Federvieh, Backhendl, Grillhendl oder einem einzigen Löffel Vanillepudding so übel wurde, dass sie (…). Wir waren ein gutes Team!

All das, die kleineren und größeren Berührungspunkte mit Menschen im und beim Krankenbett haben aus mir diese männliche Krankenschwester gemacht, die ich heute bin. Nämlich immer noch ein Mensch, über den sich manche freuen, wenn sie ihn sehen, und andere ärgern, wenn er in ihre Nähe kommt. Es waren auf der einen Seite bemerkenswerte Persönlichkeiten, wie meine Eltern, Großeltern, meine Frau und meine Kinder, meine Geschwister und Freunde, die mich als Privatmenschen formten, und andererseits wieder einzigartige Schwestern, Ärzte, Patienten, Angehörige und Spitalsangestellte, die mein Schwesternwesen, dem Menschen im weißen Dienstgewand, die Möglichkeit gaben, das zu erlernen, was ich heute kann und weiß. Das ist der Grund dafür, dass ich der nächsten Generation an Schwestern und Pflegern loyal und hilfsbereit gegenüberstehen werde, sofern sie meine Hilfe annehmen wollen und können. Es waren nämlich gerade diese Menschen mit solchen Charakterzügen, die mich lehrten, durchzuhalten, wenn ich als „Mörder" beschimpft, als „Hurensohn" bezeichnet, gedemütigt und geschlagen wurde. Was mich persönlich, meine männliche Schwesternseele, mit diesen vielen negativen Erlebnissen versöhnlich stimmt, sind das Lächeln eines Patienten, wenn ich das Zimmer betrete, die dankbare Haltung von Angehörigen, wenn ich ihnen mit einem Gespräch weiterhelfen kann, und im Endeffekt auch die berühmte Zeit, die alles heilt! *„Sie werden sehen, die Zeit arbeitet für Sie!"* Mit der Zeit geht die eine oder andere ältere Schwester in Pension, wird so manche überdrehte und karrieregeile junge Schwester schwanger oder wechselt die Station, (...) und dann, was ist dann? Dann findet eine Veränderung statt. Eine Veränderung, die auch einmal zur Verbesserung führen kann. In meinem Fall kam die Verbesserung mit jeder neuen jungen Schwester bei der Stationstür herein! Eine Generation an Schwestern, die mit neuem Elan und Schwung arbeiten; neues Wissen mitbringen; noch formbar sind und ab und zu sogar die Hilfe der älteren männlichen Krankenschwester in Anspruch nehmen. Ganz nach dem Motto *„Gutes altes erhalten, Neues gestalten"*.

Von wegen: *„Damals war alles besser, aber die Jugend von heute ..."* Mir tut sie gut, die Jugend. Danke!

Auf der spitzen Seite der Nadel

Natürlich gibt es auch unter den jungen Schwestern und Pflegern eklatante Unterschiede. Die einen sind so unbedacht ehrlich, dass es fast weh tut, andere sind grob gestrickt, sind Ja-Sager, Nein-Sager, Besserwisser und Besserkönner, Lieblinge der Station oder solche, die gleich davonliefen und so weiter und so fort. Sei es, wie es sei. In der zartesten, unscheinbarsten, moralischsten, christlichsten und ruhigsten Schwester kann und muss eine Faser des Sadismus stecken, die wir dann dringend benötigen, wenn es darum geht, die neue Gesetzesverordnung im Krankenpflegegesetz zu befolgen: *Venen punktieren, um Blut abzunehmen und Leitungen zu legen.*

Ich gebe es zu, ich oute mich hiermit und ich stehe in voller Breite dazu: Blut abnehmen kann ich (mittlerweile), aber einen Venenzugang, den bringe ich nicht in gewünschter Länge dorthin, wo er hingehört. Ja natürlich hat es schon Veneninhaber und Besitzer gegeben, denen ich eine funktionierende Leitung gesetzt habe. Sogar meine Frau, mit schlechtem Venenstatus, gehört zu diesen Glücklichen, doch die Misserfolge, bei denen ich Patienten das eine oder andere *„Aua"* entlockte, überwiegen.

Gerade komme ich wieder aus einem Zimmer, in dem ich dem Herrn im Bett 03 eine Venenverweilkanüle hätte legen sollen. Drei Pflaster picken schon an seinen Unterarmen. Vor dem Zuziehen des Stauschlauches für den vierten Versuch habe ich für uns beide eine Pause eingeplant und bin auf den Gang hinausgegangen. Von wegen, *„stauen – schauen – fühlen – Venen tatscheln – desinfizieren – Einstich – nach einem Zentimeter den Schlauch* *zurückziehen – nichts verdrehen – die Nadel bleibt an Ort und Stelle – wird dann weiter in die Vene geschoben – und bei punktgenauer Zielerreichung, wenn alles geklappt hat, Venflonpflaster abziehen und draufpicken – Venflon spülen"* und man Glück hat, hält die Leitung ein paar Tage!!! Sonst geht's wieder von vorne los. *„stauen, schauen, fühlen, stechen (…).* Und jetzt zeig' mir einer einen Patienten, der sich mit bereits beklebten Punktionsstellen immer noch gerne als Versuchsobjekt zur Verfügung stellt und sich freiwillig malträtieren lässt, bis die Haut einem Sieb gleicht?

Unsere Jugend ist mit einer fantastischen Fähigkeit ausgestattet, diese Nadeln ins Gewebe zu stechen, ohne dass der Gestochene einen groben Schmerz verspürt. Toll! Wir älteren Schwestern haben wiederum Fähigkeiten, von denen, wie ich meine, die Jungen etwas lernen können. So lernt Hänschen von Hans und umgekehrt. Es gibt für jede Arbeit einen Fachmann oder eine Fachfrau, und so bleibe ich lieber bei den Arbeitsschwerpunkten, die mir gut von der Hand gehen, denn auch ich wollte nicht der Patient meiner Unfähigkeit sein!

Sparkurs

Sparen, wirtschaften und haushalten muss jeder Mensch. Egal, ob er reich ist oder eben etwas ärmer. Jeder Betrieb, jede Firma und jede Familie nutzt heutzutage Aktionen, Preisnachlässe, Begünstigungen und Rabatte, um etwas zu sparen. Wir stehen sogar um vier Uhr früh auf und stellen uns mit hunderten Gleichgesinnten in die Warteschlange, um ein *megageiles* günstiges *Irgendwas* zu erhaschen. Auf Kosten von (...). Einsparungen, die wehtun oder sich gar bedrohlich auf Angestellte und Kundschaften auswirken, sind in den letzten Jahren äußerst modern geworden. Auch im Krankenhaus. Wir Menschen verlieren den Wettstreit gegen die Maschine bereits seit Jahrzehnten, aber die Digitalisierung, diese Art Perfektionierung der Arbeitsabläufe, verschlingt den Homo sapiens nicht nur virtuell mit *Haut und Haaren!* Weniger Mensch, mehr Maschine! Weniger Mensch, mehr Zyankali? Geht es uns in den Krankenhäusern dabei eigentlich noch nach wie vor um den Erhalt des Menschenlebens und seiner Gesundheit, oder stehen die Wirtschaftlichkeit und die Erhaltung von Großbetrieben mittlerweile im Vordergrund? Ist der Mensch als Dienstposten nach wie vor zeitgemäß, wo Roboter bereits vereinzelt Pflegetätigkeiten übernehmen?

Jeder Einzelne sieht in seiner Berufsbranche den Sparstift und sein Gekritzel am Papier. Jeder Einzelne spürt seine Auswirkungen. Aber eines fällt dabei auf und ist hochinteressant. Nicht die Luxusversionen von Neubauten oder Hightech-Geräten fallen den Sparstiften zum Opfer, sondern vielmehr die vielen Kleinigkeiten des Alltags, die man langsam, aber sicher wegrationalisiert: Feiertage, betrieblich interdisziplinäre Zusammenkünfte, Freistunden für Zusatzbelastungen, Pausen, Veranstaltungen und sogar kleinere Fortbildungen müssen mittlerweile per Multiple Choice-Test am Computer absolviert werden. Nur bitte keine wertvolle Arbeitszeit vergeuden. Jede Minute ist kostbares Gut. Materialien und Gebrauchsgegenstände hingegen, die früher von guten Klein- und Mittelbetrieben bestellt und angekauft wurden, werden heute von Billigstanbietern erworben. Meist importiert, wie bei der Antibiotikaerzeugung, wo sich in absehbarer Zeit die Katze in den Schwanz beißen wird. Wir bauen und planen neue Spitäler, aber unsere diensthabenden Ärzte müssen sich ihre Zähne beim kleinen Waschbecken am WC putzen, weil man ihnen keine Wasserleitungen in den Dienstzimmern installiert hat. Wir haben die besten und neuesten Nachbaupräparate *(Generika)* und Medikamente zur Verfügung, können sie aber im Sommer nicht fachgerecht lagern, weil unsere hochmodernen, Glas verbauten, lichtreichen Neubauräume nicht klimatisiert sind. Und das bei diesem Klimawandel!

Wir bestellen mittlerweile *Rettungstransporte, Essen, Labor, Weichlagerungsmatratzen und Co* über die EDV. Seitdem funktioniert vieles nicht. Warum? Weil die Menschen nicht mehr miteinander reden dürfen, sondern über Bildschirme kommunizieren müssen (...). Fehlerquellen vorbehalten! Namen von Patienten werden zu zehnstelligen Nummern-Codes. Kennwörter, Passwörter und Pins werden ständig verändert und getauscht. Persönliche Gespräche mit anderen interdisziplinären Einrichtungen werden unter der fadenscheinigen Begründung abgeschafft, sie würden zu lange dauern, zu umständlich und nicht mehr zeitgemäß sein. Absurd! Zwei Menschen, die miteinander sprechen, sind umständlich und (...). Dafür alles in den Computer eintippen und darauf warten, dass wieder etwas nicht funktioniert?

Sogar ich, als männliche Krankenschwester, als kleines Rädchen im Getriebe, frage mich bereits, wer wohl noch von diesem System profitiert? Die Angestellten und unsere Kundschaft, die Patienten, tun es nämlich nicht.

Wohlfühlpredigten und Spitäler mit Hotelcharakter sind Ideen von Menschen, deren Blicke nicht über den Tellerrand einer Kaffeeuntertasse gehen. Leitbilder wie *Menschen für Menschen* können nur dann funktionieren, wenn es dem Personal gut geht und sie das angemessene (Arbeits-)Material zur Verfügung gestellt bekommen. Dazu zählen die ganz normalen, hundsordinären, wiederverwendbaren, textilen Waschlappen, mit denen wir Schwestern seit Jahrzehnten, vielleicht sogar noch länger, unsere pflegebedürftigen Patienten gewaschen haben. Mit ihnen konnten wir die Menschen so waschen, dass sie sich im Nachhinein *sauber und gepflegt* fühlten! Heute müssen wir stattdessen hauchdünne Einmalwaschlappen verwenden, die doch eher wasserabweisend und sauberkeitsfeindlich anmuten und auf den immer größer werdenden Müllberg geworfen werden. Na super sauber! Während wir früher ein recht anständiges Material zum Setzen eines Harnkatheters verwendeten, haben wir heute ein Päckchen mit Plastikartikel vor uns liegen, die dem Spielzeug Doktorkoffer meiner Kinder gleichkommen und solche Stoffe beinhalten, die ich meinem Körper nicht zumuten, geschweige denn verwenden wollen würde. Während sich nämlich alle rund um den Globus einig werden, weniger Plastik zu erzeugen, zu gebrauchen, zu verbrauchen und dadurch zu entsorgen, gehen wir in der modernen Medizin und Pflege weg von Metall und Glas, dafür aber hin zu Plastik. Ich gestehe, dass eine Plastikleibschüssel für eine angenehmere Art und Weise der Ausscheidung im Krankenbett sorgt (wenn man dabei überhaupt von angenehmer sprechen kann) und der Vorteil der Einwegplastikspritzen natürlich jeglicher Diskussion gegenüber den auskochbaren Glasartikeln von früher entbehrt, aber alles andere war und ist, zumindest in meiner unmittelbaren Umgebung, auch im herkömmlichen Materialzustand gut und würde es auch jetzt noch sein, wenn wir es noch hätten.

Vor zwanzig Jahren waren unser Toilettenpapier und die Einmalhandtücher am Waschbecken zwar auch nicht besonders sanft und hautfreundlich, aber immerhin doch gesundheitsverträglich. Heute hängt in unseren Krankenhäusern ein Toilettenpapier (ausgenommen davon die Toiletten der Sonderklasse), das Hämorrhoiden zum Weinen bringt. Das EU-zertifizierte und laut Ö-Norm rechts vom Waschbecken hängende Einmalhandtuch kann sorgfältig gereinigte und desinfizierte Schwestern- und Pfleger-Hände ziemlich irritieren. Nämlich so sehr, dass es zu Hautirritationen führt. Außerdem können beide Artikel ihre billige Herkunft und weite Anreise nicht verleugnen. Man benötigt nämlich keine Lupe, um die Millimeter kleinen Recycling-Papierschnipsel im schönen Ganzen zu sehen. Papierschnipsel mit dem Aufdruck asiatischer Schriftzeichen, also Recyclingpapier aus dem fernen Osten! Na dann, liebes Einmal-Recycling-Produkt, … *„Zai jian!“*, auf Deutsch: *„Bis auf ein Wiedersehen!“*

Infusionsbestecke kamen in meinen Anfangsjahren als Schwester aus dem *Nahen* Osten. Heute kommen sie aus dem *Ferneren.* Aus globaler Sicht spielt das keine Rolle, denn sie fahren und fliegen ja sowieso nur mit den Millionen von anderen Importartikeln mit. Das geht dann *in einem Aufwaschen!* Super, oder? Infusionsbestecke sind Artikel, die im Routine- und Notfallbetrieb schnell und gut funktionieren müssen – und aus! Das tun sie aber nicht mehr. Schwestern müssen sie erst durch Tricks und Kniffe einsatzbereit machen. *Aber dafür sind sie wenigstens günstig im Einkauf, oder?* Na ja, wenn wir uns ein kleines Rechenbeispiel anschauen, könnte man günstig mit billig verwechseln und uns zum Wort teuer durchschlagen. Solche Medizinprodukte, wie auch die lieben Latex-Einmal-Handschuhe, werden in großen Krankenhäusern, wie Universitätskliniken zum Beispiel, täglich zu Tausenden verbraucht. Nun fällt Krankenschwestern im Umgang mit solch günstigen Artikel auf, dass sie nicht besonders strapazierfähig und einsatztauglich sind. Weil ich diese Produkte jeden Dienst-Tag mindestens dreißig, bis vierzigmal verwende, behaupte ich weiter, dass mir jeder Fünfzehnte bis Zwanzigste davon bricht. Wenn ich nun davon ausgehe, dass es meinen Mitstreitern ebenso so ergeht, so ergibt das eine enorme Anzahl an Artikeln, die zwar bestellt – gekauft – bezahlt – verrechnet – bilanziert – verbraucht wurden, aber nie ihren Nutzen gebracht haben. Dieses Rechenbeispiel könnte man kurzerhand mithilfe einer

Statistik veranschaulichen und ich glaube, es würde so manchen kaufmännisch Verantwortlichen mit dem nackten Arsch auf die metallene Leibschüssel setzen, ohne dabei zu zucken. So enorm hoch sind die Ausfallsquoten. Aber bitte, billig sind sie auf jeden Fall!

Früher einmal hätte beim Bestellen des stationseigenen Christbaumes niemand auch nur einen Gedanken daran verschwendet, ob er schön und angemessen sein soll. Wenn ich allerdings an die Bäume der letzten beiden Weihnachten denke, dann kommt mir ein kleines Schwarz-Weiß-Foto in den Sinn, das am Rand noch so fein gezackt war. Mein lungenkranker Großvater hatte es in den Nachkriegsjahren von seinem Krankenhausaufenthalt mit nach Hause gebracht. Darauf abgebildet fünf Männer und mein Großvater. Allesamt Kriegsheimkehrer, die trotz schwerer chronischer Lungenerkrankung rund um einen am Tisch stehenden, *vierzweigigen* Fichtenwipfel saßen. Sie waren in dicke Decken eingewickelt und machten einen recht weihnachtlich friedlichen und zufriedenen Gesichtseindruck fürs Foto. Jetzt, in Friedenszeiten im Jahre zweitausend und (...), unterscheidet er sich nur marginal davon.

Natürlich lasse ich mir den Vorwurf gefallen, dass alles wäre „jammern auf hohem Niveau", aber ganz so unrecht meine ich mit meinem Vergleich nicht zu haben, wenn ich an Manager-, Vorstands-, und Politikergehälter denke. Dagegen beschämt mich der kümmerliche Baum am Heiligen Abend, der für mich als Bediensteten, für die Patienten und die Heilige Familie in ihrem Kripperl darunter als Weihnachtsfreude am Gang aufgestellt wurde.

Seit meiner Angelobung/Anstellung, Gott behüte, haben wir viermal das Telefonsystem mit all seinen Nummern gewechselt. Seit damals mindestens viermal den Namen unseres Krankenhauses geändert, aber kein einziges Mal einen Einstand gefeiert. Andererseits verständlich, wenn man bedenkt, dass man jedes Mal sämtliche Verkehrsschilder auf den Straßen, Hinweistafeln, Hauswegweiser, Gebäudeaufschriften, Zufahrtsschilder, Briefkuverts und jeden Papierbogen austauschen musste!? Dass da kein Geld zum Feiern blieb, versteht sogar das kleinste Rädchen im System, wie die männliche Krankenschwester, nicht wahr?

Fusion

Wenn ich die Fusionen unserer Krankenhäuser betrachte, so sehe ich in erster Linie den enormen Kampf um die Auslastung der jeweiligen Krankenbetten. Es ist ein politisch motiviertes Spiel unter der Einwirkung der gesteu-

erten Diffusion. Zumindest, solange der osmotische Druck der Opposition anhält.

Fusion allgemein: *„Du hast recht mit dem, was du sagst, aber deine Meinung interessiert niemanden. Mach deine Arbeit heute besser als gestern, sonst ist dir der morgige Arbeitsplatz nicht sicher!"*

Fusion im Krankenhaus: *„Jeder ist dank der modernen Betriebsführung und „Jobrotation" überall zuständig, aber niemand durch den hausgemachten Strukturverlust für etwas verantwortlich!"*

In meiner Anfangszeit hatte jede Station einen zuständigen Oberarzt, Assistenzarzt und Turnusarzt. Eine Oberschwester, eine Stationsschwester und eine Zimmerschwester. Diese Struktur gab Sicherheit und Rückhalt. Heute pendeln die Ärzte im Hause herum und die Schwestern werden auf Stationen verliehen. Der Patient lernt zwar die gesamte Dienstmannschaft kennen, verliert aber das notwendige Vertrauen. Ein Problem, das bereits ein globales Ausmaß erreicht hat. Denn je umtriebiger der Mensch, umso größer das Chaos.

Wir Schwestern, und da geht es den anderen Angestellten in Krankenhäusern und medizinischen Einrichtungen sicherlich auch nicht anders, werden allzu oft um unsere *sichere Anstellung* beneidet. Denn kranke Menschen gibt es ja immer! Allerdings bleiben wir keineswegs von Einsparungsmaßnahmen und gefährlichen Ideen unserer Politiker verschont. Im Gegenteil. Kein anderer Betrieb wird so defizitär geführt, wie ein Krankenhaus. Geht das Geschäft gut, wird ausgebaut. Geht es besser, werden die Einnahmen von den Krankenkassen gedeckt. Bleiben die Bilanzierungen hinter den Erwartungen, dann beginnt man unabhängige Häuser zu fusionieren. Außerdem sind unsere Löhne und Arbeitszeitgesetze samt Betriebsvereinbarungen auch nicht das Gelbe vom Ei. Aber wir sind *stille Raunzer* und relativ glücklich und zufrieden. Was nicht bedeutet, dass wir uns mit allem abfinden, was man uns vor die Füße wirft, oder wir etwa unsere Augen vor den Machenschaften der uns vorgesetzten Vorgesetzten verschließen. Nein, wir hauen auch auf die kränkelnden instabilen Krankenhaustische, aber eben mit dem nötigen Fingerspitzengefühl.

Unsere Krankenhäuser schreiben rote Zahlen, weil die Kunden eine zu hohe Leistungsanforderung stellen. – Punkt. Deshalb werden wir, wie auch andere Betriebe und Kommunen, zusammengelegt. In einen Topf geworfen, mit einem Wort *fusioniert.* Dabei wage ich es zu behaupten, dass diese Fusionsgedanken keiner Genesung oder Gesundung dienen. Mit den Worten einer männlichen Krankenschwester erklärt sich der Umstand einer Fusion wie folgt: *Es sind eher notdürftig, morbide Gedanken, um die septischen Bilanzen zu verbessern, den schlechten Allgemeinzustand mit schnell, aber kurz wirksamen Methoden zu heben, um schlussendlich die toxische Wirkung erklärbarer machen zu können!*

Fusion: *Wie es sein "Soll" und was wir davon "Haben":*

Soll:
- *schnellere Arbeitsabläufe*
- *kürzere Wege (scheinbar)*
- *weniger Verbrauch*
- *mehr Effizienz*

Haben:
- *schnellere Handgriffe*
- *kürzere Pausen*
- *weniger Beständigkeit und Harmonie*
- *mehr Leistung und Strategie*

Bilanz:
- *Schnellere Anspannung und Resignation*
- *Kürzere patientennahe Gesprächs- und Pflegezeiten*
- *Weniger Toleranz und Wir*
- *Mehr Ego und Ich!*

Zusätzliche Konsequenz der *Führungsebene*: ein Härterer Sparkurs

Zusätzliche Konsequenz der *Evolution*: resistentere Viren und Bakterien

Zusätzliche Konsequenz der *Betriebsführung*: Automatisierung

Zusätzliche Konsequenz der *Natur*: Covid-19, fusioniert mit Influenza-20-21-22-...?

Dienst nach Vorschrift

Ich hörte, wie man in André Hellers Filmbiografie *"Wie ich lernte, bei mir selbst Kind zu sein"*, den Satz zitierte: *"Was hilft uns die Freiheit des Denkens, wenn sie nicht zur Freiheit des Handelns wird"* und bin davon überzeugt, dass diese Worte auch für all das stehen, was ich unter Pflege verstehe. Nämlich als Mensch individuell und wenn es notwendig ist, auch gegen die Vorschriften handeln zu dürfen.

Dienst nach Vorschrift ist die letzte Konsequenz einer Krankenschwester, um ihren Unmut zu äußern. Kann aber stets nur eine Art Notlösung sein, die keineswegs im Interesse aller Beteiligten liegt. Es würde nämlich „Bis hier her und nicht weiter!" bedeuten, was das Gegenteil von dem ist, was unsere Arbeit eigentlich ausmacht. – Das Darüberhinaus, das Menschliche und in Maßen auch das aufopferungsvolle Wesen einer Schwester. Deshalb bleiben wir trotz der vielen Tiefschläge aus der Führungsebene, der Kollegenschaft und von Seiten der Patienten und deren Angehörigen lieber unseren Grundsätzen treu.

Ich denke immer wieder gerne an die Momente zurück, wenn wir die Dienstvorschriften ausgeblendet haben und uns stattdessen für die Patienten Zeit nahmen und uns mit ihnen unterhielten. Wir spielten Karten. Erzählten uns gegenseitig Witze und Lebensgeschichten. So erfuhren wir von ihren Schicksalsschlägen und trösteten sie durch unser alleiniges Zuhören. Und auch wir fanden von Zeit zu Zeit ein offenes, tröstendes Ohr im Gesprächspartner Patient. So manches Konsilium des Psychologen haben diese Gespräche ersetzt, die angeordnete Therapie wirksamer werden lassen und die Aufenthaltsdauer im Krankenhaus mitunter verkürzt. Im Kollegium wurde über Privates von Patienten/Schwestern/Ärzten geplaudert, über die Sorgen und Nöte, tiefsinnige Gedanken ausgetauscht, uns gegenseitig beraten und dadurch geholfen. Einmal habe ich die Krankenakte, die eine Kollegin irrtümlicherweise der Gattin des Patienten mit nach Hause gegeben hatte, wieder zurückgeholt, indem ich in meiner Pause mit meinem Auto zur angegebenen Adresse fuhr, an der Wohnungstür klingelte und den Irrtum vor Ort aufklärte. Nach einer Stunde lag der Akt wieder auf seinem Platz. Keiner hat etwas bemerkt, niemand meiner Kollegin einen Strick gedreht. Einer Kollegin rettete ich ihren soliden Schwesternarsch, als ich ihre irrtümlich mit der Schmutzwäsche weggeworfenen Laborblutröhrchen wieder gesucht und gefunden, verschickt und die gewünschten Laborwerte erhalten habe. Ich bin mit meiner Dienstwäsche in meiner Pause ins Auto gestiegen und ins naheliegende Gasthaus gefahren, weil sich Frau Huber und Frau Maier von Zimmer 05 bei uns so gut betreut fühlten und daher in Spendierlaune waren. Mein 205er-Peugeot und ich holten das spendierte Henderl persönlich ab, weil es damals noch keine Essenszusteller gab. Frau Huber und Frau Maier waren gepflegt, therapiert und zufrieden. Wir gepflegt, satt und glücklich. Sonntags und feiertags haben wir unseren Patienten immer zum Essen ein kleines Glas Bier oder Wein angeboten. Wieder waren alle glücklich. Wir durften unseren Durchfall-Patienten einen Schluck Cognac in den Schwarztee geben und zu Weihnachten einen leichten Punsch ausschenken. Kraftlose und Bettlägerige haben ein Weinchaudeau bekommen und den runden Geburtstag, wie einen Siebziger, Achtziger oder gar Neunziger eines Patienten, haben wir mit einem Glas Wein gefeiert und mit einem Ständchen besungen. Sogar die geistlichen Schwestern praktizierten diese *gottgewollte Sitte*. Das neue Jahr wurde mit Sektkorken beschossen und der Inhalt der Flasche geleert! Wir haben gewusst, was wir tun und wie weit wir gehen konnten. Unsere Patienten waren und fühlten sich zu keiner Minute unseres Dienstes benachteiligt oder vernachlässigt. Es hat den Menschen im Krankenbett gutgetan, wenn sie merkten, dass sie von solchen Schwestern und Ärzten umgeben sind, die auch noch *Mensch* sein konnten! Selbst wenn ich in meinen Geschichten immer noch gerne erwähne, dass wir in bestimmten Situationen ein ungesundes Zigaretterl geraucht haben, so möge man mir das verzeihen. Es war und ist eben ein Ausdruck von menschlicher Schwäche, auch meiner persönlichen, sich als Gesundheits- und Krankenschwester an gewissen Lastern zu erfreuen.

Heutzutage fürchten wir uns davor, für all das angezeigt zu werden, halten unsere altbewährten Methoden unter Verschluss und machen lieber unsere Computerarbeit, als die patientennahe Arbeit. Wir halten uns immer mehr von Angehörigen fern, denn ihre Fragen und Meinungen, überhaupt die meisten Gespräche mit ihnen, führen zu gefährlichen Verstrickungen, die dann oftmals vor Gericht mit Schadenersatzansprüchen enden. Dabei wollten sie ja nur *„kurz einmal nachfragen"* und *„schnell etwas wissen"*. Doch werden Therapien, Handgriffe und Worte falsch interpretiert und ein Fehler gesucht und gefunden, den sie dann klagbar machen und vor Gericht tragen können.

Wir sehen und erkennen gut und gerne
die vielen Fehler unserer Mitmenschen;
verschließen allerdings die Augen
vor unseren eigenen.

Sogar im eigenen System, in den eigenen Reihen war die verordnete Treibjagd nach den Schuldigen hinter den Fehlern und *Fast-Fehlern* voll im Gange. Dienst nach Vorschrift eben!

Vorschrift ist Vorschrift,
erklärt der primitive Irrtum
der eitlen Perversion von Anordnungen
und sagt ihr,
wie gern sie von ihr hintergangen und benutzt wird!

Ein Albtraum

Neulich träumte mir, eine neuartige Krankheit wäre ausgebrochen. Ein krankmachendes Virus, das noch niemand kannte, hatte in Form einer Pandemie den globalen Hauch der Veränderung über alles und jeden gebreitet. Das Weltgeschehen trug einen einheitlich verordneten Maulkorb. Einen Mund-Nasenschutz, der vieles abhielt. Durch die staatlich gesetzten Maßnahmen und Verordnungen war unser Leben total eingeschränkt. Luxusurlaube wurden storniert, geile Mega-Saufpartys abgesagt, sämtliche Shoppingmeilen und sogar das über alles geliebte Friseurgeschäft geschlossen. Krisenstimmung – Lockdown – Shutdown! Vorhang zu, Theater geschlossen. Keine Taufe mit der gesamten Familie, keine Hochzeit mit der Verwandtschaft, keine Maturafeiern mit Freunden. Tote wurden in Massengräbern beerdigt und die über Jahrhunderte dienenden Zufluchtsorte in Notzeiten, nämlich die Kirchen, verriegelt. Menschenansammlungen wurden verboten. Ein Zusammenstehen von drei Personen galt als Gruppe und war untersagt. Per Strafe untersagt. Die Menschen trauten sich nicht mehr aus dem Haus. Nur die Dienstleister der öffentlichen Einrichtungen waren unterwegs. Polizei, Rettung, Feuerwehr und die Krankenhausbediensteten gingen ihrer Arbeit nach sowie auch die Lebensmittelproduktion und deren Handel mit gewissen Einschränkungen. Während sich dieses unsichtbare Virus scheinbar ohne Rücksicht auf Verluste ausbreitete und sich die einen in ihren eigenen vier Wänden zurückzogen, waren die anderen damit beschäftigt, es einzudämmen. Die einen beklatschten die anderen und spielten auf Instrumenten von ihren Balkonen Melodien. Sie erfanden eigene Begrüßungsrituale, ohne sich dabei gegenseitig zu nahe zu kommen. Es war unheimlich! Schneiderein begannen Stoffreste zu Schutzmasken zu nähen, Weinbauern und Schnapsbrenner stellten, anstelle ihrer kostbaren Getränke, Desinfektionsalkohol her. Die Straßen und Parks waren weltweit wie leergefegt. Wir im Krankenhaus hatten nur noch mit am Virus erkrankten Menschen zu tun. Viele von ihnen kämpften mit Atemproblemen. Wir bekamen Schutzkleidung, mussten diese aber mit Bediensteten der anderen Stationen teilen und zuletzt sogar mehrfach verwenden. Es war ein Albtraum im Albtraum, in dem jeder einzelne nur noch auf sich selbst schaute und einen Reserve-Mund-Nasenschutz im eigenen Spind versteckte. Patienten sahen durch den angeordneten Maskenball nur noch unsere Augen und keine Gesichter mehr. Schwerhörige Menschen bemerkten gar nicht, dass wir mit ihnen redeten. Besucher und Angehörige durften das Krankenhausgelände nicht betreten. Und wir wussten nicht, was uns am nächsten Morgen erwartete.

Plötzlich stand ich im Isolationsschutzanzug in einem unserer Isolationszimmer auf der Station. Es gab da mehrere Kategorien von Schutzanzügen. Es gab welche mit Unterkleidung und luftdichter Außenhaut. Darunter wurde ein Belüftungsmotor montiert, der das Atmen für den Betreffenden ermöglichte. Dann gab es noch eine Variante, bei der man einen bodenlangen Mantel, OP-Haube, Schutzbrille, Mund-Nasenschutz, Einmalhandschuhe und Überschuhe trug.

„So eingehüllt und isoliert eingepackt überkommt dich kurz das Gefühl von Verkleidungslust und es beflügelt deinen Fetisch. Ein Gedanke des eigentlich Verbotenen, der dich vom Wesentlichen ablenkt und irritiert."

In so einer Schutzkleidung stand ich dann am Bett eines Patienten. Herr Martin hieß er, glaube ich, und war geschätzte Mitte siebzig. Zuerst ging es ihm nicht besonders gut. Er bekam schlecht Luft und hatte hohes Fieber. Man stellte uns atemunterstützende Geräte auf die Station, die wir nicht kannten und auf deren richtigen Umgang wir im Eilzugstempo eingeschult wurden. Man sagte uns, dass die Intensivbetten knapp werden und wir würden zu einer Art Erweiterung der Intensivstation umfunktioniert. Es war unheimlich!

Herr Martin bekam über dieses fauchende Gerät hochdosiert angewärmten und befeuchteten Sauerstoff verabreicht. Er war geschwächt. *„Zu Hause"*, so sagte er mit heiserer Stimme, *„war ich noch mobil und habe mit meiner Frau den Garten bearbeitet. Wir haben gemeinsam gekocht, Einkäufe gemacht und ... von einer Minute auf die andere wurde mir heiß und ich bekam Fieber. Woher, das war uns ein Rätsel."*

So stand und saß ich neben seinem Krankenbett und versorgte ihn. Beim Waschen, Essen und Trinken musste ich ihn unterstützen und abends einmal auf seinem Handy die Nummer seiner Gattin anwählen. Er erzählte ihr immer, dass es ihm gut geht, auch wenn die Sauerstoffwerte etwas anderes sagten. Ich weiß nicht, wie viele Tage und Dienste ich bei ihm im Zimmer war, aber es war ein endlos wirkender Traum. In dieser Zeit der Isolation konnte ich als Schwester weder trinken noch die Toilette aufsuchen. Sogar das Zurechtrücken der Maske oder sich ins Gesicht greifen, um sich eventuell zu kratzen, war verboten. Manche hängten sich sogar noch Stoffwindeln um den Hals, um diesen Bereich extra zu schützen. Jeder wusste, dass es ein hochinfektiöses Virus war, das mit einer Inkubationszeit von circa zehn Tagen vollkommen symptomfrei, aber ebenso zu schwersten Verläufen führen konnte. Bei Herrn Martin war vorerst alles gut verlaufen. Er konnte sogar ins Querbett sitzen und seine Mahlzeiten und Medikamente einnehmen. Es war ein Fernsehgerät im Zimmer. Ich schaltete ihm Dokumentationsfilme und Musiksendungen ein. Eine Verbesserung war erkennbar. Wir plauderten auch über unser Privatleben. Er fragte mich, ob ich denn Familie hätte, und ich erzählte ihm von meiner um fünf Jahre älteren Frau, wie ich sie kennengelernt hatte, den Kindern und sogar von unserer Hündin *Nala*. Er erzählte von seiner Frau, die gleich alt war wie er, von ihrem Kennenlernen in den 1960ern. Von Tanz und Begegnung und wie vornehm und zurückhaltend man sich damals verhalten hatte. Von ihren beiden gemeinsamen Kindern und *Wauzi*, der in Hundejahren gerechnet schon mindestens so alt war wie er selbst.

Dann aber, nach einiger Zeit, und diese kann man in einem Traum schwer einschätzen und nachvollziehen, verschlechterten sich seine Werte und er fiel in einen Dämmerzustand. Er aß nicht mehr, trank nicht mehr und bekam Flüssigkeiten, Salze, Mineralstoffe, Eiweiß und Kalorien über die Vene zugeführt. Alles, was sein Körper ausschied, landete in einer Inkontinenzhose. Als ich ihn zu diesem Zeitpunkt fragte, wie es ihm denn gehe, sagte er immer noch mit leiser Stimme: *„Danke der Nachfrage, ich würde sagen recht gut."* Keine Klage, kein Hadern oder Schimpfen über Gott und diese schlechte Welt. Nur geduldig und ertragend. Am Anfang dieser Verschlechterung war er auch durchwegs noch ruhig und müde. Später schien sein Geist dem Körper zu befehlen umtriebig zu werden. Er wollte ständig aufstehen und aus dem Bett steigen. Er manipulierte an den unzähligen Schläuchen und Kabeln herum, die über sein Krankenbett führten. Bei jeder einzelnen dieser körperlichen Aufregungen alarmierte entweder der Überwachungsmonitor oder der Bettensensor. In dieser Phase des Traums war mir, als müsste ich laut schreien. Für kurze Zeit erschien immer wieder eine zweite schutzbekleidete Person in diesem Raum. Wir versuchten Herrn Martin zu beruhigen. Stets ohne Erfolg. Füße links, *Pieps-pieps*. Füße rechts, *Pieps-pieps*. Hände oben, *Tütü-tütü*. Hände unten, *Tütü-tütü*. Schüttelfrost, das Fieber stieg. Fiebersenkung, kalte Umschläge auf die Stirn. Schwitzen. Herr Martin schwitzte, war tropfnass. Die Bettwäsche wurde gewechselt. Auch ich schwitzte. Auch mir rann der dampfende Schweiß in Form von Gebirgsbächen übers Gesicht, über den Rücken, den Po und sogar an den Beinen zu Boden.

Ein Albtraum!

Dann beruhigte er sich langsam und blickte starr an die Zimmerdecke. Es war der Blick eines Sterbenden. Wir riefen einen Priester ans Krankenbett, aber er kam nicht. Er durfte nicht kommen, denn es war ihm untersagt. Sogar in Rom, im Vatikan hatte der Papst deshalb via Television die Generalabsolution für alle Sterbenden erteilt. Weltweit gab es so viele Todesfälle, Angst und Verzweiflung, dass man Kreuze und Heiligenbilder öffentlich aufstellte und anbetete. Ich sah mir die Übertragung im Fernsehen an, während Herr Martin starr zur Decke blickte. Seine Herzfrequenz stieg an, stieg sehr hoch an. Dann wieder, Gott sei Dank, sank sie in den Normbereich. Gleich darauf wurde der Herzschlag langsamer und schon schlugen die Überwachungsgeräte Alarm. Der Monitor zeigte eine Nulllinie im Herzfrequenzbereich und ich begann mit der Herzdruckmassage. Da fiel mir auf, ich könnte ihn durch meine Maske weder Mund zu Mund beatmen, noch war ein Beatmungsbeutel vorhanden. Ich versuchte es weiterhin mit der Herzdruckmassage, aber die Nulllinie blieb. Plötzlich verschwanden alle lärmmachenden Geräte, alles im Zimmer Umstehende löste sich in Luft auf. Nur Herr Martin in seinem Bett und ich daneben waren noch da. Nur wir beide.

Meine Hand war die Hand seiner Frau, die nicht hier sein durfte. Meine Hand blieb für die Hände seiner Kinder und Enkelkinder greifbar, denen dieser Moment untersagt blieb. Und sie stand für die Treue seines Hundes, der in seiner Todesstunde am Fußende gelegen wäre.

Da kam mir der Psalm 23 in den Sinn, den unser Herr Pfarrer meist bei Begräbnissen betete, um den Blick der Hinterbliebenen auf ein besseres Leben nach dem Tod zu lenken. Ich betete: *„Der Herr ist mein Hirte. Mir wird nichts mangeln. Er lässt mich lagern auf grünen Auen und führt mich zum Ruheplatz am Wasser, ..."* Ich war überrascht, wie leicht mir der Text im Traum einfiel. – Ein Traum eben. Ich bekreuzigte seine Stirn, seinen Mund und seine Brust und deckte ihn zu. Kein Weihwasser, keine Kerze, kein Kreuz.

Ein Albtraum!

Ein Albtraum, aus dem ich erwachte und bemerkte, dass ich eigentlich noch schlief! Ich war schweißgebadet vom stundenlangen tragen des Isolationsgewandes. Der warm dampfende Schweiß rann mir eiskalt den Rücken hinunter und ließ mich erschaudern. Mein Schlaf wurde zur Realität. Ich öffnete die Schleuse des nächsten Infektionszimmers – und wer lag da vor mir? (...) Oh Gott! (...) Lieber Gott, lass mich aus diesem nicht enden wollenden Albtraum erwachen. Von mir aus in einer Welt ohne Strom, ohne Zentralheizung, ohne Luxusurlaub und ohne Risotto mit Meeresfrüchten, aber bitte lass mich wieder ohne diese Schutzkleidung auf einer sonnenbeschienenen Blumenwiese sitzen und die Bienen und Insekten beim Herumfliegen beobachten. Die Igel, die Rehe und Hasen. Die Vögel in der Luft und das Fischlein im Wasser. Ich hacke das Holz für ein wärmendes Feuer, ich hole das Wasser vom Brunnen und gehe zu Fuß zum streitsüchtigsten Nachbarn und umarme ihn! Aber bitte beende diesen vom dummen Menschen selbstproduzierten Albtraum! AMEN!

Es liegt im nüchternen Auge des Betrachters:
Was wäre die kränkelnde Erde ohne Menschen?
Eine Ressourcenverschwendung oder einfach nur
der perfekte Lebensraum?

Schlussplädoyer

Soviel sei noch gesagt: Auch wenn es auf der großen weiten Welt und in der Welt der Krankenschwestern immer wieder Menschen gibt, die meinen, dass sie mit dem Leben anderer spielen können, so ist und bleibt dies eine Ausnahmeerscheinung.

Wir sind Schwestern geworden, und ich spreche da sicherlich für den Großteil der Schwesternschaft, um gemeinsam mit den Ärzten Kranke zu therapieren, Verletzte zu heilen und um den Menschen dabei zu helfen, ihr Leben gesund und vital zu erhalten. Das ist unser Pflegeansatz.

In allen Berufsgruppen und Ständen gibt es leider eine Minderzahl an Personen, die in eine Täterrolle schlüpfen, ihren Opfern und eigentlich auch sich selbst schaden. Feuerwehrmänner, die Brände legen; Priester, die Jugendliche missbrauchen, und leider auch Krankenschwestern, die Menschen töten! Von ihnen lassen wir uns unseren Glauben an einen gerechten Gott, an uns selbst und eine gesunde friedliche Welt im Einklang des humanitären Miteinanders nicht nehmen!!!

After,
oder was lernt man daraus?

Wir. Was sollen wir Krankenschwestern auf die Frage antworten, *wie es uns eigentlich geht*, wenn wir aus Datenschutzgründen sowieso keine dementsprechend zufriedenstellende Antwort geben dürfen. Wenn wir uns an keiner Schulter ausweinen oder über etwas sprechen können, das uns bedrückt. Wie geht es uns nach einem anstrengenden Zwölfstundentag/ Nachtdienst? Wo sind die Gewerkschafter, Betriebsräte und Kammerfunktionäre, wenn unser Corona-Krisendienstplan nicht 40, nicht 60, sondern 70 Wochenstunden im Wechseldienst anzeigt und man uns erworbene Rechte ersatzlos streicht? Wer klopft mir lobend auf die Schulter, weil ich in der ersten Welle der Coronakrise umgerechnet 148 Überstunden gemacht und dafür im Gegensatz zum hohen vierstelligen Betrag an Lohnsteuern umgerechnet nur knappe sieben Euro pro Stunde erhalten habe? Wer spricht mit uns, wenn wir Grauenhaftes, Schreckliches, Schicksalhaftes, Lebensbedrohendes miterlebt haben? Wie gehen wir mit all dem um? Wo kann man autogene Kriseninterventionssysteme für Krankenschwestern beantragen? Und was bleibt nach über zwanzig Jahren hängen? Fragen ohne zufriedenstellende Antworten bleiben hängen.

Was lernt man daraus?

Sie. Sie lernt daraus, dass eine Krankenschwester aus gelebter Solidarität und Berufung es zwar aushalten sollte, zeitweise Überzeit oder Überstunden zu machen, denn sie ist es dem Menschen im Krankenbett und ihrem Dienstgeber schuldig. Aber zu einer wertlosen, ausgedehnten Beschneidung der Freizeit, des eigentlichen Lebens, darf es nicht kommen. Zu einer ständig rufbereiten 24-Stunden-Schwester darf und soll sie nicht werden. Andernfalls wird der gesunde Mensch krank und der kranke Mensch stirbt. Und dann sollte jener Buddhist recht behalten, der einmal gesagt hat: *„Gesundheit ist nur die längste Form des Sterbens."* Dem stimme ich weder als Mensch noch als männliche Gesundheits- und Krankenschwester zu. Dann schon eher der Einstellung, dass Gesundheit, gleich nach dem lieben Gott und der Nächstenliebe, des Menschen höchstes Gut sein kann. Punkt.

Ich. Von Zeit zu Zeit werden sie in meiner Gedankenwelt sichtbar. Die erzählten Geschichten von persönlichen Schicksalsschlägen unserer Patienten. Unvorstellbares Leid, das durch Erlebnisse entstanden ist und sich ins

Seelenleben der Menschen eingebrannt hat, das sie jahrelang begleitet oder überhaupt akut ins Krankenhaus führt. Diese Geschichten sind scheinbar in meiner Erinnerung gespeichert und, paradoxerweise wie gehörte Witze, durch bestimmte Worte plötzlich abrufbar. Ich habe gelernt, solche Erzählungen oder Erlebnisse, die tief in meinem Ich stecken, aufzuschreiben oder sie jungen Schwestern zu erzählen und damit zu verarbeiten.

Wie die Geschichte einer alten Frau, die als junge Braut auf den Bauernhof der Schwiegereltern zog. Als der Schwiegervater kurze Zeit nach der Hochzeit verstarb und ihr Schwangerschaftsbauch sichtbar wurde, begann für sie ein Martyrium. Die herrische Schwiegermutter behandelte sie wie den letzten Dreck, der einen Bengel, oder wie sie sagte, *„Baunga"*, mit sich trug. Für ihren Mann, der felsenfest zur Mutter hielt, war sie nicht mehr als eine Dienstmagd. Zum Essen wurden alle gerufen, nur sie nicht und beim Essen eher nur am Rande geduldet. Nach der Geburt ihres Sohnes, *dem Baunga*, wurde sie wieder im Stall und auf dem Feld eingesetzt. Zum Stillen, zum Wickeln, zum Schlafengehen, beim sonntäglichen Kirchgang, und wenn er krank war, bekam sie ihn in die Hand gedrückt. Ihr Mann ging mit ihr zu keinem Fest, zu keiner Veranstaltung, denn das war bei ihnen am Hof nicht Sitte. Bei ihrer eigenen Hochzeit gab es keine Musik und von der einzigen Verwandtenhochzeit (ihrerseits), zu der sie jemals geladen wurden, ging er nach Hause, als es lustig wurde. Als ihr Bub zu sprechen begann, sagte er immer *„Luada"* zu ihr, und sie glaubte anfangs, er meine das umgangssprachliche Dialektwort *„Muada"*, welches man in ihrer Gegend für das Wort Mutter verwendete. Doch nach kurzer Zeit wurde ihr klar, dass es sich bei diesem Wort tatsächlich um das abwertende Wort *„Luder"* handelte, das ihre Schwiegermutter verwendete, wenn sie von ihr oder über sie redete. Ein klärendes Gespräch zwischen dem ortsansässigen Pfarrer und der Schwiegermutter ging in die sprichwörtliche Hose. Danach verschlimmerte sich die Situation sogar noch und sie war nun für den gesamten Familienverband, wie man ihrem Sohn beigebracht hatte, seine Mutter zu nennen, nämlich das *„Luada"*. Ihre Lebensumstände besserten sich erst nach über zwanzig Jahren, am Sterbetag der Schwiegermutter. Da wurde das *Luada* zur Bäuerin und der Gatte zum stillen *Zecher* in der Stube seines einsamen Bauernhauses.

... was lernt man daraus?

Ein anderer Patient erzählte mir im Greisenalter und mit Tränen in seinen Augen von seinem, *ach so lieben und viel zu früh zu Tode gekommenen Schatz*. Auch er lebte mit seinen Eltern auf einem Bauernhof und heiratete eine fleißige und liebenswerte junge Frau aus dem Nachbarort. Nur dass die Eltern das mit der liebenswerten Frau nicht so sahen wie ihr Sohn. Selbst der junge Mann war nicht der gewünschte Hoferbe, der vorgesehene Erbhofbauer war im Krieg gefallen, für den der Zweitgeborene leider noch zu jung war, wie die Mutter betonte. So lebten und arbeiteten die beiden Geduldeten auf dem Hof. Eines Tages, als der junge Bauer in den nahegelegenen Ort fahren musste, schickte die Schwiegermutter die hochschwangere Jungbäuerin in den Stall zu den Ochsen und den Stieren. Sie widersprach ihr nicht und ging. Erst der heimkehrenden Jungbauer sorgte sich um seine Frau und suchte sie im Stall. Er fand sie blutüberströmt am Boden liegend neben einem losgerissenen Stier. Die zu Hilfe gerufenen Eltern verboten dem Jungbauern, sich dem Stier und somit seiner am Stallboden liegenden und sterbenden Frau zu nähern. Erst das Narkosegewehr eines Tierarztes ließ Hilfe zu, die dann natürlich längst zu spät kam. Selbst der alarmierte und amtshandelnde Gendarm schüttelte den Kopf, der auf seine Frage hin, ob denn niemand versucht hätte, einzugreifen oder zu helfen, von der Altbäuerin die selbstgerechte Antwort bekam: *„Der Stier war zu gefährlich und für Sie war's schon zu spät!"* Sie war dreiundzwanzig. Er war dreißig. Sie musste sterben. Er musste weiterleben. Sie hatte alles für ihn getan, weil sie ihn liebte. Er hatte nie mehr geheiratet, weil er nur sie geliebt hatte und das bis zu seinem letzten Tag.

... was lernt man daraus?

Ein Mann, Mitte fünfzig, erzählte mir von seinem Vater, der in jungen Jahren gestorben war, weil er die Arbeit eines Kollegen übernommen hatte, der dringend auf die Toilette gehen musste. Die Schicht seines Vaters wäre an diesem Tag eigentlich schon zu Ende gewesen. Er aber ließ sich vom Arbeitskollegen überreden, sich für ihn an den Metallgussofen zu stellen und weiter zu arbeiten. Minuten später kam es zu einer Explosion, bei der sein Vater so schwere Verbrennungen erlitt, dass dessen Überlebenschancen auf ein Minimum sanken. Der Unfall selbst geschah einige Tage vor Weihnachten. Am Tag der unschuldigen Kinder (28. Dezember) durfte er seinen Vater mit der Mutter besuchen. Er erinnerte sich an den intensiv übelriechenden Gestank der vielen Brandwunden und die starken Schmerzen des, *„innerlich noch brennenden Vaters"*. Es war das letzte Mal, dass er seinen Vater gesehen hat. Am darauffolgenden Silvestertag verstarb er. Er war achtunddreißig Jahre alt.

... was lernt man daraus?

Ich könnte von Patienten erzählen, denen aufgefallen war, dass selbst im Krankenhaus die Frechheit siegt, weil sie mitbekommen hatten, wie sich Mitpatienten durch ihr absurdes Verhalten gegen Bestimmungen, Verordnungen und Abmachungen zu ihrem Recht im Unrecht verhalfen. Sie beschimpften das Personal so lange, bis sie schlussendlich ungerechterweise doch früher an die Reihe kamen oder einen früheren Untersuchungstermin erhielten. Die Geduldigen berichteten von der Möglichkeit, die diese ungeduldigen Mitpatienten nutzen, sich zu beschweren, um sich persönlich einen Vorteil zu verschaffen. Sie gingen den Weg der Beschwerde, der sie direkt oder indirekt in irgendeine Führungsetage bringen würde, in der gestresste Chefs dann unbürokratische und zugleich unbedachte Entscheidungen trafen! Plötzlich bekamen sie, gegen jegliche Regeln, die sonst für jedermann galten, ausgedehnte Besuchszeiten, Termine für Magen- oder Darmuntersuchungen, radiologische Termine, Eingriffe und sogar Operationstermine, so hörte ich als männliche Schwester, ließen sich im 21. Jahrhundert noch durch Lästigkeit erkämpfen, mit Geld erkaufen und durch Protektion erreichen.

...was lernen wir daraus?

Vom Danach kriegerischer Handlungen, Grausamkeiten und Vergewaltigungen ehemaliger Kindersoldaten und junger Mädchen könnte ich erzählen. Von inzestuösen Beziehungen zwischen alleinstehenden Müttern und ihren, als Männerersatz geltenden ödipalen Söhnen. Von ehrenhaften Arbeitern und LKW-Fahrern, die durch Unachtsamkeit zu Knastbrüdern wurden. Von Kindern reicher Familien, die zu Junkies wurden und viele, viele außergewöhnliche Lebensgeschichten mehr. Doch jede Geschichte, jede mir wieder plötzlich eingefallene *Danacherzählung* hat ein Ende. Wie der Dienst einer Krankenschwester, egal ob bei Tag oder bei Nachtdienst, seinen Anfang und sein Ende findet. Auch wenn der Dienstschluss des einen den Dienstbeginn des anderen bedeutet. *Nach dem Dienst, ist vor dem Dienst.* Schließlich haben öffentliche Spitäler 24 Stunden am Tag und das 365 Tage im Jahr *ihr Geschäft* offen. Bei jedem Verlassen dieses ganz besonderen Ortes reagieren wir. Sind froh und dankbar, wütend und misslaunig, erschöpft und energielos, ausgepowert und erledigt oder einfach nur müde und matt.

Was wäre allerdings, wenn sich mein *Danach* nicht mehr mit dem, von mir als selbstverständlich erwartet, folgenden Danach decken würde? Wenn angenommen, durch einen Zwischenfall, mein Morgen nicht mehr so ablaufen könnte, wie mein Heute? Was würde sich wohl in meinem Kopf abspielen, wenn nicht ich aus dem Patientenzimmer gehen könnte, sondern ein anderer meine Stelle einnehmen würde? Eine andere Pflegeperson die Zimmertür schließen würde und ich plötzlich als Patient in einem dieser Patientenbetten liegen müsste? Wenn ich aus irgendeinem banalen Grund diese beschissene Krankenzimmertür nur mehr von innen sehe könnte, wie Frau Müller auf 01,

Herr Maier auf Zimmer vier, oder Frau Huber auf acht? Wenn ich von meinem Bett nicht mehr aufstehen und zur Toilette gehen könnte? Mich plötzlich nicht mehr selbst waschen, rasieren, meine Zähne putzen, die Haare frisieren, meinen Guten-Morgen-Kaffee oder Tee trinken, die Haustür öffnen, hinter mir zusperren, mit dem Auto/dem Bus/der Straßenbahn/dem Zug zur Arbeit fahren, meine Arbeit machen, einkaufen, kochen, essen, trinken (…) könnte? Was passiert mit mir, wenn ich nicht mehr hinausgehen kann und in diesem Bett liegen bleiben muss? Wenn ich mich nicht mehr selbst im Bett umdrehen und die angenehme Liegeposition einnehmen kann? Wenn ich so liegen bleiben muss, wie mich die Schwestern betten, lagern und positionieren? Wenn ich im Falle des Falles die Rolle des Pflegefalles einnehme? Was dann? Was passiert dann in meinem Kopf? Wenn's aus ist mit dem, was ich gewohnt bin selbstverständlich zu tun?

Wann ist mein Kopf soweit, um das zu verstehen,
was mein Körper nicht mehr in der Lage ist zu leisten?
Wo bleibt das Stück Leben, das ich mir erhofft oder erträumt hatte?
Das Leben, das ich eigentlich führen wollte, wenn (…)?
Werden mich die Worte der Ärzte und die Hände der Schwestern
aufmuntern, berühren und hoffen lassen,
wenn mein Leben plötzlich auf sie angewiesen ist?

Wenn ich nicht mehr bei der Tür hinausgehe, mich nicht mehr im Untergeschoss umkleide und meine Dienstkleidung in den Wäschesack werfe. Mich nicht mehr ins Auto setze und mich auch nicht mehr in den alltäglichen Verkehr einordne, um nach Hause zu fahren?

After-Work
Was passiert nach dem normalen Dienstende? Wann schalten wir auf privat? Wann sind wir die Bürde und die Sorgen unseres Berufes wirklich los? Denken nicht mehr darüber nach, was wir im Laufe des Arbeitstages vielleicht vergessen haben? Wann gehen wir beruflich wirklich offline?

Eigentlich legen wir diesen *Schwesternkittel, egal ob Mann oder Frau,* so gut wie nie ab.

Sobald die Menschen in deiner Umgebung wissen, *„du bist eine Krankenschwester",* und du dich *geoutet* hast, übernimmst du automatisch gewisse *freiwillige* Aufgaben, die sehr schnell zu Verpflichtungen werden können. Du bist die Familienkrankenschwester, die Kinderkrankenschwester, der Ratgeber, der gute Nachbar. Die Anlaufstelle für Mütter im Urlaub, die ihre Reiseapotheke nicht aufgefrischt oder gleich gar keine mithaben; der Bienenstichdoktor, der nicht promoviert hat; der Befragte im Wartezimmer des Hausarztes, der aber vorsichtig dabei sein muss, was er sagt. Eine Schwester, die sich im Notfall, bei Unfällen aller Art sowie Katastropheneinsätzen melden und bereit sein soll. Und von der man sich erwartet, dass sie im Falle eines Falles auch etwas kann! Denn wehe, der Nadelstich einer Spritze tut weh. Wehe, die behandelte Wunde heilt nicht schnell genug oder der Tipp mit dem nicht schulmedizinischen Mittel – dem Tee, der Tinktur, dem Saft, den Tropfen, dem Extrakt, dem Umschlag, dem Wickel, der Kompresse oder dem Ansatz hat keine Wirkung gezeigt, ...

... dann bist du keine gute Krankenschwester
und verstehst auch nichts von deinem Geschäft.
.

Dann kannst du deinen *Schwesternkittel* ausziehen und in den Wäschesack werfen, den Spind zusperren und bei der Tür hinausgehen. Du brauchst dich nicht mehr umzudrehen. Keiner wird sich nach dir erkundigen, niemand nach dir fragen. Der Schranken hinter dir in der Ausfahrt wird sich schließen, wie er sich jahrelang geschlossen hat und du wirst dich in den üblichen Verkehr einordnen und unterordnen. Du bist einer von denen, die da gehen und fahren und nach Hause kommen wollen. Auf die jemand wartet oder die ganz alleine und zurückgezogen leben. Einer von vielen. Einer von Tausenden. Einer von Millionen.

Und fällt dir, dem einen aus Millionen, eine wichtige Sache ein. Eine Sache, die du vergessen und unerledigt zurückgelassen hast, so beschäftigt dich diese eine Sache. So sehr und so lange, bist du anrufst und deinen Nächsten im Dienst bittest, es für dich zu erledigen.

... denn den Pfusch eines Architekten
kann der Handwerker erkennen;
den Fehler einer Krankenschwester,
im schlimmsten Falle, erst der Pathologe.

Was uns wieder zu den vielen Befindlichkeiten und Emotionen führt, mit denen wir es in unserem Schwestern-Handwerk zu tun bekommen. Sensibilität hin, Sentimentalität her. Beide werden uns heutzutage schnell einmal vorgeworfen und negativ angerechnet. (...) Dabei sind es gerade diese beiden

Eigenschaften, die das Leben als solches erst so richtig interessant machen können. Denn ...

Meine Sensibilität macht mich auf etwas aufmerksam.
Meine Empfindsamkeit lässt mich etwas spüren.
Meine Sentimentalität lässt mich darüber lachen oder weinen.
Und meine Kreativität lebt von diesen dreien.

Schaut man dieser Kreativität tief ins Auge, merkt man erst, wie kritisch sie einen eigentlich betrachtet. Kritisch betrachtet haben mich damals auch meine ehemaligen Schulkollegen, nachdem ich meine Ausbildung zur Kinder- und Allgemein Krankenschwester beendet hatte. Es fiel ihnen und mir schwer, ein gemeinsames, interessantes Gesprächsthema zu finden. Sie, denen es in ihren Lehrjahren nicht gelungen war, aus unserem Heimatort aufzubrechen und diese bestimmte Lebenserfahrung in einer fremden Umgebung zu machen, hatten nun ein Problem. Ihre einzigen Interessen, die sich hauptsächlich um Mopeds, Motoren, Autos und Frauen drehten, konnte ich beim besten Willen nicht teilen. Alles, was ihnen so unheimlich wichtig erschien, war mir einfach nur vollkommen *wurscht!* Und ich, die männliche Krankenschwester, war ihnen aus ihrer Sichtweise viel zu altklug geworden. Ich habe Freunde, denen es gelingt, dass ich sie aus den Augen verliere. Aber es kommen ständig neue hinzu, die imstande sind, in meinem Blickfeld zu bleiben. Ein einziger dieser ehemaligen Schulkollegen allerdings war mir für eine gewisse Zeit ein sehr guter Gesprächspartner. Er war kurz nach meiner Ausbildung an Leukämie erkrankt und behandelt worden. Er sah all das, was ich auch sah, mit den Augen eines Betroffenen, der an seiner eigenen Haut spüren musste, wo das Leben an seine Grenzen stößt. Kurz nach seiner *Heilung* wurde seine Freundin schwanger und sie erwarteten ihr erstes Kind. In dieser Lebensphase kreuzten sich unsere Wege wieder und es tat uns beiden gut, sich austauschen zu können. Einen stillen Zuhörer an seiner Seite zu haben, oder eben selbst erzählen zu können. Was wir in dieser kurzen Zeit allerdings nicht wussten, war, dass es leider nur eine äußerst kurze Zeit bleiben sollte. Denn einen Monat vor der Geburt seiner Tochter erkrankte mein Schulfreund abermals. Diesmal schwerer als zuvor. Sein Immunstatus und Allgemeinzustand ließen es nicht zu, seine Tochter zu sehen. Erst zwei Monate nach der Geburt kam es zu einem der wenigen und spärlichen Vater-Tochter-Kontakten in seinem, ihrem und unserem Leben. Wochen später musste ich meiner Rolle als Freund und Vorbeter gerecht werden und für ihn das Wache-Gebet und die

Begräbnisfeier mitgestalten. Keine leichte Aufgabe, aber angesichts der Lage seiner Frau, seiner Tochter und seiner Familie war mein Gebet nur ein Akt der Nächstenliebe für einen Freund, der mich verstanden hatte.

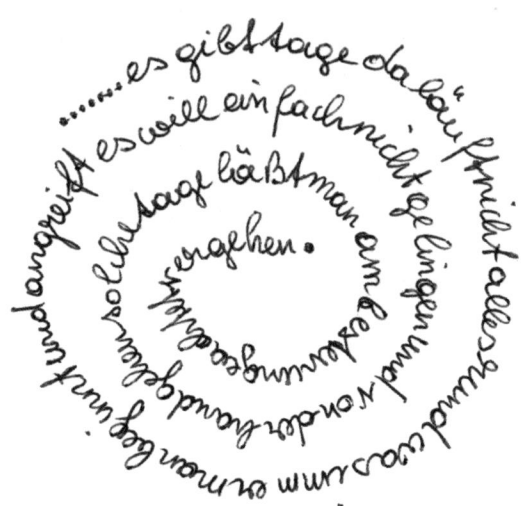

<u>Meine Erfahrung lehrt mich:</u>
Es ist besser, sich über den Erfolg zu freuen und sich über den Misserfolg zu ärgern, als sich vor dem Leben zu fürchten. Datenschutz und Schweigepflicht? Ich weiß es nicht mehr und habe auch keine Ahnung wer, was, wann, wo und wie war. Aber ich weiß genau, wer ich bin!

Trotzdem danke ich allen, die glauben, sich erkannt zu haben. Allen, bei denen ich in dieser Zeit angestoßen bin. Allen, bei denen ich mich wohlgefühlt habe und all jenen, denen ich mit meiner Muse bereits auf die Nerven gegangen bin!

Dieses Buch war: Muse, Fleiß und Schicksal.

Und es ist: Freude, Trauer, Versöhnung und Verständnis.

Und wenn ich eines in meinem Beruf bis jetzt lernen und umsetzen durfte, dann war es …

Pflege (dein Leben),
indem du nicht angreifst,
sondern berührst!

Gernot Stocker

Epilog

Der klärende Einlauf: Aus diesem Grunde …

Warum eine männliche Krankenschwester ein Buch schreibt und noch dazu mit einem so ungewöhnlichen, fast anrüchigen Titel, ist nicht ganz einfach zu erklären. Und der zusätzlich verwirrende Umstand, dass ich seit über 40 Menschenjahren ein Bruder und erst seit 23 eine Schwester bin, macht die Sache auch nicht viel einfacher. Aber abgesehen davon, habe ich in diesen besagten letzten 23 eindrucksvollen Jahren als männliche Schwester Dinge erlebt, die belebend, todbringend, lustig, traurig, demotivierend, reanimierend, aber auch spannend waren. In diesen Geschichten, die den ganz normalen Wahnsinn oder eben nur den routinemäßigen Alltag einer Krankenschwester aufzeigen, tun sich oft tiefe Abgründe auf, die nur allzu menschlich sind. In solchen scheinbar bodenlosen Abgründen, in die jeder Mensch von heute auf morgen fallen kann, arbeiten wir. Dort, ganz unten, begegnen wir unseren Patienten und versuchen die dunkle, schwarz-graue Umgebung wieder ins bunte Licht zu rücken. Den Lebensbildern Farbe zu geben, indem wir mit unserem weißen Dienstgewand zum neutralen Untergrund und zur Aufstiegshilfe werden.

Sie kommen alle vor, die Menschen, die mit mir gelacht, geweint, mich gefördert, gefordert oder auch unter Druck gesetzt haben. Jene, die mich missverstanden, mir alles Gute oder auch Schlechte wünschten. Die, die mich gelobt und die, die über mich geschimpft haben. All ihnen gilt mein herzlichster Dank, denn durch sie wurde meine Schwesternseele zu der, die sie heute ist. Eine, die vehement, aber auch gestärkt auftreten und guttun kann. Dank ihnen konnte dieses Buch überhaupt erst entstehen. Aus den vielen Begegnungen und Erlebnissen, die es wert waren, erzählt und aufgeschrieben zu werden. Allerdings bleibe ich dabei dem Grundsatz treu, dass Männer und vor allem ich für vieles im Leben etwas länger brauchen und habe deshalb den Grundstein für ein verlängertes, unterteiltes und klärendes Nachwort gesetzt. Ungewöhnlich, aber es passt zu mir. Zu mir als Person und zu mir als männliche Krankenschwester, die gerne erzählt, aber auch ganz gut zuhören kann.

<u>Was es (nicht) ist:</u> Es ist keine Autobiographie einer frustrierten männlichen Krankenschwester, die sich in ihrer geschlechtlichen Rolle unsicher ist. Auch kein Hilferuf aus Selbstmitleid, um einem zum Großteil unterbesetzten Berufsstand mehr qualifiziertes Personal zuzusprechen, weil es ja im Grunde nicht nur an Schwestern und Pflegepersonen mangelt, sondern das Gesundheits-

system im Gesamten etwas kränkelt. Das sozialpolitische Bekenntnis zeichnet unseren Staat im Vergleich zu anderen zwar aus, es ist und bleibt aber immer ein gewagter Spagat zwischen *es sich leisten wollen* und *es sich leisten können.* Gesellschaftspolitisch gesehen gehen die Meinungen diesbezüglich natürlich weit auseinander. Als Konsumenten der sozialen Einrichtungen sind wir uns aber alle einig! Oder? – Na ja, menschlich gesehen ist das natürlich Ansichtssache! Denn der bürokratische Haufen an Zehn-Minuten-Gutachtern, Sachverständigen, und denen, die ihren Senf dazugeben und mit ihrer Unterschrift alles absegnen, übersehen sehr oft so manchen sozialen Härtefall, der bis ans Ende seiner Kräfte für sein Recht kämpfen muss. Dabei würden wir, die Sozialversicherungsumlage bezahlenden Systemerhalter, diese vereinzelt auftretenden Positiv-Bescheide in unserem Geldbörserl gar nicht spüren!

Den Hausverstand der Menschen zu schärfen und für diese den richtigen Fokus zu setzen, sodass sie mit unserem sonst so hervorragenden Sozialwesen achtsam umgehen, ist Aufgabe der Politik. *Damit Hilfe, Hilfe bleibt und nicht zum Pflegefall wird!* In diese mischt sich eine praktizierende Krankenschwester allerdings nicht ein, auch keine männliche! Selbst dann nicht, wenn der Leitsatz als Kernfrage wie beim Onkel Doktor auch für die leidgeprüfte Politik gilt, nämlich *„Wer ist der Nächste, bitte?"*

Dass wir aber wieder etwas sensibler im Umgang mit dem Thema Mensch als Individuum werden und die *Pflege selbst nicht zum Pflegefall verkommt,* fällt hingegen in den Aufgaben- und Tätigkeitsbereich von uns Schwestern. Wenn es uns obendrein noch gelingt, den Blick und das Interesse der Menschen in Richtung der einzelnen Lebensschicksale zu lenken, dann sind wir genau dort angekommen, wo uns dieses Buch hinführen soll, nämlich in diese außergewöhnliche Welt der Krankenschwestern. Die Welt der Bettpfannen und Urinflaschen, der Nierentassen und der Fieberthermometer, der Einläufe und Zäpfchen, der Spritzen und Nadeln, (...) und des damit verbundenen mäßigen Appetits. Diese ganz eigene, aber reale Welt der Krankenschwester ist keine schöne oder saubere, sie ist voll von krankmachenden Keimen und eher sch(m)wierig.

Aufräumen soll dieses Buch allerdings auch mit der allseits verbreiteten und eingebrannten Meinung über unser etwas überbeanspruchtes, abgenutztes Krankenschwesternklischee. Es entsteht da oft ein einschlägig falsches Bild im Kopf, das dann diesen Typus widerspiegelt, den wir von Illustrierten und aus den Medien kennen. Eine realitätsferne Bilderbuchkrankenschwester halt. *Die nette, zuvorkommende, treusorgende, umsichtige und ordnungsliebende, immer hilfsbereite und hübsche Schwester mit enormem Sexappeal*

*und langen Beinen. Eine mit einem weiß, tailliert geschnittenem Schwestern-
kleid. Eine schlanke, aber doch kurvige weibliche Person mit einem Lächeln
auf dem roten Lippenstift-Kussmund.* So schaut's aus!

Eine andere Sichtweise: Menschen, die sehr oft, oder auch zu oft, mit
uns zu tun haben und deshalb glauben, alle Schwestern über einen Kamm
scheren zu müssen, charakterisieren uns voreingenommen und haben eine
etwas weniger schmeichelhafte Sichtweise. Sie sehen in uns die schwierige,
rebellische, grobe, hantig-grantige, humorlose, stolze, sture, rechthaberische,
ständig Kaffee trinkende und deshalb aufbrausende Krankenschwester. Für
manche wiederum sind wir eine Art höher gestellte Sekretärin der Ärzteschaft, die bestimmend und belehrend als Handlanger die Tätigkeiten der
Herrgötter in Weiß ausführen. Dabei kümmern wir uns um die allerwertesten
Körperflüssigkeiten unserer Kundschaften, die, wenn sie nicht physiologisch
ablaufen, dank unserer Arbeit schlussendlich dann doch ganz gut gezielt entweichen. Um diese intimsten und zugleich geheimsten Dinge der Menschen,
die sich sonst nur im Privaten und hinter verschlossenen Türen abspielen,
geht es bei uns jeden Tag.

Die Welt der Schwestern: Das, was niemand so gerne sehen möchte,
und das, von dem man eigentlich nicht spricht, führt uns direkt in diese ganz
eigene Welt der Krankenschwestern. Eine parasitäre, bakterielle, virale,
außergewöhnlich emotionale, fast abstoßend und bedrückende Welt. Es ist
ein Bereich, der nicht so ganz jedermanns Sache ist und auch nicht so recht
in das typisch idyllische, romantisch verklärte, schöne und freundliche Gesell-
schaftsbild passen will. Man sollte davon und dürfte darüber ja eigentlich gar
nicht öffentlich sprechen. Erst recht nicht persönliche Dinge ausplaudern.
Höchste Geheimhaltung ist angesagt. Alles *top secret*, was hier so vor sich
geht. Diskretion, natürlich Ehrensache.

Der schmale Pfad zwischen Schweigepflicht und Verletzung des Daten-
schutzes führt uns Schwestern stets über hohe Bergkuppen mit steil abfallen-
den Felswänden. Beim kleinsten Fehltritt fallen wir ins Ungemach. Auf harte,
grobe Brocken, aus denen man uns den Stein des Unrechts meißelt. Andererseits ist es auch für die Krankenschwester nicht immer von Vorteil, wenn sie
alles, bis ins kleinste Detail, erzählt bekommt. Über die vielen Grausamkeiten,
Gewalttätigkeiten oder Abartigkeiten, die hinter so manchen Krankheiten stecken, Bescheid weiß. Die Abgründe. Die Ursachen für schweres Leid.

Die anfängliche Neugierde von neuen jungen Schwestern ist sehr rasch
und schnell gestillt. Dann nämlich, wenn sie den Kopf voll haben mit fremden
Sorgen, Nöten und Hintergrundwissen und ihre Routinearbeit plötzlich nicht

mehr fehlerfrei funktioniert. Wenn die Bilder im Kopf kreisen und nicht verschwinden wollen. Im Laufe der Jahre sinkt nicht nur die Neugierde und die Anzahl der negativen Bilder im Kopf, sondern Gott sei Dank auch die mit ihnen verbundenen Emotionen. Was uns Schwestern nach Jahren der Berufserfahrung zwar als kühl, nüchtern und oberflächlich wirken lässt und wir, zugegebenerweise, bis zu einem gewissen Grad auch sind. Aber Selbstschutz geht schließlich vor, oder nicht? Na ja, wer mit einer Krankenschwester zusammenlebt oder sich gar traut, eine zu heiraten, der wird sicherlich wissen, was ich damit meine. Und eine gesunde Portion Selbstironie hat noch keinem Berufsstand geschadet. Wobei ich für mich selbst behaupten kann, dass die Emotion der Freude und der Traurigkeit in mir sich in ihrer Intensität über die Jahre gesteigert hat, aber das werte ich als positives Zeichen meiner Menschlichkeit.

Schwestern haben, abhängig vom Dienstplan, gute und auch nicht so gute Eigenschaften vorzuweisen. Diese sind, je nach Tagesverfassung, unterschiedlich stark ausgeprägt. Mehr ist nicht dazu zu sagen. Nur so viel noch: *Ich bin stolz auf diese unsere Arbeit, die so rein gar nicht jedermanns Sache ist, dafür aber sehr viel Fein- und Fingerspitzengefühl erfordert.*

Abgefärbt: Wie ein besonderer Rotwein im Barriquefass, so nehmen auch wir Schwestern von unserem jeweiligen Arbeitsplatz in den unterschiedlichen Abteilungen, die dort vorherrschenden, spezifischen Eigenschaften an. Deshalb ist eine Chirurgie-Schwester vom Typ und Charisma her gesehen ganz anders als eine intern-medizinische Schwester einer Station oder einer Ambulanz. Genauso wie sich eine Gyn- und Gebär-Schwester nicht mit einer Kinder- oder Psychiatrie-Schwester vergleichen lässt. Wir sind eben der typische Abklatsch unserer Umgebung!

Faktor Mensch: Unterschiedliche Menschen werden zu unseren Patienten: Menschen mit einem Handicap, ob von Geburt an oder durch ein Trauma entstanden. Menschen, die an einer therapierbaren und heilbaren Erkrankung leiden (vom Schnupfen, über eine akute Stauung von Blähungen, bis hin zur Durchfallerkrankung und zur echten Grippe) und dadurch innerhalb kürzester Zeit zum Ausnahmepatienten mutieren. Man muss sie umsorgen, aber nicht bemitleiden. Punkt. Die anderen, die scheinbar Starken, die niemals wirklich krank werden und nach außen hin vor Gesundheit strotzen. Die, wie sie selbst meinen, *„nichts so schnell umhaut"*. Die robusten harten Typen. Die Eisernen. Sie gehen so gut wie nie, oder eben erst dann zum Onkel Doktor, wenn es schon fast zu spät ist. Wenn der Rost bereits am Eisen nagt. Dann sind da die, die des Lebens müde und an ihrem eigenen *Ich* erkrankt sind. Sie finden sich im Alltag nicht mehr zurecht. Entweder aufgrund ihres Alters, wegen eines bestimmten Ereignisses, durch beeinflussbare Substanzen oder aber auch durch eine geringere psychische Stabilität. Und dann sind da natürlich auch noch die Menschen, mit den tatsächlich bösartigen, malignen Erkrankungen. Die, die gerne noch länger leben würden und sich trotz aller gesetzten Maßnahmen ihrem Schicksal ergeben müssen. – Sie würden jegliche Therapie der vorhin genannten bereitwillig annehmen und sich dieser unterziehen, wenn sie dafür nur weiterleben könnten!!!

Es gab und gibt in unserem Arbeitsalltag unzählige Situationen und Momente, geprägt von größter Freude, aber auch von tiefstem Leid. Geburt und Heilung, Sterben und Tod, alles kann an einem einzigen Tag und sogar gleichzeitig geschehen. Ein ständiges, sich änderndes Wechselspiel an Emotionen und zu erbringender Leistung. Ein Beobachten, Empfinden, Fühlen und Erkennen von Verbesserungen und Verschlechterungen. Verschlechterungen, die eine so große persönliche Auswirkung haben, dass sich Menschen, auch in unseren mitteleuropäischen Krankenhäusern mit gehobenem Standard, trotz aller Künste und allem Können der Medizin, nach dem erlösenden Ende durch die Euthanasie sehnen. Dabei sind es nicht selten gerade die immer besser werdenden medizinischen Behandlungen, die das Durchschnittsalter so hoch hinaufsetzen, dass es den Menschen keine Freude mehr macht, einfach *nur noch zu leben!*

„Ich kann nicht mehr, ich mag nicht mehr und ich will auch nicht mehr! Bitte helfen Sie mir! Ich möchte so gerne sterben!" Ein inniger und zutiefst sehnsüchtiger Wunsch vieler Menschen im Krankenbett. Der Tod als Freund und Erlöser. Ein Problem, das uns berühren soll und muss! Der Fortschritt kann für den Menschen eben nicht nur einen Nachteil haben, sondern auch einen gewissen Rückschritt bedeuten.

Die männliche Schwester: Natürlich sind die Reaktionen auf einen Mann, in einem von Frauen dominierten Berufsstand, unterschiedlich. Es beginnt schon da, wenn man um eine Schwester läutet und ein Mann im Krankenzimmer, Bad oder WC erscheint. Nicht alle Patienten reagieren auf Männer (in der Pflege) positiv. Welche Frau möchte schon von einem fremden Mann gewaschen oder beim Toilettengang unterstützt werden?

Und was bitte bewegt einen jungen Mann überhaupt dazu, in den Schwestern-Berufsstand zu treten? Eine männliche Krankenschwester, zwecks Gleichberechtigung, oder wie? Was treibt eigentlich immer mehr Männer an, diese mütterlich anmutende, fürsorgliche Rolle zu übernehmen? Fremden Menschen den umgangssprachlichen *Hintern* zu putzen und für kranke Menschen verantwortlich zu sein? Höchstwahrscheinlich entsteht durch den Lebensumstand, im *Mehr-Generationen-Haushalt* aufzuwachsen, ein gesundes Maß an sozialem Engagement, das sich im Wesen verankert. Eine althergebrachte Schutzfunktion als Erfolgsgeschichte über Jahrhunderte, die heutzutage aus leistungsorientierter und volkswirtschaftlicher Sicht, zumindest in den Familien, keinen großen Stellenwert mehr einnimmt. So unmodern wurde der früher selbstverständlich geltende Großfamilienverband, der die Absicherung von Pflege in Richtung Jung und Alt stets gewährleistet hat. Ein *„zu Hause sein"*, das heute immer mehr zur sozialen Problematik wird und ständig neu organisiert werden muss!

Wie gendert sich die männliche Krankenschwester? Es ist das Wort *Gleichberechtigung*, das in seiner praktischen Umsetzung meistens erst recht zu einer Ungleichverteilung der Gerechtigkeit führt, oder fragt irgendjemand nach der *Männerquote* im Krankenschwesternberuf? Warum fallen die weiblichen Schwestern unter die Schwerarbeiter und die männlichen nicht? Und obwohl wir, das *starke* Geschlecht, zu allen Hebe- und Tragearbeiten hinzugezogen werden, hilft uns keine Muskelverspannung oder gar der Bandscheibenvorfall, um gleichberechtigt zu werden. Kommt das daher, weil wir nur Männer sind?

Gott sei Dank neige ich trotz dieser kontroversen Umstände weder zum maskulinen noch zum femininen Extremismus. Was aber wiederum nicht heißt, dass ich mich als geschlechtsneutral bezeichnen würde. Aber ehrlich gesagt, denke ich nicht gegendert, spreche ich nicht gegendert und ich schreibe nicht g...! Außerdem ergibt es für mich gar keinen Sinn, dieses *„-in"*. Der Herr wird zur Herrin, was eine stark autoritäre weibliche Person beschreibt und für mich in etwa meine erste Chefin widerspiegeln würde. Die, wie auch viele männliche Kollegen ihrer Zeit, mit rescher kühler Art, und, wenn es sein musste, auch mit Brachialgewalt, ihren Führungsstil umsetzte. Zudem ist diese neuartige Erfindung des Genderns mit einem Plagiat behaftet, denn, was sich da als so wunderbar neu unter dem Namen *Gendern* auftut, ist bei uns am Land schon seit Jahrhunderten üblich. Eine Frau Maier wird bei uns nämlich als die *Maier-in* bezeichnet. Frau Huber wird zur *Huber-in*, eine in Kirchberg lebende zur *Kirchberger-in*, des Bauern Frau zur *Bäuerin*. Wir kennen die *Tandlerin*, die *Standlerin*, die *Gräfin* usw. Nur ihn gendern wir nicht. Er bleibt am Land *„-er"*, mit und ohne!

Ich gendere auch aus großem Respekt gegenüber dem Regenwurm nicht! Er ist, wie die Schnecke, als Zwitter eines von wenigen Lebewesen hier auf der Erde, das nicht gegendert werden kann. Wir nennen ihn Regenwurm. Eine *Würmin* gibt es nicht. Wir sagen Schnecke und suchen vergeblich nach einem *Schnecke-rich*. Den beiden Arten wird es zwar ziemlich scheißegal sein, mir aber nicht! Wer trotzdem Lust hat, zu gendern, der soll es einmal mit der männlichen Krankenschwester versuchen, viel Spaß!

Nach über 23 Jahren auf ein und derselben Station einer Spezialabteilung, habe ich nicht nur ganze Generationen und Populationen an Krankenschwestern und Ärzten mit- und überlebt. Ich habe auch den Modernisierungs-Supergau in allen pflegerischen und medizinischen Ebenen mitgemacht, denn was die Industrialisierung für das 20. Jahrhundert war, das war und ist das Internet und die Digitalisierung für das 21. Jahrhundert. Und glauben Sie mir, auch wenn es Pflegewissenschaftler und Theoretiker nicht hören wollen, die Dokumentation wurde wichtiger als die praktische Umsetzung der Pflege. Früher war das Papier geduldig, heute ist der Computer in der Prioritätenliste ganz vorne dabei. Um in diesem Zeitalter der Globalisierung noch ein wenig einzigartig und herausragend zu bleiben, verwende ich Satzzeichen als Wort und in Klammern gesetzte Punkte als Gedankensprünge. Schließlich sollte jeder Mensch als Individuum noch seine Eigenheiten bewahren dürfen. Auf meine berufliche Eigenheit der Schreibweise meiner Pflegedokumentationen verzichte ich in diesem Buch. Ich habe es mir nämlich zur Gewohnheit werden lassen, alles klein zu schreiben. So erkenne ich im Nachhinein, ob ich selbst der Verfasser war oder ein anderer an meiner Stelle geschrieben hat.

Eigenartig finde ich es übrigens, dass es die sonst weltweit vorkommende Bezeichnung Schwester („Nurse") als solche bei uns bald nicht mehr geben soll. Besonders begabte Menschen (Pflegetheoretiker) unseres Berufsstandes haben sich darüber den Kopf zerbrochen und sind zum Schluss gekommen, dass unser Titel in Zukunft durch die vier Buchstaben DGKP ersetzt werden soll. DGKP steht für Diplomierte Gesundheits- und Krankenpflege-Person. Diese Bezeichnung soll eine Aufwertung für uns alle sein! Wobei wir, der in den Promillezahlen bestehende männliche Anteil an Pflegern, auch nach Einführung dieser vier Buchstaben am Namensschild von den älteren Patienten immer noch als Wärter (= Spitalangestellter für grobe Arbeiten) bezeichnet werden. Ein Klischee aus alter Zeit eben. Geschmeichelt fühle ich mich allerdings, wenn ich, selten aber doch, als Praktikant oder Zivildiener angesprochen werde. Es wirkt irgendwie erfrischend und tut der Eitelkeit einer über 40-jährigen, männlichen Krankenschwester einfach gut!

Vor Jahren stand das „harte P" noch für die Bezeichnung Pfleger, heute bereits für Person und wurde unter dem Aspekt der Gleichberechtigung somit zum geschlechtsneutralen Titel erhoben. Klingt sehr vertrauenswürdig, oder? Unpersönlich finde ich auch die Umwandlung zum Nachnamen auf unserem Namensschild. So wird aus einer Schwester Monika K. eine DGKP Kammer-

huber M-Punkt, aus dem *Pfleger Gernot S.* ein *DGKP Stocker* G-Punkt! Na ja, nach achtzehn Ehe- und dreiundzwanzig Schwesternjahren habe somit auch ich zu meinem G-Punkt gefunden.

Als Liebhaber von guten alten Traditionen vermisse ich dieser Art Dinge, die man von heute auf morgen einfach wegrationalisiert hat. Oft nur aus der selbstgefälligen Begründung heraus, dass etwas nicht mehr zeitgerecht erscheint. Eine Anmaßung von persönlichen Gefühlen, wenn es nach meinem persönlichen Gefühl geht. Ich finde mich und meinen Titel, der ja eigentlich gar keiner ist, noch immer zeitgemäß, und was mir persönlich das Wichtigste ist, er zaubert sogar ein Lächeln in Patientengesichter. Deshalb bin und bleibe ich die männliche Krankenschwester mit Bart und kein Krankenbruder, auch wenn sich dieses Scherzerl schon öfter jemand mit mir gemacht hat.

Berufung: Durch die Arbeit auf einer Kinderkrebsstation während meiner Ausbildung lernte ich die emotionale Ebene unseres Berufes erst so richtig kennen. Marmeladenprobleme. Totale „Emotion Hardcore" war angesagt. Diesen jungen Menschen, diesen kleinen guten Seelen, die mich berührt und gerührt haben, verdanke ich mein heutiges Wesen. Mein Sein, wie es ist. Diese Zeit war der wichtigste Meilenstein in meiner Ausbildung, wenn nicht überhaupt meines Lebens. Wie unwichtig erscheint mir seither so gesehen die Tatsache, dass Marmelade anstelle des gewünschten Honigs auf dem Frühstückstablett liegt, wenn ein dreijähriger kleiner Bub in meiner Obhut stirbt?

„Und plötzlich war Stille."

Oftmals ist Stille wichtig und wohltuend. Nichts zu sagen, nur zuzuhören. Dann wieder tut uns das Erzählen gut. Sich anzuvertrauen und mitteilen können, sich etwas von der Seele reden, was einen bedrückt und auf dem Herzen liegt. Jeder kann vom Zuhörer zum Erzähler werden und umgekehrt.

Diese spezielle Erfahrung war scheinbar bitter notwendig, um aus mir den Menschen zu machen, der ich heute bin und gerne bleiben möchte, nämlich von Herzen emotional und sentimental!

Tabus brechen, Intimität bewahren: Ich möchte in diesem Buch mit dem allgemein verbreiteten Wort „arm" in Bezug auf Krankheiten und kranke Menschen aufräumen. Es ist nicht jeder gleich arm, nur weil er krank ist. *Er ist krank und das alleine ist Grund genug, um für ihn da zu sein, für ihn zu sorgen und ihm zu helfen. Punkt.*

Die Menschen haben verlernt, Krankheiten und das Kranksein selbst mit all seinen Nachteilen anzunehmen. Eine Akzeptanz und Toleranz gegenüber körperlichem Leid, eine gewisse gesunde Schmerzgrenze zu setzen. Sie ist die natürliche Voraussetzung für den Heilungsprozess. Im Gegensatz zur richtigen Volksmeinung, dass für jegliche Beschwerden ein Kraut gewachsen ist, muss nicht bei allen *Wehwehchen* gleich zu einem Medikament gegriffen werden. Kranke Menschen von früher sind nicht mehr vergleichbar mit den Kranken von heute. Und selbst die von heute werden wir nicht mehr vergleichen können, mit denen von morgen.

In meiner Anfangszeit als Schwester sind Menschen erkrankt.
Heute erkranken Patienten.

Diese kennen die Begriffe Genügsamkeit, Geduld oder Toleranz nur noch in der Theorie, dafür aber leben sie mehr Ignoranz und ihren Egoismus voll aus.

Der Inhalt: Dicke, fette, adip(b)öse – kleine, kurze, runde – aber auch große, schlanke und flache Geschichten. Geschichten, die erkennen lassen, dass es immer Gutes und gut Gemeintes, also weniger Gutes gibt. Man trifft im Denkprozess der männlichen Krankenschwester auf das „Drei-Instanzen-Modell" von Sigmund Freud. Unser triebgesteuertes *„Es"* und unsere moralische innere Instanz, das *„Über-Ich"*. Das, was niemand hört, sich nur in unserem Kopf abspielt. Vielleicht besser bekannt als das Engelchen und das Teufelchen der Gedankenwelt, links und rechts auf unseren Schultern sitzend. Sie flüstern uns ihre persönliche Sichtweise zu. Und zwischen diesen beiden konträren Instanzen steht unser *„Ich"*. Das Ich, das dann entscheidet, was wirklich durch uns selbst als Person, verbal, nonverbal oder auch gar nicht nach außen dringt. Mein *Engelchen* kann Intimität bewahren, auch wenn mein *Teufelchen* Tabus bricht. Sie drängen das Dafür und das Dagegen an die Oberfläche, wo es dann als *Schandmaul, als Diplomat oder stilles Wesen* auftritt.

Optimismus und Pessimismus schaffen sich Platz, Zeit und Raum für Gedanken, die wir uns über uns selbst machen dürfen und sollen. Platz, Zeit und Raum zum Nachdenken, zum Sinnieren und Sinn erfassen. Weil neben dem Unglück auch stets das Glück steht und das eine ohne das andere nur schwer verständlich wäre.

Wir sind voll von Emotionen, die in uns stecken, aber selten aus uns herausfinden. Emotionen, die, je länger ich diesen Job mache, immer intensiver werden und nach dem *Hinaus* verlangen. Ich lasse ihnen gerne freien Lauf und spüre ganz bewusst ihre Wirkung. Ihre Wirkung auf mich und ihre Wirkung auf andere Menschen. Denn, *„Männer weinen nicht"*, ist derselbe anerzogene Blödsinn, wie der Satz, *„Ein Indianer kennt keinen Schmerz!"* Wofür wären denn die vielen Emojis am Ende einer WhatsApp-Nachricht gut, wenn unser Weinen und Lachen immer noch als Tabuthema gesehen und behandelt werden würde? ☺☺☺☺☺☺☺☺☺☺☺☺☺☺☺☺☺☺☺☺☺☺☺☺

Die Wirkung: Von zu wenig – bis zu viel

Das Buch zeigt auf, dass in unserer leistungsorientierten und schnelllebigen Gesellschaft Schwäche und Krankheit plötzlich keinen Platz mehr finden wollen. Wer das ganze Jahr über nie krank war, wird belobigt. Der, der krank oder verletzt war, hat geschwächelt! Und deshalb geht so mancher ohne oder gegen den ärztlichen Rat verfrüht wieder seiner Arbeit nach.

Ein Zuwenig oder ein Zuviel ist nie zielführend.

Wir sollen und wollen funktionieren. In einer bestimmten Zeit ein gewisses Maß an Leistung erbringen. Kalkulierbar bleiben! Ein *„geht nicht so schnell"* oder gar *„geht nicht"*, gibt's nicht! Das Wort *„nicht"* ist ein Unsicherheitsfaktor und eben schlecht kalkulierbar.

Was uns heutzutage zu sehr ablenkt und entfremdet, ist das Überangebot an technischen Kommunikationsmitteln und die dadurch resultierende digitale Unterhaltung. Sie scheint als real, ideal und nachahmenswert, diese unwirklich heile Welt in *„Multimedia"*. Wir mutieren zu WhatsApp-Junkies. Wir zünden für Kranke, Sterbende und Tote digitale, imaginäre Kerzen an und vermeiden oder ersparen uns das persönliche Gespräch, das mit echten Emotionen einhergeht. Wir sind mit Leib und Seele dabei, wenn solche Bilder und Nachrichten über das Display gewischt werden und schauen begeistert hin. Auch im Krankenhaus, vor, während und nach der Visite. Was wichtig gewesen wäre, nämlich die reale zwischenmenschliche Kommunikation, bleibt auf der Strecke. Früher haben Patienten die lateinischen Begriffe unserer Ärzte nicht verstanden. Heute verstehen unsere Ärzte die gegoogelten Fachmeinungen der Patienten nicht! Verschärfend zu diesem Denkmuster hinzu kommt dann noch die vorgegaukelte, fiktive Fernseh- und Filmwelt, die dank der unzähligen Ärzte- und Krankenhausserien unser reales Berufsleben deutlich verfälschen. Kein Wunder, dass man auf unzufriedene Gesichter trifft, wenn Menschen in den Ambulanzen stundenlang sitzen und stationäre Patienten tagelang auf Befunde und Diagnosen warten müssen. Im Fernsehen geht das doch alles hundertmal schneller. Innerhalb der fünfundvierzig oder neunzig Spielminuten wird gezeigt, wie schnell Glück und Leid, Trauer und Freude wechseln können und zum Schluss ist dann alles wieder gut! Am Beginn sehen wir eine unzerstörbar scheinende, heile-geile Welt, die nach circa fünfzehn Minuten von einem dramatischen, schrecklichen Unglück überschattet wird. Nach zwanzig Minuten kämpfen Schauspieler, pardon,

Ärzte und Schwestern um das Leben des, für die Hauptrolle engagierten Schauspielers. Höchstwahrscheinlich (... *Spannung ...*) wird er sterben. *„Halt nein, nicht weinen!"* Fast sterben! Denn, siehe da, zehn Minuten vor Schluss wird er, wie durch ein Wunder, dank der modernen Medizin und durch die Hilfe des umwerfenden Arztes gerettet, therapiert, geheilt und vollkommen gesund und munter nach Hause, in die heile-geile Welt entlassen. Ein Happy End! Therapie und Heilung im Eilzugstempo von nur neunzig Minuten! Echt geil!

Bitte, ich gebe zu, in neunzig Minuten schaffen wir es in unserem Krankenhaus nicht, aber andererseits soll es schon vorgekommen sein, dass beim Anblick des weißen Arztkittels, der blauen Untersuchungsliege oder der vorbereiteten Spritze so mancher Patient eine Art Wunderheilung erfahren hat. Diese Wunder dauerten oft nicht einmal neunzig Minuten. An ein zu viel an Gebrechen und zu wenig an Hilfe hingegen denke ich, wenn jene Menschen in meiner Erinnerung auftauchen, die das Leben gekrümmt beziehungsweise sprichwörtlich geknickt hat. Es sind Bettler, Sandler (wie wir sie früher nannten), sozial Minderbemittelte und zum Teil Menschen, die sich nicht gerne helfen lassen wollen. Eine Sandlerin zum Beispiel, die an kalten Tagen am Liftschacht im Keller saß, weil ihr die warme Zugluft des Liftes guttat und sie von dort niemand verwies. An den Abenden kam sie dann, mit Sack und Pack und tief zu Boden schauend gekrümmt, zu uns auf die Station, setzte sich in den Fernsehraum und wartete auf ihre *„Vertreibung"*. Meist durch einen fernsehbegeisterten Patienten herbeigeholt, *„weil sie gar so arg nach allem riecht, was sie in letzter Zeit getan oder auch nicht getan hat"*, gaben wir ihr ein Abendbrot samt Tee in einem Nebenraum, ein wenig Kleingeld, bis sie sich langsamen Schrittes wieder verabschiedete. Und auch wenn sie schon lange gegangen war, ihr markanter Geruch blieb für einige Stunden bei uns.

Eine ähnliche Art von Gebrechen kommt mir auf meinem Dienstweg oft unter. Ein Mann, ein Bettler oder so, der einen Einkaufswagen schiebt. Besser gesagt sich an ihm festhält oder abstützt, denn er sieht immer nur zu Boden. Er hat noch nie den Kopf gehoben, egal ob er von Autofahrern angehupt wird, weil er mit seinem Wagerl mitten auf der Straße fährt und sich bereits ein Stau gebildet hat oder ihn Radfahrer und Fußgänger anklingeln und anreden, weil er ihnen den Fahr-/Gehweg blockiert. Ganz egal! Er hält sich mit beiden Händen am Wagengriff fest, schaut zu Boden und fährt kreuz und quer durch die Gegend. Solche Menschen kennen die Wirkung von zu viel bis zu wenig. Sie kennen den harten Boden der Realität, der sie gebeugt, gekrümmt und in die Knie gezwungen hat!

Die Dosis ... macht das Gift

„Zyankali zum Frühstück", könnte der Titel eines Kriminalromans sein. Eine gewisse pointierte Ernsthaftigkeit mit Tiefgang wird vermutet und darf in diesem Fall auch gefunden werden. Man liest und hört sehr viel übertrieben Dargestelltes über uns Schwestern und den Pflegeberuf allgemein. Aber, dass da einer von uns schon mit der Todesspritze hinter der Ecke auf seine Opfer lauert, ist dann doch eher das Hirngespinst eines Krimiautors, das sich in Form von Bildern in den fernsehbegeisterten Köpfen festigt. Natürlich geht es in unserem Geschäft immer wieder um das Leben, das Sterben und den Tod, auch um den Willen des bewussten Sterbens. Schlussendlich wurde sie ja auch dafür erzeugt, diese Zyankali-Kapsel, für die sogenannte Er- und Endlösung. Man hat sie in den Mund genommen, drauf gebissen, ein bisschen gezappelt und gezittert und aus war's. Vor hundert Jahren eine beliebte Methode, um sich im Falle des Falles relativ schnell, sicher und selbst zu töten. Christlich gesehen eine Sünde, politisch gesehen perfekt und aus humaner Sicht in zigtausenden Fällen eine Tragödie.

Fanatismus bleibt für immer und ewig als Waffe
der Überdosierung gegenwärtig.

Dass, *„wo Menschen sind, es eben auch menscherlt",* hat schon unser Herr Mathematik-Professor in der Schwesternschule gerne gesagt, wenn er die nicht genügenden Schularbeiten zurückgab. Sich über beides bewusst zu sein, über seine Fehler und seine Erfolge, stärkt nicht nur das Selbstbewusstsein, es bestätigt auch unser Tun und Handeln. Tun und Handeln mit Hirn, Herz, Härte und Humor. Wer weiß, vielleicht vermag es dieses Buch sogar, jenen, die mit ihren beruflichen Schattenseiten zu sehr belastet sind, zu helfen. Helfen, die eigenen Fehler zu akzeptieren, zu verarbeiten und sein *„Ich"* wieder mehr ins rechte Licht zu rücken.

... unverändert und so gut wie nie zuvor ...

Was ich allerdings nie verstehen werde, ist, warum man Dinge, die gut funktionieren und sich bewährt haben, von heute auf morgen einfach verändert. Tut die Veränderung wirklich so gut? Sind ständige Weiterentwicklungen und Verbesserungen wirklich immer zum Vorteil der Menschen? Ich habe meist nur den Mehraufwand und die negativen Begleitumstände von Veränderungen zu spüren bekommen. Können also Verbesserungen auch Verschlechterungen auslösen? Meine persönliche Antwort, die ich mit Überzeugung ausspreche: „JA!" Ja, Veränderungen können Nachteile mit sich bringen. Haben vor zwanzig Jahren alle Antibiotika auch unterschiedliche Namen und Bezeichnungen gehabt, so beginnen sie heute fast alle mit den Anfangsbuchstaben „C e f". Von *Cefepim, Ceftriaxon, Cefuroxim, Ceftacidim,* (...). Ist es notwendig, die Verwechslungsgefahr und die Fehlerquellen dadurch zu erhöhen? Wir laufen doch ohnehin schon mit unserer ganz einzigartigen und zugleich komplizierten Desoxyribonukleinsäure (DNA oder auch Gen genannt) durch das schwierige Leben. Müssen wir es uns durch blödsinnige Veränderungen auch noch vermiesen? Wie oft muss Verbessertes verbessert werden, um für den Menschen gut genug zu sein?

Eine Veränderung hat unserem, von XX-Chromosomen und Östrogen dominierten Berufsstand auf jeden Fall gutgetan. Nämlich das testosterongesteuerte „Y" an seiner Seite. Warum? – Gute Frage. Vielleicht, weil wir ein ausgleichend neutraler Pol in einem möglichen *Zicken-Krieg* sein können oder weil eine gute Mischung einfach gesund ist? Wer weiß? Egal. Wir, in der Anzahl ständig ansteigenden, männlichen Krankenschwestern, tragen sehr viele spannende und interessante Nähkästchen-Geschichten mit uns herum. Und viele davon könnten wir noch erzählen ...!

Wer der Sprache mächtig, der erzähle.
Wer in Bildern denkt, der schreibe.

Nachsorge mit ernsthaftem Humor

Ironie der Krankenhaushierarchie:
Unser Laden läuft perfekt, selbst wenn der Chef eine dreiwöchige Kreuzfahrt unternimmt. Wenn allerdings die ungerechtfertigt niedrig eingestufte Position der Reinigungskraft einen bis zwei Tage nicht besetzt ist, wird es gefährlich. Nach einer Woche ohne Putzfrau könnten wir zusperren!

„Mir scheint", sagte der Chef, *„als hätten sich alle meine Angestellten besser erholt als ich, während ich auf Urlaub war!"*

Hämorrhoiden sind kein Ruhekissen;
Tupfer keine Taschentücher;
und Desinfektionsalkohol kein Schnaps!

„Meinem Mann geht es schon besser, den haben die Ärzte auf die Patho-

logie verlegt", sagte eine Patientin zu mir, als sie von ihrem ebenfalls im Spital liegenden Ehemann erzählte.

„Mein Mann hat im Krieg auch Menschen gepflegt, er war in der Sanitär-abteilung", erzählte mir eine andere Patientin.

„Sie passen mir einfach nicht", sagte eine Frau, die beim Mittagessen die Zahnprothesen ihrer Bettnachbarin in den Mund gesteckt hatte.

„Haben sie dem Patienten schon Blut abgenommen?", fragte der Chefarzt die Zimmerschwester. *„Ja natürlich"*, erwiderte diese, *„circa fünf Liter, mehr hatte er nicht!"*

Was ich im nächsten Leben werden möchte? Natürlich wieder eine Kranken-schwester, aber im „Homeoffice".

„Tomorrow!", sagte ich selbstsicher zu einem englisch sprechenden Pati-enten am frühen Morgen, weil mir in diesem Moment *„good morning"* entfallen war. Er nahm's mit Humor und erwiderte: *„Tomorrow, my dear, tomorrow."*

Wir Schwestern arbeiten mit *Flucloxacillin, Levofloxacin, Imipenem/ Cilastatin, Natriumhydrogencarbonat,* organisieren eine Belastungsprovo-kation, eine *Osteodensiometrie* und eine *Pulsoszillographie*, assistieren bei einer *Clavicularesektion* und wissen, wo der Mensch einen *Rabenschnabel-fortsatz* hat. Wir nehmen Blut-, Speichel-, Harn- und Stuhlproben, um eine *Agarosegel-Elektrophorese*, einen *Carbamazebinspiegel* und eine *Hydroxy-indolessigsäure* bestimmen zu lassen. All das und noch viel kompliziertere Dinge soll eine Krankenschwester machen, und dann kommt erst noch der Faktor Mensch ins Spiel! Der Mensch, der sich trotz Mund-Nasenschutz beim Husten und Niesen die Hand vorhält und diese gute Sitte hoffentlich auch nach der Maskenpflicht nicht wieder verliert. Wie sehr verändert doch dieses keine Virus unser gesellschaftliches Leben? Wären wir vor einem Jahr mit Mund-Nasenschutz in eine Bankfiliale gegangen, so hätte der Schalterbeam-te Alarm ausgelöst. Jetzt wird Alarm geschlagen, wenn wir sie ohne Mund-Nasenschutz betreten! – Paradox!

Humor hin, Ernsthaftigkeit her, als männliche Gesundheits- und Kranken-schwester, Autor, Privatperson und Mensch frage ich mich schon, wohin uns Covid-19 und alle noch kommenden krankmachenden Viren, Bakterien und Parasiten führen werden? Zum kalten Krieg der Menschenrechte, in eine Welt der unüberschaubaren Fakes & News, zum Griff nach Zyankali, in eine heile, geile, desinfizierte, sterile Zeit, in den apokalyptischen Abgrund oder einfach nur zurück zu unseren einfachen, notwendigen, geerdeten, gesunden Wur-zeln?